Die tiefenpsychologische Krankengeschichte zwischen Wissenschafts- und Weltanschauungsliteratur (1905–1952)

Berliner Beiträge zur Wissens- und Wissenschaftsgeschichte

Begründet von Wolfgang Höppner

Herausgegeben von Lutz Danneberg
und Ralf Klausnitzer

Band 16

Zu Qualitätssicherung und Peer Review der vorliegenden Publikation

Die Qualität der in dieser Reihe erscheinenden Arbeiten wird vor der Publikation durch beide Herausgeber der Reihe geprüft.

Notes on the quality assurance and peer review of this publication

Prior to publication, the quality of the work published in this series is reviewed by both of the editors of the series.

Simone Holz

Die tiefenpsychologische Krankengeschichte zwischen Wissenschafts- und Weltanschauungsliteratur (1905–1952)

Eine gattungstheoretische und -historische Untersuchung

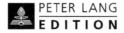

Bibliografische Information der Deutschen Nationalbibliothek
Die Deutsche Nationalbibliothek verzeichnet diese Publikation
in der Deutschen Nationalbibliografie; detaillierte bibliografische
Daten sind im Internet über http://dnb.d-nb.de abrufbar.

Zugl.: Stuttgart, Univ., Diss., 2013

Gedruckt auf alterungsbeständigem,
säurefreiem Papier.

D 93
ISSN 1867-920X
ISBN 978-3-631-65390-6 (Print)
E-ISBN 978-3-653-04627-4 (E-Book)
DOI 10.3726/978-3-653-04627-4

© Peter Lang GmbH
Internationaler Verlag der Wissenschaften
Frankfurt am Main 2014
Alle Rechte vorbehalten.
Peter Lang Edition ist ein Imprint der Peter Lang GmbH.

Peter Lang – Frankfurt am Main · Bern · Bruxelles · New York ·
Oxford · Warszawa · Wien

Das Werk einschließlich aller seiner Teile ist urheberrechtlich
geschützt. Jede Verwertung außerhalb der engen Grenzen des
Urheberrechtsgesetzes ist ohne Zustimmung des Verlages
unzulässig und strafbar. Das gilt insbesondere für
Vervielfältigungen, Übersetzungen, Mikroverfilmungen und die
Einspeicherung und Verarbeitung in elektronischen Systemen.

Diese Publikation wurde begutachtet.

www.peterlang.com

In memoriam Prof. Dr. Horst Thomé

Danksagung

An erster Stelle danke ich allerherzlichst Frau Prof. Dr. Sandra Richter für die hervorragende fachliche und persönliche Betreuung, die sie mir nach dem plötzlichen und unerwarteten Tod von Prof. Dr. Horst Thomé im Frühjahr 2012 zuteilwerden ließ. Diese war in ihrer Intensität keineswegs selbstverständlich. Mein besonderer Dank gilt außerdem Herrn Prof. Dr. Robert Jütte, der meine Arbeit als Zweitbetreuer engagiert begleitet und mir die Möglichkeit gegeben hat, sie in dem von ihm geleiteten Institut für Geschichte der Medizin der Robert Bosch Stiftung vorzustellen und zu diskutieren. Herrn PD Dr. Stefan Goldmann danke ich aufrichtig für seine Unterstützung und wertvollen Anregungen in der Frühphase dieser Untersuchung. Ferner gebührt mein tief empfundener Dank Herrn Prof. em. Dr. Conrad Wiedemann, der mich in wohlwollender Weise zur Promotion ermunterte. Für Hilfe aller Art, insbesondere jedoch für die stete moralische Unterstützung bedanke ich mich bei meinen Freunden, meinen Eltern, meiner Schwester und vor allem meinem Mann Francesco. Des Weiteren möchte ich den Herausgebern Herrn Prof. Dr. Lutz Danneberg und Herrn PD Dr. Ralf Klausnitzer für die Bereitschaft danken, meine Arbeit in ihre Schriftenreihe aufzunehmen. Schließlich und endlich weiß ich mich gegenüber Theo Herold zu ewigem Dank verpflichtet, der die Entstehung dieser Studie von Anfang an mit viel Interesse und Teilnahme verfolgt und die gründliche Korrektur der Druckfassung übernommen hat.

Pisa, im März 2014   Simone Holz

Inhaltsverzeichnis

1 Einleitung..13
 1.1 Fallgeschichte und/oder Krankengeschichte?........................13
 1.2 Die Krankengeschichte: Eine wissenschaftliche
     Literaturgattung der Medizin und der sich aus ihr
     ausdifferenzierenden Disziplinen 25
   1.2.1 Die Krankengeschichte und ihre Regelpoetiken 26
   1.2.2 Was die Krankengeschichte nicht ist..............................37
 1.3 Zielsetzung und Vorgehensweise...41
 1.4 Zum Forschungsstand..46

2 Ein sonderbarer Kasus: Die tiefenpsychologische
  Krankengeschichte (1905–1952)..57
 2.1 Vorbemerkung: Zur Diskussion über den Status
     der Tiefenpsychologie als Wissenschaft................................57
 2.2 Das Gattungsmodell der tiefenpsychologischen
     Krankengeschichte: Versuch einer Begriffsbestimmung............62
   2.2.1 Die Funktion: Explizite Funktionsbestimmung,
         implizite Funktion(en)..64
   2.2.2 Die Textstruktur: Äußerer Aufbau, innere
         Architektonik, Seelengeschichte......................................66
   2.2.3 Metanarration: Gattungs-/formspezifizierende
         Metanarration, Krankengeschichten-Kontrakt 68
   2.2.4 Das textinterne Ich: Epistemische
         Omnipotenz, Selbstdarstellung,
         Plausibilisierungsarbeit..70
   2.2.5 Der textinterne Leser: Idealer Leser, lector
         malevolus, lector benevolus, lector testis 75
 2.3 Tiefenpsychologische Krankengeschichte
     und Weltanschauungsliteratur – vergleichende
     Überlegungen samt einer Bemerkung
     zur Historie der Untergattung..78

3 Vorklänge: Zur Genese des ärztlichen Tiefblicks 85
   3.1 Krankengeschichten des Magnetismus: Ernst Joseph
      Gustav de Valentis »Geschichte der magnetischen
      Heilung der Christiane L.« (1820) 86
   3.2 Krankengeschichten des Hypnotismus 93
      3.2.1 Der experimentelle Typ: Jean-Martin Charcots »Sur
           deux cas de monoplégie brachiale hystérique, de cause
           traumatique, chez l'homme. – Monoplégies
           hystéro-traumatiques« (1887) 98
      3.2.2 Der therapeutische Typ: Hippolyte Bernheims
           »Observation XVII. – Névrose spasmodique locale
           consécutive à une typhlite. Inhibition des accés
           par suggestion« (1891) 102
   3.3 Krankengeschichten zwischen Hypnotismus
      und Tiefenpsychologie 106
      3.3.1 Pierre Janets »IX. Les possessions« (1889) 106
      3.3.2 Josef Breuers »Beobachtung I. Frl. Anna O…« (1895) 113

4 Der psychoanalytische Ausbruch des Sigmund Freud:
   Zur Geburt der tiefenpsychologischen Krankengeschichte 123
   4.1 Ouvertüre und Zwischenspiele 126
      4.1.1 »Ein Fall von hypnotischer Heilung« (1892/93) 126
      4.1.2 Zu den *Studien über Hysterie* (1895) 133
      4.1.3 »II. Frau Emmy v. N…, vierzig Jahre, aus Livland« 138
      4.1.4 »III. Miß Lucy R., dreißig Jahre« 146
      4.1.5 »IV. Katharina…« 154
      4.1.6 »V. Fräulein Elisabeth v. R…« 162
   4.2 Das große Finale: »Bruchstück einer Hysterie-Analyse« (1905) 177
      4.2.1 Literaturkritische und -wissenschaftliche Rezeption 178
      4.2.2 Die Integration einer Seelengeschichte in
           das klassische Strukturschema 186
      4.2.3 Abschluss eines Krankengeschichten-Kontraktes
           einerseits, Kritik am klassischen
           Strukturschema andererseits 193
      4.2.4 Ein medizinisch-neurologischer Wissenschaftsheroe
           mit psychoanalytischem Tiefblick 200
      4.2.5 Idealer Leser hui, lector malevolus pfui 224
      4.2.6 Beinahe zufällige Konvergenzen mit Erzählgattungen
           der ästhetischen Literatur 230

4.3 Epilog respektive Nachklänge: Das *Jahrbuch für psychoanalytische und psychopathologische Forschungen* (1909–1913) 235
   4.3.1 Die Freud'schen Beiträge 239
   4.3.2 Zu den Krankengeschichten anderer Autoren 250

5 Eine individualpsychologische Lossagung: Alfred Adlers *Die Kunst, eine Lebens- und Krankengeschichte zu lesen* (1928) 267
   5.1 Der Wegfall klassischer Strukturelemente und die parallelisierende Darstellung von Anamnese und Seelengeschichte 271
   5.2 Wie die *Kunst, eine Lebens- und Krankengeschichte zu lesen* zu rezipieren ist – eine vorangestellte Lektüreanleitung mit Begründung der gewählten Darstellungsform 276
   5.3 Ein Szientismuskritiker und unprätentiöser Spiritus Rector mit individualpsychologischem Tiefblick 279
   5.4 Der schwer zu greifende lector benevolus und die identifikatorische Diskrepanz zwischen dem idealen Leser und dem lector malevolus 290
   5.5 Epilog 299

6 Die daseinsanalytische Abnabelung des Ludwig Binswanger: »Der Fall Ellen West. Eine anthropologisch-klinische Studie« (1944/45) 301
   6.1 Die Wiederannäherung an das klassische Strukturschema unter Aufnahme einer ›maskierten‹ Seelengeschichte einerseits und eines sonderbaren Elementes andererseits 309
   6.2 Über die Notwendigkeit, dem Leser während seiner Lektüre Rezeptionshilfe zu leisten oder: Gestalt ist nicht gleich Gestalt – und auch nicht gleich Fall 317
   6.3 Ein psychiatrisch-anthropologischer Grenzgänger mit daseinsanalytischem Tiefblick 321
   6.4 Der ideale Leser oder ein Identifikationsangebot, das der Rezipient (fast) nicht ablehnen kann 333
   6.5 Epilog 337

7 Eine analytisch-psychologische Emanzipation
mit Prähistorie: Carl Gustav Jungs *Symbole der
Wandlung. Analyse des Vorspiels zu einer
Schizophrenie* (1952) 339
   7.1 Der Wegfall klassischer und die Aufnahme
außerordentlicher Strukturelemente nebst einer
Interpolation von Anamnese, ›Selbstausforschung‹
und Seelengeschichte... 349
   7.2 Des Form- und Gattungsrätsels präponierte
Lösung und die Unumgänglichkeit einer ›amplifizierten‹
Krankengeschichte... 358
   7.3 Ein verstoßener (Selbst-)Erleuchteter mit
wissenschaftlichem Wagemut – und
analytisch-psychologischem Tiefstblick 362
   7.4 Am Anfang war der lector testis, und dann
erst das identifikatorische Gegensatzpaar
lector malevolus und idealer Leser 382
   7.5 Epilog... 391

8 Schlussbetrachtung: Zusammenfassung der
Ergebnisse und Ausblick 393

Literaturverzeichnis 417

1 Einleitung

1.1 Fallgeschichte und/oder Krankengeschichte?

»Género literario es, después de todo, la narración del patógrafo.«[1] So lautet das Fazit, welches der spanische Arzt, Medizinhistoriker und Schriftsteller Pedro Laín Entralgo am Ende seiner geradezu monumentalen Arbeit zur Geschichte und Theorie der »historia clínica« zieht, die in der Mitte des 20. Jahrhunderts erschienen ist und zu der er nach eigener Aussage durch Owsei Temkins Studie »Krankengeschichte und Sinnsphäre der Medizin«[2] angeregt wurde. Einen vorzugsweise problemgeschichtlichen Ansatz verfolgend untersucht er zahlreiche »historias clínicas«, angefangen von Beispielen aus den Büchern I und III der hippokratischen *Epidemien* bis hin zu solchen aus Viktor von Weizsäckers *Studien zur Pathogenese* (1935) und Helen Flanders Dunbars Werk *Psychosomatic Diagnosis* (1943). Laín Entralgo kommt zu dem Ergebnis, dass die »historia clínica« 25 Jahrhunderte hindurch eine relativ feste Struktur aufweise – »*descriptio subjecti, praegressa remota, origo morbi, praegressa proxima, status praesens, cursus morbi, exitus*« und im Falle des Ablebens des Kranken zusätzlich eine »*inspectio cadaveris*«[3] –, wobei ihr Inhalt im Laufe der Entwicklung im wahrsten Sinne immer fabelhafter geworden sei.[4] Insbesondere aber stellt er eine ganze Serie von konstitutiven und methodischen Schwierigkeiten nebst dazugehörigen Lösungsansätzen heraus, möchte er die »historia clínica« doch allem voran als ein gleichermaßen essenzielles wie konstantes Problem verstanden wissen.[5]

---

1 Laín Entralgo, Pedro: *La historia clínica. Historia y teoría del relato patográfico*. Madrid 1950: 738. Das Werk hat zwar eine weitere Auflage erfahren, doch es liegt auch gegenwärtig nur in spanischer Sprache vor.
2 Dieselbe findet sich in Temkin, Owsei: »Studien zum ›Sinn‹-Begriff in der Medizin«. In: *Kyklos* 2 (1929): 21–105. Anders als diejenige Temkins bleibt eine nur wenig später veröffentlichte Studie zum gleichen Thema allerdings unerwähnt, nicht jedoch ihr bedeutsamer Untersuchungsgegenstand. Siehe Blank-Panitzsch, Margarete: »Eine Krankengeschichte Herman Boerhaaves und ihre Stellung in der Geschichte der Klinik«. In: *Sudhoffs Archiv* 27 (1934): 51–86.
3 Laín Entralgo, Pedro: *La historia clínica*: 738.
4 Vgl. ebd.
5 Vgl. ebd.: 738ff.

Auch wenn Laín Entralgos Arbeit in der deutschsprachigen Medizingeschichte mehrheitlich unberücksichtigt geblieben ist, haben ihre Resultate durchaus Bestätigung gefunden. So spricht Hartmann, der sich als Ausgangspunkt für seine Untersuchung ebenfalls die *Epidemien* wählt und dann zügigen Schrittes bis zu von Weizsäckers *Klinischen Vorstellungen* (1941) voranschreitet, von der »Krankengeschichte als Gattung ärztlicher Literatur«[6], wobei er zwischen zwei Typen differenziert, nämlich der Krankengeschichte oder »historia aegroti« auf der einen und der Krankheitsgeschichte oder »historia morbi« auf der anderen Seite.[7] Dass er beide aber gleichwohl als Ausformungen einer einzigen »Gattung« begreift, geht aus der folgenden Bemerkung hervor: »Die Krankengeschichten der Gegenwart werden zunehmend wieder Kranken-Geschichten. Sie versuchen, beides zu vereinigen und zu beschreiben, die Krankheit und den Menschen, die Person und die Sache [...].«[8] Nicht weniger erhellend ist schließlich auch die Einschätzung Böhms, der sich insbesondere auf Texte des 17., 18. und 19. Jahrhunderts konzentriert. Wie Laín Entralgo bemerkt er eine inhaltliche Entwicklung, welche die »Krankengeschichte« im Verlauf der Jahrhunderte durchgemacht habe, doch er stellt ebenfalls fest, »daß sich an der äußeren Form der Schreibung von Krankengeschichten praktisch bis zum Beginn des 20. Jahrhunderts nichts veränderte«[9].

Freilich ist das Interesse an dem bisher umrissenen Untersuchungsgegenstand nicht auf den inneren Zirkel der Medizingeschichte, innerhalb derer sich späterhin ein Wechsel hin zu Bezeichnungen wie »medizinische Fallbeschreibungen«[10], »medizinische Fallberichte«[11] oder »ärztliche

---

6   Hartmann, Fritz: »Krankheitsgeschichte und Krankengeschichte (Naturhistorische und personale Krankheitsauffassung)«. In: *Marburger Sitzungsprotokolle* 87 (1966). H. 2: 17–32, hier 22.
7   Vgl. ebd.: 22f.
8   Ebd.: 29.
9   Böhm, K.: »Von Einzelaufzeichnungen zur Krankengeschichte«. In: Böhm, K.; Köhler, C.O.; Thome, R.: *Historie der Krankengeschichte*. Mit einem Geleitw. v. A. Proppe. Mit 53 Abb. Stuttgart, New York 1978: 47–82, hier 82.
10 Geyer-Kordesch, Johanna: »Medizinische Fallbeschreibungen und ihre Bedeutung in der Wissensreform des 17. und 18. Jahrhunderts«. In: *Medizin, Gesellschaft und Geschichte* 9 (1990): 7–19.
11 Stolberg, Michael: »Formen und Funktionen medizinischer Fallberichte in der Frühen Neuzeit (1500–1800)«. In: Süßmann, Johannes; Scholz, Susanne; Engel, Gisela (Hg.): *Fallstudien: Theorie – Geschichte – Methode*. Berlin 2007: 81–95 oder Nolte, Karen: »Vom Verschwinden der Laienperspektive aus der Krankengeschichte: Medizinische Fallberichte im 19. Jahrhundert«. In: Brändli, Sibylle; Lüthi, Barbara; Spuhler, Gregor (Hg.): *Zum Fall machen, zum Fall werden. Wissensproduktion und Patientenerfahrung in Medizin und Psychiatrie des 19. und 20. Jahrhunderts*. Frankfurt/M. 2009: 33–61.

Fallberichte«[12] abzeichnet, beschränkt geblieben. So wurde im Zuge des sogenannten ›literature and medicine movement‹, einer aus medizinischen Forschern und Praktikern sowie Literatur- und Kulturwissenschaftlern bestehenden Formation, die Zeitschrift *Literature and Medicine* gegründet, deren Herausgeber zu Beginn der 90er Jahre ein ganzes Themenheft unter dem Titel *The Art of the Case History* vorgelegt haben. Während nach Charon für eine Betrachtung der »medical case history as a genre«[13] ein vorheriger Blick auf deren Ursprung in mündlichen Erzählungen und eine Konzeptualisierung der während des Schreibprozesses ablaufenden Geschehnisse vonnöten ist,[14] argumentiert Epstein unter Lieferung eines mit den *Epidemien* beginnenden kurzen historischen Abrisses und Gemahnung an den rhetoriktheoretischen Ansatz Hayden Whites[15], dass die »patient history« hinsichtlich ihrer Struktur von einer kodifizierten narrativen Form abhänge, die mit Elementen der Chronik, der Ethnografie und der Biografie arbeite.[16] Dahingegen begreift Hunter die »medical case history« als ein mündliches oder schriftliches »clinical narrative«, welches der Arzt von einer sich an einem Patienten zeigenden Krankheit konstruiere: »Its primary written form is the chart, which serves as the record of medical care. In academic medical centers, it takes other forms: it may be told aloud as a case presentation, transcribed from a clinical-pathological conference, or written up as part of a case report or case study.«[17] Dabei gibt ein Blick in eine früher erschienene größere Hunter'sche Arbeit Aufschluss darüber, dass es die letzte dieser vier genannten Formen (»case report« resp. »case study«) ist, welche sie in der Tradition der

---

12 Helm, Jürgen: »Beobachten, Sammeln, Verallgemeinern. Konzepte und Praktiken zur Herstellung medizinischen Wissens«. In: Behrens, Rudolf; Zelle, Carsten (Hg.): *Der ärztliche Fallbericht. Epistemische Grundlagen und textuelle Strukturen dargestellter Beobachtung*. Unter Mitarbeit v. Nicole Bischoff u. Maria Winter. Wiesbaden 2012 (= *culturæ. intermedialität und historische anthropologie* Bd. 6): 23–35.
13 Charon, Rita: »To Build a Case: Medical Histories in Conflict«. In: *Literature and Medicine* 11 (1992). H. 1: *The Art of the Case History*: 115–132, hier 117.
14 Vgl. ebd.
15 Tatsächlich nennt sie nicht Whites Werk *Metahistory* (1973), sondern seinen Essay »The Question of Narrative in Contemporary Historical Theory« (1984).
16 Vgl. Epstein, Julia: »Historiography, Diagnosis, and Poetics«. In: *Literature and Medicine* 11 (1992). H. 1: *The Art of the Case History*: 23–44, hier 23f. Minutiöser ausgeführt ist dies in Epstein, Julia: *Altered Conditions. Disease, Medicine, and Storytelling*. New York, London 1995: 25–75. Hier ist denn auch von der »medical case history as a special kind of historiography« die Rede. Ebd.: 26.
17 Hunter, Kathryn Montgomery: »Remaking the Case«. In: *Literature and Medicine* 11 (1992). H. 1: *The Art of the Case History*: 163–179, hier 164.

hippokratischen Schriften sieht und als eine Spielart des wissenschaftlichen Berichts verstanden wissen möchte.[18]

Mit Verzögerung ist besagtes Untersuchungssujet schließlich auch in das Blickfeld der deutschsprachigen Literaturwissenschaft gerückt. Zunächst sei auf den von Nicolas Pethes und Sandra Richter im Jahre 2006 herausgegebenen Sammelband *Medizinische Schreibweisen. Ausdifferenzierung und Transfer zwischen Medizin und Literatur (1600–1900)* wie auch auf Yvonne Wübbens jüngst erschienene monografische Studie *Verrückte Sprache. Psychiater und Dichter in der Anstalt des 19. Jahrhunderts* hingewiesen. Was den Sammelband betrifft, so stellen die Herausgeber in ihrer Einleitung dem Disziplinennamen ›Medizin‹ den Ausdruck ›medizinisches Wissen‹ und der Kategorie ›Gattung‹ das Konzept ›Schreibweise‹ an die Seite, unter der sie in Anlehnung an Klaus W. Hempfers *Gattungstheorie* (1973) »Textkomplexe« verstehen, »die unterhalb der Ebene von Gattungen oder Genres liegen, aber – wie ›das Narrative, das Dramatische, das Satirische‹ – wiedererkennbare Konstanten aufweisen«[19]. Während sie unter den Ausdruck ›medizinisches‹ resp. ›medikales Wissen‹ unabhängig von der jeweiligen fachlichen Fundierung und institutionellen Akzeptanz »jede Behauptung über Körperorganisation, Konzepte von Krankheit und Gesundheit, Therapieformen« sowie Felder wie die Hygiene fassen, ist der Blick auf ›medizinische Schreibweisen‹ ihrer Aussage nach dazu prädestiniert, den Fokus weniger auf »ein vorgeprägtes historisches Wissen über Genre- bzw. Gattungsschemata« als auf »den jeweils – wissensgeprägten und wissensprägenden – Formfindungsprozess«[20] zu legen. Und wenn De Angelis in seinem Beitrag anmerkt, »dass seit dem *Corpus Hippocraticum* die Krankheitsanalysen der Mediziner narrative Strukturen ausbilden« und kurz darauf expressis verbis von den »narrativen

---

18 Vgl. Hunter, Kathryn Montgomery: *Doctor's Stories: The Narrative Structure of Medical Knowledge.* New Jersey 1991: 93.
19 Pethes, Nicolas; Richter, Sandra: »Einleitung«. In: Pethes, Nicolas; Richter, Sandra (Hg.): *Medizinische Schreibweisen. Ausdifferenzierung und Transfer zwischen Medizin und Literatur (1600–1900)*. Tübingen 2008 (= *Studien und Texte zur Sozialgeschichte der Literatur* Bd. 117): 1–11, hier 4ff. In Hempfers Standardwerk zur Gattungstheorie heißt es dagegen wie folgt: »Mit ›Schreibweise‹ sind ahistorische Konstanten wie das Narrative, das Dramatische, das Satirische usw. gemeint, mit ›Gattung‹ historisch konkrete Realisationen dieser allgemeinen Schreibweisen wie z.B. Verssatire, Roman, Novelle, Epos usw., während ›Untergattungen‹ die pathetische Verssatire, der pikareske Roman u.ä. sind.« Hempfer, Klaus W.: *Gattungstheorie. Information und Synthese.* München 1973 (= *UTB* Bd. 33): 27.
20 Ebd.: 6f.

Schreibweisen der Mediziner«[21] die Rede ist und Nolte zu Beginn ihrer Studie explizit »das Genre der medizinischen Fallbeschreibung« benennt, später in Bezug auf einen konkreten Text jedoch von einer als »›virtuelle Zeugenschaft‹« zu charakterisierenden »Schreibweise«[22] spricht, dann ist das von den Herausgebern formulierte Programm auch in jenen Beiträgen des Sammelbandes umgesetzt, die im vorliegenden Zusammenhang besonders interessieren. Was indessen die Wübben'sche Monografie angeht, so redet die Autorin zwar zunächst ohne jegliche nähere begriffliche Differenzierung parallel von »Fall- und Krankengeschichten«[23] bzw. im Hinblick auf erörterte Texte eines wenig bekannten deutschen Psychiaters von »Kahlbaums Fallgeschichten«[24], »Kahlbaums Krankengeschichten«[25] oder auch »Kahlbaums Geschichten«[26]. Doch findet sich an späterer Stelle mit dem Ausdruck »die pragmatische Textsorte ›Krankenbericht‹«[27] eine recht klare Stellungnahme zu dem zur Diskussion stehenden Untersuchungsgegenstand.[28]

Darüber hinaus gilt es auf einen im vorliegenden Zusammenhang höchst bedeutsamen Dissens zwischen zwei Vertretern der Forschungsfelder ›Literarische Anthropologie‹ bzw. ›Literatur und Wissen‹ aufmerksam zu machen, der vor

---

21 De Angelis, Simone: »Die Liebeskrankheit und der Eros-Mythos: Zur Beziehung von medizinischen und poetischen Texten in der Renaissance«. In: Pethes, Nicolas; Richter, Sandra (Hg.): *Medizinische Schreibweisen. Ausdifferenzierung und Transfer zwischen Medizin und Literatur (1600–1900)*. Tübingen 2008 (= *Studien und Texte zur Sozialgeschichte der Literatur* Bd. 117): 73–97, hier 83.
22 Nolte, Karen: »›Zum Besten der Menschheit, und zur Ehre der Kunst‹. Ärztliche Autorität in Fallberichten über Gebärmutterkrebsoperationen um 1800«. In: Pethes, Nicolas; Richter, Sandra (Hg.): *Medizinische Schreibweisen. Ausdifferenzierung und Transfer zwischen Medizin und Literatur (1600–1900)*. Tübingen 2008 (= *Studien und Texte zur Sozialgeschichte der Literatur* Bd. 117): 245–264, hier 247 u. 260, Fn. 82.
23 Wübben, Yvonne: *Verrückte Sprache. Psychiater und Dichter in der Anstalt des 19. Jahrhunderts*. Konstanz 2012: 22.
24 Ebd.: 25
25 Ebd.
26 Ebd.: 28, Fn. 55. Konkret heißt es hier wie folgt: »Kahlbaums Geschichten folgen insgesamt dem Stil der objektivierenden Krankengeschichten. […] Objektivierende Krankengeschichten zeichnen sich durch eine weitgehende Reduktion erzählerischer Instanzen aus, durch synchrones Erzählen und summarische Zustandsbeschreibungen.«
27 Ebd.: 59.
28 Bleibt an dieser Stelle auf einen von Wübben mitherausgegebenen Sammelband hinzuweisen, der in der vorliegenden Arbeit leider nicht mehr berücksichtigt werden konnte, und zwar: Wübben, Yvonne; Zelle, Carsten (Hg.): *Krankheit schreiben. Aufzeichnungsverfahren in Medizin und Literatur*. Göttingen 2013.

dem Hintergrund jener Frage verständlich wird, die der Historiker Johannes Süßmann in der Einleitung des von ihm mitherausgegebenen interdisziplinären Sammelbandes *Fallstudien: Theorie – Geschichte – Methode* formuliert: »Sind die verschiedenen Arten von Fallstudien als Ausformungen einer einzigen Textsorte zu verstehen?«[29] Auf der einen Seite steht der weiter oben genannte Mitherausgeber der *Medizinischen Schreibweisen*, welcher der »Fallgeschichte« mehrere kürzere Studien gewidmet hat, wobei er von Anbeginn André Jolles' *Einfache Formen* (1930)[30] in Anschlag bringt. In einer frühen Arbeit verortet Pethes den Ursprung der »Fallgeschichten« im römischen Recht.[31] Dabei geht er davon aus, dass sie »ein Genre bereitstellen, in dem Dilettantismen und Spekulation Raum finden«[32]. Sie würden verfasst, um »bestehendes Wissen anwendungsbezogen zu machen (Recht, Pädagogik), [...] noch ungewisses Wissen empirisch zu dokumentieren (Medizin, Psychiatrie) oder eine noch nicht bestehende Wissenschaft vorzubereiten (Erfahrungsseelenkunde, Psychoanalyse)«[33]. Laut Pethes nutzen sie hierfür ein Schema, das sich durch die Basiselemente »Personalisierung des betroffenen Individuums«, »krisenhafte Zuspitzung seiner Geschichte« und »abschließende[s] Urteil« resp. »Erfolg der Therapieversuche«[34] auszeichne.[35] In

---

29 Süßmann, Johannes: »Einleitung: Perspektiven der Fallstudienforschung«. In: Süßmann, Johannes; Scholz, Susanne; Engel, Gisela (Hg.): *Fallstudien: Theorie – Geschichte – Methode*. Berlin 2007: 7–27, hier 10.
30 Siehe das Kapitel »Kasus« in Jolles, André: *Einfache Formen: Legende, Sage, Mythe, Rätsel, Spruch, Kasus, Memorabile, Märchen, Witz*. 5. unveränd. Aufl. Tübingen 1974: 171–199.
31 Vgl. Pethes, Nicolas: »Vom Einzelfall zur Menschheit. Die Fallgeschichte als Medium der Wissenspopularisierung zwischen Recht, Medizin und Literatur«. In: Blaseio, Gereon; Pompe, Hedwig; Ruchatz, Jens (Hg.): *Popularisierung und Popularität*. Köln 2005: 63–92, hier 68.
32 Ebd.: 86.
33 Ebd.
34 Ebd.
35 Nicht unerheblich beeinflusst von dieser Arbeit ist der Eintrag »Fallgeschichte« in dem wenig später erschienenen Lexikon *Literatur und Medizin*. So werden ihr hier ebenfalls Texte unterschiedlichster Provenienz (Recht, Medizin, Erfahrungsseelenkunde, Psychiatrie, Psychoanalyse, ›schöne Literatur‹) zugeordnet. Vgl. Willer, Stefan: »Fallgeschichte«. In: Jagow, Bettina von; Steger, Florian (Hg.): *Literatur und Medizin. Ein Lexikon*. Göttingen 2005: 231–235. Kritik meldet dagegen Zelle an, dem zufolge Pethes »synekdochisch Fallgeschichte mit juristischer Fallgeschichte gleich[setzt]«, wobei es später noch heißt: »Die Zweiteiligkeit der *historia morbi*, die neben der erzählenden Rekonstruktion der Krankheitsgeschichte die Person des Kranken beleuchtet, unterscheidet diese Fachprosatextsorte signifikant von juristischen Fallgeschichten, d.h. der *species facti* bzw. *narratio facti* oder ›Geschichtserzählung‹ [...].« Zelle, Carsten: »Die

einer späteren Studie verlegt er die Wurzeln der »Fallgeschichten« indessen in die Medizin und Rechtswissenschaft der Antike.[36] Ferner stellt er nunmehr »das Schema der Biographie«, »die Dramaturgie der Wendepunkte«, »das Interesse an Normabweichung« und den »Anspruch des Exemplarischen« als essenzielle Strukturelemente heraus, die ihm zufolge »nicht *entweder* wissenschaftlich *oder* literarisch sind, sondern in allen vier Fällen *sowohl* epistemologisch *als auch* ästhetisch kodiert werden können«[37]. Hieraus leitet er schließlich seine maßgebliche These ab, die als eine erste Antwort auf die besagte Süßmann'sche Frage gelesen werden kann: »In allen vier Dimensionen sind Fallgeschichten«, so Pethes, »sowohl als wissenschaftliche als auch als literarische Textformen zu betrachten, und genau in diesem Sinne stellen sie eine integrale Schreibweise unterhalb gängiger Disziplinengrenzen und Gattungskonventionen dar.«[38] In einer rezenten Arbeit trägt er seine Annahme zu guter Letzt noch einmal in anderen Worten vor, wobei dieses Mal von »Fallberichten« die Rede ist: »Die empirischen Wissenschaften vom Menschen bilden für ihr Ziel die gleiche Schreibweise aus wie die literarische Anthropologie für das ihre, und«, so Pethes weiter, »auf beiden Feldern wird dieser konstitutive Zusammenhang in einer Weise reflektiert, die die Trennlinien zwischen ihnen einerseits, die etwaige Priorität eines der beiden Felder andererseits, undeutlich werden lässt.«[39] Genau deswegen könne »man den Fallbericht weder als wissenschaftliche Textsorte noch als literarische Gattung allein betrachten«[40].

Geschichte besteht in einer Erzählung‹. Poetik der medizinischen Fallerzählung bei Andreas Elias Büchner (1701–1769)«. In: *Zeitschrift für Germanistik* 19 (2009). H. 2: *Fallgeschichten. Von der Dokumentation zur Fiktion*: 301–316, hier 304 u. 310. Siehe aber auch die übrigen Beiträge dieses Themenheftes, von denen einer von Pethes stammt.

36 Vgl. Pethes, Nicolas: »Ästhetik des Falls. Zur Konvergenz anthropologischer und literarischer Theorien der Gattung«. In: Dickson, Sheila; Goldmann, Stefan; Wingertszahn, Christof (Hg.): »*Fakta, und kein moralisches Geschwätz«. Zu den Fallgeschichten im »Magazin zur Erfahrungsseelenkunde« (1783–1793)*. Göttingen 2011: 13–32, hier 20.
37 Ebd.: 22.
38 Ebd.: 23.
39 Pethes, Nicolas: »Epistemische Schreibweisen. Zur Konvergenz und Differenz naturwissenschaftlicher und literarischer Erzählformen in Fallberichten«. In: Behrens, Rudolf; Zelle, Carsten (Hg.): *Der ärztliche Fallbericht. Epistemische Grundlagen und textuelle Strukturen dargestellter Beobachtung*. Unter Mitarbeit v. Nicole Bischoff u. Maria Winter. Wiesbaden 2012 (= *culturæ. intermedialität und historische anthropologie* 6): 1–22, hier 19.
40 Ebd.

Auf der anderen Seite steht Stefan Goldmann, der noch entschiedener als in einer früheren Studie[41] unter Gemahnung an die *Epidemien* und Anführung einer Reihe von »Anleitungen zum richtigen Schreiben einer Krankengeschichte«, zu denen er ebenfalls Texte wie Johann August Unzers »Vorschrift, nach welcher ein Bericht von Krankheiten an einen Arzt abzufassen sey« (1769) rechnet, eine »Topik der Krankengeschichte« geltend macht, die auch einigen ärztlichen wie nicht-ärztlichen Beiträgen zu Karl Philipp Moritz' *Magazin zur Erfahrungsseelenkunde* (1783–1793) zugrunde liege.[42] Und wenn er sich hernach für eine Einführung der »Gattung der Krankengeschichte« in die Literaturwissenschaft ausspricht und dazu rät, »sie in ihren klassischen Mustern, in ihrer historischen Entwicklung, in ihren Spielarten und Mischformen erst eingehend zu studieren, bevor wir sie unter den modernen Begriff der Fallgeschichte fassen«[43], dann liefert er eine zweite Antwort auf die von Süßmann aufgeworfene Frage.

Vorstehender Forschungsabriss bildet nicht zuletzt deshalb den Auftakt der vorliegenden literaturwissenschaftlichen Arbeit, weil ihr grundsätzliches Anliegen, nämlich eine Gattungstheorie und -historie der tiefenpsychologischen Krankengeschichte auf den Weg zu bringen, auf den ersten Blick verwundern mag. Tatsächlich aber macht sich innerhalb der deutschsprachigen Literaturwissenschaft schon seit längerer Zeit eine Modernisierung des ›alten Gattungssystems‹ bemerkbar, selbst wenn sich dies erst ansatzweise in neueren Handbüchern und Lexika widerspiegelt. Dabei zeigt sich gerade auch ein zunehmendes Interesse an jenen Textformen, welche sich der ›klassischen Gattungstrias‹ von Epik, Dramatik und Lyrik entziehen und vordem eher Angelegenheit der Textlinguistik gewesen sind, die ihrerseits lieber von Textsorten denn von Gattungen oder Genres spricht. Ob das für das Jahr 2013 angekündigte Lexikon *Literarische Gattungen* von Klausnitzer, Münkler und Naschert im Gegensatz zu Lampings *Handbuch der literarischen Gattungen* (2009) das Lemma ›Fallgeschichte‹ aufweisen wird, bleibt allerdings abzuwarten. Erweist sich selbige Bezeichnung doch, und dies wenigstens andeutungsweise vor Augen zu führen sollte ein anderer Zweck der vorangegangenen Ausführungen sein, als problematisch.

---

41 Goldmann, Stefan: »Sigmund Freud und Hermann Sudermann oder die wiedergefundene, wie eine Krankengeschichte zu lesende Novelle«. In: *Jahrbuch der Psychoanalyse* 58 (2009): 11–35.
42 Goldmann, Stefan: »Kasus – Krankengeschichte – Novelle«. In: Dickson, Sheila; Goldmann, Stefan; Wingertszahn, Christof (Hg.): *»Fakta, und kein moralisches Geschwätz«. Zu den Fallgeschichten im »Magazin zur Erfahrungsseelenkunde« (1783–1793).* Göttingen 2011: 33–64, hier 36–43.
43 Ebd.: 44.

Eine grundsätzliche Schwierigkeit besteht zunächst einmal in der Zirkulation ähnlich klingender Komposita, denn neben dem derzeitigen Modewort ›Fallgeschichte‹ sind ebenfalls Bezeichnungen wie ›Fallbericht‹, ›Fallstudie‹, ›Fallbeispiel‹ oder ›Fallerzählung‹ im Umlauf. Hinzu kommt die unterschiedliche Verwendung dieser Begrifflichkeiten, von der nicht nur im Hinblick auf verschiedene Disziplinen untereinander, sondern darüber hinaus auch innerhalb einzelner Fachrichtungen aufgrund der hohen semantischen Aufgeladenheit des Wortes ›Fall‹ ausgegangen werden muss. Schon angesichts dieser allgemeinen Überlegungen bleibt es also fraglich, ob die Bezeichnung ›Fallgeschichte‹ überhaupt dazu geeignet ist, als literaturwissenschaftlicher Gattungsbegriff zu fungieren.

Um jedoch zu dem oben gelieferten Forschungsabriss zurückzukehren, so sei dieser einmal in umgekehrter Reihenfolge aufgerollt. Pethes führt gleich zwei Bezeichnungen (»Fallgeschichte« und »Fallbericht«) ins Feld, was im Hinblick auf eine klare Verständigung gewisse Risiken birgt. Sein Rückgriff auf das von Hempfer in die literaturwissenschaftliche Gattungstheorie eingebrachte und von ihm nun deutlich modifizierte Konzept der Schreibweise, unter der er diesmal »im Unterschied zu wissenschaftlichen Textsorten bzw. ästhetischen Gattungen« die »Konstitution von Texten nach bestimmten Strukturelementen« versteht, die »nicht vorgängig einem bereits spezifizierten diskursiven Kontext zugeordnet werden können«[44], mag sich in Bezug auf das Projekt einer ›Literarischen Anthropologie‹ als hilfreiches heuristisches Instrument erweisen. Allerdings bleibt zu fragen, ob ein solcher Ansatz nicht notgedrungen die spezifische Historie der schriftlichen Erzeugnisse einzelner Disziplinen vernachlässigt. So können doch gerade Medizin und Rechtswissenschaft mit normbildenden Texten aus der Antike aufwarten, die in den bereits mehrfach erwähnten *Epidemien*-Büchern des *Corpus Hippocraticum* einerseits und dem *Corpus Iuris Civilis* andererseits enthalten sind. Ferner gilt es darauf aufmerksam zu machen, dass spätestens ab dem frühen 18. Jahrhundert sowohl von medizinischer als auch von rechtswissenschaftlicher Seite Veröffentlichungen vorliegen, welche Anweisungen zum adäquaten Verfassen bestimmter Textformen bereithalten.[45] Und in der Tat weichen diese buchstäblichen

---

44 Pethes, Nicolas: »Epistemische Schreibweisen«: 8.
45 Siehe unter anderen Hommel, Ferdinand August: *Kurze Anleitung, Gerichts=Acten geschickt zu extrahieren, zu referieren und eine Sentenz darüber abzufassen.* Leipzig 1739 oder Claproth, Justus: *Grundsätze von Verfertigung der Relationen aus Gerichtsacten, mit Mustern.* Göttingen 1756 als Beispiele aus der Rechtswissenschaft, die alle in mehreren Auflagen erschienen sind. Zu Claproths *Grundsätzen* siehe auch Meyer-Krentler, Eckhardt: »›Geschichtserzählungen‹. Zur Poetik des Sachverhalts im juristischen Schrifttum des 18. Jahrhunderts«. In: Schönert, Jörg (Hg.): *Erzählte*

Regelpoetiken im Hinblick auf die von ihnen erteilten strukturellen Vorgaben in nicht ganz unerheblichem Maße voneinander ab. Von daher stellt sich nicht nur die Aufgabe, die von der deutschsprachigen Literaturwissenschaft als ›literarische Fallgeschichten‹ identifizierten Texte unter Berücksichtigung ebenjener Regelpoetiken neu zu verhandeln. Darüber hinaus ergibt sich nämlich auch die Frage, ob die freilich keineswegs nur von Pethes gemachte grundsätzliche Gegenüberstellung von ›wissenschaftlichen Textsorten‹ auf der einen und ›ästhetischen Gattungen‹ auf der anderen Seite so ohne Weiteres überhaupt aufrechterhalten werden und der aus der Textlinguistik entlehnte Terminus nicht eher zugunsten des Begriffspaars ›wissenschaftliche Literaturgattungen‹ vs. ›ästhetische Literaturgattungen‹ aufgegeben werden sollte. In letzter Konsequenz müsste dies dann aber auch bedeuten, die Ersteren nicht immer nur als Vergleichsfolie der Letzteren zu behandeln, sondern sie in den Rang ebenbürtiger Untersuchungsobjekte zu erheben.

Freilich zeugen diese Überlegungen aber ebenfalls von einer gewissen Unvereinbarkeit mit der Position Goldmanns. Sein Plädoyer für eine Einführung der »Gattung der Krankengeschichte« in die Literaturwissenschaft und also einen vorsichtigen Umgang mit dem »modernen Begriff der Fallgeschichte« ist vor dem Hintergrund der Forschungsergebnisse der Medizingeschichte, auf die er sich in nicht unerheblichem Maße stützt, durchaus nachvollziehbar.[46] Weniger einleuchten will allerdings, weshalb er den von ihm sogenannten »Anleitungen zum richtigen Schreiben einer Krankengeschichte« auch solche Texte zuordnet, die dem medizinischen Laien Ratschläge für das Verfassen von Briefen über die eigenen gesundheitlichen Beschwerden an die Hand geben. Löst er die »Gattung der Krankengeschichte« solcherart doch kurzerhand aus ihrem fachlichen bzw. wissenschaftlichen Kontext.

Die Wübben'sche Einschätzung »pragmatische Textsorte ›Krankenbericht‹« ist angesichts der gern gemachten Differenzierung zwischen ›literarischen/ästhetischen Gattungen‹ einerseits und ›wissenschaftlichen/fachlichen/Gebrauchs- oder pragmatischen Textsorten‹ andererseits verständlich, zumal die Autorin mit ihrer neue wissensgeschichtliche Wege beschreitenden Studie offensichtlich keine Untersuchung zur Gattungsforschung im eigentlichen Sinne vorzulegen beabsichtigt. Erstaunlich ist es dann aber doch, wenn sie späterhin expressis

---

Kriminalität. Zur Typologie und Funktion narrativer Darstellungen in Strafrechtspflege, Publizistik und Literatur zwischen 1770 und 1920. Vorträge zu einem interdisziplinären Kolloquium, Hamburg, 10.–12. August 1985. In Zusammenarbeit mit Konstantin Imm u. Joachim Linder. Tübingen 1991 (= *Studien und Texte zur Sozialgeschichte der Literatur* Bd. 27): 117–157, hier 131–137. Auf Beispiele aus der Medizin wird in Kapitel 1.2.1 eingegangen.

46 Siehe hierzu weiter unten.

verbis von der »Gattung der Pathographie«[47] spricht. Tatsächlich heißt es sogar noch, dass »die Pathographie zunächst als semiphilologische und eher populäre Gattung [galt]«, genauso wie von dem »Versuch« des Tübinger Psychiaters Robert Gaupp die Rede ist, »die Pathographie auch im deutschsprachigen Raum als wissenschaftliche Gattung zu etablieren«[48].

Und was zu guter Letzt den von Pethes und Richter herausgegebenen Sammelband anbelangt, so kann Folgendes festgehalten werden: Zwar lassen die Herausgeber durch die ausdrückliche Hinlenkung auf die »unterhalb der Ebene von Gattungen oder Genres« angesiedelten »medizinischen Schreibweisen« und damit auf »den jeweils – wissensgeprägten und wissensprägenden – Formfindungsprozess« keinen Zweifel darüber aufkommen, dass das Buchprojekt weniger einen systematisierenden als einen historisierenden Ansatz verfolgt. Allerdings stellen sie »ein vorgeprägtes Wissen über Genre- und Gattungsschemata« nicht etwa in Abrede. Denn schließlich bleibt für sie »unbestritten«, dass »sich solche Schreibweisen immer wieder zu neuen Gattungs- oder Genretypen verfestigen können«[49]. Dabei scheint es kein Zufall zu sein, wenn nicht in der Studie des Literaturwissenschaftlers De Angelis, sondern in jener der Medizinhistorikerin Nolte das »Genre der medizinischen Fallbeschreibung« Erwähnung findet.

Um nach dieser recht eingehenden Auseinandersetzung mit dem dritten nun aber ebenfalls auf den zweiten weiter oben angerissenen Forschungsstrang zu sprechen zu kommen, so kann von einem einheitlichen Gebrauch der Bezeichnung ›Fallgeschichte‹ übrigens keine Rede sein. Wenn Hunter im Hinblick auf die »medical case history« von einem »clinical narrative« spricht, dann greift sie auf eine Kategorie zurück, die weniger in der literaturwissenschaftlichen Gattungs- als in der kulturwissenschaftlichen Erzählforschung beheimatet ist. Folgerichtig subsumiert sie unter dem Begriff »medical case history« sowohl mündliche und schriftliche Äußerungen als auch unpublizierte und veröffentlichte Texte, mit anderen Worten attestiert sie ihm eine nicht unerhebliche Polyvalenz. Epstein wiederum bringt als Synonym für die Bezeichnung »case history« diejenige der »patient history« ins Spiel und entbindet die erstere damit in maßgeblicher Weise von ihrer semantischen Aufgeladenheit. Letztlich ist Charon die einzige, die das Wort »medical case history« expressis verbis für eine Verwendung als literaturwissenschaftlicher Gattungsbegriff offen hält.

Eine ausgesprochen aufschlussreiche Feststellung lässt sich zu guter Letzt in Bezug auf den ersten Forschungsstrang machen. Tatsächlich nämlich scheint die

---

47 Wübben, Yvonne: *Verrückte Sprache*: 161, Fn. 1.
48 Ebd.: 204. Zur Pathografie siehe Kapitel 1.2.2.
49 Pethes, Nicolas; Richter, Sandra: »Einleitung«: 7.

deutschsprachige Medizingeschichte die Bezeichnung ›Fallgeschichte‹ lange Zeit hindurch überhaupt gar nicht gekannt zu haben. Denn erst im Ausgang des vergangenen 20. Jahrhunderts wird, und dies vermutlich durch den Einfluss englischsprachiger Forschungsliteratur, die althergebrachte Begrifflichkeit ›Krankengeschichte‹ durch verschiedene Fall-Komposita ersetzt. Dabei bleibt es allerdings fraglich, ob dieser Wechsel wirklich mit dem Bewusstsein einhergegangen ist, dass hierdurch letztlich eine Grundsatzentscheidung gefällt wird, und zwar insofern, als Bezeichnungen wie ›medizinische Fallgeschichte‹ oder ›ärztlicher Fallbericht‹ ja bereits das Vorhandensein einer größeren Einheit ›Fallgeschichte‹ oder ›Fallbericht‹ implizieren.

Während das neumodische Wort ›Fallgeschichte‹ als wie auch immer verstandener literaturwissenschaftlicher Gattungsbegriff vielleicht nicht unrettbar, so aber doch mit einer Reihe von hier nur skizzenhaft angedeuteten Schwierigkeiten verbunden ist, drängt sich angesichts des oben gelieferten Forschungsabrisses viel eher die Möglichkeit auf, die Bezeichnung ›Krankengeschichte‹ in ebendieser Hinsicht fruchtbar zu machen. So hat die Medizingeschichte schließlich eine maßgebliche Vorleistung erbracht, ja geradezu in die Hände der literaturwissenschaftlichen Gattungsforschung gearbeitet – und dies, obwohl ihr Geschäft doch eigentlich ein ganz anderes ist. Aus diesem Grund stimmt die vorliegende Arbeit mit Goldmann darin überein, dass sich die Literaturwissenschaft erst einmal der bislang allenfalls ansatzweise untersuchten Gattung der Krankengeschichte widmen sollte, bevor sie sich an das Großprojekt einer Theorie der Fallgeschichte heranwagt. Die Forschungsergebnisse der Medizingeschichte ernst nehmend geht der Vorschlag allerdings dahin, die Krankengeschichte als eine wissenschaftliche Literaturgattung der Medizin und der sich aus ihr ausdifferenzierenden Disziplinen zu begreifen, zu denen nicht zuletzt die Tiefenpsychologie gehört, die, so jedenfalls die These, zu Beginn des 20. Jahrhunderts eine Untergattung der ganz besonderen Art ausbildet. Der von der Luhmann'schen Systemtheorie beeinflusste Ansatz Wilhelm Voßkamps, Gattungen als »*literarisch-soziale Institutionen*« zu verstehen, deren Geschichte in maßgeblicher Weise durch »*normbildende Werke (Prototypen)*«[50] bestimmt wird, erweist sich dabei als ein hilfreicher Ausgangspunkt.[51]

---

50 Voßkamp, Wilhelm: »Gattungen als literarisch-soziale Institutionen (Zu Problemen sozial- und funktionsgeschichtlich orientierter Gattungstheorie und -historie)«. In: Hinck, Walter (Hg.): *Textsortenlehre – Gattungsgeschichte*. Mit Beiträgen v. Alexander von Bormann, Ulrich Fülleborn, Klaus W. Hempfer, Jost Hermand, Walter Hinck, Helmut Koopmann u. Wilhelm Voßkamp. Heidelberg 1977 (= *Medium Literatur* Bd. 4): 27–44, hier 30.
51 Laut dem Komparatisten David Fishelov wird übrigens jegliche gattungstheoretische Reflexion von einer »deep metaphor« vorstrukturiert. Dabei sei die gattungstheoretische Tiefenmetaphorik nicht etwa nur Redeschmuck. Vielmehr müsse sie als die Basis

1.2 Die Krankengeschichte: Eine wissenschaftliche Literaturgattung der Medizin und der sich aus ihr ausdifferenzierenden Disziplinen

Dass die insgesamt 42 Exemplare der hippokratischen *Epidemien* tatsächlich als Prototypen der Literaturgroßgattung Krankengeschichte angesehen werden können, dürfte die medizinhistorische Forschung zweifelsfrei nachgewiesen haben.[52] Und auch über die enorme Bedeutung der beiden Krankengeschichten *Atrocis nec descripti prius morbi historia* (1724) und *Atrocis rarissimique morbi historia altera* (1728), deren berühmter Autor Herman Boerhaave (1668–1738) im Jahre 1714 den Leidener Lehrstuhl für praktische Medizin angenommen hatte,[53] herrscht einhelliger Konsens.[54] Anstatt jedoch den wenig aussichtsreichen Versuch zu unternehmen, eine kurze Geschichte der Ausdifferenzierung der Literaturgroßgattung Krankengeschichte vermittels der Erörterung

---

einer literaturwissenschaftlichen Modellbildung angesehen werden, die überwiegend mit Analogien arbeite. Ihm zufolge lassen sich insgesamt vier Tiefenmetaphoriken ausmachen, nämlich Biologie, Familie, Sprechakt und tatsächlich auch Institution. Fishelov, David: *Metaphors of Genre. The Role of Analogies in Genre Theory*. University Park 1993: 1, 7, 71 u. 155. Dahingegen geht der Textlinguist John M. Swales von sieben solcher Gattungsmetaphoriken aus – neben Institution, Familie und Sprechakt tritt bei ihm noch Rahmung, Norm, Art und Archiv hinzu. Swales, John M.: *Research Genres: Explorations and Applications*. Cambridge 2004: 61ff. Auf Probleme einer solchen Metaphorologie der Gattungstheorie, welche ihre Aufgabe darin sieht, ebenjene ›metaphorischen‹ Modelle in systematischer Weise zu beschreiben und ihren jeweiligen heuristischen wie explikativen Nutzen festzulegen, macht Carlos Spoehase aufmerksam. Zum einen moniert er das Fehlen von »Kriterien«, die »treffende oder hilfreiche Modelle von solchen zu unterscheiden erlaubten, die diese Kriterien nicht erfüllen«, zum anderen plädiert er dafür, »alle Formen gattungstheoretischen Wissenstransfers zwischen unterschiedlichen Disziplinen, nicht nur die im engeren Sinne metaphorischen, im Rahmen einer disziplinübergreifenden Gattungsforschung zu diskutieren«. Spoerhase, Carlos: »Gattungsmetaphoriken«. In: Zymner, Rüdiger (Hg.): *Handbuch Gattungstheorie*. Stuttgart, Weimar 2010: 112–114, hier 114.

52 So heißt es beispielsweise bei Hartmann: »Vorbild aller Krankengeschichten sind die Kasuistiken der hippokratischen Epidemienbücher aus dem 4.–5. vorchristlichen Jahrhundert. Sie enthalten schon alle Elemente möglicher Formen von Krankenberichten.« Hartmann, Fritz: »Krankheitsgeschichte und Krankengeschichte«: 21.
53 Lindeboom, Gerrit A.: *Herman Boerhaave. The Man and his Work*. With a foreword by E. Ashworth Underwood. London 1968: 103f.
54 Laut Laín Entralgo wird sich die grundsätzliche Struktur der Krankengeschichte fortan nicht mehr verändern. Vgl. Laín, Entralgo: *La historia clínica*: 229.

einzelner Exemplare vorzulegen, sei im Nachstehenden lieber ein anderer Weg eingeschlagen.

1.2.1 Die Krankengeschichte und ihre Regelpoetiken

Einen ersten Anhaltpunkt liefern zwei Einträge, die sich in Adelungs *Grammatisch-kritischem Wörterbuch der deutschen Mundart* einerseits und Campes *Wörterbuch der Deutschen Sprache* andererseits finden. So heißt es bei Adelung:

> Die Krankengeschichte, plur. die –n, bey den Ärzten, die Erzählung von dem Ursprunge und den Abwechselungen einer Krankheit, so wohl überhaupt, als bey einzelnen Kranken.[55]

Dahingegen findet sich bei Campe Folgendes:

> Die Krankheitsgeschichte, Mz. die –n, die geschichtsmäßige Erzählung von der Entstehung, dem Fortgange, dem Zunehmen, den besondern Zufällen und dem Ausgang oder der Heilung einer gewissen Krankheit überhaupt, oder einer Krankheit in einem bestimmten Falle, eines bestimmten Kranken.[56]

Da beide Einträge aus dem Jahre 1808 stammen, ist zunächst einmal davon auszugehen, dass die Bezeichnungen ›Krankengeschichte‹ und ›Krankheitsgeschichte‹ wenigstens zu Beginn des 19. Jahrhunderts synonymisch verwendet wurden, denn die Bedeutungserklärungen ähneln einander in auffälliger Weise. Interessant ist ferner der doppelte Inhalt, der ihnen zugewiesen wird, wobei in beiden Fällen, also sowohl in Bezug auf eine bestimmte Krankheit als auch im Hinblick auf die Krankheit eines bestimmten indisponierten Individuums, von einer »Erzählung« im Sinne einer Darstellung eines mehr oder weniger geschlossenen Geschehens die Rede ist.

Als aufschlussreicher als diese verständlicherweise sehr allgemein gehaltenen Wörterbucheinträge erweisen sich freilich jene Darstellungen, die weiter oben mit dem Attribut ›Regelpoetiken‹ belegt worden sind. Zwar wird ebendieser Begriff in der neueren und neuesten Poetikforschung als nicht unproblematisch herausgestellt. So zeigt Jörg Wesche anhand von gemeinhin als Regelpoetiken mit strikt präskriptivem Anspruch geltenden »Poetiken der Barockzeit« angefangen von Martin Opitz' *Buch von der deutschen Poeterey* (1624) bis hin zur sogenannten

---

55 Adelung, Johann Christoph: *Grammatisch-kritisches Wörterbuch der deutschen Mundart, mit beständiger Vergleichung der übrigen Mundarten, besonders aber der oberdeutschen.* Zweyter Theil: *Von F–L.* Wien 1808: Spalte 1752.
56 Campe, Joachim Heinrich: *Wörterbuch der Deutschen Sprache.* Zweiter Theil: *F – bis – K.* Braunschweig 1808: 1034.

Breslauer Anleitung (1725), dass dieselben trotz ihres unbezweifelbaren Status als »Normpoetiken« ohne Ausnahme mehr oder weniger große »Spielräume« offen halten,[57] wobei zwecks Präzisierung zwischen »*restriktiver Poetik*« (die Barockpoetiken von Opitz und der ersten Generation) einerseits und »potentialer Poetik« bzw. »*Exempelpoetik*« oder »*Spielraumpoetik*«[58] (die Barockpoetiken der zweiten Generation) andererseits unterschieden werden müsse. Und gleichsam in Ergänzung hierzu verdeutlicht Sandra Richter am Beispiel von deutschsprachigen »*academical scholarly aesthetics and poetics*«, welche aus den Jahren 1770 bis 1960 stammen und die sie von »*school poetics and popular poetics*« auf der einen und »*literary poetics*« auf der anderen Seite abgrenzt,[59] dass diese sich durch ein überaus breites Spektrum methodischer Ansätze auszeichnen und nicht etwa nur normativ, sondern vor allem auch deskriptiv argumentieren. Doch so vorschnell und undifferenziert der Begriff der Regelpoetik zur Bezeichnung einer in sich recht heterogenen Gruppe von Texten lange Zeit hindurch auch verwendet wurde, so sehr bietet es sich nichtsdestoweniger an, ihn im Zusammenhang mit jenen Darstellungen zu gebrauchen, um die es im Folgenden geht. Tatsächlich handelt es sich hierbei um Ausführungen sehr unterschiedlichen Umfangs, die aus der Feder einer fachlichen Autorität stammen und an ein medizinisches Publikum gerichtet sind. Während einige wenige als eigenständige Publikationen vorliegen, bildet die große Mehrheit als ein mehr oder weniger umfassendes Kapitel, ausnahmsweise auch einmal in Form verstreuter Einschübe, Bestandteil eines umfangreicheren Werkes, und zwar nicht selten eines Lehrbuches. Fast immer aber finden sie sich im Anschluss an Anleitungen zur Durchführung des Krankenexamens resp. der ärztlichen Untersuchung eines Kranken. Dabei gibt für gewöhnlich bereits ihr Titel oder ihre Überschrift, über den bzw. die sie üblicherweise verfügen, Aufschluss über ihren direktiven Grundmodus. Und in der Tat sind die hier zur Diskussion stehenden fachspezifischen Poetiken insbesondere dadurch gekennzeichnet, dass sie präskriptive Regeln zur Herstellung von Textmaterial

---

57 Laut Aussage des Autors lassen sich vier »Grundtypen von Poetikspielräumen« unterscheiden, nämlich erstens »*Normierungslücken*«, zweitens »*Spielräume einzelner Wörter (Wortebene)*«, drittens »*Regelspielräume (Satz- und Aussageebene)*« und viertens »*Exempelspielräume*«. Wesche, Jörg: *Literarische Diversität. Abweichungen, Lizenzen und Spielräume in der deutschen Poesie und Poetik der Barockzeit.* Tübingen 2004 (= Studien zur deutschen Literatur Bd. 173): 168.
58 Ebd.: 286ff.
59 Vgl. Richter, Sandra: *A history of poetics: German scholarly aesthetics and poetics in international context, 1770–1960.* With bibliographies by Anja Zenk, Jasmin Azazmah, Eva Jost u. Sandra Richter. Berlin, New York 2010: 19ff.

festlegen, welches dem Rezipienten durch seine allgemeine Zugänglichkeit einen kritischen Nachvollzug erlaubt – wenngleich auch sie, um mit Wesche zu sprechen, dem Verfasser gewisse »Spielräume« offen lassen.

Frühe Beispiele aus dem ersten Drittel des 18. Jahrhunderts gehen auf die Hallenser Medizinprofessoren Georg Ernst Stahl (1659–1734) und Friedrich Hoffmann (1660–1742) zurück.[60] Erwähnt sei nicht nur Hoffmanns Ausführung »Historiis morborvm recte consignandis, cev primo therapiae medicae fvndamento«, die in dem dritten Band seiner *Medicinæ rationalis systematicæ* enthalten ist,[61] sondern auch jene »Prolegomena« betitelte, die sich in Stahls *Collegivm casvale, sic dictvm minus* entdecken lässt. Letztere ist nicht zuletzt deswegen aufschlussreich, weil sie eine Definition der Bezeichnung »historia morbi« bereithält, die mit den Wörterbucheintragungen Adelungs und Campes weitgehend übereinstimmt.[62]

Eine besonders ausführliche Regelpoetik aus dem zweiten Drittel des 18. Jahrhunderts, die nicht in lateinischer, sondern in deutscher Sprache erschienen ist,[63]

---

60 Beide hatten in Jena studiert und avancierten später zu Ordinarien der Medizinischen Fakultät in Halle. Vgl. Geyer-Kordesch, Johanna: »Medizinische Fallbeschreibungen«: 10.

61 Hoffmanni, Friderici [= Hoffmann, Friedrich]: *Medicinæ rationalis systematicæ*. Tomus 3: *Vera therapiæ fundamenta medendi methodus et legest am naturæ qam artis. Nec son selectissima remedia cum eorvndem physico-mechanico operandi et dextre applicandi modo fideliter tradvntvr. Omnia solidis rationciniis demonstrantur et compluribvs practicis observationibus illustrantur*. Halle, Magdeburg 1727: 7–28.

62 So heißt es hier: »Historiam Morbi solemus appellare, quæ solemnes ejus circumstantias tractat, *primario* specificas, perpetuas; *secundario* accidentales, individuales, variantes. [...] *Prioris* generis Historia exhibet generalem conspectum & quod omnibus, ita laborantibus, eveniat: *Posterioris* exemplarem confirmationem & limitationem sistit, quantum cuique serendum obtingat & hujus posterioris generis sunt *Observationes Medicæ*, si modo solerter, prudenter & docte consignentur.« Stahlii, Georgii Ernesti: »Prolegomena«. In: Stahlii, Georgii Ernesti [= Stahl, Georg Ernst]: *Collegivm casvale, sic dictvm minus, in quo complectvntvr casvscentvm & dvo diversi argvmenti, numervm plerorvmove morborvm absolventes, cum epicrisibvs & resolvtionibvs theoretico-practicis, intaminataratione et inconsvssa experientia conscriptis*. Svidnitii, Hirschbergæ 1734: 1–15, hier 1f.

63 De facto lassen sich auch noch zu Beginn des 19. Jahrhunderts Regelpoetiken in lateinischer Sprache entdecken, so zum Beispiel jene mit der Überschrift »*De modo historias morborum scribendi*«, enthalten in Hildenbrand, Joh. Valent. nob. ab [= Johannes Valentin von]: *Initia Institutionum Clinicarum, seu Prolegomena in Praxin Clinicam*. Wien 1807: 176–182. Hildenbrand übernahm im Jahre 1806 jenen Lehrstuhl an der Wiener Medizinischen Fakultät, den vor ihm das illustre Trio Anton de Haen, Maximilian Stoll und Johann Peter Frank innehatte. Vgl. Lesky, Erna: *Die Wiener medizinische Schule im 19. Jahrhundert*. Graz, Köln 1965: 39.

findet sich in dem ersten Teil des anonym publizierten zweibändigen Werkes *Der in schweren und verwirrten Krankheiten vernünftig rathende und glücklich curirende Medicus* und trägt den Titel »Von der ordentlichen Einrichtung und Aufzeichnung einer vollständigen Krankheits=Geschichte, und denen sämtlichen dazu erforderlichen Stücken«.[64] Verfasser des gesamten Opus ist Andreas Elias Büchner (1701–1769), der ab dem Jahre 1759 die erste medizinische Professur in Halle innehatte.[65] Die Regelpoetik selbst lässt sich in drei Abschnitte unterteilen. Der erste Abschnitt (§ 1–6) bildet eine Einführung, die einen Abriss über die Geschichte der ›historia morbi‹ liefert[66] und in einer Definition ausklingt:

> Die Geschichte einer Krankheit besteht ordentlicher Weise in einer deutlichen und zusammenhangenden Erzählung aller dererjenigen Umstände, Veränderungen und Zufälle, welche von Anfang derselben sind wahrgenommen worden, sie mögen nun von der Krankheit selbst, oder von denen gebrauchten Arzneimitteln, oder von besondern zufälligen Ursachen herrühren.[67]

Da sie sich in »zwey Hauptstücke« gliedert, von denen »das erstere der Kranke an und vor sich selbst ist, mit allen dem, was zu seiner ganzen Leibes= und Gemüths=Beschaffenheit gehöret, das andere aber in der eigentlichen Krankheit bestehet«[68], nimmt es wenig wunder, wenn sich der zweite Abschnitt (§ 6–17) der schriftlichen Niederlegung des Kranken und der dritte (§ 18–20) der Aufzeichnung der Geschichte der Krankheit widmet. Auffällig ist freilich der sehr unterschiedliche Umfang dieser Ausführungen, denn der zweite Abschnitt ist ziemlich genau viermal so lang wie der dritte. Und tatsächlich erfährt genau jenes Strukturelement der Krankengeschichte eine enorme Aufwertung, das Laín Entralgo als »*descriptio subjecti*« bezeichnet. Laut Zelle, dem das Verdienst zukommt,

---

64 Anonymus: *Der in schweren und verwirrten Krankheiten vernünftig rathende und glücklich curirende Medicus, oder gründlicher Unterricht, wie in solchen wichtigen Fällen besonders von jungen Aerzten consilia medica am sichersten können theils eingeholet, theils … nach Hofmannischen und Boerhavischen Grundsätzen klüglich ertheilet werden*. Theil 1. Erfurt 1762: 33–92.
65 Vgl. Zelle, Carsten: »›Die Geschichte besteht in einer Erzählung‹«: 306.
66 So heißt es hier zu Beginn: »In denen ältesten Zeiten hat sich ohnstreitig HIPPOCRATES um diesen Theil der Arzneigelahrtheit am meisten verdient gemacht, und einen solchen ungemeinen Fleiß, in Beobachtung und Aufzeichnung aller bey denen Krankheiten vorkommenden Umständen und Veränderungen bewiesen, daß er daher billig von allen wohlgesinneten Aerzten, die diese Erkenntnis noch ferner zu erweitern und zu befestigen sich bestreben, zum Muster vorgestellet zu werden verdienet.« Anonymus: *Der in schweren und verwirrten Krankheiten*: 35.
67 Ebd.: 43.
68 Ebd.: 44.

die bemerkenswerte Regelpoetik der Literaturwissenschaft bekannt gemacht zu haben, entwickelt Büchner »eine umfassende Personaltopik, die die traditionellen *loci a persona* [...] auf signifikante Weise mit den *sex res non naturales* verschmilzt«[69]. Dessen ungeachtet finden sich aber auch alle anderen von Laín Entralgo genannten Strukturelemente wieder, selbst wenn dem »*cursus morbi*«, dem »*exitus*« und der »*inspectio cadaveris*« vergleichsweise wenig Aufmerksamkeit geschenkt wird.

Eine ebenfalls in deutscher Sprache veröffentlichte Regelpoetik aus dem frühen 19. Jahrhundert, die »Von der Abfassung der Krankheitsgeschichte« überschrieben ist, bildet den Anhang zu dem Lehrwerk *Anweisung zur Ausübung der Heilkunst, als Einleitung in den klinischen Unterricht*, das erstmals im Jahre 1815 erschienen ist und aus der Feder Johann Nepomuk von Raimanns (1780–1847) stammt, der seinerzeit den Wiener Lehrstuhl für Spezielle Therapie und Medizinische Klinik bekleidete.[70] Auch wenn sie ungleich kürzer als diejenige Büchners ist, erweist sie sich insofern als besonders, als sie für den künftigen Verfasser sogar ein wohlkonstruiertes »Beyspiel zur Nachahmung«[71] bereithält. Was nun die eigentliche Regelpoetik anbelangt, so lässt sich hier eine aufschlussreiche Bemerkung entdecken, die in bündigen Worten den grundsätzlichen Sinn und Zweck der zur Diskussion stehenden Textform benennt: »Gute Krankheitsgeschichten waren von jeher, und bleiben immer noch eine höchst wichtige Quelle für die Begründung, Berichtigung und Erweiterung der Kunst, Krankheiten zu erkennen, richtig zu beurtheilen und zweckmäßig zu behandeln.«[72] Demnach stellen sie im Grunde genommen also nicht weniger als einen tragenden Grundpfeiler der Medizin als Wissenschaft dar.[73] Damit eine »Kranken= und Krankheitsgeschichte« einen Beitrag zur medizinischen Wissenschaft zu leisten vermag, muss sie allerdings einige wesentliche Kriterien

---

69 Zelle, Carsten: »›Die Geschichte bestehet in einer Erzählung‹«: 312.

70 Raimann war Nachfolger Johann Valentin von Hildenbrands. Vgl. Lesky, Erna: *Die Wiener medizinische Schule*: 43.

71 Raimann, Johann Nep. [= Nepomuk]: *Anweisung zur Ausübung der Heilkunst, als Einleitung in den klinischen Unterricht*. 2. Aufl. Wien 1821: 142–161, hier 146.

72 Ebd.: 144.

73 Von daher erklärt sich auch, weshalb in der medizinischen Fakultät der Universität Wien im Frühjahr 1785 der folgende Beschluss verabschiedet wurde, wobei unklar ist, wie lange er Gültigkeit hatte: »Eröffnung einer allerh. Entschliessung, dass bei der Promotion in der medizinischen Facultät an die Stelle der Inauguraldissertation eine praktische Prüfung am Krankenbette nebst Verfassung einer Krankheitsgeschichte zu setzen sei.« Kink, Rudolf: *Geschichte der kaiserlichen Universität zu Wien*. Im Auftrage des k. k. Ministers für Cultus und Unterricht, Leo Grafen von Thun, nach den Quellen bearbeitet. Bd. 2: *Statutenbuch der Universität*. Wien 1854: 597.

erfüllen: Sie muss »wahr seyn«, »einfach seyn«, »vollständig seyn« und »gehörig geordnet seyn«[74]. Wie im Falle der Büchner'schen Regelpoetik wird »zuerst eine Geschichte und Schilderung des kranken Individuums, dann der gegenwärtigen Krankheit und ihrer Entstehung«[75] gefordert, wobei die hier entwickelte Personaltopik, welche naturgemäß die erstgenannte eigentliche Krankengeschichte betrifft, etwas geringer ausfällt. Interessanterweise werden die Strukturelemente »Entwicklung der Diagnose« resp. »Bestimmung der Krankheit«, »Auseinandersetzung der Prognose«, »Bildung der Heilanzeigen«, »Festsetzung der Heilmethode« sowie »Bestimmung und Verordnung der zweckdienlichen Heilmittel«[76], welche der Krankheitsgeschichte gleichsam zwischenzuschalten sind, als weniger bedeutsame herausgestellt. Größeres Gewicht kommt hingegen dem restlichen Teil der Darstellung zu, also jenen Strukturelementen, die Laín Entralgo unter die Begriffe »*cursus morbi*«, »*exitus*« und »*inspectio cadaveris*« fasst. So wird nämlich

> *die Geschichte der Krankheit von Tag zu Tage weiter fortgesetzt, die von Zeit zu Zeit in der letzteren sich ergebenden und dadurch in der Behandlung nötig gewordenen Abänderungen angemerkt, und der Bericht entweder mit dem Austritte des Kranken aus der Behandlung, oder im ungünstigen Falle mit dem Befunde der Leichenuntersuchung und den daraus für die Diagnostik, Prognostik und Therapeutik etwa fließenden Resultaten geschlossen.*[77]

Aus dem Vorstehenden erhellt, dass der zweite Teil der Krankheitsgeschichte resp. die Geschichte des sich nach Aufnahme der Behandlung manifestierenden Krankheitsverlaufes in Form eines chronologischen Protokolls niedergeschrieben werden soll – eine Vorgabe, die in dem angehängten »Beyspiel zur Nachahmung« geradezu vorbildhaft eingelöst ist. Dieselbe nimmt hier übrigens genauso viel Raum ein wie die restlichen Teile der »Kranken= und Krankheitsgeschichte« zusammen.

Kurz vorgestellt sei schließlich auch eine Regelpoetik aus dem späten 19. Jahrhundert, und zwar die sogenannte *Anleitung zur Krankenbeobachtung und Abfassung der Krankengeschichte* (1892), deren Verfasser Heinrich Curschmann (1846–1919) erst wenige Jahre vor ihrem Erscheinen eine Stelle als Ordinarius für Innere Medizin an der Universität Leipzig angetreten hatte.[78] Wie bereits aus dem Titel der Abhandlung hervorgeht, ist hier die Gattungsbezeichnung »Krankheitsgeschichte« zugunsten jener der »Krankengeschichte« aufgegeben

---

74 Ebd.: 144f.
75 Ebd.: 145.
76 Ebd.: 146.
77 Ebd.
78 Vgl. Curschmann, Fritz; Curschmann, Heinrich: *Erinnerungen an Heinrich Curschmann*. Berlin 1926.

und tatsächlich wird sich auch innerhalb der Ausführungen in keinem Moment der erstgenannten bedient. Als bemerkenswerter erweist sich allerdings die Verwendung eines anderen Ausdrucks. So heißt es nämlich mit Blick auf die »Abfassung der Krankengeschichte« expressis verbis:

> *Das Schema könnte vom Standpunkt des Einzelfalles allzu breit und ausführlich erscheinen. Es soll aber für möglichst viele und die verschiedenartigsten Krankheitszustände Rückhalt bieten und in seinen einzelnen Theilen mit der dem gerade vorliegenden Falle entsprechenden Ausführlichkeit Verwendung finden können.*[79]

Der künftige Autor wird also ganz ausdrücklich dazu angehalten, sich bei der Niederschrift seiner Krankengeschichte an einem strukturellen Grundmuster bzw. einem ihm vorgegebenen »Schema« zu orientieren. Dessen ungeachtet sind gewisse Freiheiten aber nicht nur erlaubt, sondern sogar geboten:

> *Die beste Krankengeschichte ist nicht die, welche pedantisch gleichmässig und kritiklos möglichst Vieles auf den gegebenen Faden aufreiht, sondern die, welche das Ermittelte nach dem Maasse seiner Wichtigkeit ins Licht stellt und minder Bedeutendes zwar nicht unberücksichtigt, aber entsprechend im Schatten lässt.*[80]

Wie aus dem Vorstehenden hervorgeht, darf das grundsätzliche »Schema« zwar nicht angetastet werden, doch die eigentliche Kunst der Krankengeschichtsschreibung besteht darin, eine adäquate Gewichtung seiner »einzelnen Theile[n]« vorzunehmen, was im Umkehrschluss bedeutet, dass jede Krankengeschichte zumindest im Hinblick auf ihre jeweiligen Proportionen genauso individuell sein sollte wie die Krankheit des indisponierten Individuums selbst.

Das besagte »Schema« besteht aus insgesamt acht Basiselementen, und zwar »I. Persönliches«, »II. Anamnese«, »III. Status praesens«, »IV. Diagnose«, »V. Prognose«, »VI. Behandlung«, »VII. Regelmäßige Aufzeichnungen über den Krankheitsverlauf« und »VIII. Epikritische Bemerkungen«[81]. Während das zweite Basiselement nicht nur die Vorgeschichte der aktuellen Krankheit und jene des kranken Individuums, sondern auch die Darstellung der gesundheitlichen Verhältnisse seiner Familienangehörigen umfassen soll, ist in Bezug auf das dritte, welches besonders breit abgehandelt wird, ausdrücklich von »[o]bjective[n]

---

79 Curschmann, H. [= Heinrich]: *Anleitung zur Krankenbeobachtung und Abfassung der Krankengeschichte. Für die Praktikanten der medicinischen Klinik zu Leipzig.* Leipzig 1892: 4.
80 Ebd.
81 Ebd.: 5.

und subjective[n] Befunde[n] bei der ersten Untersuchung«[82] die Rede. Und was schließlich das letzte betrifft, so findet sich die nachstehende Erläuterung: »Bei wichtigeren und interessanteren Fällen ist es nützlich, die Krankengeschichte mit kurzen Bemerkungen über die wesentlichsten Eigentümlichkeiten derselben abzuschliessen«, wobei im Falle einer tödlich endenden Krankheit »damit ein Blick auf die Ergebnisse der Leichenuntersuchung zu verbinden«[83] ist. Dazu ist allerdings zu bemerken, dass die in den zuvor vorgestellten Regelpoetiken unerwähnt bleibenden Ausdrücke »Anamnese«, »Status praesens« und »epikritische Bemerkungen« keineswegs Neuschöpfungen sind, wie bereits ein Blick in Zedlers *Grosses vollständiges Universal-Lexicon* zeigt, in dem sich die folgenden Eintragungen entdecken lassen:

> *Anamnesis*, ἀνάμνησις, *die Erinnerung, das Zurückdencken. Galenus hat dieses Wort gebraucht de plenitud. 9.*[84]
>
> *STATUS, heißt bey den Medicis der Zustand oder die Beschaffenheit, in welcher sich der Mensch befindet.*[85]
>
> *Epicrisis, heißt die Beurtheilung derer Kranckheiten. Von* ἐπικρίνω *judico, beurtheilen.*[86]

Der erste Eintrag erweist sich insofern als besonders interessant, weil hier nicht das Œuvre Platons, sondern stattdessen eine Schrift des antiken griechischen Arztes Galenos als Wortquelle angegeben wird.

Während die bisher umrissenen Regelpoetiken Normen für das Schreiben sämtlicher Arten von Krankengeschichten aufstellen, liegen darüber hinaus auch solche vor, die Richtlinien für das Verfassen spezifischerer Formen festlegen. Exemplarisch herausgegriffen seien im Nachstehenden einige wenige, die aus psychiatrischer Feder stammen und auf das 20. Jahrhundert zurückgehen. An erster Stelle ist Karl Jaspers (1883–1969) opulentes Lehrbuch *Allgemeine Psychopathologie* zu nennen, das nach seinem erstmaligen Erscheinen im Jahre 1913

---

82 Ebd.: 8.
83 Ebd.: 20.
84 Zedler, Johann Heinrich: *Grosses vollständiges Universal-Lexicon Aller Wissenschaften und Künste, Welche bißhero durch menschlichen Verstand erfunden und verbessert worden [...]*. Anderer Bd.: *An–Az*. Halle, Leipzig 1732: Spalte 40.
85 Zedler, Johann Heinrich: *Grosses vollständiges Universal-Lexicon Aller Wissenschaften und Künste, Welche bißhero durch menschlichen Verstand erfunden und verbessert worden [...]*. 39. Bd.: *Spif–Sth*. Halle, Leipzig 1744: Spalte 1311.
86 Zedler, Johann Heinrich: *Grosses vollständiges Universal-Lexicon Aller Wissenschaften und Künste, Welche bißhero durch menschlichen Verstand erfunden und verbessert worden [...]*. 8. Bd.: *E*. Halle. Leipzig 1734: Spalte 1380.

noch viele weitere Auflagen erfahren hat. So finden sich darin regelpoetische Vorgaben, auch wenn ausnahmsweise eher von vereinzelten Einschüben denn von einer zusammenhängenden Unterweisung gesprochen werden kann. Besonders aufschlussreich ist ein kurzer Abschnitt, der die Überschrift »Die Kunst der Krankengeschichtsschreibung« trägt und mit der folgenden Bemerkung einsteigt: »Die in den wissenschaftlichen Veröffentlichungen gegebenen Krankengeschichten dienen durchweg als Beweis allgemeiner Thesen.«[87] Wie aus dem Vorstehenden erhellt, soll die publizierte Krankengeschichte keineswegs einen Selbstzweck erfüllen, sondern sie muss im Gegenteil Beweisfunktion übernehmen. Wichtig ist in diesem Zusammenhang, »daß dem Leser jederzeit ein Bild erwächst, das sich Schritt für Schritt, Satz für Satz, Absatz für Absatz aufbaut«[88]. Folglich wird der Verfasser ausdrücklich dazu aufgefordert, sich einer anschaulichen Darstellungsweise zu bedienen, die dem bildlichen Vorstellungsvermögen des Rezipienten gleichsam entgegenkommt. Allerdings darf die »Struktur einer biographischen Krankengeschichte [...] nicht nach vorausgesetztem Schema entworfen werden«, denn »die Kunst des Erblickens« resp. »das Sichaufdrängen der Bilder bringen die natürlich erwachsene Ordnung und das Glück der treffenden Formulierung«[89]. Wie an späterer Stelle ausgeführt, spielt das Kriterium der Selektivität dabei aber sehr wohl eine maßgebliche Rolle: »Da aber jede Beschreibung eines Individuums, wenn sie vollständig sein wollte, eine endlose und darum unlösbare Aufgabe wäre, muss in der Beschreibung eine Auswahl stattfinden.«[90] Der Autor einer Krankengeschichte wird also mit Nachdruck dazu angehalten, aus dem Gesamt des von ihm Erblickten das Wesentliche bzw. das ihm wesentlich Erscheinende herauszufiltern und in eine plastische Form zu überführen. Und dass es sich hierbei um ein diffiziles Unterfangen handelt, das durchaus einer gewissen Kunstfertigkeit bedarf, geht besonders eindrücklich aus der folgenden Warnung hervor: »Eine gute Krankengeschichte wird immer lang sein, aber eine lange Krankengeschichte braucht nicht gut zu sein.«[91]

Eine Regelpoetik aus der Mitte des 20. Jahrhunderts ist in das Kapitel »Die psychiatrische Untersuchung« eingeflochten, das sich im ersten Teil eines anno 1956 erschienenen psychiatrischen Lehrwerkes entdecken lässt. Die diesbezüglichen Ausführungen nehmen mit einem Ausspruch ihren Anfang, der angesichts der

---

87 Jaspers, Karl: *Allgemeine Psychopathologie.* 8., unveränd. Aufl. Mit 3 Abb. Berlin, Heidelberg, New York 1965: 571.
88 Ebd.
89 Ebd.
90 Ebd.: 691.
91 Ebd.

soeben umrissenen Jasper'schen Regelpoetik nicht allzu sehr verwundert: »Der Aufbau einer *psychiatrischen Krankengeschichte* ist«, so heißt es lapidar, »ziemlich komplex.«[92] Was nun die dem angehenden Verfasser zur angemessenen Bewältigung seiner Schreibaufgabe an die Hand gegebenen Anweisungen anbelangt, so betrifft ein erstes gefordertes Kriterium die zu verwendende Sprache:

> *Da die Inhalte einer Krankengeschichte auch für spätere Generationen verständlich sein müssen, dürfen sie nicht in einem dem Untersucher eigenen Jargon geschrieben sein. Es dürfen keine gerade in Mode stehenden Schlagworte benutzt werden, bevor sie nicht in den festen Besitz der psychiatrischen Wissenschaft eingegangen sind.*[93]

Der Autor wird also dazu aufgefordert, sich einer für den zeitgenössischen wie künftigen Fachleser semantisch vollkommen transparenten Sprache zu bedienen, die denselben vor keinerlei Verständnisprobleme stellt. Bemerkenswerter ist allerdings das nächste geforderte Kriterium, und zwar insofern, als es in aller Deutlichkeit an die Jasper'sche Regelpoetik gemahnt: »Die Beschreibung eines Patienten ist desto besser, je anschaulicher sie wirkt, man muß den Kranken direkt vor sich sehen können und sich seine Verhaltensweise vergegenwärtigen [...].«[94] Doch nicht nur die Forderung nach einer an das bildliche Vorstellungsvermögen des Lesers appellierenden plastischen Darstellungsweise lässt an die Regelpoetik aus dem Jahre 1913 denken, sondern auch ein drittes verlangtes Kriterium:

> *Je mehr wir über den Patienten wissen, je vielseitiger die Aspekte, unter denen wir ihn betrachten, desto besser ist es. Andererseits sind wir auch keine Romanschriftsteller. [...] Man muß einen Blick für das Wichtige gewinnen und nur diejenigen Daten auswählen, die für das psychische Geschehen beim Patienten ausschlaggebend sind.*[95]

Wie aus dem Vorstehenden hervorgeht, wird der künftige Krankengeschichtenverfasser ebenso in diesem Falle expressis verbis dazu angehalten, trotz aller gebotenen Ausführlichkeit selektiv vorzugehen und nur jene den Patienten betreffenden Einzelheiten in seine Darstellung aufzunehmen, die er als bedeutsam erachtet.

---

92 Hoff, Hans: »Die psychiatrische Untersuchung (Psychopathologische Grundbegriffe)«. In: Hoff, Hans (Hg.): *Lehrbuch der Psychiatrie. Verhütung, Prognostik und Behandlung der geistigen und seelischen Erkrankungen.* Unter Mitarb. v. G. Benedetti, R. Brun, M. Gschwind, H. Krayenbühl, H. Meng, W.A. Stoll. Bd. 1. Mit 32 Bildtafeln. Basel, Stuttgart 1956: 18–39, hier 21.
93 Ebd.
94 Ebd.
95 Ebd.: 21f.

In der Folge werden noch die »häufigsten *Fehler*«[96] herausgestellt, welche die Anfertigung einer Krankengeschichte betreffen, wobei im Zuge der Erläuterung weitere Vorschriften zur Sprache kommen. So soll zwecks angezeigter Differenzierung zwischen »*[o]bjektiven Symptomen*« und »*anamnestisch erhobenen Symptomen*« der »Großteil der psychiatrischen Krankengeschichte in Berichtform abgefaßt«[97] werden, womit – dies geht aus einem gegebenen Beispielsatz hervor – nichts anderes als eine Verwendung der indirekten Rede gemeint ist. Wenn jedoch offen bleiben muss, ob dem Kranken ein bestimmtes Symptom lediglich eingeredet wurde, dann »soll man die Frage des Arztes und die Antwort des Patienten wortgetreu wiedergeben«[98]. Freilich darf die Krankengeschichte aber nicht durchweg in »Dialogform« niedergeschrieben werden, da diese »zu abgerissen« ist, »um ein zusammenhängendes Bild zu erbringen«[99]. Und auch eine letzte Vorschrift nimmt Bezug zu den drei grundlegenden Richtlinien, wenn es heißt: »Die Benützung von Schlagworten und wissenschaftlichen Benennungen soll soweit als möglich in der Krankengeschichte unterbleiben.«[100]

Zu guter Letzt gilt es noch auf eine Regelpoetik aus der zweiten Hälfte des 20. Jahrhunderts mit dem Titel »Das Anlegen der Krankengeschichte« aufmerksam zu machen, die in einem anno 1973 publizierten *Leitfaden für die psychiatrische Untersuchung* zu finden ist. Hier wird der künftige Verfasser einer »psychiatrischen Krankengeschichte«[101] mit insgesamt sieben einzuhaltenden »*Regeln*«[102] vertraut gemacht, die mit den Vorschriften der beiden vorherigen Unterweisungen weitgehend konvergieren. Allerdings hebt sie sich insofern von diesen ab, als sie klare Instruktionen bezüglich des strukturellen Aufbaus einer Krankengeschichte erteilt, wobei die anempfohlene »*Gliederung*«[103] große Übereinstimmungen mit dem »Schema« der Curschmann'schen Regelpoetik erkennen lässt, auch wenn das Strukturelement der »Prognose« keinerlei Rolle spielt und das Augenmerk weniger auf die Vorgeschichte der aktuellen Krankheit als auf jene des Kranken gelenkt wird.

---

96 Ebd.: 22.
97 Ebd.
98 Ebd.: 22f.
99 Ebd.: 23.
100 Ebd.
101 Kind, Hans: *Leitfaden für die psychiatrische Untersuchung. Eine Anleitung für Studierende und Ärzte in Praxis und Klinik.* Mit 10 farb. Tafeln. Berlin, Heidelberg, New York 1973: 114–117, hier 114.
102 Ebd.: 116.
103 Ebd.

Gleichsam die Kehrseite dieser ›allgemeinen‹ und ›speziellen‹ Regelpoetiken bilden, und darauf sei abschließend nur in aller Kürze hingewiesen, jene im Ausgang des 18. Jahrhunderts immer mehr aufkommenden vorgedruckten Krankenjournale resp. Krankenblätter, die insbesondere – aber nicht nur – in den ab dieser Zeit so prächtig gedeihenden Kliniken Verwendung finden und teilweise mit der Überschrift ›Krankheitsgeschichte‹ oder ›Krankengeschichte‹ versehen sind.[104] Solche ausgefüllten Formulare, die in Bezug auf das jeweils vorgegebene Schema je nach Institution bzw. Fachgebiet variieren, dürften sich in nicht wenigen Fällen als Grundlage für eine später publizierte Krankengeschichte erweisen.[105]

1.2.2 Was die Krankengeschichte nicht ist

Freilich kann die im Vorstehenden gelieferte Übersicht über verschiedene Regelpoetiken der Krankengeschichte keinerlei Anspruch auf Vollständigkeit erheben. Dessen ungeachtet bildet sie aber durchaus eine geeignete Grundlage, um gewisse Abgrenzungen vorzunehmen. Zunächst einmal lässt sich im Hinblick auf die literaturwissenschaftliche Forschung konstatieren, dass sie einen recht ungezwungenen Umgang mit der Bezeichnung ›Krankengeschichte‹ pflegt. So ist, um nur einige

---

104 Vgl. Köhler, C.O.: »Vom Hauptbuch zum Krankenhausinformationssystem«. In: Böhm, K.; Köhler, C.O.; Thome, R.: *Historie der Krankengeschichte. Mit einem Geleitw. v. A. Proppe. Mit 53 Abb.* Stuttgart, New York 1978: 85–131 sowie Hess, Volker: »Das Material einer guten Geschichte. Register, Reglements und Formulare«. In: Dickson, Sheila; Goldmann, Stefan; Wingertszahn, Christof (Hg.): *»Fakta, und kein moralisches Geschwätz«. Zu den Fallgeschichten im »Magazin zur Erfahrungsseelenkunde« (1783–1793).* Göttingen 2011: 115–139. In beiden Studien sind mehrere dieser Formblätter abgedruckt. Siehe aber auch das aus privatärztlicher Praxis stammende Krankenjournal des Homöopathen Clemens von Bönninghausen (1785–1864) in Jütte, Robert: »Case taking in homoeopathy in the 19th and 20th centuries«. In: *British Homoeopathic Journal* 87 (1998): 39–47, hier 42.
105 Einen Vergleich zwischen einem in diesem Falle nicht-vorgedruckten handschriftlichen Krankenjournal des erwähnten Homöopathen von Bönninghausen und der dazugehörigen publizierten Krankengeschichte liefern Dinges und Holzapfel. Sie kommen zu dem Ergebnis, dass beide Fassungen, welche übrigens keine geringere als Annette von Droste-Hülshoff betreffen, in nicht unerheblicher Weise voneinander abweichen. Nach Aussage der Autoren ist das unveröffentlichte Krankenjournal für die Publikation massiv redigiert worden. Siehe Dinges, Martin; Holzapfel, Klaus: »Von Fall zu Fall: Falldokumentation und Fallredaktion. Clemens von Bönninghausen und Annette von Droste-Hülshoff«. In: *Zeitschrift für Klassische Homöopathie* 47 (2004): 149–167.

Beispiele herauszugreifen, in Bezug auf Goethes *Die Leiden des jungen Werthers* (1774) von einer »unparteiischen Krankenhistorie«[106], von »Krankengeschichten Thomas Bernhards«[107], hinsichtlich Andreas Gryphius' Drama *Cardenio und Celinde, oder unglücklich Verliebete* (1657) von »›rhetorische[n]‹ Krankengeschichten«[108] oder mit Blick auf Büchners Novellenfragment *Lenz* (posthum 1839) von einer »literarische[n] Krankengeschichte«[109] gesprochen worden.[110] Ohne Zweifel ist die Attribuierung einzelner Werke der sogenannten Schönen Literatur als ›Krankengeschichten‹ nicht per se abzulehnen. Problematisch ist ein solches Vorgehen aber dann, wenn eine nähere Erklärung der Bezeichnung ›Krankengeschichte‹ unterbleibt bzw. deren ›tiefere‹ Bedeutung stillschweigend als bekannt vorausgesetzt wird, da Ungenauigkeiten dieser Art unnötigen Missverständnissen Vorschub leisten. Von daher sei an dieser Stelle ganz ausdrücklich darauf hingewiesen, dass der Ausdruck ›Krankengeschichte‹ in der vorliegenden Arbeit ausschließlich als literaturwissenschaftlicher Gattungsbegriff Verwendung findet. Wie es nicht nur die Forschungsergebnisse der Medizingeschichte, sondern vor allem auch die oben vorgestellten Regelpoetiken nahelegen, bezeichnet er im Folgenden eine wissenschaftliche Literaturgattung der Medizin und der sich aus ihr ausdifferenzierenden Disziplinen, die sich der ›klassischen Gattungstrias‹ von Epik, Dramatik und Lyrik entzieht und von sämtlichen fiktionalen oder besser ästhetischen Literaturgattungen abzugrenzen ist. Sicherlich sind wechselseitige Anleihen zwischen den Letzteren und der Ersteren zur effektiveren Durchsetzung der jeweiligen Intention(en) möglich. Aber dies macht aus einem Werk der Schönen Literatur noch keine Krankengeschichte und vice versa. So ist doch weniger von Bedeutung, ob ein Text etwa ›fiktionalisierende‹ Techniken verwendet oder auf Orte, Personen und Ereignisse Bezug nimmt, die in der außertextlichen Wirklichkeit ihren Platz haben. Von Bedeutung dürfte vielmehr sein, ob

---

106 Wagenknecht, Christian: »Werthers Leiden. Der Roman als Krankengeschichte«. In: *Text & Kontext* 5 (1977). H. 2: 3–14, hier 3.
107 Anz, Thomas: »Initiationsreisen durch die Fremde in Krankheitsgeschichten neuerer deutscher Literatur«. In: *Begegnung mit dem »Fremden«. Akten des Internationalen Germanisten-Kongresses*. Bd. 11. München 1991: 121–128, hier 121.
108 Rahn, Thomas: »Gryphius' *Cardenio und Celinde*: Zwei dramatische Krankengeschichten«. In: Krebs, Daniel (Hg.): *Die Affekte und ihre Repräsentation in der deutschen Literatur der Frühzeit*. Bern, Berlin u.a. 1996 (= *Jahrbuch für Internationale Germanistik* Bd. 42): 93–106, hier 94.
109 Anz, Thomas: »Medizinische Argumente und Krankengeschichten zur Legitimation und Durchsetzung sozialer Normen«. In: Gerhard, Ute (Hg.): *(Nicht) normale Fahrten: Faszinationen eines modernen Narrationstyps*. Heidelberg 2003: 147–156, hier 149.
110 Siehe aber auch Moser, Tilmann: *Romane als Krankengeschichten. Über Handke, Meckel und Martin Walser*. Frankfurt/M. 1985.

sich ein Text via textinterner und textexterner Signale, zu denen nicht zuletzt auch der Publikationsort gehört, als fiktional/ästhetisch, faktual oder gar wissenschaftlich zu erkennen gibt. Dass es sich bei der Krankengeschichte per Konvention um eine ›Wirklichkeitserzählung‹ handelt, die dem Faktualitätskriterium unterliegt,[111] davon dürften die oben aufgeführten Regelpoetiken jedenfalls beredtes Zeugnis ablegen.

Tatsächlich gilt es die Großgattung Krankengeschichte und ihre sich allmählich ausdifferenzierenden Untergattungen aber nicht nur von den ästhetischen Literaturgattungen abzugrenzen, sondern vor allem auch von einer anderen wissenschaftlichen Literaturgattung, und zwar der (Psycho-)Pathografie. Interessanterweise erweist sich auch in dieser Hinsicht die Jasper'sche *Allgemeine Psychopathologie* als erhellend, wenn es darin heißt: »Pathographien nennt man Biographien, die das Ziel verfolgen, die dem Psychopathologen interessanten Seiten des Seelenlebens darzustellen und die Bedeutung dieser Erscheinungen für die Genese der Schöpfungen solcher Menschen aufzuklären.«[112] Folglich wird die Pathografie als eine besondere Form der Biografie definiert, die das darstellerische Augenmerk vor allem auf den Aspekt der Seelenkrankheit legt und sich durch den Versuch auszeichnet, Aufschluss über dessen Signifikanz für das Werk eines Individuums zu geben. Und dass es sich hierbei nicht um irgendeinen schöpferischen Menschen handelt, geht denn auch ganz deutlich aus dem folgenden Nachtrag hervor:

> *Was an bedeutenden Menschen, vor allem auch durch die nur hier gegebene Menge an konkretem biographischem Material, pathographisch bekanntgeworden ist, ist rückwirkend für die Psychopathologie selbst relevant. Man kann hier sehen, was an den durchschnittlichen Patienten und Anstaltsinsassen nicht beobachtet werden kann, aber deren Beobachtung fördert und vertieft.*[113]

---

111 Klein und Martínez legen folgende Begriffsbestimmung vor: »Erzählen ist eine grundlegende Form unseres Zugriffs auf Wirklichkeit. In den verschiedenen Bereichen der alltäglichen Lebenswelt und nicht zuletzt auf den Gebieten wissenschaftlicher Erkenntnis orientieren und verständigen wir uns mit Hilfe von Erzählungen. […] Anders als in erfundenen Geschichten der Literatur bezieht man sich in diesen Erzählungen direkt auf unsere konkrete Wirklichkeit und trifft Aussagen mit einem Geltungsanspruch: ›So ist es (gewesen)‹. Solche Erzählungen mit unmittelbarem Bezug auf die konkrete außersprachliche Realität nennen wir *Wirklichkeitserzählungen*.« Klein, Christian; Martínez, Matías: »Wirklichkeitserzählungen. Felder, Formen und Funktionen nicht-literarischen Erzählens«. In: Klein, Christian; Martínez, Matías (Hg.): *Wirklichkeitserzählungen. Felder, Formen und Funktionen nicht-literarischen Erzählens*. Stuttgart, Weimar 2009: 1–13, hier 1. Auch wenn die Umschreibung »erfundenen Geschichten der Literatur« etwas unglücklich gewählt sein mag, wird der Begriff in diesem Sinne verwendet.
112 Jaspers, Karl: *Allgemeine Psychopathologie*: 610.
113 Ebd.

Vergleicht man diese in der *Allgemeinen Psychopathologie* zu entdeckenden Bemerkungen zur Pathografie mit den weiter oben umrissenen normativen Vorgaben der ›allgemeinen‹ und ›speziellen‹ Regelpoetiken der Krankengeschichte, dann lassen sich ohne Mühe wenigstens zwei essenzielle Unterschiede zwischen beiden wissenschaftlichen Literaturgattungen bzw. Formen der Wirklichkeitserzählung herausstellen: Während die Pathografie mit einem Helden aufwartet, bei dem es sich um ein ›außergewöhnliches‹ (seelisch) indisponiertes Individuum handelt, verhält es sich in Bezug auf die Krankengeschichte eher gegenteilig, denn ihre Zentralfigur ist traditionellerweise ein ›gewöhnlicher‹ erkrankter Mensch. Und im engsten Zusammenhang mit diesem Punkt steht auch eine andere Differenz. So spielt nämlich der Gesichtspunkt der angenommenen lebensgeschichtlichen Relevanz von (Seelen-)Krankheit für die Entstehung der »Schöpfungen« eines Menschen in der Pathografie eine maßgebliche Rolle, indessen ihm in der Krankengeschichte keine grundsätzliche Bedeutung zukommt. In gewisser Weise ließe sich also sagen, dass in der Pathografie der ›Ausnahmefall‹ und in der Krankengeschichte der ›Regelfall‹ zur Darstellung gebracht wird.

Was übrigens die Historie der Pathografie anbelangt, so erweist sich Wilhelm Lange-Eichbaums Werk *Genie – Irrsinn und Ruhm* als grundlegend. Erstmals im Jahre 1928 erschienen, wurde es bis in die 1990er Jahre hinein in zahlreichen weiteren Auflagen fortgesetzt. Während der Leipziger Nervenarzt Paul Julius Möbius (1853–1907) darin als derjenige herausgestellt wird, welcher den deutschen Ausdruck ›Pathografie‹ geprägt hat,[114] stammt das älteste hier berücksichtigte Gattungsexemplar – *Le démon de Socrate* (1836) – aus der Feder des französischen Arztes und Philosophen Louis-Francisque Lélut (1804–1877).[115] Die Frage, ob dieses Werk tatsächlich als der Prototyp der wissenschaftlichen Literaturgattung angesehen werden kann, muss in der vorliegenden Arbeit freilich unbeantwortet bleiben. Nichtsdestoweniger ist aber davon auszugehen, dass die Pathografie auf eine ungleich kürzere Gattungsgeschichte zurückblicken kann als die Krankengeschichte.[116]

---

114 Lange-Eichbaum, Wilhelm; Kurt, Wolfram: *Genie, Irrsinn und Ruhm. Genie-Mythus und Pathographie des Genies*. 6., völlig. umgearb., um weitere 800 Quellen vermehr. Aufl. München, Basel 1967: 306f. Für eine Analyse dreier Möbius'scher Pathografien siehe Wübben, Yvonne: *Verrückte Sprache*: 160–197.

115 Vgl. ebd.: 307 u. 711, aber auch schon Lange-Eichbaum, Wilhelm: *Genie – Irrsinn und Ruhm*. München 1928: 490. Wübben nennt zwar nicht Lange-Eichbaums Studie zur Pathografie, wohl aber unterzieht sie dessen Hölderlin-Pathografie einer ausführlichen Betrachtung. Siehe Wübben, Yvonne: *Verrückte Sprache*: 204–215.

116 Obgleich *Genie – Irrsinn und Ruhm* von psychiatrischer Seite eingebracht wurde, hat das Werk in der deutschsprachigen Literaturwissenschaft durchaus Berücksichtigung

1.3 Zielsetzung und Vorgehensweise

Die vorangegangenen Ausführungen zur Krankengeschichte sind nicht ohne Grund rudimentär gehalten. Wäre es doch ein schier unmögliches Unterfangen, diese Großgattung und all jene sich aus ihr ausdifferenzierenden Untergattungen, welche trotz einer anzunehmenden ›Familienähnlichkeit‹ ein nicht unerhebliches Maß an Heterogenität aufweisen dürften, im Rahmen einer einzelnen Studie in den Blick zu nehmen. Da sich angesichts dieser Umstände eine Fokussierung als unumgänglich erweist, ist die vergleichsweise überschaubare Zielsetzung der vorliegenden Arbeit eine gattungstheoretische und -historische Untersuchung der tiefenpsychologischen Krankengeschichte. Diese Auswahl erklärt sich allerdings weniger aus dem Umstand, dass bereits seit einiger Zeit eine literaturwissenschaftliche Arbeit zur Historie der psychiatrischen Krankengeschichte vorliegt.[117] Von Bedeutung sind viel eher andere Gründe, von denen an dieser Stelle lediglich zwei Erwähnung finden sollen: Anders als dies im Hinblick auf viele andere Tochterwissenschaften der Medizin der Fall sein dürfte, stellt die Rekonstruktion der Frühgeschichte der Tiefenpsychologie als eigenständige Disziplin ein verhältnismäßig einfach zu bewerkstelligendes Unternehmen dar, und zwar nicht zuletzt deshalb, weil ihre ›Institutionalisierungsgeschichte‹ von einem einzigen Ort ausgeht und über weiteste Strecken eine außeruniversitäre und damit leichter zu überschauende ist. Mit anderen Worten bietet eine Untersuchung der tiefenpsychologischen Krankengeschichte eine überdurchschnittlich gute Gelegenheit, das Verhältnis von Gattung und extragenerischem Kontext in Rechnung zu stellen. Darüber hinaus lässt sich gerade auch anhand der Krankengeschichte der Tiefenpsychologie die ausnehmende Fruchtbarkeit des bereits weiter oben angeführten Voßkamp'schen Ansatzes für eine Auseinandersetzung

---

gefunden. Dessen ungeachtet kann von einer intensiven Erforschung der Pathografie bis heute aber keine Rede sein. Siehe jedoch Fischer, Tilman: »Pathographie«. In: Jagow, Bettina von; Steger, Florian (Hg.): *Literatur und Medizin. Ein Lexikon.* Göttingen 2005: 602–607 sowie Anz, Thomas: »Autoren auf der Couch? Psychopathologie, Psychoanalyse und biographisches Schreiben«. In: Klein, Christian (Hg.): *Grundlagen der Biographik. Theorie und Praxis des biographischen Schreibens.* Stuttgart, Weimar 2002: 87–106. Für einige weitere Literaturhinweise siehe Wübben, Yvonne: *Verrückte Sprache:* 161, Fn. 1.

117 Siehe Berkenkotter, Carol: *Patient Tales. Case Histories and the Uses of Narrative in Psychiatry.* Columbia 2008. Wie bereits aus ihrem Titel hervorgehen dürfte, verfolgt die Arbeit allerdings einen anderen Ansatz als die vorliegende. Von daher nimmt es auch wenig wunder, wenn Regelpoetiken der psychiatrischen Krankengeschichte darin außer Acht gelassen werden.

mit wissenschaftlichen Literaturgattungen unter Beweis stellen. Tatsächlich nämlich ist es, so jedenfalls die Annahme, in diesem speziellen Falle ohne allzu große Schwierigkeiten möglich, einen einzelnen normbildenden Text auszumachen, der am Beginn der Historie der Untergattung steht. Es wird also, anders ausgedrückt, von dem »Erscheinen eines beispielgebenden gattungsbildenden Werkes«[118] ausgegangen.

Wie bereits deutlich geworden sein dürfte, verfolgt die vorliegende literaturwissenschaftliche Arbeit ein mehrfaches Ziel: Erstens möchte sie einen recht unkonventionellen Beitrag zur Gattungstheorie leisten, indem sie ein die zentralen Ergebnisse der Untersuchung in sich vereinigendes Gattungsmodell der tiefenpsychologischen Krankengeschichte offeriert, das sich – jedenfalls ihrem eigenen Anspruch nach – als flexibel genug erweist, um die Untergattung zu beschreiben, ohne ihre dynamische Entwicklung zu vernachlässigen. Zweitens sucht sie einen eher ungewöhnlichen Zugang zur Literaturgeschichtsschreibung dadurch zu gewinnen, dass sie es sich ganz gezielt zur Aufgabe macht, eine Reihe von publizierten wissenschaftlichen Texten einer eingehenderen Betrachtung zu unterziehen, die als solche gewiss nicht zum traditionellen Literaturkanon gehören. Somit tritt sie, gleichsam in der Nachfolge des ›New Historicism‹ und anderer verwandter Verfahren, für eine Erweiterung des Literaturbegriffs wie auch des literarischen Gattungssystems ein. Drittens versteht sie sich insofern als wissenschaftsgeschichtliche Studie, als sie den Versuch unternimmt, die Historie der tiefenpsychologischen Krankengeschichte als einer ›literarisch-sozialen Institution‹ in eine Art Dialog mit der Historie der Tiefenpsychologie als einer ›außerliterarisch-sozialen Institution‹ treten zu lassen. Viertens und letztens bezweckt die vorliegende Arbeit, einen Beitrag zum vergleichsweise jungen Forschungsgebiet der Wissenschaftsrhetorik zu leisten.[119]

---

118 Voßkamp, Wilhelm: »Gattungen als literarisch-soziale Institutionen«: 31.
119 Erfreulicherweise findet sich in dem unlängst erschienenen Nachtragsband des *Historischen Wörterbuchs der Rhetorik* nunmehr auch der Eintrag »Wissenschaftsrhetorik«. Demnach lassen sich zwei Bedeutungen unterscheiden, nämlich »W. im Sinne von typischer Wissenschaftssprache (Wissenschaft als Rhetorik)« und »W. als Forschungsgebiet (Rhetorik als Wissenschaft)«. Klüsener, B.; Grzega, J.: »Wissenschaftsrhetorik«. In: Ueding, Gerd (Hg.): *Historisches Wörterbuch der Rhetorik*. Bd. 10: *Nachträge A–Z*. Berlin u.a. 2012: Spalte 1486–1508, hier 1486. Laut den Autoren darf von einem eigenen Wissenschaftszweig erst im 20. Jahrhundert gesprochen werden, wobei die früheste von ihnen genannte Studie, die einem selbstständigen Fachgebiet »Wissenschaftsrhetorik« zugeordnet werden könne, Thomas S. Kuhns *The Structure of Scientific Revolutions* (1962) ist. Vgl. ebd.: Spalte 1495 u. 1500.

Das zweite Kapitel, welches den theoretischen Teil bildet, nimmt seinen Ausgang von einem kurzen Abriss der Diskussion über den Status der Tiefenpsychologie als Wissenschaft, kommt der von ihr eingebrachten Krankengeschichte im Rahmen dieser Auseinandersetzung doch eine nicht ganz unwesentliche Rolle zu. Es braucht wohl nicht eigens betont werden, dass die von dem einstigen Zürcher Psychiatrieprofessor Eugen Bleuler geprägte Bezeichnung ›Tiefenpsychologie‹, mit der dieser die Psychoanalyse Sigmund Freuds versah,[120] heutzutage als Sammelbegriff für all jene psychologischen resp. psychotherapeutischen Richtungen fungiert, nach deren Auffassung der Schlüssel zum Verständnis des Seelenlebens im – wie auch immer genau konzeptualisierten – ›Unbewussten‹ liegt, wobei die bekanntesten tiefenpsychologischen Schulen neben der Psychoanalyse die Individualpsychologie und die Analytische Psychologie sein dürften.[121] Doch um den Bogen wieder zurückzuschlagen: Eine Kurzdarstellung der innerhalb der Wissenschaftstheorie geführten Diskussion über den szientifischen Status der Tiefenpsychologie erweist sich als angemessene Basis für eine nachherige Präsentation des bereits weiter oben angekündigten Gattungsmodells der tiefenpsychologischen Krankengeschichte. Dieses möchte keine präskriptiven Vorgaben machen, sondern begreift sich insofern als ein deskriptives, als es die essenziellen Ergebnisse der gesamten Untersuchung in eine mehr oder weniger zusammenhängende Form zu bringen versucht. Für ein solches Gattungsmodell besteht selbstverständlich kein Zustimmungszwang, kann es doch immer nur den Charakter eines Vorschlags haben, dessen Brauchbarkeit zu beurteilen ist. Die besondere Herausforderung liegt bei alledem in dem Umstand, dass die Literaturwissenschaft bislang kaum Anstalten gemacht hat, ein spezifisches Instrumentarium zur Analyse wissenschaftlicher Texte zu erarbeiten,[122] von Bestimmungskriterien, welche auf

---

120 Vgl. Bleuler, Eugen: »Die Psychoanalyse Freuds. Verteidigung und kritische Bemerkungen«. In: *Jahrbuch für psychoanalytische und psychopathologische Forschungen* 2 (1910). 2. Hälfte: 623–730. Der Name Eugen Bleuler wird im Verlauf der Untersuchung noch einige Male fallen.

121 Vgl. exemplarisch Wyss, Dieter: *Die tiefenpsychologischen Schulen von den Anfängen bis zur Gegenwart. Entwicklung, Probleme, Krisen.* 6., erg. Aufl. Göttingen 1991. Wenn im Anschluss an Wyss und andere von tiefenpsychologischen Schulen gesprochen wird, dann darf dies nicht dahingehend missverstanden werden, dass hiermit konstante, geschlossene Gruppen gemeint seien, ist doch jeweils eine – mehr oder weniger ausgeprägte – Gruppen*dynamik* in Rechnung zu stellen. Übrigens werden die Ausdrücke ›Psychoanalyse‹ und ›Tiefenpsychologie‹ sowie ihre Adjektivierungen heutzutage noch bzw. wieder häufig synonymisch verwendet.

122 Sicherlich sind verschiedene Versuche in dieser Richtung unternommen worden, doch haben diese bislang keine größere Durchschlagskraft erreicht. Von einem breiteren

eine Charakterisierung wissenschaftlicher Literaturgattungen zugeschnitten sind, ganz zu schweigen. Schon von daher ist im Zuge dieser Ausführungen eine nähere Erläuterung einzelner Begriffe vonnöten, die zur Beschreibung und Analyse der tiefenpsychologischen Krankengeschichte herangezogen werden. Das Kapitel endet mit komparatistischen Überlegungen und einer kurzen Bemerkung zur Geschichte der Untergattung von ihrem Anfang bis zum Jahre 1952. Dabei gilt es darauf hinzuweisen, dass die tiefenpsychologische Krankengeschichte oder, wie es meist heißt, die ›Fallgeschichte‹ rund drei Dezennien später insofern in eine neue Etappe ihrer Entwicklung einzutreten scheint, als sie ab den frühen 1980er Jahren zu einem Untersuchungs- und Diskussionsobjekt der Tiefenpsychologie selbst avanciert.[123]

Die folgenden fünf Kapitel bilden den historischen Teil der Arbeit und sind, das sei ausdrücklich betont, als deren Herzstück anzusehen. Bevor das konkrete Vorgehen näher auseinandergesetzt werden soll, erscheint es allerdings angezeigt, noch einmal auf den bisher und im Nachstehenden verwendeten Begriff ›Gattung‹ einzugehen – der ja schon allein deswegen als heikel angesehen werden kann, weil er eine aus der Biologie entlehnte Wissenschaftsmetapher darstellt und darüber hinaus längst zu einem Wort der Alltagssprache geworden ist. So wurde schon vor geraumer Zeit von literaturwissenschaftlicher Seite vorgeschlagen, »zwischen einer ›literarischen Textsorte‹ als rein systematischem literaturwissenschaftlichem *Ordnungsbegriff* und einem ›Genre‹ als einer historisch begrenzten literarischen *Institution*« zu unterscheiden. Und gegenüber

diesen terminologisch festgelegten und verbundenen Ausdrücken »literarische Textsorte« und »Genre« sollte man dann den Ausdruck »Gattung« weiterhin so verwenden, wie es ohnehin die gängige und wohl schwerlich korrigierbare Praxis ist – nämlich als unspezifizierten Oberbegriff für ganz verschiedenartige literarische Gruppenbildungen: nach Textsorten, nach Genres, aber auch nach ganz anderen Kriterien wie ›pathetisch‹ oder ›komisch‹, ›erotisch‹ oder ›politisch‹, ›kommerziell‹ oder ›progressiv‹, ›mundartlich‹ oder ›literatursprachlich‹, ›trivial‹ oder ›anspruchsvoll‹ usw. usf.[124]

Auch wenn dieser terminologische Vorschlag Harald Frickes, den er späterhin durch eine Gegenüberstellung von (systematischen) »›Schreibweisen‹« und »deren historisch-soziale Institutionalisierung zu ›Schreibgenres‹«[125] erweitert hat, auf den ersten Blick viele Schwierigkeiten zu lösen scheint, die sich aus dem

---

Konsens darüber, wie mit wissenschaftlichen Texten in textanalytischer Hinsicht ganz grundsätzlich umgegangen werden müsse, kann jedenfalls keine Rede sein.
123 Siehe hierzu Kapitel 1.4.
124 Fricke, Harald: *Norm und Abweichung. Eine Philosophie der Literatur.* München 1981: 132f.
125 Fricke, Harald: *Gesetz und Freiheit. Eine Philosophie der Kunst.* München 2000: 37.

Spannungsverhältnis der Gattungstheorie zur Gattungsgeschichte ergeben, stellt er sich spätestens dann als problematisch heraus, wenn parallel dazu von ›wissenschaftlichen Textsorten‹ auf der einen und ›ästhetischen/literarischen Gattungen‹ auf der anderen die Rede ist. Was letztere durchaus häufig anzutreffende begriffliche Unterscheidung anbelangt, so wird durch die Verwendung der aus der Linguistik entlehnten Bezeichnung ›Textsorte‹ eine grundsätzliche Differenz zwischen wissenschaftlichen und ästhetischen Textgruppenbildungen suggeriert, die nach der hier vertretenen Auffassung so nicht aufrechterhalten werden kann. Indessen hat sich die Fricke'sche Empfehlung innerhalb der literaturwissenschaftlichen Gattungsforschung nur teilweise durchgesetzt. Ist ihm doch vorgehalten worden, zwei Begriffe (»Textsorte« vs. »Genre«) zu verwenden, welche »im wissenschaftlichen Sprachgebrauch meist andere Bedeutungen haben«[126]. Von daher stellt die vorliegende Arbeit den ›ästhetischen Literaturgattungen‹ die ›wissenschaftlichen Literaturgattungen‹ an die Seite, wobei der Begriff der ›Literaturgattung‹ hier zwei Dimensionen umfasst, nämlich eine systematische *und* eine geschichtliche. Während der theoretische Teil der Arbeit insbesondere auf eine Entwicklung konstanter Merkmale der tiefenpsychologischen Krankengeschichte abzielt (systematische Dimension), geht es im historischen Teil vornehmlich um die Wandelbarkeit ihrer konkreten Ausformungen (geschichtliche Dimension). Gleichwohl wäre es aber unangemessen, im ersteren Falle von einer ›systematischen Literaturgattung‹ und im letzteren von einer ›historischen Literaturgattung‹ zu sprechen, da jeweils auch die andere der beiden Dimensionen in Rechnung zu stellen ist. Mit anderen Worten gilt es innerhalb des theoretischen Teils ebenfalls ›inkonstante Merkmale‹ der tiefenpsychologischen Krankengeschichte zu erörtern, genauso wie im Rahmen des historischen Teils ihre konkreten Ausformungen zugleich auf ihre ›prinzipiellen Gemeinsamkeiten‹ hin zu befragen sind.

Wie bereits weiter oben angedeutet, ist der insgesamt fünf Kapitel umfassende historische Teil vor dem theoretischen entstanden. Aus diesem Grund versteht sich die vorliegende Arbeit durchaus als eine induktive, empirische Untersuchung. Im dritten Kapitel wird ein kursorischer Blick auf zwei deutsch- und drei französischsprachige Texte geworfen, die im Zeitraum von 1820 bis 1895, genauer in der Ära des sogenannten Thierischen Magnetismus einerseits und jener des Hypnotismus andererseits, publiziert worden sind und als entferntere und nähere Vorläufer der tiefenpsychologischen Krankengeschichte betrachtet werden

---

[126] Lamping, Dieter: »Einführung«. In: Lamping, Dieter (Hg.): *Handbuch der literarischen Gattungen*. In Zusammenarbeit mit Sandra Poppe, Sascha Seiler u. Frank Zipfel. Stuttgart 2009: XV–XXVI, hier XXIII.

können. Dass im Rahmen dieses Kapitels lediglich knappe textanalytische ›Probebohrungen‹ erfolgen können, muss wohl nicht eigens erwähnt werden.

Indessen wendet sich das vierte Kapitel gleich einer ganzen Serie von deutschsprachigen Texten zu, die in den Jahren 1892/93 bis 1913 und damit in genau jenen beiden Dezennien erschienen sind, in denen sich der Übergang von der Ära des Hypnotismus zum Zeitalter der Tiefenpsychologie vollzieht, wobei nicht wenige von ihnen aus der Feder eines einzigen Autors, Sigmund Freuds, stammen. Besonderes Augenmerk wird freilich dem Freud'schen Text zu gelten haben, der nach der hier vertretenen Auffassung als der Prototyp der tiefenpsychologischen Krankengeschichte anzusehen ist.

Die übrigen Kapitel des historischen Teils sind drei deutschsprachigen Texten aus den Jahren 1928, 1944/45 und 1952 gewidmet. Ausschlaggebend für diese Auswahl ist nicht zuletzt der unbezweifelbare Bekanntheitsgrad ihrer Autoren auf nationaler wie auch internationaler Ebene, der an sich schon ausreichen dürfte, um ihnen einen ›kanonischen Status‹ zuerkennen. Tatsächlich aber deutet auch alles andere darauf hin, dass ebenjene Texte Alfred Adlers, Ludwig Binswangers und Carl Gustav Jungs in höherem Maße rezipiert worden sind als viele andere.

1.4 Zum Forschungsstand

An kürzeren Studien zu einzelnen oder bisweilen auch mehreren Freud'schen Krankengeschichten, unter denen sich ebenfalls solche finden, die einen literaturwissenschaftlichen Ansatz verfolgen, herrscht wahrlich kein Mangel. Umso mehr erstaunt es, wie überschaubar die Zahl derjenigen Arbeiten ist, welche die Frage nach dem Davor und Danach stellen bzw. den Versuch unternehmen, die Krankengeschichten Freuds nicht bloß als isolierte Einzelphänomene zu betrachten, sondern sie in einen breiteren (gattungs)historischen Zusammenhang einzubetten.

Was die von tiefenpsychologischer Seite eingebrachte Forschungsliteratur betrifft, so gilt es mit einer Studie zu beginnen, die Kächele im Jahre 1981 in Form eines Zeitschriftenartikels vorgelegt und deren nur leicht überarbeitete Fassung zweieinhalb Dezennien später Eingang in den letzten Band des dreiteiligen Lehrwerks *Psychoanalytische Therapie* gefunden hat.[127] Zwar kann in Bezug auf diesen

---

127 Kächele, Horst: »Zur Bedeutung der Krankengeschichte in der klinisch-psychoanalytischen Forschung«. In: *Jahrbuch der Psychoanalyse* 12 (1981): 118–177 bzw. Kächele, Horst; Thomä, Helmut: »Zur Stellung der Krankengeschichte in der klinisch-psychoanalytischen Forschung«. In: Thomä, Helmut; Kächele, Horst: *Psychoanalytische Therapie.* Bd. 3: *Forschung.* Heidelberg 2006: 75–119.

Beitrag nur schwer von der Entwicklung einer Gattungstheorie der tiefenpsychologischen Krankengeschichte gesprochen werden, wartet er doch weder mit einer Begriffsdefinition auf, noch stellt er gattungskonstituierende Merkmale heraus. In gattungshistorischer Hinsicht ist er aber deswegen von enormer Bedeutung, weil er sich nicht auf eine kurze Besprechung verschiedener Freud'scher Krankengeschichten beschränkt, sondern die Frage nach dem Davor mit dem Hinweis auf den Namen Jean-Martin Charcot[128] und jene nach dem Danach dahingehend beantwortet, dass sich »[z]unächst [...] in den wissenschaftlichen Kommunikationsorganen mehr oder minder kunstvoll geschilderte klinische Miniaturen, Ausschnitte aus Behandlungen, Einzelbeobachtungen, Traumanalysen [etablierten]« und späterhin »nur einige Versuche unternommen [wurden], umfangreiche klinische Darstellungen zu verfassen«[129]. Tatsächlich findet sich eine Auflistung von insgesamt 26 Beispielen, welche in den Jahren 1928 bis 1978 erschienen sind und die Marke von 30 Seiten überschreiten, wobei etwa zehn von ihnen einer – wenn auch kursorischen – Betrachtung unterzogen werden. Zweifelsohne ist die auf Kächele zurückgehende Studie aufgrund der Begutachtung eines umfassenden Quellenmaterials von herausragender Bedeutung. Nichtsdestoweniger erweist sie sich aber in mehrerlei Hinsicht als lückenhaft: Erstens entbehrt sie eines deutlichen Hinweises auf die lange Tradition der Gattung der Krankengeschichte innerhalb der Medizin. Zweitens bleibt es rätselhaft, wieso Charcot als vorfreudscher Krankengeschichten-Autor ins Spiel gebracht wird, nicht aber Hippolyte Bernheim oder Pierre Janet. Drittens will nicht recht einleuchten, weshalb das

---

128 »Meines Wissens ist noch kein genauer Vergleich der Krankenschilderungen von Charcot und Freud durchgeführt worden.« Kächele, Horst: »Zur Bedeutung der Krankengeschichte«: 127. Und auch 25 Jahre später heißt es: »Unseres Wissens ist noch kein genauer Vergleich der Krankenschilderungen von Charcot und Freud durchgeführt worden.« Kächele, Horst; Thomä, Helmut: »Zur Stellung der Krankengeschichte«: 83. Tatsächlich geht in der Zwischenzeit Datler einen Schritt weiter, denn er unterzieht einen Charcot'schen »Fallbericht« einer kurzen Analyse, um davon ausgehend zu argumentieren, »dass Freud Charcots Art des Veröffentlichens von Einzelfalldarstellungen übernahm, in wesentlichen Punkten aber auch veränderte«. Datler, Wilfried: »Wie Novellen zu lesen ...: Historisches und Methodologisches zur Bedeutung von Falldarstellungen in der Psychoanalytischen Pädagogik«. In: Datler, Wilfried; Müller, Burkhard; Finger-Trescher, Urte (Hg.): *Sie sind wie Novellen zu lesen ...: Zur Bedeutung von Falldarstellungen in der Psychoanalytischen Pädagogik*. Gießen 2004 (= *Jahrbuch für Psychoanalytische Pädagogik* Bd. 14): 9–41, hier 13. Auf den von Datler ausgewählten Charcot'schen Text wird im historischen Teil der Arbeit noch einzugehen sein.
129 Kächele, Horst: »Zur Bedeutung der Krankengeschichte«: 152 u. 125 bzw. Kächele, Horst; Thomä, Helmut: »Zur Stellung der Krankengeschichte«: 103 u. 81.

früheste hier erwähnte nachfreudsche Beispiel auf das Jahr 1928 zurückgeht. Bedarf es doch lediglich eines Blicks in das allererste tiefenpsychologische »Kommunikationsorgan[en]«, um festzustellen, dass bereits zuvor »umfangreiche klinische Darstellungen« publiziert worden sind, die aus der Feder anderer Autoren stammen. Viertens stellt sich die Frage, weshalb an vorderster Stelle der erwähnten Liste ein Text Alfred Adlers steht, während beispielsweise ein nicht minder bedeutsamer Gattungsbeitrag Carl Gustav Jungs keine Aufnahme findet. Fünftens erfolgt die Auswertung des Quellenmaterials in eher unsystematischer Weise, sodass es wenig wunder nimmt, wenn die gattungshistorische Diagnose schlicht »Von der Krankengeschichte zur Einzelfalluntersuchung« lautet, wobei der »Prozeß der Umwandlung [...] durch zunehmende Kritik an der Beweiskräftigkeit klinischer Falldarstellungen ausgelöst«[130] worden sei. Freilich erklärt sich dieses Resultat aus der Zielstellung der Studie. Geht es doch im Grunde genommen um die Frage, wie künftige »klinische Falldarstellungen« beschaffen sein sollten, um einen Beitrag zur Forschung leisten zu können.

In ebenjene Richtung weist denn auch der Titel eines vor allem auch tiefenpsychologische Arbeiten in sich vereinigenden Sammelbandes aus dem Jahre 1993, der da lautet: *Die Fallgeschichte. Beiträge zu ihrer Bedeutung als Forschungsinstrument*. Von Relevanz im vorliegenden Zusammenhang ist insbesondere die Studie von Rudolf, und zwar nicht zuletzt deshalb, weil sie offensichtlich keinen geringen Einfluss auf die deutschsprachige literaturwissenschaftliche Forschung zur ›Fallgeschichte‹ und ›Literarischen Anthropologie‹ genommen hat. So nimmt sie ihren Ausgang von der folgenden Definition:

> *Fallgeschichten sind Berichte über Krankheiten und Behandlungen, geschrieben von Experten oder den Betroffenen selbst; sie stellen eine spezielle Variante jener Geschichten dar, die in Erzählungen, Novellen oder Romanen zu allen Zeiten ihre Leser bewegt haben. Es geht dabei um bemerkenswerte Schicksale einzelner Menschen, um Krisen und die Versuche, sie zu bewältigen, um das Hereinbrechen von Unglück und Krankheit, um Hoffnung auf Rettung oder um das tragische Ende. Unverständliches Verhalten einzelner Menschen und das Bemühen sie zu verstehen, bilden einen weiteren Gegenstand von Fallgeschichten aller Art [...].*[131]

Vorstehende Begriffserklärung, die von der Unkenntnis über die Bedeutung der Gattung der Krankengeschichte innerhalb der Medizin zu zeugen scheint,

---

130 Kächele, Horst: »Zur Bedeutung der Krankengeschichte«: 152 u. 170 resp. Kächele, Horst; Thomä, Helmut: »Zur Stellung der Krankengeschichte«: 103 u. 119.
131 Rudolf, Gerd: »Aufbau und Funktion von Fallgeschichten im Wandel der Zeit«. In: Stuhr, Ulrich; Deneke, Friedrich-Wilhelm (Hg.): *Die Fallgeschichte. Beiträge zu ihrer Bedeutung als Forschungsinstrument*. Heidelberg 1993: 17–31, hier 17.

verwundert angesichts des von Rudolf ausgewählten Untersuchungsmaterials nicht allzu sehr. Kommt er doch zunächst auf das bereits erwähnte Moritz'sche *Magazin zur Erfahrungsseelenkunde* – dessen Titelworte »*ein Lesebuch für Gelehrte und Ungelehrte*« gleichsam die Heterogenität der in ihm publizierten »Fallgeschichten« widerspiegeln – zu sprechen, um sich in aller Kürze den »Fallgeschichten« Freuds zuzuwenden und hernach genauer auf »diagnostische[n] Berichte« bzw. »Protokolle von psychoanalytischen Erstinterviews und biographischen Anamnesen«[132] aus dem späten 20. Jahrhundert einzugehen. Freilich muss sich Rudolf nicht nachsagen lassen, sein Augenmerk lediglich auf einen kurzen Zeitabschnitt gelegt zu haben, denn in der Tat »werden Berichte aus 3 Epochen [...] verglichen«[133]. Allerdings kann man ihm mit Blick auf das ausgewählte Untersuchungsmaterial durchaus eine gewisse Willkür entgegenhalten. Im Falle der ersten Epoche konzentriert er sich nämlich vornehmlich auf die Publikation eines »Betroffenen«, im Falle der zweiten nimmt er sich den Veröffentlichungen eines »Experten« an und im Falle der dritten greift er Texte von (angehenden) »Experten« heraus, die für eine Publikation gar nicht vorgesehen sind. Dass Rudolf lediglich bei letztgenannter Textgruppe länger verweilt und sogar eigens quasi-regelpoetische »Gütekriterien«[134] aufstellt, leuchtet ein, ist doch letztlich auch in dieser Studie die Frage nach der adäquaten Beschaffenheit künftiger »Fallgeschichten« von zentraler Bedeutung.

Während der Beitrag Kächeles[135] im Grunde genommen nicht mehr als eine Kurzfassung seiner früheren Studie darstellt, ist derjenige Overbecks deswegen erwähnenswert, weil der Autor darin eine umfassende (Regel-)Poetik der »Fallnovelle« entwickelt, in die er Elemente einfließen lässt, welche er unter anderem den »großen Fallgeschichten«[136] Freuds und ästhetischen Werken wie Maria Erlenbergers Roman *Der Hunger nach Wahnsinn* (1977) entnimmt. Welche Vorzüge eine Textschöpfung dieser Art verspricht, stellt Overbeck am Ende seiner Ausführungen heraus: »Eine solche Kunstform der Fallnovelle bietet meines Erachtens

---

132 Ebd.: 21.
133 Ebd.: 17.
134 Ebd.: 26ff.
135 Kächele, Horst: »Der lange Weg von der Novelle zur Einzelfallanalyse«. In: Stuhr, Ulrich; Deneke, Friedrich-Wilhelm (Hg.): *Die Fallgeschichte. Beiträge zu ihrer Bedeutung als Forschungsinstrument*. Heidelberg 1993: 32–42.
136 Overbeck, Gerd: »Die Fallnovelle als literarische Verständigungs- und Untersuchungsmethode. Ein Beitrag zur Subjektivierung«. In: Stuhr, Ulrich; Deneke, Friedrich-Wilhelm (Hg.): *Die Fallgeschichte. Beiträge zu ihrer Bedeutung als Forschungsinstrument*. Heidelberg 1993: 43–60, hier 52.

die beste Möglichkeit, dem subjektiven Gegenstand unserer Untersuchung, oder besser gesagt dem intersubjektiven Erleben und dem interaktionellen Geschehen in der Therapie in optimaler Weise gerecht zu werden.«[137] Und weiter heißt es: »Eine solche Fallnovelle könnte sich [...] nicht nur für das Problem des Kommunikations-Transfers nützlich erweisen, sie könnte speziell für didaktische Zwecke weiterentwickelt werden [...].«[138] Doch damit nicht: »Darüber hinaus kann die Fallnovelle gleichzeitig auch eine narrativ-literarische Untersuchungsmethode sein [...].«[139] So konstruktiv der Vorschlag Overbecks auf der einen Seite auch erscheinen mag, so wenig kann in Bezug auf die von ihm entworfene (Regel-)Poetik der »Fallnovelle« auf der anderen von einer Gattungstheorie der tiefenpsychologischen Krankengeschichte gesprochen werden. Da sie überdies erst nach den in der vorliegenden Arbeit zu untersuchenden Quellentexten erschienen ist, erübrigt sich an dieser Stelle eine detailliertere Betrachtung.[140]

Etwas Ähnliches wird man ebenfalls hinsichtlich der Ausführungen seines ›Kontrahenten‹ Meyer konstatieren dürfen, der seine Abhandlung mit der Gegenparole »Nieder mit der Novelle – Hoch lebe die Interaktionsgeschichte« überschreibt. So plädiert er für »Interaktionsprotokolle, die dann zu einer Interaktionsgeschichte verdichtet werden müssen«[141]. Auch weil diesen Ausführungen eine gewisse Tendenz zum kritischen Rundumschlag innewohnt, ist die hier vorgelegte Regelpoetik allerdings gleichsam profanerer Natur als jene Overbecks.

Bezüglich der von tiefenpsychologischer Seite eingebrachten Forschungsliteratur darf ferner ein Beitrag Wegners nicht unerwähnt bleiben, den dieser zu dem anno 1998 erschienenen Sammelband *Zur Theorie der psychoanalytischen Fallgeschichte* beigesteuert hat. Interessanterweise bringt der Autor gleich zu Beginn seine Verwunderung darüber zum Ausdruck, »daß eine ›Geschichte der psychoanalytischen

---

137 Ebd.: 58.
138 Ebd.
139 Ebd.
140 Hierfür wären denn auch zwei weitere Arbeiten desselben Autors mitzuberücksichtigen, und zwar Overbeck, Gerd: »Vom Fallbericht zur Fallnovelle – oder vom Erzählen zum Schreiben«. In: *Zeitschrift für psychoanalytische Theorie und Praxis* 9 (1994): 97–115 sowie Overbeck, Gerd: »Vom Familienroman des Neurotikers zum Fallroman des Psychoanalytikers? Bericht, Krankengeschichte, Fallnovelle und weitere Möglichkeiten«. In: Overbeck, Gerd (Hg.): *Auf dem Wege zu einer poetischen Medizin*. Frankfurt/M. 1996: 140–163.
141 Meyer, Adolf-Ernst: »Nieder mit der Novelle als Psychoanalysedarstellung – Hoch lebe die Interaktionsgeschichte«. In: Stuhr, Ulrich; Deneke, Friedrich-Wilhelm (Hg.): *Die Fallgeschichte. Beiträge zu ihrer Bedeutung als Forschungsinstrument*. Heidelberg 1993: 61–84, hier 65.

Falldarstellungen‹ bisher nicht geschrieben wurde«[142]. Freilich hält ihn das nicht davon ab, eine Begriffserklärung zu liefern – die eine gewisse Ähnlichkeit zu dem oben angerissenen Meyer'schen Plädoyer erkennen lässt:

Fallgeschichten sind meiner Meinung nach verdichtete Zusammenfassungen einer Interaktionsgeschichte, die heute scheinbar weit weniger das Ziel haben, nachzuweisen, ob ein bestimmtes Symptom bzw. eine Krankheit durch die Behandlung verschwunden ist, sondern sie versuchen vielmehr, Bereiche menschlichen Erlebens aus einem interaktionellen Kontext darstellbar zu machen, um auf ihre psychische Kraft, Wirksamkeit und Bedeutung hinweisen zu können.[143]

Wohl nicht von ungefähr entscheidet sich Wegner für eine ›vorsichtige‹ Definition. Sicher ist später von »Freuds Krankengeschichten« und »den Fallgeschichten von Melanie Klein oder D.W. Winnicott« die Rede und auch findet sich ganz am Ende der Abhandlung eine Bibliografie, in der »unsystematisch etwa 50 Fallgeschichten, klinische Darstellungen bzw. verwendetes kasuistisches Material in theoretischen und behandlungstechnischen Arbeiten zusammengestellt« sind, »die dem Leser einen Überblick über die aktuelle Publikationspraxis […] geben sollen«[144]. Doch auf eine eigene nähere Begutachtung einzelner Texte lässt sich Wegner gar nicht erst ein. Bleibt zu erwähnen, dass sich auch in diesem Beitrag verstreute quasi-regelpoetische Vorgaben entdecken lassen, mit anderen Worten geht es auch hier wieder um das ›altehrwürdige‹ Problem der angemessenen Beschaffenheit künftiger (psychoanalytischer) »Fallgeschichten«.

Die im selben Sammelband zu finden Studie von King, in der »die Beziehung von Fallgeschichte und Theorie vor allem unter dem Gesichtspunkt der Bedeutung der Fallgeschichte für die Theorie*entstehung* fokussiert«[145] wird, erweist sich im Grunde genommen zwar als eine Art tiefenpsychologische Retroanalyse jener Vorgänge, die in Freuds »Bruchstück einer Hysterie-Analyse« (1905) und damit genau dem Text zur Darstellung kommen, der in der vorliegenden Arbeit besonders eingehend zu würdigen ist. Gleichwohl werden darin aber ebenfalls allgemeine »Funktionen psychoanalytischer Fallgeschichten« zusammengetragen, namentlich die Überprüfung der »Effektivität oder Arbeitsweise […] psychoanalytischer

---

142 Wegner, Peter: »Die Fallgeschichte als Instrument psychoanalytischer Forschung«. In: Kimmerle, Gerd (Hg.): *Zur Theorie der psychoanalytischen Fallgeschichte.* Tübingen 1998: 9–44, hier 9.
143 Ebd.: 23.
144 Ebd.: 29 u. 41, Fn. 1.
145 King, Vera: »Fallgeschichte und Theorieentstehung. Produktivität und Grenzen der Erkenntnis in Freuds adoleszentem Fall Dora«. In: Kimmerle, Gerd (Hg.): *Zur Theorie der psychoanalytischen Fallgeschichte.* Tübingen 1998: 45–83, hier 45.

Behandlung«, die exemplarische Darstellung der »Technik der Behandlung zu didaktischen Zwecken«, die Präsentation der behandlerischen Fähigkeiten, die Bereitstellung von Behandlungsverläufen zu Supervisions- oder Selbstreflexionszwecken, die »identitätsstiftende Funktion« und »ihre Funktion zur Begründung von Gruppenzugehörigkeiten oder der Verwissenschaftlichung von Praxis«[146]. Und weiter heißt es: »Schließlich stellen Fallgeschichten eine besondere Form dar, in der neue Erkenntnisse in Theorie und Methode sowohl präsentiert als auch konstituiert werden.«[147] Dieser von King gelieferte Funktionenkatalog kann wahrlich als umfassend bezeichnet werden. Umso bedauerlicher ist es, dass sich die Autorin ausschließlich dem Freud'schen »Bruchstück einer Hysterie-Analyse« zuwendet, und zwar unter der quasi-supervisorischen Fragestellung: »[W]as können wir heute aus der Dynamik dieser Fallgeschichte[n] schließen und neu verstehen?«[148]

Zu guter Letzt gilt es auf Leuzinger-Bohlebers Wörterbucheintrag »Fallgeschichte« aufmerksam zu machen, der Eingang in das erstmals im Jahre 2000 publizierte *Handbuch psychoanalytischer Grundbegriffe* gefunden hat. Die darin gegebene Begriffserklärung lohnt abzüglich einiger weniger Passagen wiedergegeben zu werden:

Die Fallgeschichte ist ein narrativer Bericht über Krankheiten und Behandlungen, verfasst von Experten oder den Betroffenen selbst. Sie ist bis heute die verbreitetste Kommunikationsform klinischen Erfahrungswissens innerhalb der psychoanalytischen Community. In der Gestalt von »Geschichten«, d.h. narrativen Erzählungen, werden klinische Erfahrungen mit einzelnen Patienten, die vom Autor als exemplarische »Fälle« wahrgenommen und dargestellt werden, an Fachkollegen oder ein nicht-psychoanalytisches Publikum vermittelt. Da diese »Geschichten« zuweilen eher an Literatur als an Wissenschaft erinnern, spricht man oft auch von Fallnovellen und bezieht sich dabei, allerdings meist unreflektiert, auf die literaturwissenschaftliche Bezeichnung »novela«, d.h. eine Prosaerzählung geringeren Umfangs, in der ein ungewöhnliches, »neues« Ereignis berichtet wird. Auch der Kliniker oder der betroffene Patient, der sich entscheidet, eine Fallgeschichte zu schreiben, wird eine bestimmte klinische Erfahrung als »neu« und daher mitteilungs- und diskussionswürdig einschätzen, wobei die narrative Gestalt, in die er seinen Bericht kleidet, weitgehend vom Adressaten determiniert wird [...]. Doch meist zielen Fallgeschichten auf die Kommunikation klinischer Erfahrung mit Fachkolleginnen und -kollegen, mit denen ein kritischer Austausch gesucht wird. Spezifische Fragen der Diagnostik, der Indikation oder der Behandlungstechnik werden narrativ zusammengefasst, mit anderen in der Literatur beschriebenen »Fällen« verglichen, um daran einige theoretische Überlegungen zu exemplifizieren. [...] Dabei wird der Terminus

---

146 Ebd.: 48.
147 Ebd.
148 Ebd.: 57.

> *Fallgeschichte für Berichte mit einem bestimmten Umfang reserviert und abgegrenzt von sogenannten Fallskizzen oder Fallvignetten, d.h. kurzen Schilderungen von Behandlungssequenzen, die meist in theoretische Abhandlungen als Illustrationen bestimmter Thesen oder Überlegungen eingestreut werden. Ebenfalls zu unterscheiden sind Fallgeschichten von Fallberichten oder Falldarstellungen, die meist in einer sachlicheren, neutraleren Sprache verfasst sind und oft dazu dienen, einen bestimmten Status der Kompetenz in der psychoanalytischen Ausbildung unter Beweis zu stellen.*[149]

Zweifelsohne besticht diese in vielerlei Hinsicht anregende Definition durch ihren Umfang und hohen Grad an Systematik. Gleichwohl weist sie gewisse Unstimmig- bzw. Ungenauigkeiten auf, die sich partiell aus der (unkritischen) Übernahme von Bruchstücken früherer Studien ergeben. Zunächst einmal lässt sich konstatieren, dass das Merkmal der Autorschaft – ›Experte‹ *oder* ›Betroffener‹ – ganz offenkundig auf Rudolf zurückgeht, der mit keinem Wort auf die Bedeutung der Gattung der Krankengeschichte innerhalb der Medizin eingeht; von daher wundert es dann auch, wenn derselbe Leuzinger-Bohleber zufolge »auf die lange Tradition der Fallgeschichte in der forensischen Psychologie und der Psychiatrie hin[weist]«[150]. Nun will aufgrund dieser Übernahme der Beginn der Definition nicht so recht zum restlichen Teil der Begriffsbestimmung passen, erkennbar vielleicht auch in dem sichtlichen Bemühen, den ›Betroffenen‹ darin irgendwie unterzubringen, der, so wird man vermuten dürfen, mit der Publikation seiner »Geschichte[n]« doch wohl eher andere Zwecke verfolgt als ein ›Experte‹. Als Beispiel für eine solche »Fallgeschichte« wird denn auch u.a. das unter dem Pseudonym Hannah Green veröffentlichte Werk *I Never Promised You a Rose Garden* (1964) angeführt – welches den Untertitel *A Novel* trägt. Was den nach Aussage Leuzinger-Bohlebers synonym zum »Terminus Fallgeschichte« verwendeten Ausdruck »Fallnovelle« anbelangt, so ist dieser von Overbeck, den sie später auch zitiert, in die Diskussion eingebracht worden, und zwar zur Bezeichnung einer erst noch zu realisierenden Darstellungsform. (Freilich wird an angezeigter Stelle auf eine berühmte Bemerkung einzugehen sein, die in einem Freud'schen Text aus dem Jahre 1895 zu finden ist und Meyer die maßgebliche Inspiration für seine Parole »Nieder mit der Novelle – Hoch lebe die Interaktionsgeschichte« geliefert haben dürfte.) Schließlich kann mit Blick auf die von Leuzinger-Bohleber vorgenommenen Abgrenzungen bemerkt werden, dass die Unterscheidung zwischen der »Fallgeschichte« und »Fallskizzen oder Fallvignetten« wünschenswert

---

149 Leuzinger-Bohleber, Marianne: »Fallgeschichte«. In: Mertens, Wolfgang; Waldvogel, Bruno (Hg.): *Handbuch psychoanalytischer Grundbegriffe*. 3., überarb. u. erw. Aufl. Stuttgart 2008: 192–197, hier 192.
150 Ebd.: 194.

deutlich ausfällt – auch wenn in der vorliegenden Arbeit den Begriffen ›Krankengeschichte‹ bzw. ›Krankenbeispiel‹[151] der Vorzug gegeben wird. Weniger nachvollziehbar ist allerdings die Differenzierung zwischen »Fallgeschichten« und »Fallberichten oder Falldarstellungen«, vor allem dann nicht, wenn in Bezug auf eine Publikation Melanie Kleins zuerst von einer »Fallgeschichte[n]« und unmittelbar darauf einer »Falldarstellung« die Rede ist.[152] Von Belang dürfte indessen sein, ob ein Text den Weg der Veröffentlichung geht oder nicht.

Wenig wunder nimmt es, wenn von literaturwissenschaftlicher Seite in noch spärlicherem Maße versucht wurde, die Freud'schen Krankengeschichten in einen breiteren (gattungs)historischen Zusammenhang einzubetten. Zu nennen ist allerdings eine kürzere Studie von Kiceluk, in der die Autorin die »psychoanalytische[n] Fallgeschichte« als »eine[r] besondere Art von Geschichte« definiert, »die die Darstellung des Patienten von seiner Krankheit, zusammen mit den Deutungen des Analytikers und dessen Nacherzählung dieser Darstellung, neu zu fassen und zu rekonstruieren vermag«, um anschließend der Frage nachzugehen, »was denn die Fallgeschichte war, bevor Freud sie in die Hand nahm«[153]. Ihrer Aussage nach gab der französische Arzt Philippe Pinel (1745–1826) in seinem Œuvre ein »Forschungs- und Behandlungsparadigma« vor, das zwei konträre Diskurse legitimierte, nämlich »den semiologischen und den narratologischen«, wobei sie in Jean-Martin Charcot und Emil Kraepelin (1856–1926) »die Erben der von Pinel vertretenen semiologischen Verfahrensweise« und in Adolf Mayer (1866–1950) den »Erbe[n] der narratologischen Verfahrensweise«[154] erkennt. Erst Freud sei es

---

151 Nach Willer, Ruchatz und Pethes können vier Funktionen des Beispiels unterschieden werden, nämlich das rhetorische Beispiel, das Belegbeispiel, das Ausgangsbeispiel und das normative Beispiel. Dabei weisen sie darauf hin, »dass die verschiedenen Beispielsfunktionen zwar sinnvoll zu differenzieren, aber nur idealtypisch zu trennen sind«. Willer, Stefan; Ruchatz, Jens; Pethes, Nicolas: »Zur Systematik des Beispiels«. In: Ruchatz, Jens; Willer, Stefan; Pethes, Nicolas: *Das Beispiel. Epistemologie des Exemplarischen.* Berlin 2007 (= *LiteraturForschung* Bd. 4): 7–59, hier 55. Im Hinblick auf das ›Krankenbeispiel‹ dürfte sich insbesondere die erstgenannte Funktion als bedeutsam erweisen. Zum Beispiel siehe auch Gabriel, Gottfried: »Logik und Rhetorik der Beispiele«. In: Danneberg, Lutz; Niederhauser, Jürg (Hg.): *Darstellungsformen der Wissenschaften im Kontrast. Aspekte der Methodik, Theorie und Empirie.* Tübingen 1998 (= *Forum für Fachsprachen-Forschung* Bd. 39): 241–262.
152 Vgl. Leuzinger-Bohleber, Marianne: »Fallgeschichte«: 192.
153 Kiceluk, Stepanie: »Der Patient als Zeichen und als Erzählung: Krankheitsbilder, Lebensgeschichten und die erste psychoanalytische Fallgeschichte«. In: *Psyche* 47 (1993). H. 9: 815–854, hier 815f.
154 Ebd.: 817 u. 833.

in der Darstellung um seine Patientin Elisabeth v. R. aus dem Jahre 1895 möglich gewesen, »die Semiotik des Körpers mit den Erzählungen des Geistes«[155] zu verknüpfen. Freilich erweisen sich Kiceluks Ausführungen[156] aus diskursanalytischer Sicht durchaus als schlüssig, selbst wenn sie Pierre Janet nur ganz beiläufig nennt und ausschließlich »die erste psychoanalytische Fallgeschichte« einer näheren Betrachtung unterzieht. Doch wird zu zeigen sein, dass aus gattungshistorischer Perspektive weit mehr dafür spricht, deren Geburtsstunde gleichsam in das frühe 20. Jahrhundert zu verlegen. Mit anderen Worten: Auch nach der hier vertretenen Auffassung »erfand Freud die medizinische Krankengeschichte neu«[157], allerdings nicht im Jahre 1895, sondern erst mit seinem anno 1905 veröffentlichten »Bruchstück einer Hysterie-Analyse«.

Als in mancherlei Hinsicht unkonventionell kann Steinlechners Studie *Die Fallgeschichte* (1995) bezeichnet werden, und zwar nicht zuletzt aufgrund der eher eigenwilligen Zusammenstellung des darin untersuchten Textkorpus. Da die von der Autorin mehr oder weniger ausführlich betrachteten Publikationen Richard von Krafft-Ebings (1840–1902), Oskar Panizzas (1853–1921), Freuds und Viktor Tausks (1879–1919) einen hohen Grad an Heterogenität aufweisen, erstaunt es nicht, wenn sie auf eine Definition der »Fallgeschichte«, die doch den »thematischen Kreuzungspunkt«[158] ihrer Untersuchung bildet, lieber verzichtet. Stattdessen finden sich Bemerkungen wie diese: »Von *Krafft-Ebing*, dem Verfasser kasuistischer Lehrbücher über den Schriftsteller, ehemaligen Psychiater und späteren Anstaltsinsassen *Tausk* bis zu dem schreibend die Psychoanalyse ›erfindenden‹ *Professor Freud* verlief bislang die Route dieser Arbeit.«[159] Und wenig später heißt es mit Blick auf Krafft-Ebing und Panizza: »Wenn mit der ›Psychopathia sexualis‹ das *narrative Skelett* der Fallgeschichtenschreibung zur Untersuchung gelangte, so wäre dieses Kapitel gleichsam der dazugehörige *Magen*: Die Zentrale für den *Stoffwechsel*, durch die die Lektüre der verqueren Fallgeschichte […] hindurchmuß.«[160] Ohne Frage hat Steinlechner einen ungemein kreativen Zugang

---

155 Ebd.: 853.
156 Siehe übrigens auch den kurzen Beitrag von Ralser, Michaela: »Die klinisch-psychiatrische Fallgeschichte als Narration an der Schwelle«. In: Höcker, Arne; Moser, Jeannie; Weber, Philippe (Hg.): *Wissen. Erzählen. Narrative der Humanwissenschaften*. Bielefeld 2006: 115–126, der im Wesentlichen auf Kiceluks Studie basiert.
157 Kiceluk, Stepanie: »Der Patient als Zeichen und als Erzählung«: 852.
158 Steinlechner, Gisela: *Fallgeschichten. Krafft-Ebing. Panizza. Freud. Tausk*. Wien 1995 (= *Commentarii*. Forschungen zur Literatur- und Kulturgeschichte Bd. 3): 7.
159 Ebd.: 184.
160 Ebd.

zur Historie der »Fallgeschichte« (für sich) entdeckt, aber eine Gattungstheorie und -historie der tiefenpsychologischen Krankengeschichte legt sie nicht vor.

Schließlich und endlich sei vorgreifend auf einen Sammelbandbeitrag Thomés aus dem Jahre 1998 mit dem Titel »Freud als Erzähler« aufmerksam gemacht. Zwar wird darin lediglich das Freud'sche »Bruchstück einer Hysterie-Analyse« verhandelt, doch weist der Autor dieses mit aller Deutlichkeit als den »Archetyp« der, wie es hier ebenfalls heißt, »psychoanalytischen Fallgeschichte« aus.[161]

Wie im Nachstehenden ausführlich darzulegen sein wird, steht das anno 1905 publizierte »Bruchstück einer Hysterie-Analyse« – und nicht die von Kiceluk als »erste psychoanalytische Fallgeschichte« ausgegebene Darstellung um Elisabeth v. R. aus dem Jahre 1895 – tatsächlich am Beginn einer Textreihe, die eine neue Untergattung der Krankengeschichte konstituiert. Und anders als Kächeles Studie suggeriert, erlebte die tiefenpsychologische Krankengeschichte in den ersten beiden Dezennien des 20. Jahrhunderts sehr wohl eine regelrechte Hochphase, um erst im Anschluss an diese frühe Blütezeit deutlich vereinzelter in Erscheinung zu treten. Dabei lautet eine weitere These dahin, dass ebenjene Untergattung insbesondere vor und nach dieser Hochphase Anklänge an einen Texttyp erkennen lässt, der in jüngerer Zeit mit dem Attribut ›Weltanschauungsliteratur‹[162] belegt worden ist.

---

161 Thomé, Horst: »Freud als Erzähler. Zu literarischen Elementen im »Bruchstück einer Hysterie-Analyse«. In: Danneberg, Lutz; Niederhauser, Jürg (Hg.): *Darstellungsformen der Wissenschaften im Kontrast. Aspekte der Methodik, Theorie und Empirie.* Tübingen 1998: 471–492, hier 473ff. Mit Ausnahme der drei genannten literaturwissenschaftlichen Beiträge werden solche Studien, die sich auf einen oder eine kleine Anzahl der in der vorliegenden Arbeit zu begutachtenden Texten konzentrieren, im Laufe der Untersuchung Erwähnung finden.

162 Thomé, Horst: »Weltanschauungsliteratur. Vorüberlegungen zu Funktion und Texttyp«. In: Danneberg, Lutz; Vollhardt, Friedrich (Hg.): *Wissen in Literatur im 19. Jahrhundert.* In Zusammenarbeit mit Hartmut Böhme u. Jörg Schönert. Tübingen 2002: 338–380.

2 Ein sonderbarer Kasus: Die tiefenpsychologische Krankengeschichte (1905–1952)

2.1 Vorbemerkung: Zur Diskussion über den Status der Tiefenpsychologie als Wissenschaft

»Total science, mathematical and natural and human, is [...] underdetermined by experience.«[163] Angesichts dieser Diagnose, welche der Logiker Willard Van Orman Quine zu Beginn der 1950er Jahre der gesamten Wissenschaft stellt, dürfte es vielleicht nicht allzu verwunderlich sein, wenn die Tiefenpsychologie, deren erste und prominenteste Vertreterin jene von Sigmund Freud begründete Theorie und Forschungs- wie Behandlungsmethode ist, schon recht früh die Aufmerksamkeit der Wissenschaftstheorie auf sich gezogen hat. Tatsächlich findet sich in Freuds erstmals im Jahre 1916/17 veröffentlichten *Vorlesungen zur Einführung in die Psychoanalyse* ein Passus, der sich als eine regelrechte Einladung lesen lässt, ›die Psychoanalyse‹ auf ihren wissenschaftlichen Gehalt hin zu überprüfen. So heißt es darin nämlich:

> *In der analytischen Behandlung geht nichts anderes vor als ein Austausch von Worten zwischen dem Analysierten und dem Arzt. Der Patient spricht, erzählt von vergangenen Erlebnissen und gegenwärtigen Eindrücken, klagt, bekennt seine Wünsche und Gefühlsregungen. Der Arzt hört zu, sucht die Gedankengänge des Patienten zu dirigieren, mahnt, drängt seine Aufmerksamkeit nach gewissen Richtungen, gibt ihm Aufklärungen und beobachtet die Reaktionen von Verständnis oder von Ablehnung, welche er so beim Kranken hervorruft. [...] Das Gespräch, in dem die psychoanalytische Behandlung besteht, verträgt keine Zuhörer; es läßt sich nicht demonstrieren. [...] Sie können also eine psychoanalytische Behandlung nicht mitanhören. Sie können nur von ihr hören und werden die Psychoanalyse im strengsten Sinne des Wortes nur vom Hörensagen kennen lernen. Durch diese Unterweisung gleichsam aus zweiter Hand kommen Sie in ganz ungewohnte Bedingungen für eine Urteilsbildung (GW[164] XI: 10).*

---

163 Quine, Willard Van Orman: »Two Dogmas of Empiricism«. In: Quine, Willard Van Orman: *From a Logical Point of View. 9 Logico-Philosophical Essays.* Cambridge/Mass. 1953: 20–46, hier 45.

164 Freud, Sigmund: *Gesammelte Werke. Chronologisch geordnet.* Unter Mitwirkung v. Marie Bonaparte, Prinzessin Georg von Griechenland, hrsg. v. Anna Freud, E. Bibring, W. Hoffer, E. Kris, O. Isakower. 18 Bde. u. Nachtragsband. Frankfurt/M. 1999. Wie hier werden die *Gesammelten Werke* auch im Folgenden unter GW zitiert, die römische Zahl nennt den Band und die arabische Seite. Alle Seitenangaben im laufenden Text beziehen sich auf diese Ausgabe.

Gerade auch vor dem Hintergrund der Quine'schen These erweist sich die vorstehende Verlautbarung als ausgesprochen interessant. Wird doch indirekt, im Grunde aber unverkennbar der schriftlich niedergelegte Bericht des Arztes über die von ihm durchgeführte »psychoanalytische Behandlung« zum notgedrungenen Empirieersatz und damit zugleich zum tragenden Pfeiler der Psychoanalyse als Wissenschaft erklärt, anhand dessen über ihren szientifischen Status zu entscheiden ist. Schon von daher leuchtet es ein, dass der Krankengeschichte innerhalb der im Nachstehenden kurz zu umreißenden Auseinandersetzung eine nicht ganz unwesentliche Bedeutung zukommt.[165]

Ausgelöst wurde die Kontroverse durch Karl R. Popper, der insbesondere in seinem Werk *Conjectures and Refutations* aus dem Jahre 1963 auf sehr deutliche Weise Stellung zur Frage nach dem wissenschaftlichen Status der Tiefenpsychologie, namentlich der Freud'schen Psychoanalyse einerseits und der Individualpsychologie Alfred Adlers andererseits, bezieht. Laut Popper dürfen nur solche Theorien als wissenschaftlich gelten, die möglichen oder vorstellbaren Beobachtungen widersprechen und daher das von ihm sogenannte »criterion of falsifiability«[166] erfüllen. Beide »psycho-analytic theories«[167], also sowohl die Psychoanalyse Freuds als auch die Individualpsychologie Adlers, seien jedoch unüberprüfbar resp. unfalsifizierbar, da sich kein mit ihnen im Widerspruch stehendes menschliches Verhalten erdenken lasse. Ihm zufolge sind jene die Theorien angeblich bestätigenden »›clinical observations‹«, bei denen es sich wie im Falle aller übrigen Beobachtungen um »*interpretations in the light of theories*«[168] handle, für eine Überprüfung derselben schlicht ungeeignet. Folglich attestiert er denn auch beiden einen »pre-scientific or pseudo-scientific character«[169].

---

165 Wenn im Folgenden lediglich die Beiträge jener Diskussionsteilnehmer Berücksichtigung finden, die sich gleichsam von Hause aus auf dem Feld der Wissenschaftstheorie betätigen, dann geschieht dies nicht zuletzt auch aus platztechnischen Gründen. Nebenbei bemerkt sind es genau diese Kritiken gewesen, die in erheblichem Maße Einfluss auf die bis heute innerhalb der Tiefenpsychologie anhaltenden Auseinandersetzungen genommen haben. Siehe exemplarisch Thomä, Helmut; Kächele, Horst: »Wissenschaftstheoretische und methodologische Probleme der klinisch-psychoanalytischen Forschung (1973) – wiedergelesen und ergänzt 30 Jahre später«. In: Thomä, Helmut; Kächele, Horst: *Psychoanalytische Therapie.* Bd. 3: *Forschung.* Heidelberg 2006: 16–74.
166 Popper, Karl R.: *Conjectures and Refutations. The Growth of Scientific Knowledge.* London 1963: 39.
167 Ebd.: 37.
168 Ebd.: 37f.
169 Ebd.: 38f.

Zu einer abweichenden Schlussfolgerung gelangt dagegen Paul Ricœur in seiner anno 1965 vorgelegten Schrift *De l'interprétation*. Anders als Popper, der die Freud'sche Psychoanalyse (wie auch die Adler'sche Individualpsychologie) offenkundig an den Maßstäben der empirischen Wissenschaften misst und davon ausgehend ein negatives Urteil fällt, macht Ricœur das Vorliegen besonderer Umstände geltend:

> *Si l'on admet que la situation analytique est, en tant que telle, irréductible à une description d'observables, il faut reprendre la question de la validité des assertions de la psychanalyse dans un autre contexte que celui d'une science de fait de type naturaliste. L'expérience analytique a beaucoup plus de ressemblance avec la compréhension historique qu'avec une explication naturelle.*[170]

Wie aus dem Vorstehenden erhellt, möchte er jene an die empirischen Wissenschaften anzulegenden Maßstäbe für eine adäquate Beurteilung des szientifischen Status der Psychoanalyse als unzureichend verstanden wissen. Das Insistieren auf der Auswertung eines festgelegten Materials klinischer Tatsachen durch verschiedene Forscher setze, so Ricœur weiter, die Prämisse voraus, dass »un ›cas‹« eine von diversen Betrachtern beobachtbare »séquence da faits« darstelle, und tatsächlich sei die Deutungskunst nur aufgrund feststellbarer und somit die Vornahme von Typisierungen erlaubender Ähnlichkeiten zwischen einzelnen Fällen möglich, aber: »La question est de savoir si ces types ne sont pas plus proches, au point de vue épistémologique, des types de Max Weber qui permettent de donner à la compréhension historique le caractère d'intelligibilité sans lequel l'histoire ne serait pas une science.«[171] Und natürlich sei es legitim, die Psychoanalytiker um einen Vergleich zwischen ihren Heilerfolgen und jenen anders arbeitender Behandler zu bitten, doch käme dies der Umsetzung eines »›type historique‹ en ›espèce naturelle‹« gleich: »[C]e faisant, on oublie que le type se constitue sur le sol d'une ›histoire de cas‹ et par le moyen d'une interprétation instituée chaque fois dans une situation analytique originale.«[172] Mit diesen Argumenten sucht Ricœur nun also seine zentrale These zu untermauern, der zufolge die Psychoanalyse eine »science exégétique« ist, die sich auf die »rapports de sens entre les objets substitués et les objets originaires (et perdus) de la pulsion«[173] bezieht.

Der hermeneutischen Fraktion ebenfalls zuzurechnen ist Jürgen Habermas, welcher der Freud'schen Psychoanalyse in seinem Werk *Erkenntnis und Interesse*

---

170 Ricœur, Paul: *De l'interprétation. Essai sur Freud*. Paris 1965: 364f.
171 Ebd.: 365.
172 Ebd.
173 Ebd.: 351.

(1968) gar bescheinigt, »das einzige greifbare Beispiel einer methodisch Selbstreflexion in Anspruch nehmenden Wissenschaft«[174] zu sein. Da sie »theoretische Gesichtspunkte und technische Regeln für eine Deutung von symbolischen Zusammenhängen« bereitstelle, trete die Psychoanalyse zunächst nur als eine spezielle Form der Interpretation auf, doch zeichne sich die psychoanalytische Hermeneutik dadurch aus, dass sie in einen besonderen Verstehensakt, und zwar in »*Selbstreflexion*«[175] münde. Freud selbst sei in seiner Bewertung der Psychoanalyse als einer Naturwissenschaft einem »szientistische[n] Selbstmißverständnis« erlegen, denn schließlich bleibe selbst »die Theorie ihrem Sinne nach auf die Rekonstruktion eines verlorenen Stücks Lebensgeschichte und somit auf Selbstreflexion bezogen«[176]. Von daher nimmt es dann auch wenig wunder, wenn Habermas das Problem der Überprüfung psychoanalytischer Aussagen ganz anders angeht als Popper. Ersterem zufolge bemisst sich die Validität einer »Fallinterpretation« nämlich »allein an der gelungenen *Fortsetzung eines Bildungsprozesses*, d.h. aber an der vollzogenen Selbstreflexion«[177]. Interessanterweise attestiert er dabei dem, wie er es nennt, »tiefenhermeneutischen Verstehen« einen ganz besonderen Charakter: »Es bewährt seine explanatorische Kraft in der Selbstreflexion, die eine verstandene und zugleich erklärte Objektivation auch aufhebt.«[178]

Widerspruch gegen alle drei genannten Diskussionsteilnehmer legt schließlich Adolf Grünbaum in seiner Abhandlung *The Foundations of Psychoanalysis* (1984) ein, deren stark überarbeitete deutschsprachige Fassung vier Jahre später unter dem Titel *Die Grundlagen der Psychoanalyse. Eine philosophische Kritik* erschienen ist. Popper hält er entgegen, dass sich die Freud'sche Psychoanalyse keineswegs der Falsifizierbarkeit entziehe. Fänden sich in Freuds Œuvre doch gleich zwei Abhandlungen mit ziemlich unzweideutigen Titeln, nämlich »Mitteilung eines der psychoanalytischen Theorie widersprechenden Falles von Paranoia« (1915) und »Revision der Traumlehre« (1933), wobei es in Bezug auf die erstere der beiden heißt: »Der springende Punkt ist aber, daß die psychoanalytische Ätiologie der Paranoia empirisch falsifizierbar (diskonfirmierbar) ist *und* Freud dies ausdrücklich anerkannte.«[179] Des Weiteren beschuldigt er Popper, »*ein Zerrbild von der induktivistischen Tradition*« gegeben zu haben, und

---

174 Habermas, Jürgen: *Erkenntnis und Interesse*. Frankfurt/M. 1968: 262.
175 Ebd.: 263 u. 280.
176 Ebd.: 300ff.
177 Ebd.: 325.
178 Ebd.: 331.
179 Grünbaum, Adolf: *Die Grundlagen der Psychoanalyse. Eine philosophische Kritik*. Aus d. Engl. übers. v. Christa Kolbert. Stuttgart 1988: 184.

zwar insofern, als jene angeblich allseits zu findenden Bestätigungen für die Freud'sche wie die Adler'sche Theorie durch den »neo-baconschen Induktivismus«[180], der positive Beispiele aus kontrollierten Untersuchungen verlange, gewiss nicht sanktioniert würden. Noch härter geht Grünbaum allerdings mit den beiden Angehörigen der hermeneutischen Fraktion ins Gericht. So sei das Punctum saliens weniger Freuds Vergötterung der Naturwissenschaften bzw. sein Szientismus als Habermas' Missverständnis den Naturwissenschaften gegenüber: »Weit davon entfernt, eine philosophische Verdeutlichung der klinischen Theorie geliefert zu haben, stellt Habermas sie statt dessen auf eine verwirrende Weise falsch dar.«[181] Und als nicht weniger vernichtend erweist sich auch Grünbaums Kritik an Ricœur. Ihm wirft er vor, eine Darstellung der psychoanalytischen Erkenntnistheorie geliefert zu haben, die »grundlegend inkohärent« sei, weswegen man sich auch nicht darüber wundern dürfe, dass er die »methodologische[n] Bedeutung der kausalen Natur von psychoanalytischen Erklärungen«[182] aus seiner Beschreibung ausgeklammert habe. So ist es Grünbaum zufolge nämlich nicht rechtens, wie die hermeneutischen Kritiker von Freuds wohlreflektierten Validierungskriterien eines »hypothetisch-deduktiven Induktivismus« abzurücken, sondern umgekehrt angezeigt, »Freuds *Argumente* für seine monumentale klinische Theorie der Persönlichkeit und Therapie nach seinen eigenen Maßstäben zu bewerten«[183]. Dabei lautet Grünbaums Urteil dahin, dass jene die Hauptthesen seines Werkes tragende Argumentation »im wesentlichen fehlerhaft« gewesen sei und schon allein die von Freud ins Feld geführten »klinischen Beobachtungen« in epistemischer Hinsicht »ziemlich fragwürdig« erschienen, »geschweige denn, daß man sie für bare Münze nehmen«[184] könne.

Wie auch immer man die wissenschaftstheoretischen Positionen dieser vier Diskutanten im Einzelnen bewerten mag, eines ist unbestreitbar: Die Antworten auf die Frage nach dem szientifischen Status der Tiefenpsychologie, insbesondere aber natürlich ihrer ersten und prominentesten Repräsentantin, könnten heterogener nicht sein. Gleichsam am negativen Pol der Bewertungsskala steht Popper als Vertreter jener, welche die Psychoanalyse Freuds (und die Individualpsychologie Adlers) als eine Pseudoerfahrungswissenschaft einstufen und derselben aufgrund einer ihr unterstellten Allerklärbarkeit jedweden Anspruch auf Wissenschaftlichkeit absprechen. Einen Schritt in Richtung auf den positiven Pol macht

---

180 Ebd.: 446.
181 Ebd.: 77.
182 Ebd.: 89.
183 Ebd.: 162.
184 Ebd.: 163.

Grünbaum, der infolge der Übernahme Freuds eigener Bewertungsmaßnahme die Wissenschaftlichkeit der Psychoanalyse anerkennt, sie dessen ungeachtet aber in methodischer und damit zugleich auch theoretischer Hinsicht als eine schlechte empirische Wissenschaft kennzeichnet. Deutlich näher am positiven Pol anzusiedeln ist wiederum Ricœur, der die Freud'sche Psychoanalyse den ordentlichen hermeneutischen Wissenschaften zurechnet und ihr dadurch nicht nur Wissenschaftlichkeit, sondern auch ein gewöhnliches Maß an Qualität bescheinigt; freilich erfolgt die von ihm vorgenommene Neueinschätzung um den Preis der Überprüfbarkeit ihrer Aussagen. Am positiven Pol der Bewertungsskala steht schließlich Habermas. Deklariert er die Psychoanalyse Freuds doch als eine empirische wie hermeneutische Momente in sich vereinigende Wissenschaft, der in puncto »Selbstreflexion« als ultimative Gewährleisterin der Überprüfbarkeit ihrer Aussagen unter allen übrigen Wissenschaften ein regelrechter Ehrenplatz gebührt.

Dieser geradezu fundamentale Dissens ist nun aber im vorliegenden Zusammenhang insofern besonders aufschlussreich, als die wissenschaftstheoretischen Positionen aller vier Diskutanten in maßgeblicher Weise von ihrer Bewertung der tiefenpsychologischen Krankengeschichte abhängen. Sie scheint also die ›wissenschaftstheoretischen Gemüter‹ zu spalten – und dies in eklatanter Weise. Schon allein von daher stellt ihre nähere Ergründung ein gleichermaßen reizvolles wie berechtigtes Unterfangen dar. Im Rahmen einer gattungstheoretischen und -historischen Untersuchung kann es aber nicht etwa um die Frage nach der Wissenschaftlichkeit der Tiefenpsychologie gehen und noch weniger darum, Partei für eine der genannten Positionen zu ergreifen. Vielmehr gilt es näheren Einblick in jene Techniken zu gewinnen, die in besagter Untergattung der Krankengeschichte zum Zwecke der Überzeugung, der Überredung und der Manipulation zur Anwendung kommen.

2.2 Das Gattungsmodell der tiefenpsychologischen Krankengeschichte: Versuch einer Begriffsbestimmung

Im deutschsprachigen Raum ist die ›tiefenpsychologische Krankengeschichte‹ gegenwärtig sowohl innerhalb als auch außerhalb der Tiefenpsychologie zumeist unter der höchstwahrscheinlich aus dem Englischen entlehnten, wenig spezifischen Bezeichnung ›Fallgeschichte‹ bekannt. Tatsächlich jedoch erweist sie sich als eine im Wien des beginnenden 20. Jahrhunderts aufkommende Untergattung der Krankheits- bzw. Krankengeschichte, deren Prototypen sich nach einhelliger Meinung in den auf die griechische Antike zurückgehenden hippokratischen

Epidemien-Bücher I und III finden. Wohl nicht zuletzt qua Regelpoetik avanciert die Krankengeschichte spätestens ab dem frühen 18. Jahrhundert zu einer bedeutenden wissenschaftlichen Literaturgattung der Medizin und der sich aus ihr ausdifferenzierenden Disziplinen, die offenbar durch ein relativ stabiles Strukturschema gekennzeichnet ist, das als Basiselemente die Anamnese (Krankheitsresp. Krankenvorgeschichte), den Status praesens (Bericht über den aktuellen gesundheitlichen Zustand des/der Kranken), die Diagnosestellung (Darlegung des Krankheitsbefundes), die weitere Krankheitsentwicklung (Verlaufs- und Behandlungsgeschichte) und die Epikrise (abschließende Gesamtbeurteilung) umfasst. Dabei sind ihre einzelnen Untergattungen in Abhängigkeit zu der Geschichte des jeweiligen Spezialgebiets von recht unterschiedlicher Langlebigkeit.

Wie dies nicht nur für alle übrigen Untergattungen der Krankengeschichte, sondern auch für die überwiegende Mehrheit der wissenschaftlichen Literatur insgesamt gelten dürfte, handelt es sich bei der tiefenpsychologischen Krankengeschichte um eine Prosaform. Genauer gesagt lässt sie sich als eine besondere, über viele Jahrzehnte hinweg als maßgebliche empirische Basis tiefenpsychologischer Hypothesenbildung dienende Wirklichkeitserzählung beschreiben, in der ein als Seelenspezialist figurierendes Ich mehr oder weniger komplexe Deutungsoperationen schildert, welche die innerpsychische Entwicklung einer für seelisch indisponiert erklärten historischen Person betreffen. Dabei kann ihm diese innerhalb des Textes die Rolle des Seelenkranken übernehmende historische Person entweder infolge einer eigens ausgeführten psychotherapeutischen Behandlung oder vornehmlich, wenn nicht gar ausschließlich durch die Lektüre einer oder auch mehrerer Schrift(en) bekannt sein. Während die Darstellung in dem einen Falle also um das Innenleben eines eigentlichen Patienten kreist, dreht sie sich in dem anderen um dasjenige eines schriftlich niedergelegten, fixierten Kranken.

Die für gewöhnlich als einzelnes Gattungsexemplar vorliegende tiefenpsychologische Krankengeschichte, deren Umfang viele hundert Seiten betragen kann, wird als Fachzeitschriftenartikel, als eigenständige Monografie oder als größerer Bestandteil eines umfangreichen Fachzeitschriftenartikels resp. einer Monografie veröffentlicht. Dabei ist sie nicht nur von sämtlichen fiktionalen bzw. ästhetischen Literaturgattungen, sondern auch von dem ›tiefenpsychologischen Krankenbeispiel‹ abzugrenzen, welches deutlich geringerer Extension ist und keine eigenständige Literaturgattung im weiter oben dargelegten Sinne bildet, sondern im Grunde genommen lediglich sehr begrenzte Illustrationsfunktion innerhalb eines Lehrwerkes, einer theoretischen Abhandlung oder auch einer Krankengeschichte übernimmt.

Des Weiteren sollte die tiefenpsychologische Krankengeschichte nicht mit der ›tiefenpsychologischen Psychopathografie‹ verwechselt werden, als deren Prototyp Sigmund Freuds Schrift *Eine Kindheitserinnerung des Leonardo da Vinci* angesehen werden kann, die erstmals im Jahre 1910 erschienen ist und eine bis heute nicht abreißende Reihe von ähnlich gearteten Texten nach sich gezogen hat. Zwar haben beide Formen der Wirklichkeitserzählung einige zentrale Gattungsmerkmale gemein. Doch wie es für die wissenschaftliche Literaturgattung der Pathografie insgesamt charakteristisch ist (und bereits aus dem Titel des genannten Gattungsexemplars hervorgeht), wartet die tiefenpsychologische Psychopathografie mit einem Held auf, der niemals eine unbekannte, sondern ganz im Gegenteil stets eine bekannte und daher allgemeines Interesse auf sich ziehende historische Person ist. Auch und gerade weil hier durch das Schildern von mitunter hochkomplexen Deutungsoperationen grundsätzlich ein Zusammenhang zwischen der als abnorm deklarierten innerpsychischen Entwicklung und dem wie auch immer gearteten Werk ebenjener historischen Persönlichkeit hergestellt wird, bleibt die tiefenpsychologische Psychopathografie in puncto tiefenpsychologischer Hypothesenbildung letztlich nur auf eine Illustrationsfunktion beschränkt.

In Hinsicht auf die tiefenpsychologische Krankengeschichte kann grob gesagt von einer Interdependenz zwischen der institutionellen bzw. innerdisziplinären Rolle ihres außertextlichen realen Autors und ihrer Funktion auf der einen sowie ihrer Textorganisation auf der anderen Seite gesprochen werden. Während mit dem Begriff der Funktion weniger die internen bzw. innertextlichen als die den situativen und sozialen Kontext betreffenden externen bzw. außertextlichen Funktionen gemeint sind, lassen sich bezüglich der Textorganisation zumindest vier wesentliche Aspekte voneinander unterscheiden, selbst wenn diese in einem überaus engen Wechselverhältnis zueinander stehen, als da wären: die Textstruktur, das Moment der Metanarration, das textinterne Ich und der textinterne Leser.

2.2.1 Die Funktion: Explizite Funktionsbestimmung, implizite Funktion(en)

Was ihre Funktion betrifft, so ist der tiefenpsychologischen Krankengeschichte selbst oder jenem sie einschließenden Makrotext grundsätzlich eine klare, mitunter mehrere Teilzwecke umfassende Funktionsbestimmung eingeschrieben, durch welche sie expressis verbis als rechtmäßiger, theoretisch verwertbarer Empirieersatz ausgewiesen wird. Neben dieser expliziten Funktionsbestimmung, die ihren in Bezug auf das jeweils vorherrschende krankheits-/persönlichkeits-/therapietheoretische Paradigma insgesamt eher affirmativen oder negierenden Zweck mal mehr, mal weniger offenkundig werden lässt, erfüllt die tiefenpsychologische Krankengeschichte darüber hinaus aber ebenso implizite, also nicht ausdrücklich benannte Funktionen. Die wichtigste unter ihnen dürfte sicherlich die öffentliche Positionierung des jeweiligen außertextlichen realen Autors innerhalb bzw. gegenüber der Fachgemeinschaft sein, stellt die coram publico vollzogene Bekundung von Konformität oder Nonkonformität doch eine grundsätzliche implizite Funktion der tiefenpsychologischen Krankengeschichte dar. Ausdrücklich erwähnt sei darüber hinaus aber auch die Werbung von Anhängern resp. Gesinnungsgenossen seitens des außertextlichen realen Autors, und zwar ungeachtet dessen, dass sie eher als typische denn als durchgängige implizite Funktion der tiefenpsychologischen Krankengeschichte eingestuft werden sollte.

Freilich stellt sich an dieser Stelle die Frage, ob und inwiefern die hier vorgenommene begriffliche Unterscheidung zwischen einer ›expliziten Funktionsbestimmung‹ einerseits und ›impliziten Funktionen‹ andererseits überhaupt gerechtfertigt ist. Nun scheint es spätestens seit der Ausdifferenzierung der beiden gesellschaftlichen Teilsysteme ›Wissenschaft‹ und ›Literatur‹ wenn nicht ein konstitutives, so aber doch zumindest ein typisches Merkmal der ästhetischen Literatur zu sein, dass sie Äußerungen entbehrt, welche ihren Sinn und Zweck ganz offen benennen. Sicherlich sind in diesem Zusammenhang Gattungszuweisungen (etwa im Titel) von herausragender Bedeutung, jedoch geben auch sie allenfalls indirekte Hinweise auf die Funktion(en) des jeweiligen Textes. Trotz oder vielleicht gerade aufgrund dieser mangelnden Direktheit besteht allerdings breiter Konsens darüber, dass ästhetische Literatur nicht einfach funktionslos ist und es eben dem Literaturwissenschaftler obliegt, ihre Funktion(en) zu erschließen.

Was umgekehrt die wissenschaftliche Literatur angeht, so sieht es ebenfalls so aus, als habe sich infolge der Ausdifferenzierung beider genannter gesellschaftlicher Teilsysteme eine Konvention herauskristallisiert, und zwar eine gegenteilige. Ist es doch seit geraumer Zeit üblich, dass sie ihren Sinn und Zweck in Form von unmissverständlichen Formulierungen der Art ›Hiermit soll gezeigt werden …‹ oder ›Die vorliegende Arbeit begreift sich als Beitrag …‹ expliziert. Doch auch eine solche Direktheit kann und sollte nicht über weitere, wohlweislich unausgesprochen bleibende Zwecke hinwegtäuschen, die sie darüber hinaus zu erfüllen hat und welche es ähnlich wie im Falle der ästhetischen Literatur erst zu ermitteln gilt. Somit mag die begriffliche Gegenüberstellung von ›expliziter Funktionsbestimmung‹ und ›impliziten Funktionen‹ in puncto ästhetischer Literatur vielleicht redundant erscheinen, doch spätestens dann, wenn zusätzlich die wissenschaftliche Literatur in den Blick des literaturwissenschaftlichen Gattungsforschers gerät, entbehrt sie keineswegs der Berechtigung.

Wie sich den obigen Ausführungen entnehmen lässt, wird in Bezug auf die Funktion der tiefenpsychologischen Krankengeschichte von zwei konstitutiven Gattungsmerkmalen auf der einen und einem typischen Gattungsmerkmal auf der anderen

Seite ausgegangen. Was konkret die als durchgängiges Charakteristikum gewertete explizite Funktionsbestimmung anbelangt, so sei abschließend noch ausdrücklich darauf hingewiesen, dass sich mit Blick auf gewisse der tiefenpsychologischen Krankengeschichte vorausgehende Untergattungen keineswegs derselbe Befund ergibt, und zwar wohl auch deshalb, weil sie einer solchen Direktheit – erinnert sei in diesem Zusammenhang an die insbesondere in Lehrwerken zu findenden ›allgemeinen‹ und ›speziellen‹ Regelpoetiken – leichter entbehren können. Stellt man jedoch die vorangegangenen allgemeinen Überlegungen zur ästhetischen und wissenschaftlichen Literatur in Rechnung, so spräche dies einmal mehr für die im wahrsten Sinne des Wortes ausdrückliche Zugehörigkeit der tiefenpsychologischen Krankengeschichte zur wissenschaftlichen Literatur. Tatsächlich aber ist, und auf diesen Punkt wird später zurückzukommen sein, auch noch eine andere Erklärung für diesen Umstand in Betracht zu ziehen.

2.2.2 Die Textstruktur: Äußerer Aufbau, innere Architektonik, Seelengeschichte

Was die Textstruktur der tiefenpsychologischen Krankengeschichte anbelangt, so erweist es sich als unabdingbar, zwischen ihrem äußeren Aufbau bzw. ihrer Oberflächenstruktur und ihrer inneren Architektonik bzw. ihrer Tiefenstruktur zu differenzieren, die keineswegs miteinander kongruieren müssen, ja mitunter sogar erheblich voneinander abweichen. Dabei ist die innere Architektonik gleich aus zweierlei Gründen von besonderer Relevanz: Zum einen dient sie, und nicht so sehr der äußere Aufbau, als Gradmesser dafür, inwieweit das weiter oben dargelegte klassische Strukturschema der Krankengeschichte, welches zwar gelegentlich ganz erhebliche Transformationen erfährt, aber niemals die Anamnese und die Diagnosestellung als Bestandteile verliert, im jeweiligen Falle konserviert ist. Zum anderen wartet die tiefenpsychologische Krankengeschichte vorzugsweise auf dieser Strukturebene mit einem Element auf, durch welches sie ganz grundsätzlich gekennzeichnet ist, nämlich einer Seelengeschichte.

Zweifelsohne bedarf die im Vorstehenden vorgenommene Differenzierung zwischen den Begriffen ›äußerer Aufbau‹ und ›innere Architektonik‹ resp. ›Oberflächenstruktur‹ und ›Tiefenstruktur‹ einer eingehenderen Erläuterung. Tatsächlich ist die tiefenpsychologische Krankengeschichte im Gegensatz zu manch anderer ihr vorausgehender Untergattung gewissermaßen durch ein ausgeprägtes paratextuelles Moment gekennzeichnet.[185] So hat sie sehr häufig ein

---

185 Mit dem Begriff ›Paratexte‹ bezieht sich Genette bekanntlich auf jene Textelemente, die zusammen mit dem Basistext auftreten, aber nicht eigentlich zu ihm gehören.

Vorwort, ein Nachwort und/oder Fußnoten aufzubieten und mitunter ist sie sogar mit einem Inhaltverzeichnis, einem oder mehreren Motto(s), Abbildungen und/oder einem Literaturverzeichnis bestückt. Während sich hinsichtlich der genannten paratextuellen Textelemente allerdings ein großer Gestaltungsspielraum abzeichnet, weist sie grundsätzlich Zwischenüberschriften auf. Und diese zwar durchweg anzutreffende, doch recht stark variierende Kapiteleinteilung darf nun nicht den Blick dafür versperren, dass ausnahmslos alle Gattungsexemplare der tiefenpsychologischen Krankengeschichte zum Allermindesten die beiden weiter oben genannten althergebrachten Strukturelemente bereithalten. Abstrahiert man von ihrem äußeren Aufbau, so werden jedoch nicht nur die jeweilig konservierten Elemente des klassischen Strukturschemas der Krankengeschichte sichtbar. Lässt sich in jedem einzelnen Falle darüber hinaus doch vor allem auch ein weiteres Strukturelement ausmachen, welches sich bei bestimmten der tiefenpsychologischen Krankengeschichte vorausgehenden Untergattungen in dieser Form noch nicht findet, weswegen denn auch von einer grundlegenden Transformation des klassischen Strukturschemas der Krankengeschichte gesprochen werden darf.

Bevor der gewiss nicht ganz unproblematische Begriff ›Seelengeschichte‹ einer Klärung unterzogen wird, gilt es an dieser Stelle allerdings noch auf einen in puncto Textstruktur nicht ganz unwesentlichen Aspekt aufmerksam zu machen. Genau genommen wäre nämlich ein Typ von anderen Erscheinungsformen der tiefenpsychologischen Krankengeschichte dahingehend abzugrenzen, dass er mit einer Verlaufs- und Behandlungsgeschichte bzw. mit der Darstellung eines gegenwärtigen Kurgeschehens aufwartet, in welches das als Seelenspezialist figurierende Ich in maßgeblicher Weise als Akteur involviert ist. Fehlt indessen die Verlaufs- und Behandlungsgeschichte, so entfällt damit zugleich die Zeitebene des gegenwärtigen Kurgeschehens.

Der eingangs eingebrachte Begriff ›Seelengeschichte‹ könnte vor allem deswegen Missverständnisse erzeugen, weil er sehr häufig im Kontext bestimmter ästhetischer Literaturgattungen Verwendung findet, und das nicht von ungefähr. Heißt es doch bereits in einer gemeinhin als die erste deutsche Romantheorie geltenden Schrift aus dem Jahre 1774, dass »die Ausbildung und Formung, die ein Charakter durch seine mancherley Begegnisse erhalten kann, oder noch eigentlicher, seine innre Geschichte, das Wesentlichste und Eigenthümlichste eines Romans

---

Siehe Genette, Gérard: *Paratexte. [Das Buch vom Beiwerk des Buches.]* Frankfurt/M. [u.a.] 1989 sowie Genette, Gérard: *Palimpseste. Die Literatur auf zweiter Stufe.* Übers. nach d. ergänz. 2. Aufl. Aus d. Franz. übers. Frankfurt/M. 1993 (= *Aesthetica* Bd. 683).

ist«[186]. Grundsätzlich würde diese Feststellung ebenfalls als Begriffsbestimmung der zur Diskussion stehenden Untergattung der Krankengeschichte taugen, allerdings nur vorbehaltlich gewisser Einschränkungen. Erst einmal wäre das Wort »Charakter« dahingehend zu spezifizieren, dass sich die Darstellung im Falle der tiefenpsychologischen Krankengeschichte nicht um eine eigens erfundene Figur, sondern um eine für seelisch indisponiert erklärte historische Person dreht. Des Weiteren bedürfte der Ausdruck »innre Geschichte«, der späterhin gerne durch jenen der ›Seelengeschichte‹ ersetzt wird, selbst einer Erläuterung. So kann im Hinblick auf die zur Diskussion stehende Untergattung der Krankengeschichte nämlich nicht bloß von einer Schilderung gewisser innerer Befindlichkeiten gesprochen werden. Ergebnis der hier geschilderten Deutungsoperationen ist vielmehr eine innerpsychische Entwicklungsgeschichte sensu stricto, und zwar deshalb, weil dieselbe ausschließlich von jenen Prozessen handelt, welche unterhalb der Bewusstseinsgrenze besagter historischen Person ablaufen.

Zusammenfassend kann in Bezug auf die Textstruktur der tiefenpsychologischen Krankengeschichte sozusagen von einer Trias von konstitutiven tiefenstrukturellen Elementen gesprochen werden. Dabei bildet die in besagter Untergattung durchweg dargereichte Seelengeschichte im Grunde nicht weniger als eine jeweilige zweite Fassung der Anamnese, also der Krankheits- bzw. Krankenvorgeschichte.

2.2.3 Metanarration: Gattungs-/formspezifizierende Metanarration, Krankengeschichten-Kontrakt

Was insbesondere ihren äußeren Aufbau angeht, so zeichnet sich die tiefenpsychologische Krankengeschichte durch eine vergleichsweise beeindruckende Formenvielfalt aus, wobei sich grundsätzlich Folgendes konstatieren lässt: Immer dann, wenn die Frage nach der Gattungszugehörigkeit aufgrund einer im jeweiligen historischen Moment unkonventionellen Darstellungsweise schwer beantwortbar erscheinen könnte und/oder sich die Form an sich nicht von selbst versteht, tritt das als Seelenspezialist figurierende Ich in ausgeprägtem Maße in seiner Rolle als narrativer Vermittler hervor. Konkret vollzieht sich dies dergestalt, dass es in seine Ausführungen gattungs- und/oder formspezifizierende metanarrative Kommentare einfließen lässt, die sich als maßgebliche

---

186 Anonymus: *Versuch über den Roman*. Leipzig, Liegnitz 1774: 392. Dass diese Schrift auf Christian Friedrich von Blanckenburg (1744–1796) zurückgeht, gilt als gesichert.

Rezeptionshilfen erweisen, selbst wenn sie durchaus auch den Charakter von Rechtfertigungen oder Begründungen haben können.

Freilich erscheint es geboten, auf den im Vorstehenden ins Feld geführten Begriff ›Metanarration‹, dem in jüngerer Zeit insbesondere Ansgar Nünning zu neuem Aufschwung verholfen hat, etwas näher einzugehen. So ist seiner Aussage nach

> *im Gegensatz zu Genettes Beschränkung des Begriffs* metanarrative *auf innertextuelle Regiebemerkungen einer Erzählinstanz [...] davon auszugehen, dass sämtliche Erzähleräußerungen, die sich auf den Erzählvorgang oder einen der daran beteiligten Faktoren beziehen, metanarrativen Charakter haben.*[187]

Obgleich der Anglist Nünning aus begreiflichen Gründen vornehmlich die ästhetische Literatur im Blick hat (spricht er sich doch mit Nachdruck gegen eine »Gleichsetzung von Metanarration mit Metafiktion« aus), weist er aber zumindest am Rande darauf hin, dass »sich Spielarten von Metanarration auch in vielen nichtfiktionalen narrativen Genres und Medien [finden]«[188].

Was nun konkret die tiefenpsychologische Krankengeschichte als eine sehr spezielle Form der nicht-ästhetischen Wirklichkeitserzählung anbelangt, so bietet es sich für deren Charakterisierung durchaus an, auf wenigstens zwei jener insgesamt 18 von Nünning angeführten Kriterien zur näheren Bestimmung von Metanarration zurückzugreifen. Ein erstes von ihm eingebrachtes strukturelles Kriterium ermöglicht es, zwischen »motivierte[n] bzw. funktionale[n] und unmotivierte[n] bzw. ornamentale[n] Formen von Metanarration« zu differenzieren: »Im ersten Fall liefern die Handlung oder der Erzählvorgang selbst einen mehr oder weniger einleuchtenden Begründungszusammenhang dafür, dass eine Erzählinstanz oder eine erzählende Figur in selbstreflexiver Weise über Probleme des Erzählens reflektiert.«[189] Demgegenüber bietet ein zweites, in diesem Falle inhaltliches Kriterium – nämlich die »Frage, ob durch eine metanarrative Äußerung eine Erzählung als Ganzes im Hinblick auf ihre Gattungs- bzw. Textsortenzugehörigkeit charakterisiert wird« – die Gelegenheit, zwischen »gattungs- bzw. textsortenspezifizierender Metanarration und anderen Formen« zu unterscheiden, »in denen solche Markierungen fehlen«[190].

---

187 Nünning, Ansgar: »Metanarration als Lakune der Erzähltheorie: Definition, Typologie und Grundriss einer Funktionsgeschichte metanarrativer Erzähleräußerungen«. In: *AAA – Arbeiten aus Anglistik und Amerikanistik* 26 (2001). H. 2: 125–164, hier 132.
188 Ebd.: 130ff.
189 Ebd.: 140.
190 Ebd.: 144.

Während das erstgenannte Nünning'sche Kriterium für eine Charakterisierung der tiefenpsychologischen Krankengeschichte sozusagen eins zu eins übernommen werden kann, ist das zweitgenannte um den nicht ganz unrelevanten Aspekt des Schließens oder Nicht-Schließens eines ›Krankengeschichten-Kontraktes‹ zu erweitern. Und dieser Kontrakt besagt nun zweierlei: nämlich zum einen, dass die jeweilige Darstellung eine faktuale ist, und zum anderen, dass sie einen Beitrag zur wissenschaftlichen Literaturgattung der Krankengeschichte bildet. Anders als in Bezug auf Lejeunes ›autobiografischen Pakt‹[191] oder Ecos ›Fiktionsvertrag‹[192] kann hierbei allerdings eher von einem explizit denn von einem implizit unterbreiteten Abkommen gesprochen werden.

Darüber hinaus wurde – und dies ganz offenkundig in enger Anlehnung an das Nünning'sche Beschreibungsvokabular – weiter oben aber auch noch ein weiteres inhaltliches Kriterium angeführt, namentlich die Frage, ob ein metanarrativer Kommentar eine Erzählung bezüglich ihrer Form an sich näher bestimmt. Dabei gestattet es dieses Kriterium, ›formspezifizierende Metanarration‹ von anderen Arten abzugrenzen, welche solcher Aufklärung bietenden Erläuterungen entbehren.

Um abschließend aber auch noch einmal zu den Eingangsausführungen zurückzukehren, so lassen sich diese wie folgt zusammenfassen: Sicherlich wäre es im Hinblick auf besagte motivierte gattungs- und/oder formspezifizierende Metanarration übertrieben, von einem konstitutiven Gattungsmerkmal der tiefenpsychologischen Krankengeschichte zu sprechen. Wohl aber darf sie als ein sehr typisches Gattungsmerkmal gewertet werden.

2.2.4 Das textinterne Ich: Epistemische Omnipotenz, Selbstdarstellung, Plausibilisierungsarbeit

Die tiefenpsychologische Krankengeschichte wartet mit einem als Seelenspezialist figurierenden Ich auf, das den außertextlichen realen Autor innerhalb des

---

191 Siehe Lejeune, Philippe: *Der autobiographische Pakt*. Aus dem Franz. v. Wolfram Bayer. Frankfurt/M. 1994.
192 Siehe Eco, Umberto: *Im Wald der Fiktionen. Sechs Streifzüge durch die Literatur. Harvard-Vorlesungen (Norton Lectures 1992–93)*. Aus dem Italien. v. Burkhart Kroeber. München 1994. Siehe aber auch Kablitz, Andreas: »Literatur, Fiktion und Erzählung – nebst einem Nachruf auf den Erzähler«. In: Rajewsky, Irina O.; Schneider, Ulrike (Hg.): *Im Zeichen der Fiktion. Aspekte fiktionaler Rede aus historischer und systematischer Sicht, Festschrift für Klaus W. Hempfer zum 65. Geburtstag*. Stuttgart 2008: 13–44, hier 15f., wo es heißt: »Fiktionalität, der berühmte Fiktionsvertrag, entbindet den Text von der anderweitig geltenden Verpflichtung, dass die Inhalte seiner Prädikationen wahre Sachverhalte sein müssen.«

Textes vertritt. Dabei sollte dieses textinterne Ich schon allein deswegen nicht mit seinem außertextlichen realen Referenzobjekt verwechselt werden, weil es über epistemische Fähigkeiten verfügt, die einem empirischen Menschen aus naheliegenden Gründen gemeinhin abgesprochen werden. So ist sein Einblick in das Innenleben einer für seelisch indisponiert erklärten Person schließlich von solcher Tiefe, dass es deren innerpsychische Entwicklungsgeschichte sensu strictu zu schildern vermag, und zwar ganz unabhängig davon, ob es sich bei dieser textintern die Rolle des Seelenkranken übernehmenden historischen Person um einen eigens psychotherapeutisch behandelten Patienten oder einen via Lektüre kennengelernten fixierten Kranken handelt. Allerdings sorgt das textinterne Ich immer dann für einen beachtlichen rhetorisch-persuasiven Ausgleich, wenn sein auf empirischem Wege unmöglich zu erlangendes Wissen im historischen Augenblick der Publikation der tiefenpsychologischen Krankengeschichte innerhalb des realen zeitgenössischen Lesepublikums wenig oder gar nicht konventionalisiert bzw. nur schwer mit dem jeweils vorherrschenden krankheits-/persönlichkeits-/therapietheoretischen Paradigma in Einklang zu bringen ist. Dies geschieht auf der einen Seite durch eine aufwendige, die eigene epistemische Potenz legitimierende Selbstdarstellung, die mitunter auch über den Umweg der Fremddarstellung einer historischen Person verläuft, die innerhalb jener Fachgemeinschaft als Autorität gilt, der das außertextliche reale Referenzobjekt des textinternen Ich angehört. Das Resultat dieser autobiografischen Konstruktionsleistung ist ein Erzähler, der deutlich ausgeprägte Merkmale einer individuellen Persönlichkeit besitzt. Auf der anderen Seite bedient sich das textinterne Ich einer auffallend hohen Anzahl unterschiedlichster Plausibilisierungstechniken, die stets Teil einer umfassenden Plausibilisierungsstrategie im Sinne eines geplanten, systematischen Vorgehens bilden. Freilich lassen sich unter besagten dem Ziel der Plausibilisierung dienenden einzelnen Maßnahmen durchaus auch solche ausmachen, die sich gleichsam einer allgemeinen Beliebtheit erfreuen. Insgesamt gesehen sind die von den Erzählern dieser tiefenpsychologischen Krankengeschichten zum Einsatz gebrachten Plausibilisierungstechniken jedoch überaus vielfältig, was angesichts der Heterogenität der von ihnen geschilderten Seelengeschichten, die ja jeweils das Herzstück eines Gattungsexemplars bilden, wenig verwunderlich ist. Dabei lässt sich in einigen Fällen nur schwer entscheiden, ob man einer einzelnen Plausibilisierungstechnik eher einen ›literarischen‹ oder doch lieber einen ›rhetorischen‹ Charakter bescheinigen sollte.

Bevor aus den bisherigen Ausführungen ein Fazit gezogen werden soll, ist es vielleicht erst einmal angemessen, die im Vorstehenden vorgenommene strikte Gegenüberstellung von ›textinternem Ich‹ bzw. ›Erzähler‹ auf der einen Seite und ›außertextlichem realen Autor/Referenzobjekt‹ auf der anderen etwas näher zu erläutern. Nun gilt eine Eins-zu-eins-Identifikation von textinternem Sprecher und außertextlichem realen Autor bekanntlich schon seit einer geraumen Weile in weiten Teilen der Literaturwissenschaft immer dann als eine regelrechte Sünde, wenn es um ästhetische Erzählliteratur geht, wobei dies im Gefolge der sogenannten ›poststrukturalistischen Diskussion‹ mittlerweile selbst für die Autobiografie gelten dürfte, die im weiteren Sinne ebenfalls zur ästhetischen Literatur gerechnet werden kann.[193] Tatsächlich findet sich bereits in Käte Friedemanns maßgeblicher Studie *Die Rolle des Erzählers in der Epik* aus dem Jahre 1910 eine in dieser Hinsicht überaus aufschlussreiche Bemerkung, die da lautet: »Es handelt sich nicht um den Schriftsteller Soundso, der in mehr oder weniger verblümter Form Indiskretionen gegen sich und andere begeht [...], – sondern ›der Erzähler‹ ist *der* Bewertende, *der* Fühlende, *der* Schauende.«[194] Und wenig später heißt es noch einmal ganz ausdrücklich: »Also nicht um einen außerhalb des Kunstwerks stehenden Schriftsteller handelt es sich, der seine Gestalten [...] nachträglich zurechtrücken und erläutern müßte, sondern um den Erzähler, der selbst als Betrachtender zu einem organischen Bestandteil seines eigenen Kunstwerkes wird.«[195] Um dem hier in aller Vehemenz verbannten »Schriftsteller« gleichsam eine gewisse Rückkehr in das »Kunstwerk« zu ermöglichen, hat Wayne C. Booth zwar den von ihm sogenannten ›implizierten Autor‹ zwischen den außertextlichen realen Autor und den Erzähler als dessen textinternen fiktiven Sprecher geschaltet.[196] Doch weil dieses Konzept eine gewisse Unstimmigkeit aufweist, der implizierte Autor kann schwerlich ein von dem Autor während des Schreibens konstruiertes Selbstporträt und zugleich ein durch den Leser während der Lektüre entworfenes Autorbild sein,[197] erfreute und erfreut es sich nur mäßiger Beliebtheit.[198]

---

193 Zur Autobiografie und der Frage, inwiefern diese als fiktionale bzw. ästhetische Literaturgattung angesehen werden darf, siehe u.a. Holdenried, Michaela: *Autobiographie*. Stuttgart 2000: 19ff. sowie Wagner-Egelhaaf, Martina: *Autobiographie*. 2., akt. u. erw. Aufl. Stuttgart 2005 (= *Sammlung Metzler* Bd. 323): 1ff.
194 Friedemann, Käte: *Die Rolle des Erzählers in der Epik*. Leipzig 1910 (= *Untersuchungen zur neueren Sprach- und Literaturgeschichte*. Neue Folge Bd. 7): 25.
195 Ebd.
196 Booth, Wayne C.: *Die Rhetorik der Erzählkunst 1*. Übers. v. Alexander Polzin. Heidelberg 1974.
197 Vgl. ebd.77f.
198 Nünning spricht in Bezug auf den »implied author« beispielsweise von einer »undefinierte[n] Verlegenheitsformel«. Nünning, Ansgar: »›Unreliable Narration‹ zur Einführung: Grundzüge einer kognitiv-narratologischen Theorie und Analyse unglaubwürdigen Erzählens«. In: Nünning, Ansgar (Hg.): *Unreliable Narration. Studien zur Theorie und*

Doch wie auch immer die Bewertung des Konzepts des ›implizierten Autors‹ im Einzelnen ausfallen mag: In der Literaturwissenschaft besteht, so viel kann immerhin festgehalten werden, breiter Konsens darüber, dass im Hinblick auf die ästhetische Erzählliteratur eine klare Trennung zwischen dem textinternen Sprecher und dem außertextlichen realen Autor vorzunehmen ist. Was jedoch die erst wesentlich später in ihr Blickfeld gerückte wissenschaftliche Literatur angeht, so herrscht in diesem Punkt allerdings noch weitgehende Uneinigkeit oder besser Unsicherheit. Und dennoch dürfte die in der vorliegenden Arbeit zur Diskussion stehende Untergattung der Krankengeschichte lediglich als ein besonders eindrückliches Beispiel dafür gelten, dass auch im Falle von wissenschaftlicher Literatur der textinterne Sprecher nicht ohne Weiteres mit seinem außertextlichen realen Referenzobjekt gleichgesetzt werden kann. Und in der Tat wäre ebenjene Unterscheidung aus literaturtheoretischer Sicht nicht bloß auf andere Untergattungen der Krankengeschichte, sondern auf die wissenschaftliche Literatur insgesamt auszuweiten, wobei natürlich im konkreten Einzelfall zunächst die Frage der Praktikabilität einer solchen Vorgehensweise geklärt werden müsste.

Um in diesem Zusammenhang aber auch noch einmal auf das eben erwähnte Konzept des ›implizierten Autors‹ zu sprechen zu kommen, so ließe sich hinsichtlich der wissenschaftlichen Literatur vielleicht sogar noch mehr über dessen Zweckmäßigkeit streiten als bezüglich der ästhetischen. In der vorliegenden Arbeit jedenfalls wird es mit Blick auf die wissenschaftliche Literatur im Allgemeinen und die tiefenpsychologische Krankengeschichte im Speziellen deswegen als

---

Praxis unglaubwürdigen Erzählens in der englischsprachigen Erzählliteratur. Trier: 3–39, hier 13. Kindt und Müller schlagen indessen vor, den Begriff deswegen aufzugeben, weil »die deskriptiv orientierte Narratologie«, so heißt es lapidar, »keine Verwendung für ihn hat«. Wohl aber sei er durch jenen des »author« zu ersetzen: »Dieser Vorschlag legt den Verwender lediglich auf eine intentionalistische Bedeutungskonzeption, nicht aber auf eine bestimmte Interpretationsmethodologie, spezifisches Belegmaterial, konkrete ästhetische Annahmen etc. fest.« Kindt, Tom; Müller, Hans-Harald: *The implied author: concept and controversy.* Berlin [u.a.] 2006: 285f. Siehe aber auch Jannidis, der den Begriff nicht aufgeben möchte und eine eigene Definition ins Feld führt: »›[I]mplied author‹ ist das Konstrukt eines Autors durch den Leser, d.h. seiner Intention, seiner Merkmale usw., *aufgrund eines bestimmten Textes.*« Und weiter heißt es: »Auf diese Weise kann man terminologisch recht einfach zwischen Autorkonstrukten aufgrund von biographischen Quellen (Briefwechseln, Zeugnissen über persönliche Begegnungen etc.), von mehreren Texten – sozusagen der Werkautor oder ›career author‹ (Booth) – oder eben aufgrund von einem Text unterschieden.« Jannidis, Fotis: »Zwischen Autor und Erzähler«. In: Detering, Heinrich (Hg.): *Autorschaft. Positionen und Revisionen.* Stuttgart, Weimar 2002: 540–556, hier 548.

nichtig erachtet, weil hier der Sprecher prinzipiell als der textinterne Repräsentant desjenigen außertextlichen realen Autors angesehen werden darf, dessen Name über oder unter dem jeweiligen Titel prangt.[199] Wenn besagter textinterne Sprecher nun im Zuge seiner Ausführungen ein Bild erschafft, dann handelt es sich hierbei streng genommen lediglich um ein Porträt seiner selbst. Und genau dieses von dem textinternen Sprecher hervorgebrachte Selbstbild wird, so jedenfalls die Annahme, von weiten Teilen der realen Rezipientenschaft weniger auf einen implizierten als unmittelbar auf den außertextlichen realen Autor übertragen.

De facto bringt der textinterne Sprecher aber nicht nur je nach rhetorisch-persuasivem Bedarf ein schemenhaft bleibendes oder sehr deutliche Konturen gewinnendes Porträt seiner selbst hervor – wobei zumindest mit Blick auf die deutschsprachige wissenschaftliche Literatur nach dem Siegeszug der positivistischen Wissenschaftsauffassung zweifelsohne ein, wie es Weinrich etwas pointiert nennt, »Ich-Verbot«[200] konstatiert werden kann. Denn er ist es auch, der innerhalb des Textes die jeweils anfallende Plausibilisierungsarbeit leistet, welche nach der hier vertretenen Auffassung durchaus hinsichtlich der Quantität und Vielfalt der zum Zuge kommenden einzelnen Plausibilisierungstechniken und vor allem auch bezüglich ihres Systematisierungsgrades beurteilt werden kann. Freilich wäre in diesem Zusammenhang die sich in kursierenden Formulierungen wie ›Rhetorisierung der Literatur‹ und ›Literarisierung der Rhetorik‹ bereits ankündigende Frage nach dem Nutzen einer Aufrechterhaltung der althergebrachten strikten Differenzierung zwischen ›literarischen‹ und ›rhetorischen‹ Techniken zu klären.

Als Fazit bleibt, und damit sei der Bogen zu den Eingangsausführungen zurückgeschlagen, Folgendes festzuhalten: Für die tiefenpsychologische Krankengeschichte ist ein als Seelenspezialist figurierendes textinternes Ich

---

199 Sicherlich wäre zu überlegen, ob jene von der modernen Erzählforschung zur genaueren Beschreibung von ästhetischen Erzählwerken entwickelten Kategorien wie ›Fokalisierung‹ oder ›Stimme‹ ebenfalls in puncto wissenschaftlicher Literatur brauchbar sein könnten (siehe hierfür etwa die Kapitel »*Die narrative Organisation des Lehrbuchs: Zeit und Modus*« sowie »*Der Volkslehrer: Schwachsinn am Ort der Stimme*« in Wübben, Yvonne: *Verrückte Sprache*: 114–130, in denen die Autorin zur Analyse von Emil Kraepelins bedeutendem, in zahlreichen Auflagen erschienenem Psychiatrie-Lehrbuch auf genau jene Kategorien zuzückgreift). Allerdings dürfte hier einmal mehr das gelten, was in Käte Friedemanns oben erwähnter Studie in Bezug auf den Erzähler ästhetischer Erzählwerke gesagt wird, nämlich dass dieser »nicht einen Automaten, sondern einen lebendigen Menschen repräsentiert«. Friedemann, Käte: *Die Rolle des Erzählers*: 25.
200 Weinrich, Harald: »Formen der Wissenschaftssprache«. In: *Jahrbuch 1988 der Akademie der Wissenschaften zu Berlin* (1989): 119–158, hier 132.

konstitutiv, welches über epistemische Fähigkeiten verfügt, die jene eines empirischen Menschen deutlich übertreffen. Darüber hinaus lässt dieses textinterne Ich häufig einen signifikanten Hang zur Selbstdarstellung wie auch zur Verrichtung erschöpfender Plausibilisierungsarbeit erkennen, sodass bezüglich dieser Verhaltensweisen von typischen Gattungsmerkmalen gesprochen werden kann.

2.2.5 Der textinterne Leser: Idealer Leser, lector malevolus, lector benevolus, lector testis

Als allgemeines Charakteristikum der tiefenpsychologischen Krankengeschichte darf ein textinterner idealer Leser gelten, der als ein dem jeweiligen Text eingeschriebener fiktiver Rezipient streng von der außertextlichen realen Leserschaft unterschieden werden muss. Dabei zeigen sich grundsätzlich die folgenden Tendenzen: Ist sein demonstriertes Wissen im historischen Moment der Veröffentlichung des Gattungsexemplars innerhalb des realen zeitgenössischen Lesepublikums bereits in hohem Maße konventionalisiert bzw. ohne größere Schwierigkeiten mit dem jeweils vorherrschenden krankheits-/persönlichkeits-/therapietheoretischen Paradigma vereinbar, dann erschafft das textinterne Ich durch speziellen Gebrauch des Pluralis Auctoris und mitunter auch zusätzlich mithilfe eines weiteren Kunstgriffs ein insgesamt gesehen relativ undetailliertes Bild eines aufmerksam zuhörenden, mit dem Gehörten fast ausnahmslos konform gehenden idealen Lesers. Ist sein demonstriertes Wissen im historischen Augenblick der Publikation der tiefenpsychologischen Krankengeschichte indessen eher unkonventionell bzw. nicht ohne Weiteres mit dem jeweils vorherrschenden krankheits-/persönlichkeits-/therapietheoretischen Paradigma in Einklang zu bringen, dann entwirft das textinterne Ich ein ziemlich differenziertes Bild eines ihm wesensverwandten idealen Lesers, wobei ebenjener Wunschrezipient durch den Einsatz diverser Kunstgriffe, wie etwa das Andichten von Einwänden oder Fragen, immer mal wieder in Aktivität versetzt wird. Gleichsam um seine Attraktivität als Leserrollenangebot und Identifikationsofferte an den außertextlichen realen Rezipienten und damit zugleich dessen inhärente manipulative Wirkkraft zu erhöhen, werden dem idealen Leser sehr häufig noch weitere Lesertypen wie ein lector malevolus, ein lector benevolus oder auch ein lector testis an die Seite gestellt. Anders als der stets namenlose fiktive ideale Leser können die genannten Lesertypen allerdings durchaus ein außertextliches reales Referenzobjekt besitzen, sodass sie in besagtem Falle nicht nur keine annehmbare Identifikationsofferte, sondern darüber hinaus auch nicht einmal ein Leserrollenangebot markieren.

»Der analytische Schriftsteller beobachtet«, so der Anfang eines Aphorismus aus Friedrich Schlegels *Kritischen Fragmenten*, »den Leser wie er ist, danach macht er seinen Kalkül, legt seine Maschen an, um den gehörigen Effekt auf ihn zu machen.« Und weiter heißt es: »Der synthetische Schriftsteller konstruiert und schafft sich einen Leser, wie er sein soll; er denkt sich denselben nicht ruhend und tot, sondern lebendig und entgegenwirkend.«[201] Diese offen formulierten und somit Raum für Interpretation lassenden Worte könnten Anlass zu der Vermutung geben, der »Leser« habe sich inzwischen zu einem Untersuchungsgegenstand entwickelt, hinsichtlich dessen breiter Konsens darüber besteht, wie er literaturwissenschaftlich zu erfassen sei. Das stimmt aber nur sehr bedingt. Die Narratologen jedenfalls haben bis zum heutigen Tag kein sonderlich großes Interesse für besagtes Sujet entwickeln können. Mit Blick auf die ästhetische Literatur sorgen zwar Studien wie jene von Wolfgang Iser[202], Erwin Wolff[203], Umberto Eco[204] oder Gerald Prince[205] für Abhilfe. Doch die in diesen und anderen Arbeiten ins Feld geführten Rezeptions- und Lesermodelle weichen genauso voneinander ab wie die jeweils verfolgten Erkenntnisziele, selbst wenn sehr häufig auf identische Begriffe rekurriert wird. Darüber hinaus stellt sich bezüglich der nicht-ästhetischen Literatur zudem die Frage nach deren Praktikabilität. So findet sich bereits in Walter Schönaus früher Studie zur Freud'schen Prosa nach einer Gegenüberstellung von »moderne[m] Roman« und »wissenschaftlicher[r] Prosa« der Hinweis, dass »die Gesprächsform der wissenschaftlichen Sprache nicht auf einen Dialog mit einem ›idealen Partner‹« eingeschränkt werden dürfe: »Oft wird es einem Autor eher gelingen, sein Publikum zu überzeugen, wenn sein fiktiver Gesprächspartner ein *lector malevolus* statt eines *lector benevolus* ist. Und auch der ›ideale Zuhörer‹«, so heißt es weiter, »ist nicht derjenige, der alles kritiklos akzeptiert, sondern der berechtigte Einwände äußert und damit

---

201 Schlegel, Friedrich: *Charakteristiken und Kritiken I (1796–1801)*. Hrsg. u. eingeleit. v. Hans Eichner. München, Paderborn, Wien 1967: 161.
202 Iser, Wolfgang: *Der implizite Leser. Kommunikationsformen des Romans von Bunyan bis Beckett*. München 1972 bzw. Iser, Wolfgang: *Der Akt des Lesens. Theorie ästhetischer Wirkung*. 2., durchges. u. verb. Aufl. 1984.
203 Wolff, Erwin: »Der intendierte Leser. Überlegungen und Beispiele zur Einführung eines literaturwissenschaftlichen Begriffs«. In: *Poetica* 4 (1971): 141–166.
204 Eco, Umberto: *Lector in fabula. La cooperazione interpretativa nei testi narrativi*. Milano 1979.
205 Prince, Gerald: »Introduction to the Study of the Narratee«. In: Tompkins, Jane P. (Hg.): *Reader-Response Criticism. From Formalism to Post-Structuralism*. Baltimore, London 1980: 7–25.

die Diskussion (und die Wahrheitsfindung) fördert.«[206] Leider unterbleibt eine Präzisierung der verwendeten Begriffe, weswegen schwer zu entscheiden ist, ob sich tatsächlich Übereinstimmungen mit der nachstehenden Erläuterung der obigen Ausführungen zum ›textinternen Ich‹ der tiefenpsychologischen Krankengeschichte ergeben. In jedem Falle aber zeigt sich eine Differenz darin, dass dem »ideale[n] Zuhörer« nach der hier vertretenen Auffassung keinerlei Bedeutung in puncto »Wahrheitsfindung« zuzumessen ist.

Wie bereits deutlich geworden sein dürfte, wird in der vorliegenden Arbeit generell eine klare Unterscheidung zwischen der textexternen und der innertextlichen Ebene als wesentlich erachtet, und zwar auch im Hinblick auf den innerhalb des Schlegel'schen Aphorismus bedachten »Leser«. Der ›außertextliche reale Rezipient‹ ist der Leser aus Fleisch und Blut, welcher in den jeweiligen Text in einem konkreten historischen Augenblick Einblick nimmt. Er kann entweder ein Zeitgenosse des außertextlichen realen Autors sein oder auch einer späteren Generation angehören. Beim ›textinternen Leser‹ hingegen handelt es sich, so die Annahme, um einen Rezipienten, der einem konkreten Text eingeschrieben ist und bleibt, doch könnte das soeben verwendete Verb Missverständnisse provozieren. Streng genommen ist es nämlich niemand anders als der textinterne Sprecher, der je nach Belieben ein Selbstporträt oder eben auch das Bild eines oder mehrerer Lesertypen hervorbringt.

Mit dem Terminus ›idealer Leser‹ ist ein im Text anwesender Wunschrezipient gemeint, für den die jeweiligen Ausführungen offenkundig bestimmt sind, wobei er grundsätzlich ein Leserrollenangebot an den außertextlichen Rezipienten darstellt. Nun kann dieser ideale Leser aber durchaus als eine Art charakterliches Ebenbild des textinternen Sprechers entworfen sein mit dem Resultat, dass er nicht nur ein Leserrollenangebot, sondern darüber hinaus auch eine mehr oder weniger attraktive Identifikationsofferte markiert. Und genau in diesem Falle erscheint es angebracht, von einer gewissen dem Wunschrezipienten innewohnenden manipulativen Wirkkraft zu sprechen.

Umgekehrt ist die Begriffstrias ›lector malevolus‹, ›lector benevolus‹ und ›lector testis‹ in der vorliegenden Arbeit solchen in einem Text präsenten Lesertypen vorbehalten, die aus unterschiedlichen Gründen als Wunschrezipient nicht taugen und deren Funktion einzig darin besteht, die Attraktivität des idealen Lesers als Leserrollenangebot und vor allem als Identifikationsofferte zu steigern. Der ›lector malevolus‹ scheidet infolge seines Status als unverbesserlicher

---

206 Schönau, Walter: *Sigmund Freuds Prosa. Literarische Elemente seines Stils.* Um ein akt. Vorwort erw. Neuausg. d. Ausg. v. 1968. Gießen 2006: 28.

Andersdenkender aus. Hat er die Lektüre bereits durchlaufen und besitzt er ein außertextliches reales Referenzobjekt, dann stellt er nicht einmal ein Leserrollenangebot bereit. Im Gegensatz dazu fällt der ›lector benevolus‹ deswegen fort, weil er bereits ein unabänderlicher Gleichdenkender ist. Selbst wenn er die Lektüre noch vor sich hat und kein außertextliches reales Referenzobjekt besitzt, markiert er nur sehr bedingt ein Leserrollenangebot. Der unweigerlich über ein außertextliches reales Referenzobjekt verfügende ›lector testis‹ schließlich kommt als idealer Leser insofern nicht in Betracht, als er die Lektüre bereits durchlaufen hat und für den Wahrheitsgehalt der Darstellung als Zeuge bürgt. Schon von daher kann von einem Leserrollenangebot keine Rede sein.

Nach den im Vorstehenden gegebenen kurzen Begriffserklärungen gilt es zu guter Letzt auch in diesem Falle noch einmal zu den Eingangsausführungen in Form eines knappen Resümees zurückzukehren: Für die tiefenpsychologische Krankengeschichte ist ein textinterner idealer Leser konstitutiv, der für den außertextlichen realen Rezipienten prinzipiell ein Leserrollenangebot bereithält. Indessen kann von einem mit dem textinternen Ich wesensverwandten idealen Leser als Leserrollenangebot *und* Identifikationsofferte, die häufig durch die Anwesenheit weiterer Lesertypen in ihrer Attraktivität erhöht werden, lediglich im Sinne eines typischen Gattungsmerkmals gesprochen werden.

2.3 Tiefenpsychologische Krankengeschichte und Weltanschauungsliteratur – vergleichende Überlegungen samt einer Bemerkung zur Historie der Untergattung

Aus den vorangegangenen Ausführungen ergibt sich, dass die zur Diskussion stehende Untergattung der Krankengeschichte aufgrund ihrer spezifischen Konstitution eine gewisse Affinität zur sogenannten ›Weltanschauungsliteratur‹ aufweist, einem sich sowohl von den gängigen wissenschaftlichen als auch den üblichen ästhetischen Literaturgattungen abhebenden, recht wandlungsfähigen Texttyp, dessen Wurzeln in die zweite Hälfte des 19. Jahrhunderts zurückreichen.[207] Tatsächlich lassen sich erste Parallelen bereits im Hinblick auf einige

---

207 Vgl. Thomé, Horst: »Weltanschauungsliteratur«: 338f. u. 353. Da bislang keine im Detail ausgearbeitete, systematisch aufgebaute Theorie der Weltanschauungsliteratur vorgelegt wurde, sei an dieser Stelle auf eine ausgefeilte Charakterisierung verzichtet und lieber jene einschlägige Begriffsbestimmung ins Gedächtnis gerufen, welche sich

wenige jener weiter oben vorgestellten Kennzeichen feststellen, die nach der hier vertretenen Auffassung als konstitutive Charakteristika einzustufen sind. Wie an früherer Stelle erwähnt, ist die tiefenpsychologische Krankengeschichte im Gegensatz zu gewissen ihr vorausgehenden Untergattungen grundsätzlich durch eine explizite Funktionsbestimmung gekennzeichnet, was einmal mehr für ihre offenkundige Zugehörigkeit zur wissenschaftlichen Literatur zu sprechen scheint. Nun ist es allerdings ebenfalls möglich, dieses Charakteristikum als Zeichen ihrer Annäherung an die Weltanschauungsliteratur zu werten. So ist dieselbe nach Aussage Horst Thomés nämlich insbesondere auch mangels einer selbsterklärenden »Intention« auf einen Aufklärung bietenden »Metatext[es]«[208] angewiesen. Und in der Tat stünde nicht minder die tiefenpsychologische Krankengeschichte aufgrund ihrer recht eigenwilligen Konstitution ohne eine ausdrückliche Bestimmung ihres Sinns und Zwecks in Gefahr, als rechtmäßiger, theoretisch verwertbarer Empiriersatz verkannt zu werden.

De facto ist es mit der ebenfalls infolge einer mangelnden ›Selbstverständlichkeit eo ipso‹ notwendigen expliziten Funktionsbestimmung aber noch nicht genug. Denn in dem über ein via Erfahrung unmöglich zu erlangendes Wissen verfügenden, aber gleichwohl den außertextlichen realen Autor vertretenden textinternen Ich findet sich noch ein weiteres konstitutives Merkmal der tiefenpsychologischen Krankengeschichte, das sich in Zusammenhang mit besagtem Texttyp bringen lässt: »Das Ich der Weltanschauungsliteratur erschleicht sich gleichsam die Wahrheitsmächtigkeit des Dichters.«[209] In dem einen wie in dem anderen Falle kann also offenbar von einem innerhalb des Textes in Erscheinung tretenden Ich gesprochen werden, das epistemische Fähigkeiten aufzubieten hat, die jene eines empirischen Menschen überschreiten.

---

zu Beginn der Thomé'schen Prolegomena findet: »Unter ›Weltanschauungsliteratur‹ verstehe ich ein Korpus von Texten, die den expliziten Anspruch erheben, die ›Weltanschauung‹ des Verfassers argumentativ darzustellen. In aller Regel verbinden sich dabei breite Darlegungen wissenschaftlicher Ergebnisse mit waghalsigen Hypothesen, metaphysischen Theoriefragmenten, autobiographischen Mitteilungen, persönlichen Glaubensbekenntnissen, ethischen Handlungsanweisungen, zeitpolitischen Diagnosen und gesellschaftlichen Ordnungsmodellen.« Ebd.: 338. Zum Begriff ›Weltanschauung‹ siehe Thomé, Horst: »Weltanschauung«. In: Ritter, Joachim; Gründer, Karlfried, Gabriel, Gottfried (Hg.): *Historisches Wörterbuch der Philosophie*. Völlig neubearb. Ausg. d. *Wörterbuchs der philosophischen Grundbegriffe* v. Rudolf Eisler. Bd. 12: *W–Z*. Basel 2004: Spalte 453–460. Die Teil des Wörterbucheintrags bildenden Ausführungen zur Weltanschauungsliteratur basieren maßgeblich auf der zuvor publizierten Studie.
208 Thomé, Horst: »Weltanschauungsliteratur«: 354.
209 Ebd.: 358.

Freilich lassen sich noch mehr Parallelen zwischen beiden Arten von Textgruppenbildungen entdecken, sobald zusätzlich einige jener in den vorangegangenen Ausführungen erwähnten Kennzeichen in die Überlegung mit einbezogen werden, die nach der hier vertretenen Auffassung nicht als konstitutive, wohl aber als typische Gattungsmerkmale der tiefenpsychologischen Krankengeschichte anzusehen sind. Was etwa die als häufige implizite Funktion herausgestellte Werbung von Anhängern resp. Gesinnungsgenossen seitens des jeweiligen außertextlichen realen Autors anbelangt, so sei auf die folgende Charakterisierung der Weltanschauungsliteratur hingewiesen: »Die Krise [jene, die das Weltanschauungs-Ich zu durchlaufen hat; Anm: S.H.] gerät solchermaßen zur Probe, die siegreiche Bewältigung ist Merkmal der Erwählung und gibt das Recht, zu lehren und Anhänger zu werben.«[210] Und später heißt es: »Bei erfolgreichen Weltanschauungen identifizieren sich reale Personen mit der Rolle des ›Du‹, die ihnen der Text vorgibt, akzeptieren die Handlungsanweisungen und schließen sich mit Gleichgesinnten zu einer Gemeinde [...] zusammen.«[211] Nun darf zwar nicht in Bezug auf alle, aber dennoch hinsichtlich mehrerer Gattungsexemplare der tiefenpsychologischen Krankengeschichte von einer ganz ähnlichen Art des Appellierens an den außertextlichen realen Rezipienten gesprochen werden.

Des Weiteren lässt sich in der motivierten gattungs- bzw. formspezifizierenden Metanarration ein weiteres typisches Gattungsmerkmal der zur Diskussion stehenden Untergattung der Krankengeschichte ausmachen, das in Verbindung mit der Weltanschauungsliteratur gebracht werden kann. Bedarf die Letztere laut Thomé doch nicht nur angesichts einer wenig selbsterklärenden »Intention«, sondern auch bezüglich einer nicht hinreichend verständlichen »Form« eines »Metatextes, der die Darstellung rechtfertigt und Leseanweisungen bietet«[212]. Ob im Falle der Weltanschauungsliteratur, nicht jedoch in Hinsicht auf die eine Wirklichkeitserzählung markierende tiefenpsychologische Krankengeschichte, der Begriff ›formspezifizierende Metatextualität‹ vorzuziehen ist, wäre zu diskutieren. Konkret müsste eingehender die Frage erörtert werden, inwiefern besagtem Texttyp ein mehr oder weniger hoher ›Narrativitätsgrad‹ bescheinigt werden kann.

Ferner gilt es an dieser Stelle noch einmal auf das mit beachtenswerten epistemischen Fähigkeiten ausstaffierte, den jeweiligen außertextlichen realen Autor vertretende textinterne Ich zu sprechen zu kommen, durch das beide Textgruppenbildungen allem Anschein nach grundsätzlich gekennzeichnet sind. Wie weiter

---

210 Ebd.: 363.
211 Ebd.: 375.
212 Ebd.: 353.

oben erwähnt, lässt dasjenige der tiefenpsychologischen Krankengeschichte zwar nicht immer, wohl aber oft einen auffälligen Hang zu Selbstdarstellung erkennen, wobei das Ergebnis dieser autobiografischen Konstruktionsleistung ein Erzähler ist, der deutlich ausgeprägte Merkmale einer individuellen Persönlichkeit besitzt. Nun heißt es mit Blick auf die Weltanschauungsliteratur, dass die »Verfasser von Weltanschauungstexten […] öfter und eingehender von sich [reden], als es in wissenschaftlichen Untersuchungen üblich ist«, wobei sich späterhin noch die folgende Charakterisierung findet: »Die Weltanschauungsliteratur erzählt mehr oder weniger offen, mehr oder weniger intensiv diesen Prozeß [jenen der Bildung der eigenen Weltanschauung; Anm. S.H.] und bekommt so einen autobiographischen Zug.«[213] Anders als im Falle der tiefenpsychologischen Krankengeschichte ist ein in augenfälligem Maße zur Selbstdarstellung neigendes textinternes Ich für besagten Texttyp offenbar nicht nur typisch, sondern darüber hinaus sogar konstitutiv.[214]

Schließlich und endlich gilt es aber auch noch einmal auf den textinternen idealen Leser der tiefenpsychologischen Krankengeschichte zu sprechen zu kommen, der ja nicht immer, wohl aber oft als eine Art Ebenbild des jeweiligen textinternen Ich entwickelt ist und dergestalt nicht nur ein Leserrollenangebot, sondern auch eine – häufig durch die Anwesenheit weiterer Lesertypen in ihrer Attraktivität gesteigerte – Identifikationsofferte markiert. So ist hinsichtlich der Weltanschauungsliteratur doch von »Ich-Konstruktionen« die Rede, welche »den Entwurf einer Leserrolle [steuern], der in keinem Weltanschauungstext fehlt«: »Wenn Weltanschauung nur über einen Bildungsprozeß errungen werden kann, so wird der ideale Rezipient die Initiation zu wiederholen haben, die der Autor bereits vollzogen hat, muß dazu allerdings erst beredet werden.«[215] Und dass hiermit keineswegs nur die außertextliche Ebene gemeint ist, macht noch einmal der Ausdruck »textimmanente Ich-Leser-Relation« deutlich. »Die Wendung an das wesensverwandte Publikum und der ›Bund‹ kehren«, so heißt es wenig später, »in der Weltanschauungsliteratur wieder […].«[216] Dem Anschein nach ergibt sich also ein ganz ähnlicher Befund wie in Bezug auf das seinen Hang zur Selbstdarstellung frönende textinterne Ich, nämlich dass ein weit mehr als ein Leserrollenangebot markierender textinterner idealer Leser für die tiefenpsychologische Krankengeschichte typisch, für die Weltanschauungsliteratur hingegen konstitutiv ist.

---

213 Ebd.: 352 u. 357.
214 Angesichts der zweiten zitierten Bemerkung aus Thomés Prolegomena stellt sich dann auch noch einmal die Frage, ob nicht auch im Falle der Weltanschauungsliteratur besser von ›formspezifizierender Meta*narration*‹ gesprochen werden sollte.
215 Ebd.: 373.
216 Ebd.: 373f.

Vorstehende komparatistische Überlegungen lassen sich dahingehend zusammenfassen, dass der tiefenpsychologischen Krankengeschichte aufgrund einiger weniger konstitutiver Gattungsmerkmale gleichsam ein weltanschauungsliterarisches Potenzial innewohnt. Ist dieses ihr grundsätzlich inhärente Potenzial durch das Vorhandensein bestimmter typischer Gattungsmerkmale, die infolge ihrer engen Wechselbeziehung für gewöhnlich gemeinsam anzutreffen sind, weiter ausgeschöpft, gerät die tiefenpsychologische Krankengeschichte in eine geradezu eklatante Nähe zur Weltanschauungsliteratur. Tatsächlich zeichnet sich mit Blick auf den untersuchten Zeitraum eine deutlich erkennbare Tendenz ab, die sich schematisch vereinfacht wie folgt darstellen lässt:

außertextlicher realer Autor:	Außenseiterrolle innerhalb der Fachgemeinschaft	reguläres Mitglied der Fachgemeinschaft
grundlegende Funktion:	Negierung des vorherrschenden Paradigmas/ Versuch der Etablierung eines neuen Paradigmas	Affirmation/ Fortsetzung des vorherrschenden Paradigmas
Textorganisation:	außergewöhnlich, d.h. auffällige Textstruktur	gewöhnlich, d.h. unauffällige Textstruktur
	motivierte gattungs-/ formspezifizier. Metanarration	keine motivierte gattungs-/ formspezifizier. Metanarration
	das ›auktoriale‹ textinterne Ich ist als individuelle Persönlichkeit präsent u. leistet intensive Plausibilisierungsarbeit	das ›auktoriale‹ textinterne Ich ist kaum als individuelle Persönlichkeit präsent u. leistet gemäßigte Plausibilisierungsarbeit
	der textinterne ideale Leser ist als Wesensverwandter des Erzählers ausgestaltet und stellt sowohl ein Leserrollenangebot als auch eine Identifikationsofferte dar	der textinterne ideale Leser ist wenig als Charakter ausgestaltet und markiert lediglich ein Leserrollenangebot
weltanschauungsliterarische Züge:	ausgeprägt	gering

Wie aus dem vorstehenden Schema erhellt, wird in der vorliegenden Arbeit von zwei Grundvarianten der zur Diskussion stehenden Untergattung der Krankengeschichte ausgegangen, wobei ebendieser Befund in Zusammenhang mit ihrer Historie zu betrachten ist. So könnte unter Rückgriff auf Voßkamps Begriff des Prototyps und in grober Orientierung an Thomas S. Kuhns berühmtem Phasenmodell der Wissenschaftsentfaltung[217] von drei recht gut voneinander abgrenzbaren Entwicklungsperioden der tiefenpsychologischen Krankengeschichte gesprochen werden, nämlich erstens einer ›Phase der Prototypbildung‹, zweitens einer ›Phase der Normalität‹ und drittens einer ›Phase der Revolution‹. Die ›Phase der Prototypbildung‹ ist durch die Publikation jenes beispielgebenden gattungsbildenden Textes geprägt, der nach der hier vertretenen Auffassung als der Prototyp der tiefenpsychologischen Krankengeschichte anzusehen ist. Besagter Text, welcher schon allein insofern etwas Neues darstellt, als er mit althergebrachten Konventionen der Großgattung Krankengeschichte bricht, entspricht der ersten der beiden oben aufgeführten Grundvarianten. Die hierauf folgende ›Phase der Normalität‹ zeichnet sich durch das zeitlich nahe Erscheinen etlicher Texte aus, welche diesem Beispiel ganz offenkundig gefolgt sind. Nichtsdestoweniger decken sie sich aber weniger mit der ersten als mit der zweiten Grundvariante. Die sich anschließende ›Phase der Revolution‹ ist zu guter Letzt durch die zeitlich weit auseinanderliegende Veröffentlichung von Texten charakterisiert, welche eine besonders eklatante Affinität zum Prototyp der tiefenpsychologischen Krankengeschichte erkennen lassen. Folglich stimmen sie im Gegensatz zu jenen der zweiten Phase erneut mit der ersten der beiden weiter oben aufgeführten Grundvarianten überein.

---

217 Siehe Kuhn, Thomas S.: *The Structure of Scientific Revolutions*. Chicago, London 1962 (= *Internat. Encyclopedia of unified science* Bd. 2,2 = *Foundations of the unity of science* Bd. 2,2).

3 Vorklänge:
Zur Genese des ärztlichen Tiefblicks

> *Die Psychoanalyse ist sozusagen mit dem zwanzigsten Jahrhundert geboren; die Veröffentlichung, mit welcher sie als etwas Neues vor die Welt tritt, meine »Traumdeutung«, trägt die Jahreszahl 1900. Aber sie ist, wie selbstverständlich, nicht aus dem Stein gesprungen oder vom Himmel gefallen, sie knüpft an Älteres an, das sie fortsetzt, sie geht aus Anregungen hervor, die sie verarbeitet. So muss ihre Geschichte mit der Schilderung der Einflüsse beginnen, die für ihre Entstehung maßgebend waren, und darf auch der Zeiten und Zustände vor ihrer Schöpfung nicht vergessen (GW XIII: 405).*

Mit diesen Eingangsworten erinnert das textinterne Ich der erstmals im Jahre 1928 publizierten Freud'schen Schrift »Kurzer Abriss der Psychoanalyse« nachdrücklich an die Zeit vor der Entstehung der »Psychoanalyse«, die – so lässt sich sagen – den endgültigen Übergang zur Ära der Tiefenpsychologie markiert. Und was sich hier auf die gesamte »Schöpfung« bezieht, darf ebenfalls für gewisse einzelne Textkreationen gelten, die vornehmlich dem Seelenleben einer für psychisch indisponiert erklärten historischen Person gewidmet sind. Bevor also die tiefenpsychologische Krankengeschichte ins Zentrum der Betrachtung gerückt werden soll, ist erst einmal ein Blick zurück ins 19. Jahrhundert angezeigt. Dafür mag eine Bemerkung aus Henry Ellenbergers bis heute unübertroffener Studie zur *Entdeckung des Unbewußten* als Anhaltspunkt dienen, welche die Entwicklungsgeschichte der Tiefenpsychologie sehr prägnant zusammenfasst:

> *Historisch stammt die moderne dynamische Psychotherapie von der primitiven Heilkunst ab, und es läßt sich beweisen, daß zwischen Exorzismus und Magnetismus, Magnetismus und Hypnotismus, Hypnotismus und den modernen dynamischen Schulen eine ununterbrochene Kontinuität besteht.*[218]

Laut Aussage des Autors gehen der eigentlichen Geburtsstunde der, wie es hier heißt, »moderne[n] dynamische[n] Psychotherapie« also drei wesentliche Strömungen voraus, wobei für die vorliegende Untersuchung nur jene von Bedeutung

---

[218] Ellenberger, Henri F.: *Die Entdeckung des Unbewußten. Geschichte und Entwicklung der dynamischen Psychiatrie von den Anfängen bis zu Janet, Freud, Adler und Jung.* Aus dem Amerik. v. Gudrun Theusner-Stampa. Zürich 1985: 88. Im Rahmen dieser geradezu monumentalen Arbeit werden durchaus einige Titel einschlägiger Krankengeschichten genannt, doch kann von einer Vertiefung dieser Thematik keine Rede sein.

sind, welche eine Verbindung zur akademischen Medizin aufweisen, weshalb der
»Exorzismus« als Forschungsfeld ausscheiden dürfte. Fruchtbarer dagegen erweist sich der »Magnetismus«, der im frühen 19. Jahrhundert tatsächlich für eine gewisse Zeit an deutschen Universitäten gelehrt wurde.

3.1 Krankengeschichten des Magnetismus: Ernst Joseph Gustav de Valentis »Geschichte der magnetischen Heilung der Christiane L.« (1820)

Der gleichermaßen eine Theorie und Behandlungsmethode bezeichnende ›animalische oder thierische Magnetismus‹ geht in seinen Ursprüngen auf den deutschen Arzt Franz Anton Mesmer (1734–1815) zurück, der im Jahre 1779 eine *Mémoire sur la découverte du magnétisme animal* vorlegte, auf die anno 1814 das Werk *Mesmerismus. Oder System der Wechselwirkungen, Theorie und Anwendung des thierischen Magnetismus als die allgemeine Heilkunde zur Erhaltung des Menschen* eine *Abhandlung über die Entdeckung des thierischen Magnetismus* folgen sollte. In beiden Abhandlungen wird der »magnétisme animal« bzw. »thierische Magnetismus« als eine eigentümliche Kraft des menschlichen Körpers in Wechselwirkung mit den himmlischen Körpern und der Erde gekennzeichnet, die von einem universalen Fluidum getragen werde. Der Heilkundige könne sich diese Energie zunutze machen, indem er seinen eigenen Körper als Leiter zur Verfügung stelle oder sich fremder Leiter wie Glas oder metallischer Gegenstände bediene. Durch Befühlen und Bestreichen insbesondere des Hypochondriums der Kranken gelte es in ihnen heilsame Krisen hervorzurufen, um sie von ihrem angeblich stets durch eine Stockung im Organismus verursachten Leiden zu befreien.[219]

---

219 Vgl. Mesmer, M. [= Franz Anton]: *Mémoire sur la découverte du magnétisme animal*. Geneve, Paris, Didot 1779 sowie Mesmer, Friedrich [= Franz] Anton: *Mesmerismus. Oder System der Wechselwirkungen, Theorie und Anwendung des thierischen Magnetismus als die allgemeine Heilkunde zur Erhaltung des Menschen*. Hrsg. v. Karl Christian Wolfart. Mit dem Bildnis des Verfassers und 6 Kupfertafeln. Berlin 1814. Verwiesen sei ferner auf die einschlägige Forschungsliteratur zu Mesmer, allen voran auf die Sammelwerke von Schott, Heinz (Hg.): *Franz Anton Mesmer und die Geschichte des Mesmerismus. Beiträge zum internationalen wissenschaftlichen Symposium anlässlich des 250. Geburtstages von Mesmer, 10. Bis 13 Mai 1984 in Meersburg*. Im Auftrag des Instituts für Geschichte der Medizin der Universität Freiburg und der Stadt Meersburg. Stuttgart 1985 und Wolters, Gereon (Hg.): *Franz Anton Mesmer und der Mesmerismus. Wissenschaft, Scharlatanerie, Poesie*. Konstanz 1988.

Eine davon abweichende Theorie und Behandlungsmethode rührt von dem französischen Artillerieoffizier Armand Marie Jacques de Chastenet de Puységur (1751–1825) her, in dessen Schriften der »magnétisme animal« gleichsam von einer physikalischen zu einer psychischen Kraft avanciert. So könne der Arzt seine Kranken mithilfe moderater magnetischer Techniken wie leichtes Berühren in den Zustand eines magnetischen bzw. künstlichen Somnambulismus versetzen, welcher aufgrund der sich angeblich manifestierenden Luzidität der Patienten als der Königsweg zur Heilung ihrer Leiden angesehen werden dürfe. Von entscheidender Bedeutung sei dabei der sogenannte Rapport, ein Zustand besonderer Verbindung zwischen dem Magnetiseur und seinem Schützling.[220]

Während die sich weiter modifizierenden Lehren des Magnetismus in Österreich und Frankreich keinen Eingang in die Universitäten fanden – auf Mesmers großes Scheitern vor der Académie des Sciences sowie der Académie de Médecine im Jahre 1784 folgten weitere Ablehnungen[221] –, waren die Gegebenheiten in Deutschland anderer Natur. Nachdem der Berliner Chirurgieprofessor Karl Alexander Ferdinand Kluge (1782–1844) sein offenkundig als Lehrbuch konzipiertes Werk *Versuch einer Darstellung des animalischen Magnetismus* (1811) veröffentlicht hatte[222] und eine Untersuchungskommission der preußischen Regierung fünf Jahre später ein verhältnismäßig positives Ergebnis verlauten ließ, wurden an den Universitäten Bonn und Berlin – freilich kritisch beäugt vonseiten

---

220 Vgl. Puységur, Armand Marie Jacques de Chastenet, Marquis de: *Mémoires pour à l'histoire et à l'etablissement du magnétisme animal*. Paris 1784 sowie Puységur, Armand Marie Jacques de Chastenet, Marquis de: *Recherches, expériences et observations physiologiques sur l'homme dans l'état de somnambulisme naturel, et dans le somnambulisme provoqué par l'acte magnétique*. Paris 1811. Zu Leben und Werk Puységurs siehe Ellenberger, Henri F.: *Die Entdeckung des Unbewußten*: 113–120 sowie Crabtree, Adam: *From Mesmer to Freud. Magnetic Sleep and the Roots of Psychological Healing*. New Haven, London 1993: 38–105.

221 Vgl. ebd.: 23–29, 187–189 sowie Ellenberger, Henri F.: *Die Entdeckung des Unbewußten*: 106f., 124.

222 Kluge, Carl Alexander Ferdinand: *Versuch einer Darstellung des animalischen Magnetismus, als Heilmittel*. Berlin 1811. Die Arbeit, welche zuvorderst einen Überblick über die bis zum damaligen Zeitpunkt erschienenen theoretischen und empirischen Beiträge zum Magnetismus gibt, wurde dreimal aufgelegt und in fünf Sprachen übersetzt. Vgl. ferner Crabtree, der in seiner umfassenden Bibliografie zum Magnetismus und Hypnotismus hinsichtlich des Kluge'schen Werkes Folgendes konstatiert: »One of the most researched and widely read early German works on animal magnetism.« Crabtree, Adam: *Animal magnetism, Early Hypnotism, and Psychical Research, 1766–1925. An annotated Bibliography*. White Plains/NY 1988: 64.

der orthodoxen Schulmedizin – eigens Ordinariate für Magnetismus eingerichtet.[223] Als deren akademische Publikationsorgane können das von Carl August von Eschenmayer und Dietrich Georg Kieser herausgegebene *Archiv für den thierischen Magnetismus* (1817–1824) sowie die *Jahrbücher für den Lebens-Magnetismus oder neues Asklaepieion* (1818–1823) des Berliner Lehrstuhlinhabers für Heilmagnetismus Karl Christian Wolfart bezeichnet werden.[224] Beide Fachzeitschriften enthalten neben zahlreichen rein theoretischen und experimentellen Abhandlungen auch eine stattliche Reihe von kasuistischen Darstellungen, die einen auffällig hohen Grad an Homogenität aufweisen.

Mit Blick auf die Textstruktur der für gewöhnlich recht umfangreichen Schriften (ein Gesamtvolumen von über 100 Seiten ist keine Seltenheit) erscheint es durchaus berechtigt, diesen aufgrund ihrer offenkundigen Orientierung an dem klassischen Strukturschema der Krankengeschichte den Status einer – zweifelsohne kurzlebigen – Untergattung zuzuweisen, welche im Folgenden als ›Krankengeschichte des Magnetismus‹ bezeichnet werden soll.[225] Den Texten liegt ein

---

223 Vgl. Blankenburg, Martin: »Der ›thierische Magnetismus‹ in Deutschland. Nachrichten aus dem Zwischenreich«. In: Darnton, Robert: *Der Mesmerismus und das Ende der Aufklärung in Frankreich*. Aus dem Amerik. u. Franz. und mit einem Essay von Martin Blankenburg. München, Wien 1983: 193–228, hier 208–214 sowie Freytag, Nils: »Praxis zwischen ›Wissenschaft‹ und ›Aberglauben‹. Animalischer Magnetismus in Preußen in der ersten Hälfte des 19. Jahrhunderts«. In: *Medizin, Gesellschaft und Geschichte. Jahrbuch des Instituts für Geschichte der Medizin der Robert Bosch Stiftung* 15 (1996): 141–166, hier 161. Zur ausführlichen Geschichte der kurzen universitären Institutionalisierungsphase des Magnetismus in Deutschland siehe die umfassende, aber voreingenommene Studie von Erman, Wilhelm: *Der tierische Magnetismus in Preussen. Vor und nach den Freiheitskriegen*. München, Berlin 1925 (= *Historische Zeitschrift* Beiheft 4) und die neutralere Abhandlung von Artelt, Walter: *Der Mesmerismus in Berlin*. Mit 8 Tafeln. Mainz 1965 (= *Abhandlungen der geistes- und sozialwissenschaftlichen Klasse* Bd. 6).
224 *Archiv für den thierischen Magnetismus*. Altenburg, Leipzig 1817–1824 sowie *Jahrbücher für den Lebens-Magnetismus oder neues Asklaepieion. Allgemeines Zeitblatt für die gesammte Heilkunde nach den Grundsätzen des Mesmerismus*. Leipzig 1818–1823.
225 An dieser Stelle sei auf eine aufschlussreiche Studie von Barkhoff aufmerksam gemacht. So unternimmt dieser den Versuch, Berichte des frühen Magnetismus-Anhängers Eberhard Gmelin (1751–1809), welche vor der universitären Institutionalisierung besagter Disziplin publiziert wurden, innerhalb der zeitgenössischen medizinischen, anthropologischen und psychologischen Diskurse zu verorten, um anschließend unter Einnahme eines psychoanalytischen Blickwinkels Reflexionen zu Justinus Kerners (1786–1862) Darstellung um Christiane Käpplinger aus der *Geschichte zweyer Somnambülen* (1924) anzustellen. Er kommt zu dem Ergebnis, dass

einfaches und damit durchsichtiges Darstellungsverfahren zugrunde. Einblicke in das Seelenleben der Patienten werden fast ausnahmslos vermittelst der direkten und indirekten Rede gegeben und so weisen die Berichte einen relativ niedrigen Grad an Innerlichkeit auf. Da der betriebene Deutungsaufwand des textinternen Ich, das sich durchaus als individuelle Persönlichkeit mit in seine Darstellung einbringt, als äußerst gering eingestuft werden darf, sind sie ohne Frage »voranalytischer«[226] Natur. Insgesamt gesehen zeigen die Krankengeschichten des

---

»der animalische Magnetismus, indem er sich von den protokollarisch-medizinisch-leibgebundenen Redeweisen entfernt und sich seinen somnambulen Visionen überläßt, damit in die Arme der Literatur treibt«. Barkhoff, Jürgen: »Darstellungsformen von Leib und Seele in Fallgeschichten des Animalischen Magnetismus«. In: Schings, Hans Jürgen (Hg.): *Der ganze Mensch. Anthropologie und Literatur im 18. Jahrhundert.* Stuttgart, Weimar 1994: 214–241, hier 241. Obgleich die »Geschichte[n]« um Christiane Käpplinger und Caroline St. gewisse Anklänge an das tradierte Strukturschema zeigen und Kerners Werk in der Folgezeitschrift des *Archivs* unter der Rubrik »Neue Schriften über den thierischen Magnetismus und über verwandte Gegenstände« verzeichnet ist (*Sphinx. Neues Archiv für den thierischen Magnetismus und das Nachtleben überhaupt* 1 (1825). 1. St.: 163), können sie in der Tat nur mit Bedenken der Untergattung ›Krankengeschichte des Magnetismus‹ zugeordnet werden. In Anbetracht ihres auffällig hohen Literarisierungsgrades ist es jedenfalls nicht verwunderlich, dass sie keinen Eingang in die wenigen Fachjournale des Magnetismus gefunden haben. Und noch weniger Übereinstimmungen lassen sich zwischen den recht homogenen kasuistischen Darstellungen des *Archivs* sowie der *Jahrbücher* und Kerners anno 1929 erstmalig erschienenem Bestseller *Die Seherin von Prevorst* erkennen, wovon schon dessen opulentes Inhaltsverzeichnis beredtes Zeugnis ablegt. Vgl. Kerner, Justinus: *Geschichte zweyer Somnambülen. Nebst einigen anderen Denkwürdigkeiten aus dem Gebiete der magischen Heilkunde und der Psychologie.* Karlsruhe 1824 sowie Kerner, Justinus: *Die Seherin von Prevorst. Eröffnungen über das innere Leben des Menschen und über das Hereinragen einer Geisterwelt in die unsere.* 2 Theile. Stuttgart, Tübingen 1929. Schließlich und endlich gilt es aber auch noch auf eine interessante Arbeit von Gruber hinzuweisen, die im Anschluss an Barkhoff eine Krankengeschichte des *Archivs* einer eingehenderen Betrachtung unterzieht, wobei es ihr darum geht, das faktische Machtverhältnis zwischen Magnetiseur und Patientin ins rechte Licht zu rücken. Siehe Gruber, Bettina: »›Damenopfer?‹. Bemerkungen zum Verhältnis zwischen Somnambuler und Magnetiseur anhand einer Fallgeschichte des ›Archiv für den thierischen Magnetismus‹«. In: Leonardy, Ernst et al. (Hg.): *Einflüsse des Mesmerismus auf die europäische Literatur des 19. Jahrhunderts. Akten des internationalen Kolloquiums vom 9. und 10. November 1999.* Brüssel 2001: 163–182.

226 Im Rahmen der Psychoanalyse-Forschung wird mit diesem Ausdruck das Freud'sche Frühwerk bezeichnet, wobei nicht geklärt ist, auf wen er in dieser Verwendung zurückzuführen ist. Möglicherweise hat er ihn selber benutzt. Vgl. Aichhorn,

Magnetismus eine Tendenz zur Gleichsetzung von psychischer und physischer Behandlung. Obgleich sie für gewöhnlich einer expliziten Funktionsbestimmung entbehren, bereitet die Erschließung ihres primären Sinns und Zwecks dennoch wenig Mühe. Geht es doch augenscheinlich vorzugsweise darum, die Effizienz der ›universellen Heilmethode‹ nachzuweisen.

Als relativ typisches Beispiel sei eine Abhandlung eines deutschen Arztes namens Ernst Joseph Gustav de Valenti (1794–1871)[227] aus dem siebten Band des *Archivs* (1820) herausgegriffen, die den Titel »Geschichte der magnetischen Heilung der Christiane L.« trägt und mit einer Länge von knapp 50 Seiten in etwa dem Durchschnitt entspricht.[228] Der Text wird mit einem knappen Anamnese-Teil eröffnet. Dargestellt wird die individuelle Vorgeschichte des unter regelmäßigen Kopfschmerzattacken leidenden, etwa 30-jährigen nervösen Dienstmädchens Christiane L. beginnend mit dem frühesten Auftreten der Symptome. Diese mündet in eine scheinbar gänzlich unproblematische und daher nicht weiter zu begründende Diagnose, »ein rein hysterisches, in einer tiefen Verstimmung des Nervensystems begründetes Uebel, welches bereits [...] in Melancholie überzugehen droht« (GMH: 89), auf welche ein knapper Status-praesens-Teil folgt, der neben einer Beschreibung des aktuellen Gesundheitszustands der Kranken ebenso Reflexionen bezüglich der Prognose sowie der geeigneten Behandlungsmethode enthält. Nachdem die grundsätzliche Magnetisierungsfähigkeit der Patientin festgestellt und die Zusage der Herrschaft des Mädchens erteilt ist – berichtet von wird von zwei Zusammentreffen zwischen dem Arzt und seiner Patientin vor dem eigentlichen Beginn der Therapie – steht »der Anwendung des wunderbaren Heilmittels nichts mehr im Wege« (GMH: 90).

Thomas: »Die sogenannten voranalytischen Schriften«. In: Lohmann, Hans-Martin; Pfeiffer, Joachim (Hg.): *Freud-Handbuch. Leben – Werk – Wirkung*. Stuttgart, Weimar 2006: 77. Es spricht nichts dagegen, die Verwendung des Ausdrucks auf die Schriften seiner ›Ahnen‹ auszuweiten.

227 Zu Werk und vor allem Person de Valentis vgl. Pentzlin, Julius: »Ernst de Valenti. Ein Lebensbild aus der ersten Hälfte des neunzehnten Jahrhunderts«. In: *Monatsschrift für innere Mission mit Einschluß der Diakonie, Diasporapflege, Evangelisation und gesamten Wohltätigkeit* 17 (1887): 353–377, 393–433 sowie Kantzenbach, Friedrich Wilhelm: *Zwischen Erweckung und Restauration. Einige Kapitel aus der unbekannten Kirchengeschichte des 19. Jahrhunderts*. Gladbeck 1967: 7–14.

228 de Valenti [= Ernst de Valenti]: »Geschichte der magnetischen Heilung der Christiane L.«. In: *Archiv für den thierischen Magnetismus* 7 (1820). 1. St.: 88–137; im Folgenden zitiert unter GMH, alle Seitenangaben im Text beziehen sich auf diese Ausgabe. An dieser Stelle gilt es darauf hinzuweisen, dass die beiden Hauptherausgeber Eschenmayer und Kieser selbst weniger Krankengeschichten, sondern mehr rein theoretische sowie experimentelle Abhandlungen zu ihrem Fachblatt beigesteuert haben.

Das Herzstück der gesamten Schrift bildet zweifelsohne die Verlaufs- und Behandlungsgeschichte der in diesem Falle circa einmonatigen Kur. Unter Angabe des jeweiligen Datums wird in protokollarischer Form jede einzelne Sitzung minutiös wiedergegeben: Berichtet wird von den einzelnen Magnetisierungen – bei denen gelegentlich auch Dritte (Gehilfen des Magnetiseurs, Zeugen, andere Patienten etc.) anwesend sind – und den dadurch hervorgerufenen körperlichen und seelischen Reaktionen; aufgeführt werden die Zwiegespräche zwischen dem Arzt und seiner ›Somnambulen‹, die sich teilweise selbst Medikamente verordnet und nicht nur Auto-, sondern späterhin auf Erbitten ebenso Fremddiagnosen und -prognosen stellt; geschildert wird ferner die Durchführung von Versuchen, welchen die magnetisierte Patientin regelmäßig unterzogen wird, und schließlich finden sich mitunter eingeschobene kommentierende Passagen. Die Darstellung des Therapieverlaufs endet – wie in der Überschrift bereits angedeutet – mit der Wiederherstellung der Patientin und wird abgerundet durch eine sehr kurze epikritische Bemerkung, die im Wesentlichen aus den folgenden Worten besteht:

Am 23. August begann die magnetische Heilung der Kranken. Freitags 24. Septbr. war der Kopfschmerz laut ihrer Vorhersagung zum letztenmal als Augendrücken eingetreten. Seit der Zeit genießt sie einer vortrefflichen Gesundheit, und der Kopfschmerz ist nicht wiedergekommen (GMH: 137).

Wenn in dieser abschließenden Äußerung mit allem Nachdruck der Erfolg der magnetischen Behandlung unterstrichen wird, so bleiben keine größeren Zweifel hinsichtlich der grundlegenden Zweckbestimmung der gesamten Abhandlung.

Zwar sieht das textinterne Ich der Krankengeschichte von einer allzu aufwendigen Selbstdarstellung ab, doch es zeigt sich sehr wohl in der Rolle des experimentierfreudigen, aber gewissenhaften Arztes, der sich mit Blick auf das körperliche und seelische Wohlergehen seiner Schützlinge keiner noch so kontrovers diskutierten Behandlungsmethode gegenüber verschließt und damit zugleich den ihm möglichen Beitrag zur Forschung leistet. Wenn sich der Erzähler als Bewunderer und Nacheiferer eines ärztlichen Kollegen zu erkennen gibt (»[e]ingedenk der großen Anziehungskraft meiner Hände […] versuchte ich es, das große Experiment des Dr. Nick nachzumachen, wenn auch nur im Kleinen« GMH: 106) und ein Zusammentreffen mit Kieser zur Privataudienz stilisiert (»[i]ch hatte gestern den Herausgeber dieses Journals, Hrn. Prof. Kieser in Jena, besucht, und ihn von meinen magnetischen Heilerfahrungen Bericht erstattet« GMH: 117), so präsentiert er sich als gewöhnliches Mitglied der Wissenschaftsgemeinde, das sich Fachautoritäten wie selbstverständlich unterordnet. Im Einklang dazu steht auch der regelmäßige Hinweis des textinternen Ich auf die eigenen epistemischen Grenzen (»fühlbare Ausströmen eines unbekannten Etwas auf die Kranken« GMH: 105), wobei es sich gelegentlich einer metaphorischen, zweifelsfrei naturphilosophisch angehauchten Sprache bedient (»unbekannte dienende Geister« GMH: 120f.). Dies schließt aber freilich nicht aus, dass es sich als ein fähiger Forscher ins Spiel bringt, der durchaus in der Lage ist, eindeutige Beweise für die Wirksamkeit des Magnetismus zu liefern (»unumstößliche[n] factische[n] Gewißheit« GMH: 92).

Interessanterweise ähnelt die dargebotene Attitüde des Erzählers im Verhältnis zu der Kranken seinem weiter oben erläuterten Habitus gegenüber angesehenen Fachleuten, schreibt er ihr doch einen außergewöhnlich hohen Grad an epistemischer Autorität zu. So bezieht er sein Wissen – neben dem Lesen von Körperzeichen wie Blässe, Zittern oder Schwitzen vermöge des Sehsinnes – insbesondere durch gezieltes Aushorchen seiner magnetisierten Patientin, wobei einer gegebenen Antwort in aller Regel ein nicht zu bezweifelnder endgültiger Wahrheitswert zugesprochen wird. So gibt die somnambule Christiane als Ursache der Kopfschmerzen nach einem kurzen Frage- und Antwortspiel beispielsweise schlicht Wut an (»Ich bin so ärgerlich« GMH: 98), während sie auf die Frage nach dem Auslöser ihres Leidens einen Vorfall aus ihrer Vergangenheit schildert:

> Mein Bruder war vor 15 Jahren mit anderen Jungen über einen verdeckten Brunnen gegangen; die Bretter waren eingebrochen, und als wir dazu kamen, hörten wir was im Brunnen plätschern. Da dachten wir alle, mein Bruder läge im Brunnen und müßte ertrinken. Darüber bin ich so erschrocken, und von der Zeit an habe ich die Kopfschmerzen (GMH: 100).

Keine der beiden Auskünfte wird von dem textinternen Ich späterhin hinterfragt. Ganz im Gegenteil findet sich hinsichtlich der von der somnambulen Patientin berichteten Episode – bei welcher es sich um das einzige dargebotene Erinnerungsfragment handelt – wenig später sogar der folgende Nachtrag: »Ich leitete das Gespräch auf die Geschichte mit ihrem Bruder, die sie mir wachend noch einmal erzählte. Daß sie aber die Ursache ihrer Krankheit sey, davon hatte sie jetzt nicht die mindeste Ahnung« (GMH: 104). Hier hebt es also noch einmal mit allem Nachdruck die vorgebliche Luzidität seiner schlafwachenden Patientin hervor. In der nachstehenden, ganz am Ende der Verlaufs- und Behandlungsgeschichte zu findenden Aussage spiegelt sich denn auch noch einmal in charakterisitischer Weise seine dargebotene Grundhaltung wider: »Mag meinetwegen an den Magnetismus glauben, wer da will. – Ich will keinen Proselyten machen, allein meine Kranken sollen dabei desto besser gedeihen« (GMH: 136f.). Zwar bleibt dem Erzähler offenkundig nichts anderes übrig, als das eigentliche Wesen des thierischen Magnetismus als ein wissenschaftliches Rätsel hinzustellen – weswegen es auch nicht allzu verwunderlich ist, dass er das Amt des Bekehrers in solch ostentativer Manier ablehnt. Indem er sich aber als ein gewissenhafter

Heiler ausgibt, der es für seinen Teil als die eigene Obliegenheit erachtet, das »wunderbare[n] Heilmittel[s]« auch weiterhin zum Wohle seiner Kranken zum Einsatz zu bringen, unterstreicht er aber nichtsdestoweniger dessen angeblich nachweisbare kurative Kraft.[229]

3.2 Krankengeschichten des Hypnotismus

Nachdem sich der Magnetismus im ersten Drittel des 19. Jahrhunderts temporär an den deutschen Universitäten etablieren konnte, begann die akademische Blütezeit des sogenannten Hypnotismus in den 1880er Jahren auf französischem Boden, wobei sie sich binnen kurzer Zeit auch auf den deutschsprachigen Raum ausbreiten konnte. Der Begriff wurde maßgeblich geprägt durch den englischen Augenarzt James Braid (1795–1860), welcher das Mesmer'sche Gedankengebäude samt seiner Begrifflichkeiten verwarf und stattdessen angesichts des Phänomens eines nervösen Schlafens eine neurophysiologische Theorie aufstellte, die er mit dem Terminus »neuro-hypnotism« versah und auf deren Grundlage er eine modifizierte Behandlungstechnik (Fixierung eines leuchtenden Gegenstandes mit den Augen) präsentierte.[230]

Im Jahre 1882 schließlich hielt der weltweit erste Lehrstuhlinhaber für Krankheiten des Nervensystems, der Franzose Jean-Martin Charcot (1825–1893), einen aufsehenerregenden Vortrag an der Académie des Sciences, mit welchem er dem Hypnotismus zu einer breiten Anerkennung innerhalb der orthodoxen Schulmedizin verhalf.[231] Brachte er diesen doch, und zwar ohne näher auf dessen Bedeutung als spektakuläre Experimentiermethode einzugehen, mit einem spezifischen Krankheitsbild in Verbindung: In seiner höchsten Form umfasse der Hypnotismus drei nervöse Stadien mit einer jeweils charakteristischen

---

229 Freilich ist mit den Worten »wer da will« ein textinterner Leser angedeutet, doch lässt sich nur schwer entscheiden, ob es sich hierbei um einen idealen Leser oder eher um einen lector malevolus handelt.

230 Vgl. Braid, James: *Neurypnology; or, The rationale of nervous sleep, considered in relation with animal magnetism. Illustrated by numerous cases of its successful application in the relief and cure of disease*. London 1843. Zu Leben und Werk Braids siehe auch Robertson, Donald (Hg.): *The Discovery of Hypnosis. The Complete Writings of James Braid, ›The Father of Hypnotherapy‹*. With Commentary by Donald Robertson. Foreword by Dr. Michael Heap. Studley/Warwickshire 2009.

231 Vgl. Ellenberger, Henri F.: *Die Entdeckung des Unbewußten*: 145, 455 sowie Crabtree, Adam: *From Mesmer to Freud*: 166. Vgl. auch Crabtree, Adam: *Animal magnetism, Early Hypnotism, and Psychical Research*: 251.

physiologischen Symptomatologie, nämlich eine lethargische, eine kataleptische und eine somnambulistische Phase, wobei er sich dergestalt häufig bei Frauen zeige, die an Hystero-Epilepsie mit gemischten Krisen litten.[232] Detaillierter mitgeteilt und anhand eines reichen kasuistischen Materials erläutert findet sich diese Lehrmeinung vor allem in Charcots berühmten *Leçons sur les maladies du système nerveux*[233] sowie seinen *Leçons du Mardi à la Salpêtrière*[234]. Nicht von ungefähr gilt der berühmte Neurologe als der unangefochtene Spiritus Rector der ›Schule der Salpêtrière‹, einer offenbar streng hierarchisch organisierten Gruppe von Wissenschaftlern wie Désiré-Magloire Bourneville, Georges Gilles de la Tourette, Joseph Babinski, Georges Guinon oder Paul Richer, welche auf dem Territorium des unter Charcot in ein neuropathologisches Untersuchungszentrum transformierten Pariser Krankenhauses eine intensive Hysterie- und Hypnotismusforschung betrieb.[235]

---

232 Vgl. Charcot, Jean-Martin: »Sur les divers états nerveux determines par l'hypnotisation chez les hysteriqués«. In: *Comptes rendus hebdomadaires des séances de l'Académie des Sciences* 94 (1882): 403–405.
233 Charcot, Jean-Martin: *Leçons sur les maladies du système nerveux*. Paris 1886–1887 (= *Œuvres complètes* Tomes 1–3). Die Vorlesungen sind ursprünglich von 1872 bis 1887 unter dem umfassenderen Titel *Leçons sur les maladies du système nerveux faites à la Salpêtrière* herausgegeben worden. Siehe auch die deutschen Editionen: Charcot, Jean-Martin: *Klinische Vorträge über Krankheiten des Nervensystems*. Nach der Red. v. Bourneville ins Deutsche übertr. v. Berthold Fetzer. 2 Abth. Stuttgart 1874–1878 sowie Charcot, Jean-Martin: *Neue Vorlesungen über die Krankheiten des Nervensystems: insbesondere über Hysterie*. Autoris. dt. Ausg. v. Sigm. Freud. Leipzig 1886. Der von Freud besorgte dritte Teil konnte sogar vor dem französischen erscheinen.
234 Charcot, Jean-Martin: *Leçons du Mardi à la Salpêtrière*. Notes de Cours de MM. Blin, Charcot u. H. Colin. Tome 1: *Policlinique 1887–1888*. 2e édition avec 101 figures. Paris 1892 sowie Charcot, Jean-Martin: *Leçons du Mardi à la Salpêtrière*. Notes de Cours de MM. Blin, Charcot u. H. Colin. [Tome 2:] *Policlinique 1888–1889*. Paris 1889. Siehe auch hier die deutschen Ausgaben: Charcot, Jean-Martin: *Poliklinische Vorträge*. Übers. v. Dr. Sigm. Freud. Bd. 1: *Schuljahr 1887–1888*. Mit 99 Holzschnitten. Leipzig, Wien 1894 sowie Charcot, Jean-Martin: *Poliklinische Vorträge*. Übers. v. Dr. Max Kahane. Bd. 2: *Schuljahr 1888–1889*. Mit 125 Holzschnitten. Leipzig, Wien 1895.
235 Vgl. Ellenberger, Henri F.: *Die Entdeckung des Unbewußten*: 143. Ein eindrückliches Bild der an der Salpêtrière unter Charcot betriebenen Forschungen gibt Mayer, Andreas: *Mikroskopie der Psyche: Die Anfänge der Psychoanalyse im Hypnose-Labor*. Göttingen 2002: 19–63. Siehe ferner Didi-Hubermann, Georges: *Erfindung der Hysterie: die photographische Klinik von Jean-Martin Charcot*. München 1997. Zu Leben und Werk Charcots siehe u.a. Goetz, Christopher G.; Bonduelle, Michel; Gelfand, Toby: *Charcot. Constructing Neurology*. New York u.a. 1995.

Wenige Jahre nach dem durchschlagenden Erfolg vor der Pariser Akademie der Wissenschaften veröffentlichte der Nancyer Titularprofessor für Innere Medizin Hippolyte Bernheim (1840–1919) sein in mehreren Auflagen erschienenes, mit viel kasuistischem Material angereichertes Lehrbuch *De la suggestion et de ses applications à la thérapeutique* (1886), durch welches er zum Führer der sogenannten ›Schule von Nancy‹ avancierte.[236] Dabei lautet die zentrale These seines Werkes dahin, dass der Hypnotismus keinswegs ein auf physiologischen Prozessen beruhender pathologischer Zustand bzw. eine künstliche Neurose sei, welche sich nur bei Hystero-Epileptikerinnen manifestiere. Vielmehr handele es sich um die Induktion eines eigentümlichen psychologischen Zustandes, der die Empfänglichkeit für Suggestion steigere und nicht mit einem spezifischen Krankheitsbild in Zusammenhang gestellt werden könne. Insgesamt gesehen eigne sich der primär durch verbale Beeinflussung einzuleitende Hypnotismus zuvorderst als allgemeines medizinisches Therapeutikum.[237]

Die Schule von Nancy bestand offenbar in erster Linie aus vier Persönlichkeiten mit klarer Rollenverteilung: Während der Landarzt und Chef einer eigenen kleinen Hypnoseklinik Ambroise Liébault die Position des »geistigen Vaters«[238] einnahm, kam Bernheim als Direktor einer Internistischen Klinik in Nancy die Aufgabe zu, die althergebrachten Methoden in die moderne Krankenhausmedizin einzuführen und ein verwertbares Gedankengebäude zu errichten. Dagegen besetzten der Physiologe Henri-Étienne Beaunis und der Jurist Jules Joseph Liégeois im Rahmen der Fehde gegen die Pariser Fraktion ›strategische‹ Posten. Darüber hinaus hatte die Bernheim'sche Gruppe eine breite Anhängerschaft bestehend aus Psychiatern, die insbesondere im europäischen Raum verteilt waren wie Auguste Forel in der Schweiz, Richard von Krafft-Ebing in Österreich, Albert Moll und Albert von Schrenck-Notzing in Deutschland, Joseph Delboeuf in Belgien, Albert Willem van Rentergbem und Frederik Willem van Eeden in Holland, Otto Georg Wetterstrand in Schweden oder John Milne Bramwell in Schottland.[239]

---

236 Vgl. Ellenberger, Henri F.: *Die Entdeckung des Unbewußten*: 137.
237 Vgl. Bernheim, Hippolyte: *De la suggestion et de ses applications à la thérapeutique*. Deuxième édition corrigée et augmentée. Avec figures dans le text. Paris 1888: 1–146. Die von Freud besorgte deutsche Ausgabe basiert auf dieser zweiten Auflage. Siehe Bernheim, Hippolyte: *Die Suggestion und ihre Heilwirkung*. Autor. dt. Ausg. v. Dr. Sigmund Freud. Mit Abbildungen im Text. Leipzig, Wien 1888. Bis heute scheint noch keine Monografie über Bernheim erschienen zu sein.
238 Vgl. Ellenberger, Henri F.: *Die Entdeckung des Unbewußten*: 139.
239 Diese Art der Strukturierung der akademischen Hypnotismus-Debatte des späteren 19. Jahrhunderts ist sicherlich vereinfachend, hat sich in der Forschung aber

Während die von Edgar Bérillon ins Leben gerufene *Revue de l'hypnotisme* (1886-1910) als das wichtigste französische Fachperiodikum bezeichnet werden kann,[240] darf die wenig später von Auguste-Henri Forel (1848-1931), dem Zürcher Psychiatrieprofessor, Direktor der Psychiatrischen Universitätsklinik Burghölzli und Autor des in zwölf Auflagen erschienenen Lehrwerks *Der Hypnotismus* (1889) gegründete *Zeitschrift für Hypnotismus* (1892-1902) als das bedeutendste deutschsprachige Publikationsorgan gelten.[241] Anders als im Falle ihrer französischen Vorgängerin bestehen deren Beiträger allerdings fast ausnahmslos aus Mitgliedern der Schule von Nancy bzw. deren näherer oder weiterer Gefolgschaft.[242]

Im Vergleich zu der weiter oben erläuterten relativ einheitlichen früheren Untergattung erweisen sich die in den Fachzeitschriften und wissenschaftlichen Monografien vorgelegten ›Krankengeschichten des Hypnotismus‹ als eine heterogenere Textgruppe, was allem Anschein nach in Zusammenhang mit den zwei einander widerstreitenden Forschungspositionen zum ›Phänomen des Hypnotismus‹ gesehen werden muss. So kann von zumindest zwei differenten Ausformungen gesprochen werden, nämlich einem ›therapeutischen Typ‹ auf der einen und einem ›experimentellen Typ‹ auf der anderen Seite.

Der ›therapeutische Typ‹ findet sich oftmals in Reihung als nur bedingt unabhängiger Mikrotext innerhalb eines größeren Textganzen, für das ein einziger Autor einsteht. Er zeichnet sich durch eine recht ausgewogene Gewichtung aller charakteristischen Elemente des klassischen Strukturschemas der Krankengeschichte aus, wobei gerade auch die in früherer Zeit vernachlässigte Epikrise einen wichtigen Stellenwert einnimmt. Hier wird die hypnotische wie auch die

---

weitgehend durchgesetzt. Vgl. Ellenberger, Henri F.: *Die Entdeckung des Unbewußten*: 137-160, Crabtree, Adam: *From Mesmer to Freud*: 164-168, Mayer, Andreas: *Mikroskopie der Psyche*: 65-88 und, zweifelsfrei nachdenklicher, Gauld, Alan: *A history of hypnotism*. Cambridge 1992: 306-362.

240 *Revue de l'hypnotisme expérimental et thérapeutique*. Paris 1886-1888 sowie *Revue de l'hypnotisme et de la psychologie physiologique: psychologie, pédagogie, maladies mentales et nerveuses*. Paris 1889-1910.

241 *Zeitschrift für Hypnotismus, Suggestionstherapie, Suggestionslehre und verwandte psychologische Forschungen*. Berlin 1892-1895, *Zeitschrift für Hypnotismus, Psychotherapie sowie andere psychophysiologische Forschungen*. Berlin 1895 bzw. *Zeitschrift für Hypnotismus, Psychotherapie sowie andere psychophysiologische und psychopathologische Forschungen*. Berlin 1895-1902.

242 Auf eine im ersten Band enthaltene frühe Freud'sche Krankengeschichte wird später einzugehen sein.

Wachsuggestion als fruchtbares Psychotherapeutikum vorgeführt und darüber hinaus der Versuch unternommen, deren Wirkungsweise näher zu erläutern.

Der ›experimentelle Typ‹, in dem aufgrund direkter Anreden durchaus ein idealer Leser präsent ist, lässt sich mitunter als grundsätzlich unabhängiger Mikrotext innerhalb eines größeren Textganzen antreffen, für das ebenfalls ein einziger Autor bürgt. Er ist durch eine besonders breite Darstellung des Status praesens sowie vor allem der Diagnosestellung charakterisiert, wodurch der Gesichtspunkt der Rekonvaleszenz an Bedeutung einbüßt. Hier dient die hypnotische Suggestion zuvorderst als experimentelles Hilfsmittel zu einer exakteren Krankheitsbeurteilung resp. zur Einordnung des jeweiligen Krankheitsfalles unter eine nosologische Einheit.

Trotz ihrer Differenz zeigen beide Typen dennoch Gemeinsamkeiten: Mit Blick auf den einen wie den anderen manifestiert sich ein im Vergleich zur Krankengeschichte aus der magnetischen Ära gesteigerter Deutungsaufwand des als individuelle Persönlichkeit stark zurücktretenden textinternen Repräsentanten des Autors resp. des textinternen Ich, wodurch der Grad an Innerlichkeit leicht zunimmt. Zwar wird auf die Darstellung von seelischen Befindlichkeiten weitgehend verzichtet, doch in den wenigen Momenten, in denen Einblicke in das Innenleben der Patienten gegeben werden, geschieht dies mit dem Gestus der Auktorialität. Indessen wird auf die direkte und indirekte Rede nur in Ausnahmefällen zurückgegriffen.

Im Folgenden sollen zwei Exempel vorgestellt werden, die sich in den viel rezipierten Abhandlungen der beiden großen Lehrmeister selbst finden. Das eine, den experimentellen Typ repräsentierende ist in dem dritten Teil der Charcot'schen *Leçons sur les maladies du système nerveux*,[243] das andere, den therapeutischen Typ vertretende in Bernheims 1891 erschienenem Werk *Hypnotisme, suggestion, psychothérapie* enthalten,[244] welches laut dem vorangeschickten Vorwort eine Erweiterung der fünf Jahr zuvor publizierten Schrift darstellt.

---

243 Charcot, Jean-Martin: »*Sur deux cas de monoplégie brachiale hystérique, de cause traumatique, chez l'homme. – Monoplégies hystéro-traumatiques*«. In: Charcot, Jean-Martin: Leçons sur les maladies du système nerveux. Tome 3. Paris 1887: 299–369 (= Œuvres complètes Tome 3); im Folgenden zitiert unter L, alle Seitenangaben im laufenden Text beziehen sich auf diese Ausgabe.

244 Bernheim, Hippolyte: »Observation XVII. – Névrose spasmodique locale consécutive à une typhlite. Inhibition des accés par suggestion«. In: Bernheim, Hippolyte: *Hypnotisme, suggestion, psychothérapie. Études nouvelles.* Paris 1891: 279–287; im Folgenden zitiert unter HSP, alle Seitenangaben im Text beziehen sich auf diese Ausgabe. Die deutsche, ein Jahr später erschienene Übersetzung stammt wie diejenige des früheren Bernheim'schen Werkes von Freud. Siehe Bernheim, Hippolyte: *Neue Studien ueber Hypnotismus, Suggestion und Psychotherapie.* Uebers. v. Dr. Sigm. Freud. Leipzig, Wien 1892.

3.2.1 Der experimentelle Typ: Jean-Martin Charcots »Sur deux cas de monoplégie brachiale hystérique, de cause traumatique, chez l'homme. – Monoplégies hystéro-traumatiques« (1887)

Charcots rund 70 Seiten umfassendem Text liegen drei aufeinanderfolgende Vorlesungen zugrunde. Dabei gibt der ausführliche Titel der Krankengeschichte des Führers der Schule der bereits einen Fingerzeig auf eine Eigentümlichkeit dieses kasuistischen Beitrags. So ist dessen Patientenpersonal nämlich nicht auf ein einziges indisponiertes Individuum beschränkt. Es handelt sich jedoch nicht schlicht um eine Aneinanderreihung zweier in sich geschlossener Krankengeschichten, vielmehr sind diese eng miteinander verwoben und von daher als Einheit zu betrachten.[245] Von daher nimmt es nicht wunder, wenn sich dieser Faktor in der Textstruktur widerspiegelt.

Den Auftakt der Krankengeschichte bildet eine knappe prologartige Einführung, in der die grundlegende Zielsetzung der gesamten Ausführungen, nämlich die Lösung eines diagnostischen Rätsels, recht deutlich ausformuliert ist.[246] Hierauf folgt der Anamnese-Teil, in welchem die nervöse familiäre wie die individuelle Vorgeschichte des nach einem Sturz auf die Schulter rechtsarmig gelähmten 25-jährigen Kutschers Porcz... komprimiert nachgezeichnet werden.

Die präzise Beschreibung des aktuellen Gesundheitszustandes des Patienten sowie der geschilderte Versuch, daraus einen plausiblen Krankheitsbefund abzuleiten, nehmen den größten Raum des gesamten Textes ein. Nach eingehender Eruierung der manifesten körperlichen Symptome werden drei organische Diagnosehypothesen aufgestellt, um diese Schritt für Schritt im Rahmen eines ausgeklügelten Ausschlussverfahrens zu verwerfen und anschließend unter Heranziehung weniger augenfälliger Symptome und Erinnerung an die nervöse Vorbelastung des Patienten die neue Annahme zu untermauern, dass es sich um ein hysterisches Leiden auf der Grundlage einer jener »*lésions dynamiques* ou encore *fonctionnelles*« (L: 321) handelt, welche sich anatomischer Untersuchungsmethoden entziehen. Tatsächlich stellt das textinterne Ich diesem

---

245 Von daher erstaunt es, wenn Datler im Rahmen seiner weiter oben zitierten Studie lediglich von einem Kranken spricht. Vgl. Datler, Wilfried: »Wie Novellen zu lesen...«: 19–25.
246 »Messieurs, La leçon d'aujourd'hui sera consacrée à l'étude d'un cas de monoplégie brachiale droite, survenue, il y a quelques mois, chez un homme de 25 ans, à la suite d'une chute sur l'épaule, monoplégie qui présente pour le diagnostic des difficultés très sérieuses. [...] [M]e confier ce malade, dont l'histoire, je n'en doute pas, après, ce que je viens de vous dire, excitera vivement votre intérêt« (L: 299f.).

ersten aber noch einen weiteren Krankheitsfall an die Seite, wobei es unmittelbar mit der Beschreibung der Symptome des nach einem Rückensturz linksarmig gelähmten Pin…s – unter Vergleichung mit den Krankheitszeichen von Porcz… – beginnt. Das angesichts des Titels wenig verwunderliche Urteil lautet schließlich: »*deux exemples de monoplégie brachiale hystérique, de cause traumatique*« (L: 333).

Eine darauf folgende ausgedehnte experimentelle Sequenz, die von theoretischen Betrachtungen zum Hypnotismus eröffnet wird, soll die Annahme bekräftigen und darüber hinaus tiefere Einblicke in die Entstehungszusammenhänge der Leiden beider Männer geben. Das textinterne Ich berichtet von der Durchführung hypnotischer Experimente an vorgeblich hysterischen Patientinnen, die nach verbalen Suggestionen dieselben Symptome zeigen wie Porcz… und Pin…, wobei ebenjene auf die gleiche Weise zum Verschwinden gebracht werden. Darüber hinaus entwickeln sie – der Genese des Übels beider Herren angeblich analog – dieselben Krankheitszeichen nach einem Schlag auf die Schulter. Zuletzt wird eine ›Hystero-Epileptikerin‹ vorgeführt, welche laut Aussage des Erzählers bereits in ihrem natürlichen Wachzustand im Anschluss an eine herbeigeführte Erschütterung der Schulterpartie jenen Symptomkomplex entfaltet, den die Untersuchung der nervös vorbelasteten männlichen Patienten ergeben hat.

Vergleichsweise wenig Raum nimmt die abschließende Darstellung des Therapie- und Krankheitsverlaufes ein, die durch theoretische Betrachtungen eingeleitet wird: Laut Aussage des textinternen Ich ist insbesondere eine Art psychische Gymnastik mit dem Dynamometer vonnöten, im Rahmen derer es die unhypnotisierbaren Kranken[247] zu ermutigen gilt, die von dem Messgerät angezeigte, Aufschluss über die Kraft ihres ›lädierten‹ Armes gebende Zahl kontinuierlich zu steigern. Alsdann wird kurz auf die tatsächlichen Gegebenheiten eingegangen: Bereits wenige Tage nach Beginn der regelmäßig durchgeführten Therapie ist bezüglich beider Patienten von deutlich erhöhten Messwerten die Rede. Im Rahmen eines kurzen Nachtrags wird von weiteren Fortschritten innerhalb der folgenden Wochen berichtet, wobei der teilweise geheilte Porcz… die Behandlung frühzeitig abgebrochen hat und Pin… trotz fortgesetzter therapeutischer Maßnahmen nach wie vor hysterische Stigmata aufweist.[248]

---

247 An dieser Stelle sei darauf aufmerksam gemacht, dass sich Charcot des Hypnotismus durchaus auch als Therapeutikum bediente.
248 Im Gegensatz zu der französischen findet sich in der deutschen Ausgabe ein Zusatz mit theoretischen Erläuterungen zu den sogenannten »dynamischen Läsionen«, der eine Art Epikrise bildet. Siehe Charcot, Jean-Martin: *Neue Vorlesungen über die Krankheiten des Nervensystems*: 301–306.

Der Erzähler der wie ein wissenschaftliches Schauspiel anmutenden Krankengeschichte führt sich gleichermaßen als ein medizinischer Entertainer und herausragender Forscher im Geiste des Positivismus vor, der die Einladung ausspricht, das Treiben auf der imaginierten Bühne mit konzentriertem »ärztlichen Blick«[249] zu verfolgen. Vor allem hinsichtlich der ausgedehnten Beschreibungen der Krankheitszeichen der von ihm untersuchten Patienten appelliert er mit aller Konsequenz an das bildliche Vorstellungsvermögen des Rezipienten, wobei er sich neben zahlreichen eingestreuten Abbildungen als rhetorisches Stilmittel insbesondere des Vergleichs bedient, um seinen in einer ansonsten nüchternen medizinischen Fachsprache gehaltenen Ausführungen Nachdruck zu verleihen.[250]

Wie ein Magier zaubert das textinterne Ich stets im rechten Moment seiner diagnostischen Argumentationsführung – im Rahmen derer es gelegentlich auch auf Forschungspositionen anderer Mitglieder der Wissenschaftsgemeinde rekurriert – einen neuen Kranken als eine Art lebendiges Beweisobjekt zur Plausibilisierung seiner ohnehin bereits als unumstößlich präsentierten Annahmen hervor. Ein diesbezüglich eindrückliches Bild geben die Worte, mit denen es von der Hysteriediagnose von Porcz... zur Vorstellung des kranken Pin... überleitet: »Pour légitimer plus encore les conclusions auxquelles nous nous arrêtons, et pour leur donner plus de poids, je crois utile de rapprocher du cas qui nous occupe en ce moment, celui d'un autre hystérique mâle que je vous ai présenté dans une leçon précédénte [...]« (L: 327). Obgleich die Hypothese seiner Aussage nach längst stichfest ist, ist es sozusagen in der günstigen Lage, eine Zugabe geben zu können.

Anders als dies bei der weiter oben besprochenen Krankengeschichte des Magnetismus der Fall ist, verlässt sich der Erzähler innerhalb seiner Ausführungen weit weniger auf das Wissen seiner beiden Patienten, die er nicht ein einziges Mal direkt zu Wort kommen lässt. Dabei schreckt er in einem Moment nicht davor zurück, die Grenze des Sichtbaren zu überschreiten, um in Form einer Deutung Einblicke in das Innenleben seiner Kranken zu gewähren:

Mais, à ce propos, il est permis de se demander si l'état mental occasionné par l'émotion, par le choc nerveux (Nervous Shock) *éprouvé au moment de l'accident et lui survivant pendant quelque temps, n'équivaudrait pas, dans une certaine mesure, chez les sujets prédisposés*

---

249 Foucault, Michel: *Die Geburt der Klinik. Eine Archäologie des ärztlichen Blicks.* Aus dem Franz. v. Walter Seittler. 8. Aufl. Frankfurt/M. 2008.
250 Schöne Beispiele sind etwa die folgenden: »Le départment insensible représente en quelque sorte une plaque moulée sur l'epaule et qui rappelled la pièce des armures du XVIe siècle« (L: 345f.), sowie: »Le bras presque tout entiere est contenu dans la zone d'anesthésie qui [...] semble lui former un veritable brassard« (L: 347f.).

> comme l'étaient certainement Porcz... et Pin..., à l'état cérébral que déterminent chez les hystériques les pratiques de l'hypnotisme. [...] Or, en raison de l'obnubilation du moi produite dans un cas par l'hypnotisme; dans l'autre cas, ainsi qu'on l'a imaginé, par le choc nerveux, cette idée [d'impuissance motrice; Anm. S.H.] une fois installée, fixée dans l'esprit et y régnant seule, sans contrôle, s'y serait développée et y aurait acquis assez de force pour se réaliser objectivement, sous la forme de paralysie. La sensation dont il s'agit aurait donc joué dans les deux cas, le rôle d'une véritable suggestion (L: 355f.).

Auch wenn er seinen auktorialen Habitus durch die Verwendung des Konjunktivs abzuschwächen versucht, gibt er vor, Aufschluss über die undurchsichtige Pathogenese und damit zugleich die aktuelle innere Ursache der Lähmungserscheinungen beider Patienten – nämlich eine wie eine Autosuggestion wirkende »idée fixe« (L: 360) – geben zu können, wobei er sich hierbei auf die zur Zeit der Publikation *gängige Annahme einer erblich bedingten nervösen Disposition stützt*.[251]

Der für gewöhnlich den Pluralis Auctoris gebrauchende Erzähler wendet sich unverkennbar an einen in aller Regelmäßigkeit direkt angesprochenen idealen Leser, der zwar nicht gänzlich kritiklos ist, sich seinen Ausführungen aufgrund der angeblich im wahrsten Sinne des Wortes ›augenscheinlichen Evidenz‹ der präsentierten Beweise aber anschließen wird. Besagter Aspekt manifestiert sich zum Beispiel in der Art und Weise, in welcher er – unter Verwendung eines lehrbuchhaften Parallelismus – den Krankheitsbefund seines ersten Patienten konstatiert: »En résume, vous le voyez, tous les symptômes que nous observons chez Porcz... révèlent l'hysterique et nous ne recontrons rien, chez lui, en définitive, qui ne relève de l'hystérie. Voilá donc notre diagnostic fixé« (L: 326). Hier ist der ideale Leser als passiver Beobachter präsent, dessen Aufgabe im Grunde einzig darin besteht, sich das zuvor Gesagte vor Augen zu führen und derart die Behauptung des Erzählers zu bestätigen. Das epistemisch autoritäre Grundgebaren des textinternen Ich kulminiert schließlich in der nachstehenden, von einem stolzen Unterton getragenen Aussage, welche die experimentelle Sequenz und damit zugleich den umfassenden Status-praesens- und Diagnoseteil abschließt: »La démonstration, si je ne me trompe, est suffisamment probante et je ne crois pas que, dans une recherche quelconque de physiologie pathologique expérimentale, il soit souvent possible de reproduire plus fidèlement l'affection que l'on s'est donné pour but d'etudier« (L: 358). Seiner Aussage nach ist es ihm auf dem eleganten Umweg der künstlich erzeugten Pathogenese eines identischen

---

251 Diese Vorstellung lässt sich auf die Degenerationstheorie des französischen Psychiaters Benedict Augustin Morel zurückführen. Vgl. Morel, B A [= Bénédict Augustin]: *Traité des dégénérescences physiques, intellectuelles, et morales de l'espèce humaine et des causes qui produisent ces variétés maladives.* Paris, London, New York, Madrid 1857.

Übels vermittelst experimenteller hypnotischer bzw. wachsuggestiver Versuche an weiteren Kranken gelungen, das diagnostische Änigma um seine beiden einarmig gelähmten männlichen Patienten Porcz... und Pin... auf einwandfreie und daher unzweifelhafte Weise zu lösen.[252] So wirken die Ausführungen zur Behandlung und zum weiteren Krankheitsverlauf geradezu wie ein stiefmütterliches Anhängsel, welches lediglich aufgrund der vorherrschenden Gattungskonvention nicht vollkommen vernachlässigt werden durfte.

3.2.2 Der therapeutische Typ: Hippolyte Bernheims »Observation XVII. – Névrose spasmodique locale consécutive à une typhlite. Inhibition des accés par suggestion« (1891)

Die nur sieben Seiten aufbietende Bernheim'sche Krankengeschichte aus der Schrift *Hypnotisme, suggestion, psychothérapie*, welche der Erzähler als eine der »plus intéressantes« (HSP: 285) des gesamten Werkes einstuft, wirkt vergleichsweise unspektakulär. Trotz ihrer Komprimiertheit weist sie jedoch alle klassischen Strukturelemente der Gattung einschließlich einer ›gehaltvollen‹ abschließenden Gesamtbetrachtung auf.

Ohne ein einziges vorangeschicktes einleitendes Wort beginnt die Darstellung mit der Vorgeschichte des 42-jährigen Kaufmannes M. V... aus Lunéville, der mit Ausnahme chronischer Digestionsbeschwerden bisher von Krankheiten verschont geblieben ist. Er trägt zwar die Stigmata eines »tempérament lymphatico-nerveux« (HSP: 280), hat aber im Gegensatz zu zwei nahen Verwandten nie einen nervösen Anfall erlitten. Besonders detailliert präsentiert wird die Entwicklungsgeschichte seines gegenwärtigen Übels, nämlich regelmäßige Schmerzanfälle in der rechten Unterleibsgegend sowie Konstipation. Nach Aussage des textinternen Ich ist dieses zwei Wochen nach einer akuten Blinddarmentzündung aufgetreten, weshalb die behandelnden Ärzte aufgrund der Annahme eines rein physiologischen Leidens den Weg einer somatischen Kur eingeschlagen haben. In die Schilderung eingeschoben ist ein Bericht über das erste Zusammentreffen zwischen dem Patienten und dem künftigen Psychotherapeuten, der eine Beschreibung des aktuellen Gesundheitszustandes des Kranken enthält. Im Zuge der Erwähnung einer weiteren Begegnung wird auf der Grundlage der zuvor festgestellten Symptome und dem neuerlichen Hinweis auf die erbliche

---

252 Vgl. hierzu Datler, der Folgendes konstatiert: »*Charcot behandelt den Fall wie ein wissenschaftliches Rätsel.*« Datler, Wilfried: »Wie Novellen zu lesen ...«: 23.

Disposition eine Diagnose gestellt, »une névrose spasmodique douloureuse greffée sur une lésion légère« (HSP: 281), welche naturgemäß von dem vorherigen, rein somatischen Krankheitsbefund abweicht.

Obgleich sich etliche Datumsangaben finden, weist die Schilderung des Therapie- und Krankheitsverlaufs nicht die Form eines chronologischen Protokolls auf, vielmehr sind nur drei exemplarische Sitzungen eingehender wiedergegeben. Im Rahmen der Darstellung einer ersten zehntägigen Behandlungsphase ist von Suggestionen im Hypnosezustand à la »La crise, elle ne viendra pas« (HSP: 283) und deren positiven Auswirkungen auf das körperliche Wohlempfinden des Kranken die Rede. Unterbrochen wird sie durch die persönlich bedingte Abwesenheit des Erzählers. Im Rahmen der Darbietung einer zweiten, etwa anderthalbmonatigen Therapieperiode berichtet das textinterne Ich zunächst von der – nach anfänglichen Schwierigkeiten – nur scheinbaren Fruchtbarkeit der fortgesetzten Kur. Die geschilderte Weiterführung der Behandlung in Form regelmäßiger Wachsuggestionen wird dagegen als Erfolgsgeschichte dargeboten, die jedoch mit einem mehrdeutigen Kommentar endet:

> *M. V... va d'ailleurs très bien, l'appétit est bon, la digestion parfaite, le sommeil de la nuit excellent. Il retourne chez lui le 28. Il est possible qu'une impression quelconque, effort, indigestion, etc... ramène de nouveau une crise [...]. Mais il est certain que la maladie guérira et restera guérie, à condition que, en cas de rechute, la suggestion puisse être faite au moment même où la douleur voudra éclater (HSP: 284f.).*

Aus dieser Äußerung geht nicht hervor, ob der Patient trotz der eingeschränkt guten Prognose die Kur auf seinen eigenen Wunsch hin abgebrochen hat oder aufgrund des Abklingens seiner Symptome entlassen wurde. In einem Nachtrag informiert der Erzähler über das neuerliche Auftreten der Schmerzattacken sowie das Ableben des Patienten, der vor der angeblich geplanten Wiederaufnahme der Therapie an einer Lungenentzündung gestorben ist. Die abschließende Gesamtbeurteilung beinhaltet zu guter Letzt nicht nur Erörterungen über die genaueren Entstehungszusammenhänge des Nervenleidens, sondern vor allem auch Reflexionen zu der angewandten Behandlungsmethode.

Das textinterne Ich dieser Krankengeschichte, welches weder durch direkte Anreden noch in irgendeiner anderen Weise ein Bild seines idealen Lesers hervorbringt, präsentiert sich indirekt in der Rolle des überaus qualifizierten wie gewissenhaften Heilers, dessen primäres Anliegen in der sorgsamen Aufhebung der Leiden seiner Kranken besteht, wobei es durchaus ein weises Porträt seiner selbst entwirft. Dieser letztgenannte Aspekt manifestiert sich insbesondere in der Art und Weise, in welcher der Erzähler die bis zu seinem Einsatz durchgeführten medizinischen Interventionen schildert: Zuerst rechtfertigt er die seiner Auffassung nach falsche somatische Diagnose seiner Vorgänger als naheliegend (vgl. HSP: 280), dann berichtet er seelenruhig von einem behutsamen Versuch, die Kollegen von der Durchführung einer Behandlung in Nancy zu überzeugen (vgl. HSP: 281), und schließlich erzählt er auch noch offenherzig von dem Bedürfnis der Angehörigen des Patienten, sich die psychische Diagnose vor Aufnahme der hypnotischen Suggestivkur von einem weiteren Fachmann bestätigen zu lassen (vgl. HSP: 282). Dabei gemahnen gelegentlich in die Schilderung eingestreute Bemerkungen wie »Rien n'y fit« (HSP: 281) oder »Le traitment resta sans résultat« (HSP: 282) den Leser fortwährend an die Hilflosigkeit der früheren Behandler angesichts eines auf den ersten Blick unkurierbar erscheinenden Schmerzleidens.

Auffällig ist das Porträt des Charakterschwachen, welches der Erzähler von dem Kranken, den er nur ein einziges Mal zur Bestätigung der Wirksamkeit der Suggestivkur direkt zu Wort kommen lässt, zeichnet. So berichtet er innerhalb der Behandlungsgeschichte in aller Ausführlichkeit von einer Finte von M. V..., der ihm die Einnahme schmerzstillender Mittel verheimlicht und damit den Erfolg der Hypnosekur fingiert:

Le troisième jour au dire du malade la douleur n'était presque plus rien. – Les jours suivants, le malade dit que la crise n'était pas venue et parut enchanté. Je le crus débarrassé par la suggestion; mais j'appris le 9 octobre par sa femme qu'il se faisait une injection de morphine tous les soirs vers trois heures au moment où la crise commençait. Il m'avait trompé (HSP: 283f.).

Aufgrund der dargebotenen Pose des zutiefst Enttäuschten entsteht der Eindruck eines Antagonismus zwischen dem ›guten Arzt‹ auf der einen Seite und dem ›schlechten Patienten‹ auf der anderen. Am Ende der Epikrise schließlich beklagt sich der Erzähler scheinbar ganz allgemein über das mangelnde Durchhaltevermögen der Kranken angesichts einer zur vollständigen Heilung eines schweren Nervenleidens notwendigen ›Langzeittherapie‹:

Malheureusement, les malades ne se soumettent pas volontiers à cette surveillance continue, quand les manifestations douloureuses ou autres sont intermittentes. Aussitôt l'accès passé ils réclament leur liberté et oublient leur maladie, plus soucieux de leurs intérêts que de leur santé. Ils se soumettent bien à une opération ou à un appareil qui les laisse couchés plusieurs semaines dans l'immobilité; mais ils ne comprennent pas aussi bien qu'un traitement suggestif continu de plusieurs semaines ou de plusieurs mois puisse être nécessaire pour déraciner une affection invétérée (HSP: 286).

Weil er den genauen Ausgang der Kur – wie weiter oben dargelegt – offenlässt und darüber hinaus M. V... als wenig vertrauenswürdige Persönlichkeit präsentiert, wird der Rezipient dazu veranlasst, dem ›ungeduldigen‹ Patienten die Verantwortung für das letztendliche Scheitern der Suggestivbehandlung zuzuschieben.

Wie der Erzähler des Charcot'schen Gattungsexemplars schreibt sich das textinterne Ich dieser Krankengeschichte zeitweilig außergewöhnliche epistemische Fähigkeiten zu. So sieht es sich innerhalb der abschließenden Gesamtbeurteilung dazu in der Lage, Aufschluss über die Pathogenese des hartnäckigen Nervenleidens geben zu können:

> C'est un traumatisme pathologique, une typhlite qui a laissé à sa suite des accés de contracture excessivement douloureuse des muscles abdominaux et du cœcum, accés simulant un étranglement intestinal. [...] La typhlite avait appelé la diathèse nerveuse préexistante sur le cœcum et la paroi abdominale sus-jacente. C'étaient des crises viscérales nerveuses (HSP: 285).

Im Brustton der Überzeugung führt es seine Theorie einer psychophysischen Krankheitsentstehung ins Feld und rekurriert dabei noch entschiedener als der Erzähler der zuvor betrachteten Krankengeschichte auf die Vorstellung einer ererbten nervösen Vorbelastung. Darüber hinaus gibt es vor, über diejenigen Prozesse seines Kranken im Bilde zu sein, die sich während der Kur in dessen Innerem abgespielt haben: »Aussitôt qu'une impression quelconque réveillait la douleur et le spasme de la région iléo-cœcale, l'auto-suggestion déterminée par ces sensations éait trop intense pour que le malade, obéissant à la suggestion faite antérieurement pût faire inhibition« (HSP: 285f.). In beiden Fällen sucht es die Ebene der Deutung auf bzw. – kritischer formuliert – bläht es sich zu einem auktorialen Subjekt auf, das scheinbar ohne Schwierigkeiten bis in die tiefsten seelischen Gefilde seines nervösen Patienten ›schauen‹ kann und damit Dinge weiß, die sich der Kenntnis eines normalen Sterblichen entziehen. Seine Haltung des Abgeklärten spiegelt sich auch noch einmal in der folgenden, der Epikrise entstammenden Äußerung wider: »Il est absolument certain que si j'avais pu dresser une personne, ne le quittant jamais, à faire la suggestion comme je la faisais, le malade eût fini par guérir. Toutes les crises eussent été arrêtées, et, peu à peu, le system nerveux discipliné eût désappris cette modalité fonctionnelle« (HSP: 286). Nach Auffassung des Erzählers zeugt der unglückliche Ausgang der Kur keineswegs von der Ineffizienz der Suggestivbehandlung, sondern beweist lediglich, dass zur vollständigen Aufhebung eines hartnäckigen neurotischen Übels eine langwierige Behandlung vonnöten ist. So liefert er einen – zweifelsfrei rein hypothetischen – positiven Gegenentwurf zu dem tatsächlichen Therapieende, welcher wohl aufzeigen soll, welches Resultat die Kur erzielt hätte, wenn die ärztliche Intervention mit aller Konsequenz durchgeführt worden wäre.

3.3 Krankengeschichten zwischen Hypnotismus und Tiefenpsychologie

3.3.1 Pierre Janets »IX. Les possessions« (1889)

> *In dem interessanten Buche von P. Janet: L'automatisme psychologique [...], findet sich die Beschreibung einer Heilung, welche bei einem hysterischen Mädchen durch Anwendung eines dem unsrigen analogen Verfahrens erzielt wurde.*[253]

Dieser in eine Fußnote ›verdrängte‹, aber dennoch deutliche Hinweis auf eine Krankengeschichte des französischen Arztphilosophen Pierre Janet (1859–1947)[254] ist in der von Josef Breuer und Sigmund Freud 1893 im *Neurologischen Centralblatt* veröffentlichten »Vorläufigen Mitteilung« enthalten, welche zwei Jahre später in ihren *Studien über Hysterie* (1895) wiederabgedruckt wurde. Folgt man der Spur gewissenhaft, so findet sich ein Œuvre, welches ein reiches Arsenal an Krankengeschichten aufzubieten hat. Umso erstaunlicher ist es, wie wenig Beachtung die Forschung diesen Schriften, die – wie zu zeigen sein wird – zu den engsten Verwandten der tiefenpsychologischen Krankengeschichte gehören, bis zum heutigen Tag geschenkt hat.[255] Streng genommen müssten sie der

---

253 Breuer, Josef; Freud, Sigmund: *Studien über Hysterie.* Einleitung von Stavros Mentzos. 6., unveränd. Aufl. Frankfurt/M. 2007: 31; im Folgenden zitiert unter ST, alle Seitenangaben im Text beziehen sich auf diese Ausgabe.

254 Janet erwarb nicht nur den philosophischen, sondern kurz darauf ebenso den medizinischen Doktortitel. Der Vorsitzende der Prüfungskommission war kein anderer als Charcot, auf dessen Stationen er im Rahmen seiner Promotionsvorbereitungen an der Salpêtrière – die auf seine mehrjährige Forschungsarbeit am Klinikum in Le Havre folgten – viel Zeit zubrachte. Vgl. Ellenberger, Henri F.: *Die Entdeckung des Unbewußten*: 458–463.

255 Unbestrittenermaßen kommt allen voran Henri F. Ellenberger das Verdienst zu, das Janet'sche Œuvre vor dem Vergessen gerettet zu haben. So widmet er diesem im Rahmen seiner voluminösen Studie ein äußerst umfangreiches Kapitel. Siehe Ellenberger, Henri F.: *Die Entdeckung des Unbewußten*: 449–560. Ferner lässt sich seit kurzer Zeit eine kleine Janet-Renaissance beobachten: In den vergangenen Jahren sind zwei Fachverbände entstanden, nämlich die Berliner Pierre Janet Gesellschaft e.V. im Jahre 2001 und das Pariser Institut Pierre Janet im Jahre 2004. Beide setzen sich – neben der allgemeinen Propagierung – für eine Neuauflage seines Œuvres sowie für die Übersetzung seiner wichtigsten Arbeiten aus dem Französischen ein. Der deutsche Fachverband hat im Jahre 2005 ein Symposium organisiert, dessen Beiträge ein Jahr später unter dem folgenden Titel veröffentlicht wurden: Fiedler, Peter (Hg.): *Trauma, Dissoziation, Persönlichkeit. Pierre Janets*

zuvor erörterten Krankengeschichte des Hypnotismus, genauer dem therapeutischen Typ zugeordnet werden, denn in ihnen ist durchweg von der fruchtbaren Anwendung hypnosuggestiver Verfahren zur Aufhebung psychischer Leiden – allen voran der Hysterie – die Rede. Tatsächlich gehen sie über diesen jedoch insofern hinaus, als hier aufgrund der sich kontinuierlich entfaltenden Annahme eines sogenannten ›Unterbewusstseins‹ die althergebrachten Praktiken um das Moment der Erinnerungsarbeit hinsichtlich früherer, angeblich einschneidender Erlebnisse des Patienten erweitert und darüber hinaus mit ganz eigenen, wechselnden Techniken legiert werden, was sich nicht nur in der Textstruktur, sondern vor allem auch in den verwendeten Darstellungsverfahren der Schriften widerspiegelt. Mit Blick auf die Textstruktur lässt sich eine Verschiebung bisher charakteristischer Anamnese-Inhalte konstatieren, werden hier im Rahmen der Verlaufs- und Behandlungsgeschichte doch Teilstücke aus der seelischen Vorgeschichte des indisponierten Individuums portionsweise nachgeliefert. In puncto Darstellungsverfahren darf wiederum von einem potenzierten Auslegungsaufwand des sich zumindest indirekt als individuelle Persönlichkeit zeichnenden textinternen Ich gesprochen werden. Indem es sich dann und wann für einen kurzen Moment zu einem allwissenden Subjekt aufschwingt, leuchtet es das Seelenleben des jeweiligen Kranken gleich des Öfteren aus, sodass die Innensicht an Bedeutung gewinnt. Gelegentlich wird sich aber auch der indirekten und direkten Rede bedient.

Bevor aus gegebenem Anlass jene Krankengeschichte, auf welche innerhalb des Eingangszitats verwiesen wird, einer kurzen Betrachtung unterzogen

---

Beiträge zur modernen Psychiatrie, Psychologie und Psychotherapie. Lengerich 2006. Die französische Gesellschaft gibt ihrerseits seit 2004 eine elektronische Zeitschrift, die *Janetian Studies*, heraus. Dennoch: Die Anzahl der bis heute erschienenen Monografien über Janets Leben und Werk ist äußerst überschaubar. Diese dürften im Wesentlichen aus den folgenden Titeln bestehen: Mayo, Elton: *Some Notes on the Psychology of Pierre Janet.* Cambridge/Mass. 1948, Mayo, Elton: *The Psychology of Pierre Janet.* London, Bradford 1951, Schwartz, Leonard: *Die Neurosen und die dynamische Psychologie von Pierre Janet.* Basel 1951, Prévost, Claude M.: *La psycho-philosophie de Pierre Janet.* Èconomies mentales et progrès humain. Paris 1973 sowie Hoffmann, Nicolas: *Zwänge und Depressionen: Pierre Janet und die Verhaltenstherapie.* Berlin u.a. 1998. Die hier erfolgende Auseinandersetzung mit Janets Krankengeschichten ist bislang darauf beschränkt geblieben, aus diesen seine psychologischen Konzepte herauszudestillieren, um sie insbesondere mit der Freud'schen Theorie zu vergleichen – hier geht es u.a. um Prioritätsstreitigkeiten zwischen beiden Kontrahenten vor allem angesichts dessen, was der Letztere später mit dem Begriff ›Verdrängung‹ versehen wird.

werden soll, sei zunächst auf einige weitere Janet'sche Krankengeschichten aufmerksam gemacht: Die meisten Gattungsexemplare des Arztphilosophen finden sich in Zeitschriften, allen voran in der Pariser *Revue Philosophique de la France et de L'Étranger*, die im Jahre 1876 von Théodule Ribot (1839–1916), dem späteren Lehrstuhlinhaber für experimentelle und vergleichende Psychologie am Pariser Collège des France, ins Leben gerufen wurde, dessen akademischen Posten Janet nach 1900 übernahm. Den Beginn markiert die 1886 erschienene Darstellung um eine 19-jährige Patientin namens L.[256], welche sich mittels der Anwendung der sogenannten »écriture automatique«[257], also vereinfachend gesagt dem spontanen Niederschreiben von Einfällen,[258] einer schockierenden Szene aus ihrer Kindheit erinnern kann und schließlich mithilfe der klassischen hypnotischen Suggestionsmethode von ihrem hysterischen Leiden resp. ihrer zweiten traumatisierten Persönlichkeit Adrienne befreit wird.

Ein Jahr später erfolgte die Publikation einer weiteren Krankengeschichte mit ebenjener Patientin als Protagonistin.[259] Diese hat nach der ersten Wiederherstellung einen Rückfall erlitten, weshalb eine neuerliche Kur vonnöten ist. Dabei wird in diesem Falle die Heilung durch eine kombinierte Technik herbeigeführt, nämlich in Form von Automatischem Schreiben im Hypnosezustand.

Anno 1891 wurde schließlich die Krankengeschichte um die als bewegungs-, denk- und gedächtnisgestört charakterisierte Marcelle veröffentlicht.[260] Geschildert werden hier die im Endeffekt erfolgreichen Bemühungen, die Patientin durch das Auflösen ihrer angeblich unterhalb des normalen Bewusstseins festsitzenden, pathogen wirkenden »idées fixes« von ihrer hartnäckigen Krankheit zu erlösen, wobei erneut von dem Einsatz des Automatischen Schreibens wie der suggestiven Hypnose die Rede ist.

---

256 Janet, Pierre: »Les actes inconscients et le dédoublement de la personnalité pendant le somnambulisme provoqué«. In: *Revue Philosophique de la France et de L'Étranger* 22 (1886). H. 2: 577–592.
257 Ebd.: 587.
258 Diese Technik wurde später von der surrealistischen Bewegung um André Breton aufgegriffen. Vgl. Breton, André: *Die Manifeste des Surrealismus*. Dt. v. Ruth Henry. Reinbek bei Hamburg 1986.
259 Janet, Pierre: »L'Anesthésie systématisée et la dissociation des phénomènes psychologiques«. In: *Revue Philosophique de la France et de L'Étranger* 23 (1887). H. 2: 449–472.
260 Janet, Pierre: »Etude sur un cas d'aboulie et d'idées fixes«. In: *Revue Philosophique de la France et de L'Étranger* 31 (1891). H. 1: 258–287, 382–407.

Überaus interessant und daher erwähnenswert sind ferner die Krankengeschichten um Justine[261], Achilles[262] und Irène[263], im Rahmen derer ebenfalls von der fruchtbaren Applikation verschiedenster unkonventioneller Behandlungstechniken berichtet wird. All diese zwischen den Jahren 1886 und 1904 publizierten Gattungsexemplare, welche mit Blick auf ihre jeweilige Textgestalt durchaus als heterogen bezeichnet werden können, warten bis zum heutigen Tag auf ihre textanalytische Auswertung. Gleichwohl müssen die nachstehenden Ausführungen auf eine kurze Betrachtung jener Krankengeschichte beschränkt bleiben, welcher die textinternen Repräsentanten Breuers und Freuds zunächst im Rahmen der »Vorläufigen Mitteilung« und späterhin innerhalb der *Studien über Hysterie* zumindest in publizistischer Hinsicht einen Vorläuferstatus hinsichtlich ihrer eigenen Gattungsexemplare zuerkennen.

Die für Janet'sche Verhältnisse auffallend knappe Krankengeschichte ist ausnahmsweise nicht in einer Zeitschrift, sondern in seiner philosophischen Dissertationsschrift aus dem Jahre 1889 enthalten.[264] Wie aus deren Untertitel *Essai de Psychologie Expérimentale sur les formes inférieures de l'activité humaine* bereits hervorgeht, handelt es sich hierbei um eine Arbeit aus dem Bereich der Experimentalpsychologie, die aufgrund der Schilderung zahlreicher Beobachtungen – häufig in Form von direkt wiedergegeben Äußerungen verschiedener Versuchspersonen – einen ausgeprägt empirischen Charakter aufweist. Mit Blick auf das Gesamtwerk lässt die Präsentation einer Krankengeschichte insofern aufmerken,

---

261 Janet, Pierre: »Histoire d'une idée fixe«. In: *Revue Philosophique de la France et de L'Étranger* 37 (1894). H. 1: 121–168. Interessanterweise findet sich im Rahmen des Kapitels »Évolution de la maladie. Antécédents personnels et héréditaires« ein mehr als drei Generationen erfassender Familienstammbaum der »hysterischen« Kranken, welcher über Fälle von »Schwachsinn«, »Hysterie«, »Epilepsie« usw. in ihrer Blutsverwandtschaft informiert. Die Integration einer solchen ›Krankheitsahnentafel‹ macht deutlich, dass noch in dieser Krankengeschichte aus dem Jahre 1894 auf Morels Theorie der psychischen Degeneration rekurriert wird. Was indessen das zu betrachtende, fünf Jahre zuvor veröffentlichte Gattungsexemplar anbelangt, so ist dieser Aspekt der Ätiologie vollkommen ausgeklammert.

262 Janet, Pierre: »Un Cas de possession et l'exorcisme moderne«. In: *Bulletin de l'Université de Lyon* 8 (1894): 41–57.

263 Janet, Pierre: »L'Amnésie et la dissociation des souvenirs«. In: *Journal de Psychologie* 1 (1904): 28–37.

264 Janet, Pierre: »IX. Les Possessions«. In: Janet, Pierre: *L'automatisme psychologique. Essai de Psychologie Expérimentale sur les formes inférieures de l'activité humaine*. Paris 1889: 436–443; im Folgenden zitiert unter AP, alle Seitenangaben im Text beziehen sich auf diese Ausgabe.

als der Aspekt der Therapie ansonsten vollständig ausgeklammert bleibt, was angesichts einer Arbeit zur Erlangung des philosophischen Doktortitels, die darum bemüht sein musste, die Konventionen der eigenen, nichtheilenden Disziplin nicht über die Maßen zu strapazieren, wenig verwunderlich ist. Das Gattungsexemplar findet sich innerhalb eines Kapitels, dessen Überschrift »Les possessions« insofern als unspezifisch bezeichnet werden darf, als sie keinerlei Hinweis auf die Einbeziehung einer klassischen medizinischen Literaturgattung gibt.

Besagtes Kapitel steigt mit allgemeinen Erläuterungen zum Phänomen der »idée subconsciente« (AP: 436) ein, welche laut Aussagen des textinternen Ich ein wesentliches Moment hinsichtlich der Pathogenese zahlreicher Störungen darstellt. Den Auftakt der eigentlichen Krankengeschichte bildet eine Art Kurzvorstellung der innerhalb der Monografie bereits vielfach erwähnten 19-jährigen Patientin Marie, die als vermeintlich hoffnungsloser Krankheitsfall in die Klinik nach Le Havre gekommen ist. So folgt im Anschluss anstelle des üblichen, mehr oder weniger ausführlichen Anamnese-Teils ein verhältnismäßig breiter Bericht über den aktuellen Gesundheitszustand der Kranken, welche neben periodisch auftretenden großen hysterischen Anfällen während der Menstruation mit verschiedenen Krankheitszeichen weitere Symptomkomplexe zeigt, nämlich kleinere Verkrampfungen im Arm- und Brustbereich im Rahmen leichterer Schreckensattacken sowie eine vollständige Blindheit des linken Sehorgans verbunden mit schwankenden Empfindungslosigkeiten.

Den größten Raum nimmt die Schilderung des Therapie- und Krankheitsverlaufes ein, der eine Zwischenbemerkung zu dem knapp achtmonatigen Werdegang der Patientin in der Klinik vorangeht. Obgleich die Verlaufs- und Behandlungsgeschichte keinerlei Zeitangaben enthält, folgt ihre Darbietung einem in sich logischen Muster, welches leicht variiert dreimal wiederkehrt, also an der Anzahl der Symptomkomplexe orientiert ist, die gewissermaßen als Ordnungselemente fungieren. Zunächst wird von einer psychologischen Untersuchung in Form von Befragungen zu einer einzelnen Krankheitszeichengruppe im Hypnosezustand berichtet, worauf die Schilderung eines angeblich vergessenen Bruchstückes aus der Lebensgeschichte der Patientin folgt, welches im Rahmen der »recherche psychologique« (AP: 439) wachgerufen werden konnte. Anschließend wird aus dieser wiedergegebenen Szene eine grundlegende Vorstellung herausdestilliert, als unterbewusste »idée fixe« (AP: 438f.) bzw. unterschwelliges Schreckensbild ausgelegt und zum Auslöser des Symptomkomplexes erklärt. Ein letzter Schritt gilt der Nachzeichnung des Verfahrens zur Bekämpfung der Krankheitszeichen. Nach Aussagen des Erzählers führt er die somnambule Patientin durch Suggestionen in den lebensgeschichtlichen Geburtsmoment der pathogenen Vorstellung zurück, manipuliert daraufhin das Erinnerungsbild und kann so den krankmachenden

Eindruck und damit gleichermaßen die Symptome zum Verschwinden bringen. Im Rahmen einer kurzen epikritischen Bemerkung, die über das anhaltende Ausbleiben der Störungen informiert, erfolgt schließlich der Nachtrag der zuvor verweigerten expliziten Diagnosestellung: »hystérie« (AP: 440).

Interessanterweise übt sich das textinterne Ich der Janet'schen Krankengeschichte, welches allenfalls das Bild eines mit dem Gehörten grundsätzlich einverstandenen idealen Lesers entstehen lässt, mit Blick auf seine therapeutischen Fähigkeiten konsequent im ›Understatement‹. Zeichnet es von sich doch indirekt das Porträt des empirischen Seelenforschers im kurzzeitig übergestreiften Arztkittel, dem es während seiner psychologischen Untersuchungen rein zufällig gelingt, eine bereits aufgegebene, mit dem Stigma »folle« (AP: 436) versehene Patientin von ihrem höchst hartnäckigen mentalen Leiden zu befreien. Dies spiegelt sich vorzugsweise am Beginn und Ende der Krankengeschichte wider, weshalb von einem – freilich sehr dezenten – Rahmenbildnis gesprochen werden kann. So lauten die Eingangsworte der Krankengeschichte wie folgt: »Un de mes sujets, que j'ai souvent cité sous le nom de Marie, a présenté une maladie et une guérison également curieuses« (AP: 436). Mit Blick auf die Epikrise vervollständigt sich der Eindruck: »Je n'attache pas à cette guérison plus d'importance qu'elle n'en mérite, et je ne pas combien de temps elle durera« (AP: 440). Der Erzähler unterstreicht durchaus den Aspekt der Genesung seiner Patientin, doch er verzichtet darauf, seine psychologische Behandlungsmethode als innovatives Verfahren zum Kurieren bislang erfolglos bekämpfter Leiden anzupreisen. Stattdessen wird die Wiederherstellung als Kuriosum betitelt und deren Nachhaltigkeit ganz offen infrage gestellt, wodurch seine psychotherapeutische Methode unweigerlich als wenig systematisch und empirisch ungeprüft feilgeboten wird.

Viel entschiedener als im Falle der beiden zuvor betrachteten Krankengeschichten des Hypnotismus wird die Patientin als unerlässliche Wissenslieferantin zur Erforschung und letztlich auch Heilung des eigenen Übels präsentiert, sodass sich mit Blick auf diesen Aspekt eine Ähnlichkeit mit dem in Augenschein genommenen Gattungsexemplar aus der magnetischen Ära anzukündigen scheint. Tatsächlich ist das konkrete ›epistemische Prozedere‹ hier jedoch komplexerer Natur: Während sich der Erzähler der Krankengeschichte de Valentis im Grunde durchgehend auf die Wiedergabe der geäußerten Antworten der schlicht als luzide hingestellten somnambulen Kranken beschränkt, geht das textinterne Ich des Janet'schen Gattungsbeitrags – wie es sich eindrücklich anhand der Darstellung um die Exploration und Aufhebung des ersten Symptomkomplexes zeigen lässt – einen bedeutsamen Schritt weiter. Der hypnotisierten Patientin kommt hier zwar ebenfalls die fundamentale Aufgabe zu, dieses mit den eigenen (psycho)biografischen Daten zu versorgen:

> *Je voulus avoir des renseignements précis sur la façon dont ses époques avaient commencé et comment elles avaient été interrompues. [...] Je songeai alors à mettre dans un somnambulisme profond [...] et je pus ainsi retrouver la mémoire exacte d'une scène qui n'avait jamais été connu que très incomplètement (AP: 438).*

Doch der Erzähler begnügt sich nicht einfach mit einer Schilderung des während des somnambulen Zustands wachgerufenen Erinnerungsfragments (einem Einfall folgend ist es Marie im Alter von 13 Jahren durch ein kaltes Bad gelungen, die als schändlich empfundene Regelblutung bis zum Ausbruch der Krankheit zum Stoppen zu bringen). Weist er doch sich selbst die Aufgabe zu, das lebensgeschichtliche Bruchstück mit den im Rahmen des Status-praesens-Teils beschriebenen Krankheitszeichen der allmonatlich auftretenden großen hysterischen Anfälle in eine kausale Beziehung zu setzen:

> *Or, si l'on compare l'arrêt subit, le frisson, les douleurs qu'elle décrit aujourd'hui en état de veille avec le récit qu'elle fait en somnambulisme [...] on arrive à cette conclusion: Tous le mois, la scène du bain froid se répète, amène le même arrêt des règles et un délire qui est, il est vrai, beaucoup plus fort qu'autrefois, jusqu'à ce qu'une hémorrhagie supplémentaire ait lieu par l'estomac. Mais, dans sa conscience normale, elle ne sait rien de tout cela et ne comprend même pas que le frisson est amené par l'hallucination du froid; il est donc vraisemblable que cette scène se passe au-dessous de cette conscience et amène tous les autres troubles par contre-coup (AP: 438).*

Um das präsentierte Erinnerungsfragment mit dem dargelegten Symptomkomplex in einen schlüssigen Sinnzusammenhang zu bringen, sucht das textinterne Ich unter Bezugnahme auf seine bereits im Vorfeld kundgetane Theorie der pathogen wirkenden unterbewussten fixen Idee die Ebene der Deutung auf und lässt darin an die Erzähler der zuvor in Augenschein genommenen Krankengeschichten denken. Wenn es allerdings direkt im Anschluss an seine Auslegung von einer »supposition vraie ou fausse« (AP: 438) spricht, so ist es im Gegensatz zu diesen bereit, seinen erhobenen Wissensanspruch unverzüglich einzuschränken bzw. seinen auktorialen Habitus abzuschwächen. Die sich anschließende Schilderung des Verfahrens zur Auflösung der unterbewussten fixen Vorstellung – welches lediglich grob skizziert wird – erfüllt schließlich die Funktion, das Dargelegte zu plausibilisieren. Endet sie doch mit dem auf den ersten Blick eher harmlosen, tatsächlich jedoch überaus entscheidenden Satz: »Eh bien, ceci fait, l'époque suivante arriva à sa date et se prolongea pendant trois jours, sans amener aucune souffrance, aucune convulsion ni aucun délire« (AP: 439). Durch die unaufdringliche Mitteilung über das Abklingen der Krankheitszeichen wird der Leser auf diskrete Weise dahin gelenkt, die offen gelassene Frage nach der Richtigkeit der ins Feld geführten Hypothese im Geiste mit einem entschiedenen Ja zu beantworten.

Auch wenn sich der Erzähler im Rahmen der Behandlungs- und Verlaufsgeschichte hinsichtlich seiner Deutungen zunehmend kühner zeigt (»[j]e passe sur les détails de la recherche psychologique qui fut quelquefois difficile: les crises de terreur étaient la répétition d'une émotion que cette jeune fille avait éprovée […] quand elle avait seize ans« AP: 439), bekundet er durch einschränkende Parenthesen der Art »pour ne pas dépasser ce qui a pu être observé« (AP: 440) immer wieder sein offensichtliches Bestreben, die ›Grenze der Empirie‹ nicht zu überschreiten, mit anderen Worten sendet er dem Leser regelmäßig ein wirkungsmächtiges Signal der epistemischen Besonnenheit. Welche Bedeutung er seinen Ausführungen trotz etwaiger Wissensprobleme beimisst, geht allerdings aus dem Schlusstakt der Epikrise hervor: »[M]ais j'ai trouvé cette histoire intéressante pour montrer l'importance des idées fixes subconscientes et le rôle qu'elles jouent dans certaines maladies physiques aussi bien que dans les maladies morales« (AP: 440). Zwar erkennt der Erzähler die Anfechtbarkeit seiner Einzelannahmen an und auch spricht er der Darstellung allenfalls geringe Beweiskraft hinsichtlich der Wirksamkeit seiner psychotherapeutischen Behandlungsmethode zu. Doch er möchte seinen Gattungsbeitrag sehr wohl als Beleg für die vorab geäußerte Hypothese verstanden wissen, der zufolge unterbewusste fixe Ideen entscheidende ätiologische Faktoren hinsichtlich der Pathogenese diverser physischer wie vor allem psychischer Erkrankungen sind.

3.3.2 Josef Breuers »Beobachtung I. Frl. Anna O...« (1895)

Wenn es ein Verdienst ist, die Psychoanalyse ins Leben gerufen zu haben, so ist es nicht mein Verdienst. Ich bin an den ersten Anfängen derselben nicht beteiligt gewesen. Ich war Student und mit der Ablegung meiner letzten Prüfungen beschäftigt, als ein anderer Wiener Arzt, Dr. Josef Breuer, dieses Verfahren zuerst an einem hysterisch erkrankten Mädchen anwendete (1880 bis 1882). Mit dieser Kranken- und Behandlungsgeschichte wollen wir uns nun zunächst beschäftigen. Sie finden dieselbe ausführlich dargestellt in den später von Breuer und mir veröffentlichten »Studien über Hysterie« (GW VIII: 3).

Wenn es jemand versteht, die sprichwörtliche Werbetrommel zu rühren, so ist es das sich überaus bescheiden gebende textinterne Ich in oben aufgeführter Passage aus der Freud'schen Schrift »Über Psychoanalyse. Fünf Vorlesungen, gehalten zur zwanzigjährigen Gründungsfeier der Clark University in Worcester, Mass., September 1909« (1910), in welcher es den Titel ›Spiritus Rector‹ dem Physiologen und frühen Kompagnon seines realen außertextlichen Referenzobjektes,

Josef Breuer (1842–1925)[265], zuspricht. Wie fruchtbar der Versuch tatsächlich gewesen ist, muss wohl ein Rätsel bleiben. Gemessen an den Fakten lässt sich jedoch Folgendes konstatieren: Das »hysterisch erkrankte[n] Mädchen« der in diesem Kapitel in näheren Augenschein zu nehmenden Krankengeschichte aus den 1895 edierten *Studien über Hysterie* darf im Gegensatz zu den Patienten der bisher betrachteten Texte geradezu als Berühmtheit gelten.

Prominenz hat bekanntlich ihre Schattenseiten und so kam, was kommen musste: Insbesondere die wissenschaftsgeschichtliche Forschung hat sich schon vor geraumer Zeit dazu veranlasst gesehen, die oben angepriesene Heilungsgeschichte um ein gewisses Frl. Anna O. etwas genauer unter die Lupe zu nehmen. Dabei ist sie auf Dokumente, allen voran einen unveröffentlichten, für das Privatklinikum Bellevue in Kreuzlingen im Jahre 1882 verfassten Krankenbericht Breuers sowie einen Verlaufsbericht eines gewissen Dr. Laupus vom 12. Juli bis 29. Oktober 1882 gestoßen, die belegen sollen, dass das Fräulein alias Bertha Pappenheim nach dem therapeutischen Einsatz des Freud-Sozius keineswegs als gesundet gelten konnte.[266] Ab diesem Moment bekam die von jeher innerhalb der

---

265 Zur Person Breuers und zu seinem Œuvre siehe vor allem die Arbeit von Hirschmüller, Albrecht: *Physiologie und Psychoanalyse in Leben und Werk Josef Breuers*. Bern 1978 (= *Jahrbuch der Psychoanalyse* Beiheft 4).

266 Schon der Freud-Biograf Ernest Jones weist in diese Richtung. Laut Aussagen Freuds soll sich bei Bertha Pappenheim im Rahmen der intensiven Behandlung eine Scheinschwangerschaft resp. Pseudocyesis eingestellt haben, wodurch sich der überforderte Breuer veranlasst sah, die Kur abzubrechen und mit seiner eifersüchtigen Ehefrau eine zweite Hochzeitsreise nach Venedig zu unternehmen. Jones, Ernest: *Das Leben und Werk von Sigmund Freud. Bd. I: Die Entwicklung zur Persönlichkeit und die grossen Entdeckungen 1856-1900*. Übers. v. Katherine Jones. 3., unveränd. Aufl. Bern, Stuttgart, Wien 1982: 266–271. Mehr historisches Material liefern zweifelsohne die Studien von Ellenberger, Henri F.: »The Story of ›Anna O.‹: A Critical Review with New Data [1972]«. In: Ellenberger, Henri F.: *Beyond the Unconscious: Essays of Henri F. Ellenberger in the History of Psychiatry*. Introd. and ed. by Mark S. Micale. Translat. from the French by Françoise Dubor and Mark S. Micale. Princeton/NJ 1993: 254–272 und Hirschmüller, Albrecht: *Physiologie und Psychoanalyse*: 131–178. Hier sind die beiden oben erwähnten Berichte abgedruckt. Vgl. ebd.: 348–364. Mittlerweile liegen auch mehrere Biografien über Bertha Pappenheim vor, siehe z.B. Jensen, Ellen M.: *Streifzüge durch das Leben von Anna O./Bertha Pappenheim: Ein Fall für die Psychiatrie – Ein Leben für die Philanthropie*. Frankfurt/M. 1984 oder Brentzel, Marianne: *Anna O. – Bertha Pappenheim: Biographie*. Göttingen 2002 sowie Brentzel, Marianne: *Sigmund Freuds Anna O.: das Leben der Bertha Pappenheim*. Leipzig 2004. Zu guter Letzt sei noch die kurze Studie von Duda, Sibylle: »Bertha Pappenheim 1859–1936. Erkundungen zur Geschichte der Hysterie oder ›Der Fall Anna O.‹«. In: Duda, Sybille; Pusch,

tiefenpsychologischen Fachgemeinschaft brodelnde Debatte um die Krankengeschichte der Anna O. neuen Zündstoff: Während eine Fraktion deren Ergebnisse als historisch gebunden würdigt und versucht, diese einer diagnostischen Neueinschätzung zu unterziehen,[267] erkennt eine andere darin das Produkt einer von Breuer sowie vor allem Freud initiierten Finte und in der Protagonistin eine Simulantin.[268] Eine neuere Studie setzt indessen beide Parteien mit der These ins Unrecht, dass die Breuer'sche Kur sehr wohl ein Erfolg gewesen sei.[269]

Erst nachdem der ›Fall‹ vonseiten der Literaten für ihre ästhetischen Schöpfungen fruchtbar gemacht wurde,[270] schaltete sich ebenfalls die literaturwissenschaftliche Forschung ein: Anders als Steinlechner, welchen den von ihr nur sehr oberflächlich betrachteten Text mit dem Attribut »eine Art Genesis«[271] versieht, ordnet Müller-Funk ihn einer »bestimmten Sorte von psychoanalytischen Narrativen«[272] zu. Obgleich er auf ein Konzept der Kulturwissenschaft rekurriert, welches zwischen mündlichen und schriftlichen Äußerungen genauso wenig differenziert wie zwischen veröffentlichten und unpublizierten Texten, ist er im Gegensatz zu seiner Vorstreiterin aber wenigstens zeitweilig bereit, sich dem Textaufbau der publizierten Krankengeschichte zuzuwenden, der seiner Auffassung nach »einem fast klassischen Schema [folgt], das freilich nach innen verlagert ist: Konflikt-Krise-Katastrophe

---

Luise F. (Hg.): *WahnsinnsFrauen*. Frankfurt/M. 1992: 123–145 erwähnt, die ganz unmissverständlich einen feministischen Ansatz verfolgt.

267 Siehe beispielsweise Rosenbaum, Max; Muroff, Melvin (Hg.): *Anna O. Fourteen Reinterpretations*. New York 1984.

268 Siehe allen voran Schweighofer, Fritz: *Das Privattheater der Anna O. Ein psychoanalytisches Lehrstück. Ein Emanzipationsdrama*. München, Basel 1987 und Borch-Jacobsen, Mikkel: *Anna O. zum Gedächtnis. Eine hundertjährige Irreführung*. Aus dem Franz. v. Martin Stingelin. München 1997.

269 Skues, Richard A.: *Sigmund Freud and the History of Anna O. Reopening a Closed Case*. Basingstoke, New York 2006.

270 Siehe die Romane von Freeman, Lucy: *Die Geschichte der Anna O. Der Fall, der Freud zur Psychoanalyse führte*. Mit einem Vorwort v. Karl A. Menninger. Aus dem Amerik. übertr. v. Grete Felten u. Karl-Eberhard Felten. München 1973 (*The Story of Anna O*. New York 1972) oder Yalom, Irvin D.: *Und Nietzsche weinte*. Hamburg 1994 (*When Nietzsche Wept: A Novel of Obsession*. New York 1992). Erwähnt sei auch die viel rezipierte Studie von Worms, in welcher dem Breuer'schen Text der Status eines Modells für Hugo von Hofmannsthals 1903 uraufgeführtes Drama *Elektra* bescheinigt wird. Worbs, Michael: *Nervenkunst: Literatur und Psychoanalyse im Wien der Jahrhundertwende*. Frankfurt/M. 1983: 280–294.

271 Steinlechner, Gisela: *Fallgeschichten*: 158.

272 Müller-Funk, Wolfgang: *Die Kultur und ihre Narrative. Eine Einführung*. 2., überarb. u. erw. Aufl. Wien 2008: 202.

(d.h. Steigerung und Wende, Katharsis) und Auflösung des Konflikts durch Selbstthematisierung«[273]. Ferner wirft Müller-Funk einen Blick auf deren Erzählstruktur und unterscheidet dabei zwischen einem »Erzähler auf der ersten Stufe« sowie einer »latente[n] Erzählerin zweiter Stufe, als Binnenerzählerin«[274]. Beide Gesichtspunkte gilt es ebenso in nachstehender Kurzanalyse, die ausschließlich den erstmalig im Jahre 1895 erschienenen Breuer'schen Text aus den Hysterie-Studien (ST: 42–66) zum Gegenstand hat, einer genaueren Betrachtung zu unterziehen, freilich aus einer etwas anderen Perspektive.

Genau wie das zuvor in Augenschein genommene Janet'sche zeigt Breuers Gattungsexemplar Parallelen zu dem therapeutischen Typ der Krankengeschichte des Hypnotismus, denn es wird eine Heilungsgeschichte dargeboten, in welcher die Gesundung letztendlich vermittelst »sehr einfache[r] Hypnoseprozeduren« (ST: 56) herbeigeführt wird. Allerdings stellt der künstlich erzeugte Hypnotismus hier nur eine Art Notbehelf dar, dient er doch angeblich weniger der Suggestion, sondern mehr der remedierend wirkenden Ausforschung eines ausschließlich im somnambulen Zustand zugänglichen »Unbewußten«. Daher erstaunt es wenig, wenn sich ebenso in diesem Gattungsexemplar mit Blick auf die darstellerischen Techniken wie die Textstruktur Abweichungen zum therapeutischen Typ der Krankengeschichte des Hypnotismus manifestieren. Auch hier lässt sich ein gesteigerter Deutungsaufwand des Erzählers ausmachen, der dem Rezipienten nicht nur – wie in der gesichteten Krankengeschichte des Führers der Schule von Nancy – im Rahmen der Epikrise, sondern von Zeit zu Zeit auch innerhalb der Verlaufs- und Behandlungsgeschichte mittels ungewöhnlicher epistemischer Fähigkeiten tiefe Einblicke in das Innenleben seiner Patientin gewährt, deren Worte übrigens in keinem Moment in direkter oder indirekter Rede wiedergegeben werden. Und noch deutlicher als in der Krankengeschichte um Marie zeigen sich Transformationen hinsichtlich der Textstruktur, da eine relativ ausführliche psychische Prähistorie des vorgeführten Leidens nicht etwa innerhalb der Anamnese, sondern erst im Rahmen der Verlaufs- und Behandlungsgeschichte dargereicht wird. Vor allem was dieses charakteristische Krankengeschichten-Segment anbelangt, übertrifft der Text alle zuvor betrachteten Gattungsexemplare bezüglich seiner verhältnismäßig komplexen Darstellungsweise.

Die knapp 25 Seiten umfassende Krankengeschichte mit dem exakten Titel »Beobachtung I. Frl. Anna O …« steigt unvermittelt mit der Vorgeschichte der »neuropathisch mäßig stark belastet[en]« (ST: 42), zum Zeitpunkt der Erkrankung

---

273 Ebd.: 209f.
274 Ebd.: 210.

21-jährigen Patientin ein, die bis zum Auftreten ihres aktuellen Leidens von jedweden Übeln verschont geblieben ist. Nach der knappen Abhandlung der familiären wie der individuellen Prähistorie folgt eine überaus präzise Beschreibung ihres Naturells. Direkt im Anschluss ist ein Schema aufgeführt, in welchem der Verlauf ihrer Störung in vier verschiedene Phasen (A bis D) untergliedert ist und das sich als eine Art Resümee der Verlaufs- und Behandlungsgeschichte lesen lässt. Ausgehend von einer schweren Erkrankung des Vaters wird sodann die knappe Vorgeschichte des im Zentrum der Betrachtung liegenden Leidens präsentiert, in deren Rahmen von einer ersten Begegnung zwischen der bereits gebrechlichen Kranken und ihrem künftigen Therapeuten berichtet wird, der eine vorläufige Diagnose, nämlich »typische Tussis nervosa« (ST: 44), stellt. Der Report geht in den Status-praesens-Teil über, in dem ein ganzes Bündel körperlicher Symptome aufgeführt ist, und zwar Hinterkopfschmerzen, verschiedenste Arten von Sehstörungen, Lähmung der Halsmuskeln, Bewegungs- und Empfindungslosigkeit insbesondere des rechten Oberarmes.

Die umfangreiche Schilderung des eigentlichen Krankheits- und Therapieverlaufes umfasst streng genommen nur die Phasen B, C und D (11. Dezember 1880 bis 7. Juni 1882), wobei die sich vor Behandlungsbeginn ereignete Phase A (Mitte Juli bis 10. Dezember 1880) in die Darbietung von D eingeschoben ist. Trotz der Angabe einiger fixer Daten weist die Darstellung keine protokollarische Struktur auf, überdies wird sie durch Zeitsprünge in ihrer Chronologie unterbrochen. Zu Beginn der Ausführungen steht zweifelsfrei der Krankheitsverlauf im Zentrum: Die Patientin zeigt »zwei ganz getrennte Bewußtseinszustände« (ST: 44). In dem einen ist sie »traurig und ängstlich, aber relativ normal«, in dem anderen »halluzinierte sie, war ›ungezogen‹« (ST: 44); gegen Sonnenuntergang verfällt sie stets in einen Zustand der tiefen Hypnose. Nach dem Tod des Vaters am 5. April 1881 verliert sie nach Vorankündigungen die deutsche Sprachfähigkeit und kann fortan nur noch Englisch reden. Trotz therapeutisch bedingter Besserungen des Nachts verschlechtert sich ihr psychischer Zustand, sodass Anna O. am 7. Juni 1881 aus dem elterlichen Heim entfernt und in ein Landhaus gebracht wird. Hier nun erfolgt ein Rückblick, innerhalb dessen das textinterne Ich die Entdeckungsgeschichte des zuvor nur nebenher erwähnten therapeutischen Verfahrens des »Aussprechens« präsentiert und ab welchem die Behandlungsgeschichte in den Vordergrund rückt: In der allabendlichen Hypnose erzählt die Kranke subjektiv gefärbte »Geschichten«, worauf sich jedes Mal eine deutliche psychische Beruhigung einstellt. Diesem Verfahren schenkt sie späterhin »den guten, ernsthaften Namen ›talking cure‹« (ST: 50). Da sie die Geschichten ausschließlich dem textinternen Ich anvertraut, kann sich die Kranke während ihres Landaufenthaltes des angehäuften »Vorrat[s] von Phantasmen« (ST: 50) nur alle paar Tage entledigen.

Obwohl die Therapie nach ihrer Rückkehr in die Stadt im Herbst 1881 wieder täglich stattfindet, verschlechtert sich ihre psychische Verfassung zur Weihnachtszeit. Laut Angaben des Erzählers lebt sie von nun ab in ihrem ›normalen‹ Zustand im Winter 1881/82, in ihrem zweiten dagegen in demjenigen der vorherigen Jahre 1880/81, weshalb in der allabendlichen Hypnose »nicht bloß die Phantasmen frischer Produktion, sondern auch die Erlebnisse und die ›vexations‹ von 1881 abgesprochen werden« (ST: 54). Darüber hinaus rücken ab diesem Moment aufgrund einer neuerlichen technischen Entdeckung ebenso die im Status-praesens-Teil aufgelisteten Symptome sowie einige Störungen in den Blick, die erst nach Beginn der Behandlung hinzugetreten sind. In den Abendhypnosen wie auch innerhalb eines allmorgendlich eingeleiteten künstlichen Somnambulismus ›reproduziert‹ die Patientin in mühseliger Kleinarbeit jeweils dasjenige Ereignis, welches das Symptom herbeigeführt hat – und ist nach dessen kurzzeitiger Verstärkung endgültig davon erlöst. Unmittelbar vor der Präsentation des positiven Ausgangs der Kur, »[s]eitdem erfreut sie sich vollständiger Gesundheit« (ST: 60), findet sich der definitive Krankheitsbefund, nämlich die wenig überraschende Diagnose »Hysterie« (ST: 58), sowie die nachgereichte Darstellung von Phase A. Im Rahmen der gehaltvollen Epikrise wird schließlich rückblickend insbesondere noch einmal der Aspekt der Krankheitsentwicklung erörtert.

Mit Blick auf das textinterne Ich der Krankengeschichte sei vorab auf eine Auffälligkeit hingewiesen. Zwar verzichtet es genau wie die Erzähler der Gattungsexemplare de Valentis und Bernheims darauf, wenigstens ein gewisses Bild seines idealen Lesers zu erzeugen. Wohl aber zeigt es sich zu Beginn der Epikrise explizit in seiner Rolle als narrativer Vermittler:

> *Soviel nicht uninteressanter Einzelheiten ich auch unterdrückt habe, ist doch die Krankengeschichte der Anna O ... umfangreicher geworden, als eine an sich nicht ungewöhnliche Erkrankung zu verdienen scheint. Aber die Darstellung des Falles war unmöglich ohne Eingehen ins Detail, und die Eigentümlichkeiten desselben scheinen mir von einer Wichtigkeit, welche das ausführliche Referat entschuldigen dürfte. Auch die Echinodermeneier sind für die Embryologie nicht deshalb so wichtig, weil etwa der Seeigel ein besonders interessantes Tier wäre, sondern weil ihr Protoplasma durchsichtig ist und man aus dem, was man an ihnen sehen kann, auf das schließt, was an den Eiern mit trübem Plasma auch vorgehen dürfte (ST: 61).*

Bei vorstehender Äußerung handelt es sich offenkundig um einen metanarrativen Kommentar des Erzählers zu der Gestalt seiner Krankengeschichte, wobei diese nachträgliche Rechtfertigung für die Länge der Darstellung insofern verwundert, als etwa das Charcot'sche Œuvre mitunter wesentlich ausladendere Gattungsexemplare umfasst. Und wie noch darzulegen sein wird, kann über weite Strecken von einem »Eingehen ins Detail« wahrlich keine Rede sein. Ob es sich hierbei allerdings tatsächlich bloß um unmotivierte Metanarration handelt, soll an dieser Stelle nicht abschließend geklärt werden. Mit einem regelrecht formspezifizierenden metanarrativen Kommentar hat diese Äußerung des Erzählers jedenfalls nichts zu tun.

Was indessen das textinterne Ich als Person anbelangt, so präsentiert es sich indirekt als hingebungsvoller medizinischer Philanthrop, der es gemeinsam mit seiner indisponierten Muse unverhofft bewerkstelligt, eine Behandlungsform zu kreieren, die sie nicht nur von ihrem hartnäckigen mentalen Leiden befreit, sondern es darüber hinaus ermöglicht, dessen mysteriöse Krankheitsgenese vollständig aufzuklären. Sein gütiges und verständnisvolles Gebaren manifestiert sich andeutungsweise bereits innerhalb des Anamnese-Teils. Legt es hier doch ein in emphatischer Manier gezeichnetes Charakterporträt seiner Kranken, »deren Leben mir durchsichtig wurde, wie selten das eines Menschen einem andern«[275], vor:

> *Dieses Mädchen von überfließender geistiger Vitalität führte in der puritanisch gesinnten Familie ein höchst monotones Leben, das sie sich in einer für ihre Krankheit wahrscheinlich maßgebenden Weise verschönerte. Sie pflegte systematisch das Wachträumen, das sie ihr ›Privattheater‹ nannte. Während alle sie anwesend glaubten, lebte sie im Geiste Märchen durch, war aber, angerufen, immer präsent, so daß niemand davon wußte. Neben der Beschäftigung der Häuslichkeit, die sie tadellos versorgte, ging diese geistige Tätigkeit fast fortlaufend einher (ST: 42f.).*

Weit davon entfernt, eine nüchterne fachwissenschaftliche Äußerung zu sein, lässt dieser Passus eher an den Ausschnitt aus einem ästhetischen Erzählwerk als an den Einführungsteil eines medizinischen Fachtextes denken. Augenscheinlich ist der Erzähler daran interessiert, dem Rezipienten Anna O.s geradezu dramatische existenzielle Situation – der Gegensatz zwischen »überfließender geistiger Vitalität« und »höchst monotones Leben« könnte größer nicht sein – vor Augen zu führen und sich damit indirekt als sensibler Seelenkundiger zu präsentieren, der bereit ist, sich mit vollem Herzen in das Schicksal seiner mental potenten Patientin einzufühlen. Und tatsächlich zeigt sich ebenjene Haltung ebenfalls in der Art und Weise, wie er im Rahmen seiner ›Behandlungsentdeckungsgeschichte‹ die von der somnambulen Kranken hervorgebrachten Äußerungen kommentiert:

---

275 Der vollständige Satz lautet übrigens wie folgt: »Das sexuale Element war erstaunlich unterentwickelt; die Kranke, deren Leben mir durchsichtig wurde, wie selten das eines Menschen einem andern, hatte nie eine Liebe gehabt, und in all den massenhaften Halluzinationen ihrer Krankheit tauchte niemals dieses Element des Seelenlebens empor« (ST: 42). Da das textinterne Ich auf diesen Aspekt im weiteren Verlauf seiner Darstellung in keinem Moment zurückkommt, weiß der Leser mit der Information über »Anna O.s« mangelndes Sexualleben nichts anzufangen.

> *Die Geschichten, immer traurig, waren teilweise sehr hübsch, in der Art von Andersens Bilderbuch ohne Bilder und wahrscheinlich auch nach diesem Muster gebildet; meist war Ausgangs- und Mittelpunkt die Situation eines bei einem Kranken in Angst sitzenden Mädchens; doch kamen auch ganz andere Motive zur Verarbeitung (ST: 49).*

In dieser Schilderung vermittelt der Erzähler von sich implizit das Bild eines überaus aufmerksamen Zuhörers, der den Worten seiner in der Regel äußerst redseligen Patientin mit »gleichschwebender Aufmerksamkeit« (GW VIII: 377)[276] lauscht und diese nicht bloß als aberwitzige Hirngespinste einer geistig Umnachteten abtut, sondern deren Inhalte sogar als ästhetisch ansprechende geistige Schöpfungen bewertet.

Ähnlich wie es innerhalb der Janet'schen Krankengeschichte mit Blick auf Marie geschieht, wird die Protagonistin dieses Textes als unentbehrliche Wissensquelle und wichtige Kooperationspartnerin zur Erforschung und Therapierung ihres hartnäckigen Leidens vorgeführt. In diesem Falle umfasst die von dem textinternen Ich und der Patientin zu vollbringende Arbeit jedoch streng genommen zweierlei: Die erste Aufgabe besteht darin, ihren stark heruntergekommenen psychischen Zustand zu stabilisieren, die andere in der zu Beginn aufgeschobenen Aufhebung ihrer im Status-praesens-Teil aufgeführten Symptome sowie etlicher während des Krankheitsverlaufs hinzugetretener Krankheitszeichen. Laut Aussagen des Erzählers ist die erste vergleichsweise einfach zu bewerkstelligen:

> *Sie [die Kranke; Anm. S.H.] hatte die ganze Zeit abstiniert, war voll Angstgefühlen, ihre halluzinatorischen Absencen erfüllt von Schreckgestalten, Totenköpfen und Gerippen. [...] Nachmittags Somnolenz, um Sonnenuntergang die tiefe Hypnose, für die sie den technischen Namen »clouds« (Wolken) gefunden hatte. Konnte sie dann die Halluzinationen des Tages erzählen, so erwachte sie klar, ruhig, heiter, setzte sich zur Arbeit, zeichnete oder schrieb die Nacht durch, völlig vernünftig (ST: 48).*

Das unzurechnungsfähige, höchst aufgewühlte Ich der Kranken fällt in den Abendstunden in Somnambulismus, entledigt sich seiner Phantasmen in Form von Geschichten und prompt öffnet das »vernünftig[e]« Ich die Augen, bereit, sich für eine gewisse Zeit zu produktiven Höhenflügen aufzuschwingen. Diese wiederholt erwähnte Begebenheit möchte der Erzähler noch im Rahmen der Verlaufs- und Behandlungsgeschichte als »Beweis für die pathogene, reizende Wirkung der in den Absencen, ihrer ›condition seconde‹ produzierten Vorstellungskomplexe und für ihre Erledigung durch die Aussprache in Hypnose«

---

276 Unter anderem in Freuds Abhandlung »Ratschläge für den Arzt bei der psychoanalytischen Behandlung« (1912) wird damit die grundlegende Technik umschrieben (vgl. GW VIII: 377).

(ST: 51) verstanden wissen. In Bezug auf den ersten Aspekt heißt es in der abschließenden Gesamtbeurteilung wie folgt: »Jede Abendhypnose lieferte den Beweis, daß die Kranke völlig klar, geordnet und in ihrem Empfinden und Wollen normal war, wenn kein Produkt des zweiten Zustandes ›im Unbewußten‹ als Reiz wirkte« (ST: 65). Weil das textinterne Ich offenbar davon überzeugt ist, auf diese Weise eine plausible Erklärung für die innerseelischen Vorgänge Anna O.s liefern zu können, führt es unvermittelt einen Terminus technicus ein, doch ist es nicht bereit, diesen näher zu erläutern.[277] Indessen hat es mit Blick auf den zweiten Aspekt im Rahmen der Epikrise »dem nichts hinzuzusetzen als die Versicherung, daß es nicht etwa meine Erfindung war, die ich der Patientin suggeriert hätte; sondern ich war aufs höchste davon überrascht« (ST: 66). Wenn der Erzähler geradezu hoch und heilig beteuert, sich während der Behandlung sämtlicher Einflussnahme enthalten und die kurative Kraft der Aussprache rein zufällig entdeckt zu haben, so stilisiert er sich zum wissenschaftlichen Ehrenmann, dessen Wort bedenkenlos Glauben geschenkt werden kann.

In Bezug auf das ebenso unwillkürlich entdeckte und daraufhin weiterentwickelte Verfahren zur Aufhebung der Krankheitszeichen spricht der Erzähler dagegen von einer »therapeutisch-technische[n] Prozedur, die an logischer Konsequenz und systematischer Durchführung nichts zu wünschen übrig ließ«:

Jedes einzelne Symptom dieses verwickelten Krankheitsbildes wurde für sich genommen; die sämtlichen Anlässe, bei denen es aufgetreten war, in umgekehrter Reihenfolge erzählt, beginnend mit den Tagen, bevor Patientin bettlägerig geworden [der Beginn der Kur; Anm. S.H.], nach rückwärts bis zu der Veranlassung des erstmaligen Auftretens. War dieses erzählt, so war das Symptom damit für immer behoben. […] Ich suchte sie am Morgen auf, hypnotisierte sie […] und fragte sie nun unter Konzentration ihrer Gedanken auf das eben behandelte Symptom um die Gelegenheiten, bei denen es aufgetreten war. Patientin bezeichnete nun in rascher Folge mit kurzen Schlagworten diese äußeren Veranlassungen, die ich notierte. In der Abendhypnose erzählte sie dann, unterstützt durch diese notierte Reihenfolge, ziemlich ausführlich die Begebenheiten (ST: 55f.).

Augenscheinlich möchte er sich nicht vorhalten lassen müssen, er habe sich nicht näher zum Verfahren der Symptomerforschung und -bekämpfung, das hier als innige Zusammenarbeit zwischen der sich unter Anleitung erzählend

---

277 Der Begriff taucht weder in dem Vorwort der Hysterie-Studien noch in der vorangestellten »Vorläufigen Mitteilung« auf. Erläutert wird er erst im Rahmen eines den insgesamt fünf Krankengeschichten angehängten, rein theoretischen Breuer'schen Kapitels (vgl. ST: 203-270, hier besonders 240-258). Der Aufbau der gesamten Monografie wird im folgenden Kapitel genauer dargelegt, das sich u.a. mit den vier Freud'schen Krankengeschichten der *Studien über Hysterie* auseinandersetzt.

ihrer psychobiografischen Vergangenheit erinnernden Kranken und dem koordinierenden und notierenden Arzt beschrieben wird, geäußert. Um die »erschöpfende[n] Gründlichkeit« (ST: 56) dieses Prozederes anhand eines Beispiels zu verdeutlichen, wählt der Erzähler im Anschluss das Krankheitszeichen der zeitweiligen Taubheit aus, wobei er zur besseren Vergegenwärtigung Zahlen sprechen lässt, denn er berichtet von insgesamt 303 erinnerten Fällen in der Art »nicht hören, wenn mehrere Personen sprechen, 27mal, das erstemal wieder der Vater und ein Bekannter« (ST: 56). Damit lässt er es aber auch genug sein, denn wenig später setzt er ohne jeden Übergang zu seinem großen Finale an, welches er mit den folgenden Worten einleitet: »Da sich die mühevolle Analyse der Symptome auf die Sommermonate 1880 bezog, während welcher sich die Erkrankung vorbereitete, gewann ich einen vollen Einblick in die *Inkubation* und *Pathogenese* dieser Hysterie, die ich nun kurz darlegen will« (ST: 58). Als der Person, welcher Anna O.s Vita bekanntermaßen »durchsichtig wurde, wie selten das eines Menschen einem andern«, kommt dem Erzähler die tragende Aufgabe zu, die von der durchweg zum Schweigen verurteilten »latenten Erzählerin zweiter Ordnung« (Müller-Funk) erinnerten und von ihm notierten Bruchstücke zu einer psychobiografischen Prähistorie zusammenzufügen: Seinen Worten nach markiert den Anfang des Leidens eine Situation im Juli 1880, in der die wachträumende Patientin am Krankenbett ihres Vaters sitzend eine eingebildete Schlange mit ihrem ›eingeschlafenen‹ rechten Arm fortzuscheuchen versuchte, vor Angst beten wollte, sich nach einem akuten Sprachverlust jedoch nur eines englischen Kinderverses erinnern konnte. Von nun ab provozierte jedes »mehr oder weniger schlangenähnliche[s] Objekt« (ST: 59) diese Sinnestäuschung und führte zu einer Bewegungslosigkeit des rechten Armes usw. usf. Selbige aufgrund einzelner Deutungsoperationen einen historischen Sinnzusammenhang herstellende Verdichtung ermöglicht es dem Erzähler dann innerhalb der Epikrise, sich auf die »Charcotsche[n] Theorie von der traumatischen Hysterie« zu stützen: »ein hypnotischer Zustand, in welchem ein leichtes Trauma erfolgt« (ST: 62). Mit Blick auf die Plausibilität der von ihm (re)konstruierten Pathogenese beruft er sich schließlich nicht auf »das Verschwinden der Symptome«, sondern auf die Angaben der Patientin, die er »immer vollkommen wahrheitsgetreu und zuverlässig gefunden [hat]« (ST: 63). Diese Art der Rekurrierung auf die epistemische Autorität seiner Patientin lässt an die erörterte Krankengeschichte aus der magnetischen Ära denken. Hier erfüllt sie offensichtlich den Zweck, seine Darstellung der Krankheitsentwicklung als durch Anna O. autorisiert zu verkaufen und dieser damit die Rolle der Verantwortlichen zuzuschieben.

4 Der psychoanalytische Ausbruch des Sigmund Freud: Zur Geburt der tiefenpsychologischen Krankengeschichte

> *Wenn ich im Nachstehenden Beiträge zur Geschichte der psychoanalytischen Bewegung bringe, so wird sich über deren subjektiven Charakter und über die Rolle, die meiner Person darin zufällt, niemand verwundern dürfen. Denn die Psychoanalyse ist meine Schöpfung, ich war durch zehn Jahre der einzige, der sich mit ihr beschäftigte, und alles Mißvergnügen, welches die neue Erscheinung bei den Zeitgenossen hervorrief, hat sich als Kritik auf mein Haupt entladen (GW X: 44).*

Vorstehende Äußerung aus der anno 1914 erschienen Abhandlung »Zur Geschichte der psychoanalytischen Bewegung« mag angesichts der im vorherigen Kapitel aufgeführten, mehr oder weniger bescheidenen Bemerkungen der textinternen Repräsentanten Sigmund Freuds zur eigenen Bedeutung für die Historie der Psychoanalyse verwundern. So tritt hier ein Erzähler in Erscheinung, der ohne Übertreibung als Meister der Selbstdarstellung bezeichnet werden darf. Der Versuch, seine ›Ichbezogenheit‹ (»ich«, »meiner Person«, »meine Schöpfung«, »ich«, »mein Haupt«) hinter dem Bild des Einzelkämpfers zu verbergen, der im Rahmen eines langjährigen Krieges zahlreiche Gefechte gegen den feindlich gesonnenen Rest der Welt überstehen musste, darf als wirkungsmächtiger Winkelzug bezeichnet werden. So ist das textinterne Ich mit dieser Autoinszenierung maßgeblich an der Konstruktion dessen beteiligt, was Sulloway mit Blick auf die historische Person Sigmund Freud als »Mythos des Helden« bezeichnet.[278] Angesichts dieses Auftaktes nimmt es jedenfalls nicht wunder, wenn der Erzähler sowohl den Janet'schen als auch den Breuer'schen Beitrag zur Entwicklung der Psychoanalyse im Rahmen der weiteren Ausführungen in auffälligem Maße herunterspielt. Während er den Anteil des Ersteren lediglich

---

278 Sulloway, Frank J.: *Freud. Biologe der Seele. Jenseits der psychoanalytischen Legende*. Übers.: Hans-Horst Henschen. Köln-Lövenich 1982: 605–672. Der Autor unterscheidet zwei Züge der »Heldenlegende«, welche gleichsam in dem weiter oben aufgeführten Kommentar zum Tragen kommen: Der eine legt besonderes Augenmerk auf Freuds geistige Isolation zur Zeit seiner Entdeckungen und theatralisiert die übelwollende Aufnahme seiner Theorien, der andere »malt Freuds ›absolute Originalität‹ als Mann der Wissenschaft aus und schreibt ihm die Entdeckungen seiner Vorläufer, Zeitgenossen, Rivalen und Anhänger zu«. Ebd.: 606. Siehe auch Ellenberger, Henri F.: *Die Entdeckung des Unbewußten*: 611f.

mit der kurzen Bemerkung »Seine [Janets] Verdienste um die Psychologie der Neurosen können wir trotzdem [trotz seines geäußerten Prioritätsvorrechts hinsichtlich wesentlicher psychoanalytischer Konzepte; Anm. S.H.] nicht vergessen, auch wenn wir seine Ansprüche zurückweisen« (GW X: 72) abhandelt, geht er auf jenen des Letzteren wesentlich eingehender ein:

> *Als ich im Jahre 1909 auf dem Katheder einer amerikanischen Universität zuerst öffentlich von der Psychoanalyse reden durfte, habe ich, von der Bedeutung des Moments für meine Bestrebungen ergriffen, erklärt, ich sei es nicht gewesen, der die Psychoanalyse ins Leben gerufen. Dies Verdienst habe ein anderer, Josef Breuer, erworben [...]. Da ich nun längst erkannt habe, daß es das unvermeidliche Schicksal der Psychoanalyse ist, die Menschen zum Widerspruch zu reizen und zu erbittern, so habe ich für mich den Schluß gezogen, ich müßte doch von allem, was sie auszeichnet, der richtige Urheber sein (GW X: 44f.).*

Mit der bereits weiter oben in die Wege geleiteten Begründung, dass der Lorbeerkranz doch wohl eher demjenigen gebührt, den sich die Welt aufgrund der fortwährenden Propaganda unliebsamer wissenschaftlicher Erkenntnisse zum allgemeinen Hassobjekt auserkoren hat, entreißt er Breuer kurzerhand den einst angeblich so großzügig überreichten Titel des ›Spiritus Rector‹. Tatsächlich belässt es das textinterne Ich aber nicht bei dieser mit Pathos vorgetragenen Stellungnahme, denn wenig später kommt es expressis verbis auf jene Krankengeschichte zu sprechen, die der Erzähler der Abhandlung »Über Psychoanalyse« in aller Deutlichkeit als ›Gründungsschrift‹ lobt:

> *Wer die Breuer'sche Krankengeschichte im Lichte der in den letzten zwanzig Jahren gewonnenen Erfahrung von neuem durchliest, wird die Symbolik der Schlangen, des Starrwerdens, der Armlähmung nicht mißverstehen und durch Einrechnung der Situation am Krankenbette des Vaters die wirkliche Deutung jener Symptombildung leicht erraten (GW X: 49).*

Im Vorstehenden wird die von Josef Breuer zwei Dezennien zuvor präsentierte Pathogenese des Leidens der Anna O. mit Nachdruck als verkannt dargeboten und damit dessen Krankheitsverständnis ganz unmissverständlich als ›vorpsychoanalytisch‹ bewertet. Von daher ist es, so ließe sich hinzufügen, mehr als begründet, wenn sich das textinterne Ich der Abhandlung »Zur Geschichte der Psychoanalyse« den in einem Augenblick emotionaler Verwirrung fälschlicherweise einem anderen verliehenen Titel rückwirkend selbst zuerkennt.

Wie im Folgenden zu zeigen sein wird, darf ebenfalls im Hinblick auf gänzlich anders geartete Texte Sigmund Freuds (1856–1939) von einer ausgeklügelten Selbstdarstellung des Erzählers gesprochen werden. Vielleicht nimmt es auch von daher nicht wunder, wenn die sogenannten ›großen Fallgeschichten‹ des

Goethepreisträgers des Jahres 1930,[279] die für gewöhnlich unter den Kurztiteln »Dora«, »Kleiner Hans«, »Rattenmann«, »Schreber« und »Wolfsmann« bekannt sind, auch weit über die Grenzen der Tiefenpsychologie hinaus zu enormer Prominenz gelangt sind. Ohne Frage handelt es sich hierbei allerdings lediglich um die Freud'schen ›Aushängeschilder‹, denn tatsächlich umfasst sein Krankengeschichten-Œuvre eine ganze Reihe von Texten, die im Rahmen von Fachzeitschriften oder Monografien publiziert wurden. Im Folgenden seien der Übersicht halber einmal diejenigen aufgeführt, welche Eingang in die *Gesammelten Werke* gefunden haben:

- »Ein Fall von Hypnotischer Heilung (1892/93);
- »II. Frau Emmy v. N…, vierzig Jahre, aus Livland« (*Studien über Hysterie* [1895]);
- »III. Miß Lucy R., dreißig Jahre« (*Studien über Hysterie* [1895]);
- »IV. Katharina…« (*Studien über Hysterie* [1895]);
- »V. Fräulein Elisabeth v. R…« (*Studien über Hysterie* [1895]);
- »Analyse eines Falles von chronischer Paranoia« (»Weitere Bemerkungen über die Abwehr-Neuropsychosen« [1896]);
- »Bruchstück einer Hysterie-Analyse« (= »Dora« [1905]);
- »Analyse der Phobie eines fünfjährigen Knaben« (= »Kleiner Hans« [1909]);

---

279 Zu den historischen Umständen der umstrittenen Preisverleihung siehe u.a. Anz, Thomas: »›Eine gerade Linie von Goethe zu Freud‹. Zum Streit um die Verleihung des Frankfurter Goethe-Preises im Jahre 1930«. In: Schury, Gudrun; Götze, Martin (Hg.): *Buchpersonen. Büchermenschen. Heinz Gockel zum Sechzigsten*. Unter Mitarbeit v. Julia Schöll, Nicole Schumacher u. Rolf-Bernhard Essig. Würzburg 2001: 223–234. Noch im Jahr der Ehrung erschien erstmalig der bekannte Essay des späteren Lehrstuhlinhabers für Neuere deutsche Literaturwissenschaft, Walter Muschg, der die Rezeption des Freud'schen Werks nachhaltig beeinflussen sollte, nämlich Muschg, Walter: »Freud als Schriftsteller«. In: *Psychoanalytische Bewegung* 2 (1930). H. 5: 467–509. In dessen Nachfolge siehe v.a. den bereits zitierten Schönau, Walter: *Sigmund Freuds Prosa* sowie, allerdings gleichermaßen aus einem literaturwissenschaftlichen wie psychoanalytischen Blickwinkel, Mahony, Patrick J.: *Der Schriftsteller Sigmund Freud*. Aus dem Engl. v. Helmut Junker. Frankfurt/M. 1989 und Jens, Walter: »Sigmund Freud: Portrait eines Schriftstellers«. In: *Psyche* 45 (1991). H. 11: 949–966. Zur Freud'schen Metaphorik siehe ferner die sprachwissenschaftliche Studie von Pörksen, Uwe: *Deutsche Naturwissenschaftssprachen: historische und kritische Studien*. Tübingen 1986: 145–181. Und um zu guter Letzt den Bogen zu Goethe zurückzuschlagen, siehe die Arbeit von Frankland, Graham: *Freud's Literary Culture*. Cambridge 2000, in welcher der ›Autor Freud‹ in verschiedene ›literarische‹ Traditionen, vor allem auch die der ›Weimarer Klassik‹, gestellt wird.

- »Bemerkungen über einen Fall von Zwangsneurose« (= »Rattenmann« [1909]);
- »Psychoanalytische Bemerkungen über einen autobiographisch beschriebenen Fall von Paranoia (Dementia paranoides)« (= »Schreber« [1911]);
- »Mitteilung eines der psychoanalytischen Theorie widersprechenden Falles von Paranoia« (1915);
- »Aus der Geschichte einer infantilen Neurose« (= »Wolfsmann« [1918]);
- »Über die Psychogenese eines Falles von weiblicher Homosexualität« (1920) sowie
- »Eine Teufelsneurose im siebzehnten Jahrhundert« (1923).

Freilich muss das Bestreben, das gesamte Freud'sche Krankengeschichten-Werk einer umfassenden textanalytischen Auswertung zu unterziehen, in der vorliegenden Arbeit aus Platzgründen unterbleiben. Gleichwohl sei im Nachstehenden der Versuch unternommen, zumindest einen ansatzweisen Einblick in die Entwicklung ebenjener wissenschaftlichen Literaturgattung unter den Händen Freuds zu geben, wofür eine Kurzbetrachtung seiner eigenen ›Vorklänge‹, namentlich des frühen Gattungsexemplars »Ein Fall von hypnotischer Heilung« sowie seiner vier kasuistischen Beiträge zu den *Studien über Hysterie*, vonnöten ist. Erst hernach soll eine eingehende textanalytische Untersuchung des prominenten »Bruchstücks einer Hysterie-Analyse« erfolgen, welcher sich eine kursorische Inaugenscheinnahme jener Krankengeschichten anschließen wird, die Freud und andere Autoren in der allerersten tiefenpsychologischen Fachzeitschrift publiziert haben.

4.1 Ouvertüre und Zwischenspiele

4.1.1 »Ein Fall von hypnotischer Heilung« (1892/93)

Die erstmals im Anfangsjahrgang der *Zeitschrift für Hypnotismus* veröffentlichte Schrift mit dem ausführlichen Titel »Ein Fall von hypnotischer Heilung nebst Bemerkungen über die Entstehung hysterischer Symptome durch den ›Gegenwillen‹«[280] wurde von der gesamten Forschung bis zum heutigen Tag als Stiefkind

---

280 Freud, Sigmund: »Ein Fall von hypnotischer Heilung nebst Bemerkungen über die Entstehung hysterischer Symptome durch den ›Gegenwillen‹«. In: *Zeitschrift für Hypnotismus, Suggestionstherapie und verwandte psychologische Forschungen* 1 (1892). H. 3: 102–107, H. 4: 123–129.

behandelt.²⁸¹ Im vorliegenden Zusammenhang verdient der geradezu hartnäckig ignorierte Text nachträglich insbesondere deswegen gebührend gewürdigt zu werden, weil er vor allen anderen deutlich macht, an welche Tradition das spätere Freud'sche Krankengeschichten-Œuvre in seinen Keimen angelehnt ist. Viel mehr nämlich als sich dies mit Blick auf den in Augenschein genommenen Janet'schen Gattungsbeitrag sowie die Krankengeschichte um Anna O. feststellen lässt, weist die Schrift des zum Zeitpunkt ihrer Publikation noch verhältnismäßig unbekannten Wiener Privatdozenten für Neuropathologie und Inhabers einer eigenen Privatpraxis,²⁸² welcher der Fachwelt wohl insbesondere durch die Übersetzungen der Werke der beiden berühmten französischen Lehrmeister bekannt gewesen sein dürfte,²⁸³ strukturelle Übereinstimmungen mit der Krankengeschichte des Hypnotismus auf. Während ihre Gesamtarchitektonik starke Parallelen zu dem gesichteten Bernheim'schen Gattungsexemplar erkennen lässt, gemahnt ihr Auftakt eher an dasjenige Charcots. Und auch in anderer Hinsicht zeigt sie eine Gemeinsamkeit mit der Bernheim'schen Krankengeschichte. So wird im Rahmen der Verlaufs- und Behandlungsgeschichte zur verinnernden Darstellung lediglich einige wenige Male auf die direkte bzw. indirekte Rede zurückgegriffen, wohingegen das textinterne Ich innerhalb der Epikrise via Aufblähung zu einem auktorialen Subjekt tiefe Einblicke in das Innenleben der Patientin gewährt.

---

281 Eine Ausnahme scheint lediglich die wissenschaftshistorische Studie von Reicheneder zu bilden, der dem Text ein verhältnismäßig umfassendes Kapitel widmet. Siehe Reicheneder, Johann Georg: *Zum Konstitutionsprozeß der Psychoanalyse*. Stuttgart-Bad Cannstatt 1990 (= *Jahrbuch der Psychoanalyse* Beiheft 12): 329–355. Erwähnt werden sollte ferner die neuere Arbeit von Tanner, in welcher er Freuds Verhältnis zur *Zeitschrift für Hypnotismus* und darin die Publikationsgeschichte des »Falls von hypnotischer Heilung« – neben derjenigen des »Bruchstücks« – zu rekonstruieren versucht. Tanner, Terence A.: »Sigmund Freud und die *Zeitschrift für Hypnotismus*«. In: *Luzifer-Amor. Zeitschrift zur Geschichte der Psychoanalyse* 18 (2005). H. 36: 65-118, hier vor allem 94–96.
282 In der zweiten Hälfte des Jahres 1885 wurde der frisch habilitierte Freud zum Privatdozenten ernannt; im Frühjahr des nächsten eröffnete er eine Ordination. Vgl. neben Jones, Ernest: *Das Leben und Werk von Sigmund Freud*. Bd. I: 96f. und 175–176 auch Ellenberger, Henri F.: *Die Entdeckung des Unbewußten*: 592–594 sowie Gay, Peter: *Freud. Eine Biographie für unsere Zeit*. Aus dem Amerik. v. Joachim A. Frank. 3. Aufl. Frankfurt/M. 2006: 67 und 158.
283 Vor seiner Praxiseröffnung im Jahre 1886 arbeitete er einige Wochen in Charcots pathologischem Institut der Salpêtrière in Paris, anno 1889 war er kurzzeitig Bernheims Hospitant in Nancy. Vgl. Jones, Ernest: *Das Leben und Werk von Sigmund Freud*. Bd. I: 218 und 222–225, Ellenberger, Henri F.: *Die Entdeckung des Unbewußten*: 593f. und 605 sowie Gay, Peter: *Freud*: 60ff.

Der knapp 14-seitige Text (GW I: 1–17) beginnt mit verhältnismäßig umfangreichen Eingangsworten, die in recht deutlicher Weise Aufschluss über den grundsätzlichen Sinn und Zweck der nachstehenden Ausführungen geben.[284] Der darauf folgende Anamnese-Teil umfasst einerseits die individuelle Vorgeschichte der »bei niemandem […] im Rufe einer Nervösen« (GW I: 4) stehenden Kranken, welche nach einem ersten erfolglosen Stillversuch sowie einer neuerlichen Niederlage bei einem zweiten Kind Symptome wie Erbrechen, Aufregung, Schlaflosigkeit und dauerhafte Verstimmung entwickelt hat. Andererseits beinhaltet er deren familiäre Prähistorie, die laut Aussage des textinternen Ich mit Ausnahme der hinsichtlich einer möglichen erblichen Vorbelastung für Neurosen schwer einordbaren Störung des Bruders, der eine »typische Jugendneurasthenie durchgemacht [hat]« (GW I: 4), unauffällig ist. Eingeschoben in die Schilderung ist die Diagnosestellung, nämlich »*hystérique d'occasion* nach Charcots glücklichem Ausdruck« (GW I: 4). Im Rahmen eines knappen Status-praesens-Abschnitts sind rein körperliche Symptome wie vorgewölbtes und druckempfindliches Epigastrium oder periodisches geruchloses Aufstoßen aufgelistet.

Die überschaubare Verlaufs- und Behandlungsgeschichte enthält zwar keine Datumsangaben, weist aufgrund der Aufführung der einzelnen Sitzungen aber dennoch eine protokollarische Struktur auf. Der Erzähler berichtet von einer zweimaligen Behandlung, in welcher er die Kranke in einen hypnotischen Schlaf versetzt und sich der Suggestion in der Form »Haben Sie keine Angst, Sie werden eine ausgezeichnete Amme sein, bei der das Kind prächtig gedeihen wird« (GW I: 6) bedient, wobei sich im Anschluss die nachstehende Bemerkung findet: »Die Frau nährte das Kind 8 Monate lang, und ich hatte häufig Gelegenheit, mich freundschaftlich von dem Wohlbefinden beider Personen zu überzeugen« (GW I: 7). Auf diese Äußerung folgt ein weiterer, noch knapperer Behandlungsbericht, der den Leser über die Geburt eines dritten Kindes und das neuerliche Auftreten des bereits bekannten Symptomkomplexes sowie die Durchführung zweier weiterer hypnotischer Sitzungen informiert. Abgerundet wird er durch die folgende, im Vergleich zur ersten nicht minder positive Bemerkung: »Die Frau hat auch dieses Kind, das heute 1½ Jahre alt ist, ohne alle Beschwerde genährt und sich des ungestörten Wohlbefindens erfreut« (GW I: 8).

Wie im Titel bereits angedeutet, wird die Abhandlung durch Ausführungen zur Genese hysterischer Krankheitszeichen komplettiert, die aufgrund der expliziten Bezugnahme auf das Leiden der namenlosen Kranken durchaus eine Epikrise bilden, selbst wenn darin zwei Krankenbeispiele angeführt werden, und

---

284 Vgl. weiter unten.

zwar ein eigenes und ein fremdes. Obgleich hinsichtlich des therapeutischen Typs der Krankengeschichte des Hypnotismus ganz allgemein eine starke Gewichtung der abschließenden Gesamtbeurteilung zu verzeichnen ist, mutet die durch einen Absatz deutlich von dem übrigen Text abgehobene Epikrise dieser frühen Freud'schen Krankengeschichte geradezu imposant an, da sie größeren Umfangs ist als die restlichen Segmente zusammen.

Innerhalb der Krankengeschichte kommt ein textinternes Ich zum Vorschein, welches, wenn auch eher indirekt, ein glänzendes Porträt seiner selbst zeichnet, nämlich das des außergewöhnlichen medizinischen Wissenschaftlers auf der einen sowie jenes des erfahrenen und daher erfolgreichen Heilers auf der anderen Seite. Von entscheidender Bedeutung in dieser Hinsicht ist insbesondere die Eingangsbemerkung, die da lautet:

Ich entschließe mich hier, einen einzelnen Fall von Heilung durch hypnotische Suggestion zu veröffentlichen, weil derselbe durch eine Reihe von Nebenumständen beweiskräftiger und durchsichtiger geworden ist, als die Mehrzahl unserer Heilerfolge zu sein pflegt (GW I: 3).

Erstens präsentiert sich der Erzähler in manifester Weise als Mitglied jener medizinischen Fachgemeinschaft, die sich die Erforschung des Hypnotismus auf die Fahnen geschrieben hat. Zweitens stellt er sich als eifriger Rezipient der wissenschaftlichen Literatur zum Hypnotismus dar, der als solcher über den aktuellen Forschungsstand bestens informiert ist. So erweckt er drittens den Eindruck, als sehe er sich regelrecht in der Pflicht, besagte Fachgemeinschaft über die geradezu exzeptionelle eigene Arbeit zu informieren. Viertens erklärt er deren Ergebnisse als so durchschlagend und erhellend, dass sie im Grunde keiner weiteren empirischen Belege bedürfen.

Weshalb seine Krankengeschichte jene der meisten Kollegen übertrifft, erklärt der Erzähler dann wenig später ganz deutlich:

Es handelt sich [...] um einen Fall, in dem eine Mutter ihr Neugeborenes nicht zu nähren vermochte, ehe sich die hypnotische Suggestion eingemengt hatte, und in dem die Vorgänge bei einem früheren und einem späteren Kinde eine nur selten mögliche Kontrolle des therapeutischen Erfolges gestatteten (GW I: 4).

Anders als seine Fachgenossen kann er gleich einen doppelten Heilerfolg offerieren, den er als längst überfälligen Beweis für die Wirksamkeit der hypnotischen Kurmethode feilbietet. Doch damit ist es nicht genug, denn »endlich dürfte es für diesen Fall gelungen sein, den einfachen psychischen Mechanismus der Störung nachzuweisen« (GW I: 3f.). Demnach kündigt er dem Rezipienten ebenfalls eine vollständige Aufdeckung des Krankheitsphänomens bzw. die Klärung eines scheinbar heiß erforschten wissenschaftlichen Änigmas an – und lässt darin an das textinterne Ich der Charcot'schen Krankengeschichte denken, das sich bekanntlich als diagnostischer Rätsellöser in Szene setzt.

Während der eingangs in Aussicht gestellte zweifache Therapieerfolg im Rahmen des Status-praesens-Teils und der Behandlungsgeschichte in voller Form dargeboten wird, bedient sich der Erzähler eines unauffälligen Kunstgriffs: Wie zufällig wandelt er das zu Beginn noch hervorragende Porträt der Kranken (innerhalb des Anamnese-Teils spricht er mit Blick auf ihren Charakter von einer »vortrefflichste[n] Mischung von Eigenschaften« GW I: 4) in dasjenige einer wenig offenherzigen Patientin um, was sich bereits in seiner Überleitung zur Darstellung seines therapeutischen Einsatzes manifestiert: »Ich wurde nicht als willkommener Retter aus der Not begrüßt, sondern offenbar nur widerwillig angenommen und durfte auf nicht viel Zutrauen rechnen« (GW I: 6). Ferner ist es ihm wichtig, den Rezipienten darüber in Kenntnis zu setzen, dass sein erster therapeutischer Einsatz auf ihren ausdrücklichen Wunsch hin beendet wurde: »Als ich am dritten Abend wiederkehrte, ließ die Wöchnerin keine weitere Behandlung zu« (GW I: 7.). Doch seiner Aussage nach besteht sie nicht nur auf einen unverzüglichen Abbruch der Kur, sondern sie verweigert ihm darüber hinaus jegliches Gespräch darüber: »Nur fand ich es unverständlich und verdrießlich, daß von jener merkwürdigen Leistung niemals zwischen uns die Rede war« (GW I: 7). Hier vermittelt er den Eindruck, als habe ihm die Patientin – deren Worte lediglich ein einziges Mal in direkter Rede wiedergegeben werden – regelrecht eine Beschränkung hinsichtlich seiner ärztlichen und vor allem forscherischen Arbeit auferlegt.

Diese auf den ersten Blick eher nebensächliche Bildkonstruktion erweist sich bei näherer Betrachtung als ein überaus geschickter Winkelzug, der schließlich in der Epikrise seine volle Wirkung entfaltet:

Ich gehe nun zu der Erörterung über, welches wohl der psychische Mechanismus jener durch Suggestion behobenen Störung war. Ich habe nicht wie in anderen Fällen, von denen ein andermal die Rede sein soll, direkte Auskunft darüber, sondern bin darauf angewiesen, ihn zu erraten (GW I: 8).

Der eingang angekündigte Nachweis der Krankheitsnatur wird hier behutsam einer Relativierung unterzogen. Gesteht der Erzähler doch ein, dass er zur Lösung des wissenschaftlichen Rätsels allen voran auf seine Intuition als erfahrener Arzt und Forscher angewiesen ist. Der Umstand der schweren Beweisbarkeit ist für ihn jedoch keineswegs auf seine Unfähigkeit zurückzuführen, sondern ausschließlich auf die besondere Konstitution des vorliegenden Falles: Im Gegensatz zu anderen war diese hysterische Patientin aufgrund ihres ausgeprägten Misstrauens gegenüber der Hypnose eben nicht bereit, den erforderlichen Beitrag für die im Grunde unproblematische Aufklärung zu leisten. So leitet er trotz der genannten Schwierigkeit unverzüglich zu den in Aussicht gestellten Ausführungen über.

In einem ersten Schritt führt das textinterne Ich auf über zwei Seiten den theoretischen Terminus der »›peinliche[n] Kontrastvorstellungen« (GW I: 8) ein. Diese Vorstellungsart steht seiner Aussage nach einem bewussten Vorsatz bzw. einer Willensvorstellung entgegen. Ein gesundes Seelenleben vermag sie erfolgreich zu unterdrücken, weshalb sie weder wahrnehmbar ist noch Auswirkungen auf die Ausführung eines Vorsatzes hat. Bei den Neurosen dagegen erfahren die Kontrastvorstellungen eine bislang unerklärbare Beachtung. Hinsichtlich der Neurasthenie werden die einander entgegenstehenden Vorstellungen verknüpft und es entsteht eine bewusstseinsfähige Willensschwäche. Bezüglich der Hysterie ist es so, »daß sich diese gehemmte Kontrastvorstellung, wenn es zur Ausführung des Vorsatzes kommen soll, mit derselben Leichtigkeit durch Innervation des Körpers objektiviert wie im normalen Zustande die Willensvorstellung«. Sie etabliert sich »sozusagen als ›Gegenwille‹, während sich der Kranke mit Erstaunen eines entschiedenen aber machtlosen Willens bewußt ist« (GW I: 10).

In einem zweiten Schritt spielt der Erzähler das Konzept im Hinblick auf den allgemeinen Fall einer stillunfähigen Mutter durch: Die Neurasthenika fürchtet sich bewusst vor der ihr gestellten Aufgabe und wird den Vorsatz nach langem Zögern unter Zweifeln ausführen oder resignieren. Die Hysterika dagegen kann die Furcht nicht wahrnehmen und ist fest entschlossen, den Vorsatz auszuführen. Doch sie wird von der abgespaltenen Kontrastvorstellung beherrscht, welche sowohl die subjektiven wie die objektiv feststellbaren Krankheitszeichen erzeugt.

Die Ebene der Deutung betretend überträgt das textinterne Ich in einem nächsten Schritt das soeben eingeführte Konzept der peinlichen Kontrastvorstellung eins zu eins auf das Seelenleben seiner Patientin: »Ich halte mich also für berechtigt, meine Kranke als eine *hystérique d'occasion* zu bezeichnen, da sie unter dem Einfluß einer Gelegenheitsursache einen Symptomkomplex von so exquisit hysterischem Mechanismus zu produzieren imstande war« (GW I: 11). Wenn es vorgibt, über jene inneren Prozesse im Bilde zu sein, welche die Entstehung der psychischen wie physischen Krankheitszeichen seiner Patientin hervorgerufen haben, schreibt es sich – den Erzählern der Charcot'schen und Bernheim'schen Gattungsexemplare insofern besonders ähnlich, als es wie diese nicht auf das Wissen seiner Kranken angewiesen ist – beeindruckende epistemische Fähigkeiten zu. Und gemäß seiner zur Schau gestellten prometheischen Anlage kann es ebenso über den Auslöser des Seelenkonflikts Aufschluss geben:

Als Gelegenheitsursache mag hier die Erregung vor der ersten Entbindung oder die Erschöpfung nach derselben angenommen werden, wie denn die erste Entbindung der größten Erschütterung entspricht, welcher der weibliche Organismus ausgesetzt ist, in deren Gefolge auch die Frau alle neurotischen Symptome zu produzieren pflegt, zu denen die Anlage in ihr schlummert (GW I: 11).

An dieser Stelle wird eine reine Vermutung – nämlich die Hypothese, dass prädisponierte Frauen als Reaktion auf die erste Geburt stets nervöse Krankheitszeichen entwickeln – als erwiesenes und daher nicht weiter zu belegendes Faktum präsentiert.

Zumindest mit Blick auf seine Erklärung des unsichtbaren Seelenkonflikts ist sich der Erzähler über die Kühnheit seiner Beweisführung aber offensichtlich im Klaren, denn er ist sichtlich bemüht, mögliche Einwände zu antizipieren und diese im Keim zu ersticken:

> *Da ich aber den psychischen Mechanismus des von mir beschriebenen Falles bloß erschlossen habe, beeile ich mich mit der Versicherung fortzusetzen, daß es mir durch Ausforschung der Kranken in der Hypnose wiederholt gelungen ist, einen derartigen psychischen Mechanismus für hysterische Symptome direkt nachzuweisen (GW I: 12).*

Hier wertet er die dargebotenen Ausführungen tatsächlich nur als indirekten Beleg für seine Theorie der peinlichen Kontrastvorstellung. Doch er ist keineswegs bereit, seinen auktorialen Habitus aufzugeben, denn er beeilt sich mit dem neuerlichen Hinweis auf das Vorhandensein klinischen Materials, welches er für ausreichend ausgibt, um seine Annahme eines für die Produktion hysterischer Symptome verantwortlichen Gegenwillens evident machen zu können.[285] Auf knapp eineinhalb Seiten präsentiert der Erzähler daraufhin das Beispiel einer von ihm behandelten, unter anderem an einem ticartigen Zungenschnalzen leidenden »hysterische[n] Dame, die ebenso willensstark in all den Stücken war, in welche sich ihre Krankheit nicht eingemengt hatte, wie andererseits schwer belastet mit mannigfaltigen und drückenden hysterischen Verhinderungen und Unfähigkeiten« (GW I: 12), einer Dame, die in den zwei Jahre später erschienenen *Studien über Hysterie* den Namen »Emmy v. N.« tragen wird. Der Rest der Abhandlung ist schließlich der Ausweitung seines Gedankengebäudes auf weitere Krankheitserscheinungen gewidmet, wobei er insbesondere ein Krankenbeispiel des Charcot-Schülers Guinon anführt, um dieses zu untermauern.

Abschließend gilt es noch einmal zu der weiter oben angeführten Eingangsbemerkung des Erzählers zurückzukehren, und zwar deshalb, weil deren Bedeutung im Vorstehenden nicht erschöpfend dargelegt wurde. So entwirft das textinterne Ich mit seinen Worten nämlich nicht nur ein Porträt seiner selbst, sondern es erzeugt darüber hinaus ebenfalls das Bild seines idealen Lesers. Weist es seinen Wunschrezipienten durch die Formulierung »durchsichtiger […] als

---

285 An dieser Stelle ist eine Fußnote eingefügt, welche auf die ebenfalls anno 1893 erschienene »Vorläufige Mitteilung« verweist. Eine Vorankündigung hinsichtlich eines geplanten größeren Werkes findet sich allerdings nicht.

die Mehrzahl unserer Heilerfolge zu sein pflegt« doch ebenfalls als Angehörigen jener medizinischen Fachgemeinschaft aus, die sich der Erforschung des Hypnotismus widmet. Und tatsächlich wird diesem idealen Leser nicht vorher, wohl aber innerhalb der umfassenden Epikrise eine mehr oder weniger kritische Frage und somit auch ein Charakterzug angedichtet, wobei ebenjener nicht gänzlich unkritische Wunschrezipient bereits nach einer kurzen Erwiderung des Erzählers zufriedengestellt ist.[286]

4.1.2 Zu den *Studien über Hysterie* (1895)

Bevor die soeben erwähnte Krankengeschichte um eine gewisse Frau v. N. eingehender untersucht werden soll, ist es an der Zeit, einige allgemeine Worte über die bereits mehrfach erwähnte und zum Teil auch schon gesichtete Publikation aus dem Jahre 1895 zu verlieren. Nach dem Freud-Biografen Ernest Jones wurden »[v]on den ›Studien‹ [...] achthundert Exemplare gedruckt, und nach dreizehn Jahren waren 626 Stück verkauft«[287]. Eine zweite Ausgabe wurde erst

---

286 »Man wird fragen dürfen, wie es komme, daß bei einer allgemeinen Erschöpfung [...] gerade die Kontrastvorstellung die Oberhand gewinnt? Ich möchte darauf mit der Annahme erwidern, daß diese Erschöpfung eine bloß partielle ist. Erschöpft sind diejenigen Elemente des Nervensystems [...]« (GW I: 13). Vgl. in diesem Zusammenhang aber auch die Formulierungen »Jeder Kenner der Hysterie wird aber bemerken« (GW I: 14) oder »wer hysterisch Kranke kennt, weiß«, die ebenfalls innerhalb der Epikrise zu finden sind.

287 Jones, Ernest: *Das Leben und Werk von Sigmund Freud*. Bd. I: 300. Anders als es Jones suggeriert, wurde die Monografie von der Fachpresse sehr wohl wahrgenommen, und zwar nicht in der negativsten Weise. Ein Jahr nach ihrer Publikation erschien eine eher neutrale Besprechung in einem psychologisch orientierten Medium. Siehe *Zeitschrift für Psychologie und Physiologie der Sinnesorgane* 10 (1896): 308–309. Siehe ferner die ebenfalls 1896 veröffentlichte, kritischere Rezension des Neurologen Adolf von Strümpell in der *Deutschen Zeitschrift für Nervenheilkunde* 8 (1896): 159–161 und die durchaus vorteilhafte des Psychiaters Eugen Bleuler in der *Münchener Medizinischen Wochenschrift* 43 (1896): 524–525. Die umfangreichste und zugleich positivste Würdigung von fachlicher Seite erschien jedoch in der britischen Zeitschrift *Brain* 19 (1896): 401–414, verfasst von dem Neurologen J. Mitchell Clarke. Sehr lobreiche Worte – allerdings aus einer ganz anderen Richtung – fand schließlich auch der Wiener Professor für Literaturgeschichte und spätere Direktor des Burgtheaters Alfred von Berger: »Die Anziehungskraft, die es [das nervenpathologische Buch mit dem Titel *Studien über Hysterie*; Anm. S.H.] andauernd auf mich ausübt, entspringt nicht dem krankhaften Antheil, welchen Laien häufig medicinischen Studien entgegenbringen, noch einem besonderen Interesse für den Gegenstand, sondern meiner

1909 und damit in dem Jahr auf den Weg gebracht, in welchem der Initialband der ersten tiefenpsychologischen Zeitschrift erschien, doch dazu später. Unterhalb des Titels sind die Namen zweier Autoren verzeichnet: Der erstgenannte verweist auf den damals 54-jährigen habilitierten Physiologen Josef Breuer, der seine universitäre Karriere schon viele Jahre zuvor zugunsten einer Beschäftigung als praktizierender Hausarzt aufgegeben hatte und im damaligen Wien als Internist ein hohes Renommee genoss.[288] Der andere deutet auf den seinerzeit knapp 40-jährigen, nach wie vor die Stellung eines Privatdozenten für Neuropathologie innehabenden Sigmund Freud hin, welcher die eigene Privatpraxis erst seit knapp zehn Jahren betrieb.

Beide realen Referenzobjekte treten für das die Abhandlung eröffnende kurze »Vorwort« sowie das etwa 15-seitige Kapitel »Über den psychischen Mechanismus hysterischer Phänomene. *(Vorläufige Mitteilung.)*« ein, weswegen es nicht verwundert, wenn innerhalb dieses ersten Monografie-Teils kein textinternes Ich, sondern stattdessen ein textinternes Wir-Kollektiv (»forschen wir seit einer Reihe von Jahren« ST: 27) in Erscheinung tritt. Und dieses textinterne Wir möchte nun innerhalb des »Vorworts« besagte »*(Vorläufige Mitteilung)*«, in welcher es nicht nur eine Theorie der sogenannten »*traumatischen Hysterie*« bzw. des »*psychische[n] Trauma[s]*« (ST: 29), sondern ebenso eine neuartige, angeblich höchst fruchtbare »Methode der Psychotherapie« (ST: 40) vorstellt, als »die zu illustrierende und zu erweisende These« (ST: 23) verstanden wissen. Nach dieser gemeinsamen Einstimmung endet aber im Grunde genommen die kollektive Erzählerschaft, denn das kurzweilige Wir splittet sich unverzüglich in zwei getrennte Ichs, die im Rahmen der drei folgenden Monografie-Teile gemeinhin ihre ganz eigenen ›narrativen Wege‹ gehen.

Das schlicht mit dem Gattungsbegriff »Krankengeschichten« überschriebene zweite Kapitel enthält fünf kasuistische Darstellungen, die allesamt einen eigenen Titel tragen und deren Autor jeweils in Klammern dahinter angegeben ist, wobei dieser im Text selbst – wie schon anhand des Breuer'schen Gattungsexemplars verdeutlicht – als einzelnes textinternes Ich in Erscheinung tritt. Auf die »Beobachtung I. Frl. Anna O …« folgen Freuds Krankengeschichten »II. Frau Emmy v. N…, vierzig Jahre, aus Livland«, »III. Miß Lucy R., dreißig Jahre«, »IV. Katharina…« und »V. Fräulein Elisabeth v. R…«, hinsichtlich derer sich das gleiche feststellen lässt wie

---

künstlerischen Empfänglichkeit, welche sich durch Inhalt und Form dieses Buches in mannigfaltiger Weise angeregt und befriedigt fühlt.« Berger, Alfred Freiherr von: »Chirurgie der Seele«. In: *Morgenpresse* 49 (Sonntag den 2. Februar 1896). Nr. 32: 1-2, hier 1. Zur Aufnahme der *Studien* siehe auch Sulloway, Frank J.: *Freud*: 128-131.

288 Vgl. Hirschmüller, Albrecht: *Physiologie und Psychoanalyse*: 34-53.

bezüglich des bereits betrachteten Breuer'schen Gattungsexemplars: Auch wenn sie Teil eines ›Zyklus‹ bilden, handelt es sich im Grunde genommen um geschlossene Einheiten, die durchaus als autonome Mikrotexte funktionieren. Und ebenjene Mikrotexte sind zwar ausnahmslos an dem althergebrachten Strukturschema der Krankengeschichte orientiert, zeigen aber gleichwohl eine heterogene Textstruktur. Dass sich die erste von den restlichen Krankengeschichten unterscheidet, mag nicht zuletzt mit dem Darstellungs- und Schreibstil des jeweiligen Autors in Zusammenhang stehen. Doch auch gerade mit Blick auf die Freud'schen Beiträge kann mitnichten von einer gleichförmigen Textstruktur sowie einem einheitlichen Darstellungsverfahren gesprochen werden. Obwohl im Rahmen des »Vorworts« von *einer* Behandlungsmethode sowie *einer* Hysterietheorie berichtet wird, kommen nämlich verschiedene Techniken, angefangen von suggestiven Hypnosepraktiken bis hin zu einer bestimmten Prozedur des Kopfdrückens, zum Einsatz, genauso wie sich das Krankheitskonzept der Hysterie verändert. Insofern ist die anfängliche Formulierung »die zu illustrierende und zu erweisende These« mehr als schwammig.

Tatsächlich weist Freuds erste Krankengeschichte über weite Strecken eine protokollarische Struktur auf, welche innerhalb eines zweiten Teils zugunsten einer ›narrativeren‹ Darstellungsweise aufgegeben ist. Während im Rahmen der Verlaufs- und Behandlungsgeschichte die Worte der Patientin häufig in indirekter, gelegentlich auch in direkter Rede wiedergegeben sind, finden sich deutende Kommentare – von einigen Ausnahmen abgesehen – nur in der Epikrise.

In der zweiten Freud'schen Krankengeschichte der *Studien* ist das protokollarische Moment von Anbeginn eliminiert. Einerseits zeigt sich im Rahmen der Verlaufs- und Behandlungsgeschichte mit Blick auf die Äußerungen der Kranken ein verstärkter Gebrauch der direkten Rede, andererseits sind bereits hier immer wieder auslegende Passagen eingeschoben, in einem Falle wird die Patientin sogar mit einer Deutung ihres Seelenlebens konfrontiert.

Die dritte Freud'sche Krankengeschichte markiert insofern einen Sonderfall, als sich das dargebotene Therapiegeschehen nicht in einem geschlossenen Raum, sondern unter freiem Himmel in Form einer einzigen Unterhaltung ereignet. Und dieser Gesichtspunkt spiegelt sich auch in der verwendeten Darstellungsweise wider, denn der Text weist nicht nur über weite Strecken eine dialogische Form auf, sondern die Kranke wird im Rahmen der Verlaufs- und Behandlungsgeschichte immer wieder mit Mutmaßungen des Erzählers hinsichtlich ihrer Innenwelt konfrontiert.

In der letzten Freud'schen Krankengeschichte manifestiert sich schließlich ein massiver Rückgang der direkten Rede. Nur einzelne kurze Phrasen oder Ausdrücke sind in direktem Wortlaut wiedergegeben. Und obgleich die Patientin innerhalb der Verlaufs- und Behandlungsgeschichte nur ein einziges Mal mit einer Deutung ihres Gefühlslebens konfrontiert wird, finden sich zahlreiche auslegende Passagen.

Mit Blick auf alle vier Gattungsexemplare sei vorab Folgendes bemerkt: Im Gegensatz zu der Krankengeschichte aus dem Jahre 1892/93 bildet das Herzstück dieser Texte zweifelsohne die Verlaufs- und Behandlungsgeschichte, selbst wenn der Epikrise – die innerhalb aller vier Beiträge explizit als solche überschrieben ist – ebenfalls ein starkes Gewicht zufällt. So wird innerhalb des erstgenannten Krankengeschichten-Segments nämlich in zunehmendem Maße die seelische Vorgeschichte der jeweiligen Patientin dargeboten, was mit einer sich von Krankengeschichte zu Krankengeschichte kontinuierlich steigernden verinnernden Darstellungsweise korrespondiert. Ferner darf bereits an dieser Stelle darauf hingewiesen werden, dass das textinterne Ich aller vier Gattungsexemplare gleich in zweierlei Hinsicht stärker hervortritt als die Erzähler der bisher in Augenschein genommenen Krankengeschichten: Nicht nur zeichnet es ein recht deutliches Porträt seiner selbst als individuelle Persönlichkeit, sondern es zeigt sich mittels form- bzw. gattungsspezifischer metanarrativer Kommentare auch ganz unverkennbar in seiner Rolle als narrativer Vermittler, wobei gerade der zweite Aspekt in der Krankengeschichte um Elisabeth v. R. einem regelrechten Kulminationspunkt entgegensteuert. Indessen sieht es in allen vier Fällen davon ab, seinen idealen Leser etwas näher zu konturieren.

Im Anschluss an das Kernstück der Monografie finden sich noch zwei weitere, mit über 50 Seiten verhältnismäßig umfangreiche Kapitel, in denen die getrennte Erzählerschaft fast ausnahmslos aufrechterhalten wird. Für das dritte mit der Überschrift »Theoretisches« tritt als reales außertextliches Referenzobjekt Breuer, für das vierte und letzte mit dem Titel »Zur Psychotherapie der Hysterie« Freud ein. Auch wenn sich zu Beginn beider Kapitel eine Rückkehr zu einem textinternen Wir-Kollektiv anzukündigen scheint (»[i]n der ›Vorläufigen Mitteilung‹ [...] haben wir die Anschauungen dargelegt« ST: 203 resp. »[w]ir haben in der ›Vorläufigen Mitteilung‹ berichtet« ST: 271), bleibt die Spaltung in zwei unabhängige textinterne Ichs gleichwohl bestehen. So findet sich in dem Breuer'schen Teil noch im selben Satz folgende Konstatierung: »[I]ch glaube an ihnen [den Anschauungen; Anm. S.H.] festhalten zu dürfen« (ST: 203). Noch deutlicher manifestiert sich die Abgrenzung allerdings in dem Freud'schen Kapitel:

> *Ich darf auch für meinen Teil sagen, daß ich am Inhalte der ›Vorläufigen Mitteilung‹ festhalten kann; jedoch muß ich eingestehen, daß sich mir in den verflossenen Jahren – bei unausgesetzter Beschäftigung mit den dort berührten Problemen – neue Gesichtspunkte aufgedrängt haben, die eine wenigstens zum Teil andersartige Gruppierung und Auffassung des damals bekannten Materials an Tatsachen zur Folge hatten. Es wäre unrecht, wenn ich versuchen wollte, meinem verehrten Freunde J. Breuer zuviel von der Verantwortlichkeit für diese Entwicklung aufzubürden. Die folgenden Ausführungen bringe ich daher vorwiegend im eigenen Namen (ST: 271f.).*

Vorstehende Äußerung, die keinen Zweifel an der Auflösung des anfänglichen textinternen Wir-Kollektivs lässt, korrespondiert wiederum mit der Abschlussbemerkung des »Vorworts«:

> *Wenn an manchen Stellen verschiedene, ja sich widersprechende Meinungen vertreten werden, so möge dies nicht als ein Schwanken der Auffassung betrachtet werden. Es entspringt dem natürlichen und berechtigten Meinungsverschiedenheiten zweier Beobachter, die bezüglich der Tatsachen und der Grundanschauungen übereinstimmen, deren Deutungen und Vermutungen aber nicht immer zusammenfallen (ST: 24).*

Demnach möchten beide Autoren der *Studien über Hysterie* bzw. deren textinterne Repräsentanten ihre Ausführungen explizit nicht als einen geschlossenen, gemeinsam verbürgten Makrotext verstanden wissen. Von daher wird der Monografie als Gesamtkomposition gewiss keine Gewalt angetan, wenn die einzelnen Mikrotexte ihres Kernstücks vorzugsweise als eigenständige Gebilde betrachtet werden.

Gleichwohl sei an dieser Stelle auf den verhältnismäßig jungen Artikel von Rau hingewiesen, in dem eine andere Lesart der *Studien* vorgeschlagen wird. Zu Beginn ihrer Arbeit verweist die Autorin auf jenen berühmten Passus aus der Epikrise der Krankengeschichte um Elisabeth v. R., der insbesondere die literaturwissenschaftliche Rezeption des gesamten Freud'schen Œuvres bis heute maßgeblich beeinflusst hat. In diesem bekundet der Erzähler seine Verwunderung darüber, »daß die Krankengeschichten, die ich schreibe, wie Novellen zu lesen sind, und daß sie sozusagen des ernsten Gepräges der Wissenschaft entbehren«. Für »dieses Ergebnis« macht er die »Natur des Gegenstandes« verantwortlich und gibt ferner zu verstehen, dass »eine eingehende Darstellung seelischer Vorgänge, wie man sie vom Dichter zu erhalten gewohnt ist, mir gestattet, bei Anwendung weniger psychologischer Formeln doch eine Art von Einsicht in den Hergang einer Hysterie zu gewinnen« (ST: 180). Rau plädiert dafür, diesen Kommentar wörtlich zu nehmen und von einer starken thematischen wie strukturellen Ähnlichkeit zwischen der »hysterischen Fallgeschichte« und der Novelle auszugehen. Ihrer Auffassung nach ähnelt die Monografie einem »Novellenzyklus«, in dem der »Rahmen« – das Vorwort sowie die beiden abschließenden Kapitel – und die Binnenerzählungen miteinander korrespondieren und sich gegenseitig reflektieren, um ein kompositorisches Ganzes zu erzeugen. Ferner richtet sie besonderes Augenmerk auf die in die Freud'schen Krankengeschichten immer wieder, meist in Form von Fußnoten, eingeschalteten Krankenbeispiele anderer Patienten. So konstatiert sie: »On the one hand, Freud produces a macrostructure to give the impression that he has resolved hysteria; on the other hand, the microstructure of the *Studien* suggests the exact opposite – that writing about hysteria produces and requires more hysteria.«[289] Dieser die Abhandlung als strukturelle (und natürlich auch thematische) Einheit in den Blick nehmende literaturwissenschaftliche Ansatz ist ohne Frage aufschlussreich. Allerdings gilt es darauf aufmerksam zu machen, dass Rau die *Studien* nicht nur in vorstehender Äußerung, sondern fast ausnahmslos als einen von einem einzigen Autor verbürgten Makrotext behandelt und sich der Architektonik der einzelnen Mikrotexte im Grunde gar nicht zuwendet. Der Vergleich mit einem Novellenzyklus ist auch insofern nicht unproblematisch, als die beiden ersten der insgesamt fünf Krankengeschichten, nämlich nicht nur die bereits in Augenschein genommene um Anna O., sondern auch jene um Emmy v. N., keineswegs eine ›novellenartige‹ Struktur aufweisen.

4.1.3 »II. Frau Emmy v. N…, vierzig Jahre, aus Livland«

Obgleich die 57-seitige Krankengeschichte um Emmy v. N. (ST: 66–124) gewiss nicht zu den populärsten des Freud'schen Œuvres gehört, hat sie aufgrund ihrer Aufnahme in das »Urbuch der Psychoanalyse«[290] zweifelsohne ein wesentlich größeres Interesse hervorgerufen als jene aus dem Jahre 1892/93.[291] Auch die literaturwissenschaftliche Forschung hat sie wahrgenommen, wenngleich bis heute keine ausführliche textanalytische Auswertung vorliegt. Konzentrieren sich die Autoren doch ausnahmslos auf deren Architektonik. Timms äußert sich zu der Form der Krankengeschichte wie folgt: »The first of his case histories […]

---

289 Rau, Petra: »The poetics of pathology: Freud's ›Studien über Hysterie‹ and the tropes of the ›Novelle‹«. In: *German life and letters* 59 (2006). H. 1: 62–77, hier 75.
290 Grubrich-Simitis, Ilse: »Urbuch der Psychoanalyse: Die ›Studien über Hysterie‹«. In: *Psyche* 49 (1995). H. 12: 1117–1155.
291 Unter Vernachlässigung derjenigen Studien, die sich um eine ›Retrodiagnose‹ bemühen, sei hier auf einige einschlägige Arbeiten hingewiesen, die sich diesem frühen Freud'schen Text unter einem (wissenschafts)historischen Blickwinkel nähern. Siehe Ellenberger, Henri F.: »The Story of ›Emmy von N.‹: A Critical Study with New Documents [1977]«. In: Ellenberger, Henri F.: *Beyond the Unconscious: Essays of Henri F. Ellenberger in the History of Psychiatry*. Introd. and ed. by Mark S. Micale. Translat. from the French by Françoise Dubor and Mark S. Micale. Princeton/NJ 1993: 273–290, Appignanesi, Lisa; Forrester, John: *Die Frauen Sigmund Freuds*. Aus dem Engl. v. Brigitte Rapp u. Uta Szyszkowitz. München 1994: 129–146, Tögel, Christfried: »›My bad diagnostic error‹: Re-Visiting the Case of Emmy von N. (Fanny Moser)«. In: van de Vijver, Gertrudis; Geeradyn, Filip (Hg.): *The Pre-Psychoanalytic Writings of Sigmund Freud*. London 2002: 148–154 sowie die bereits zitierte Studie von Reicheneder, Johann Georg: *Zum Konstitutionsprozeß*: 355–383.

is structured chronologically, in the manner of a clinical record.«²⁹² In dieselbe Richtung weist die Einschätzung von Schuller, nach welcher es sich bei »der ersten, noch aus der Zusammenarbeit mit Breuer hervorgegangenen Fallgeschichte, deren arme Heldin den fiktiven Namen Emmy v. N. erhält, […] um ein protokollarisches Notat [handelt].«²⁹³ Einen anderen Eindruck gewinnt dagegen Steinlechner, die in der Krankengeschichte »eine Art Privat-Vorstellung der Hysterika für den genialen Arzt«²⁹⁴ erkennt. Ihrer Aussage nach lässt »deren dramatisches *setting* […] an ein Schauspiel […] denken«²⁹⁵. Laut Goldmann ist sie wiederum »am Schema der klassischen Krankengeschichte orientiert«²⁹⁶. Während Timms und Schuller aufgrund der lediglich partiellen protokollarischen Textstruktur nur zum Teil und Steinlechner bloß insofern zugestimmt werden kann, als der Text streckenweise eine quasi-dialogische Präsentationsform verwendet (was innerhalb der Gattung Krankengeschichte bekanntlich kein Novum markiert), ist Goldmann beizupflichten.

Genau wie jene um die namenlose Patientin steigt die Krankengeschichte um Emmy v. N. mit prologischen Eröffnungsworten ein. Und tatsächlich weist der sich anschließende Textabschnitt eine protokollarische Struktur auf. Die erste Notiz mit der Datumsangabe »*1. Mai 1889*« (ST: 67) umfasst auf der einen Seite den Status-praesens-Teil, in welchem die objektiv feststellbaren Krankheitszeichen der als überaus intelligent und gebildet charakterisierten Emmy v. N. in subtiler Weise nachgezeichnet werden. Neben spastischen Sprachstockungen resp. Stottern, ticartigen Zuckungen im Gesichts- und Halsbereich und der Erzeugung eines sonderbaren Schnalzgeräusches im Redeverlauf zeigt die Kranke insbesondere die folgende Eigenart: »Um so befremdender ist es, daß sie alle paar Minuten plötzlich abbricht, das Gesicht zum Ausdrucke des Grauens und Ekels verzieht, die Hand mit gespreizten und gekrümmten Fingern gegen mich ausstreckt und dabei mit veränderter, angsterfüllter Stimme die Worte ruft: ›Seien Sie still – reden Sie nichts – rühren sie mich nicht an!‹« (ST: 68f.) Auf der anderen Seite beinhaltet der erste Vermerk die Anamnese-Darstellung, welche sowohl die familiäre wie die individuelle Vorgeschichte der etwa 40-jährigen,

---

292 Timms, Edward: »Novelle and Case History: Freud in Pursuit of the Falcon«. In: *London German Studies* 2 (1983): 115–134, hier 121.
293 Schuller, Marianne: »Literatur und Psychoanalyse. Zum Fall der hysterischen Krankengeschichte bei Sigmund Freud«. In: Schuller, Marianne: *Im Unterschied. Lesen. Korrespondieren. Adressieren.* Frankfurt/M. 1990: 67–80, hier 69.
294 Steinlechner, Gisela: *Fallgeschichten*: 150.
295 Ebd.: 151.
296 Goldmann, Stefan: »Sigmund Freud und Hermann Sudermann«: 17.

seit dem 14 Jahre zurückliegenden Tod ihres Mannes kränklichen Dame einschließt; abschließend wird von dem bereitwilligen Umzug der Kranken in ein Wiener Sanatorium berichtet.

Die Verlaufs- und Behandlungsgeschichte wird auf insgesamt 25 Seiten präsentiert. Mit Blick auf ihre Struktur lassen sich zwei voneinander abweichende Teile unterscheiden: Der erste Teil, welcher aufgrund seiner Form dem gesichteten Gattungsexemplar aus der magnetischen Ära ähnelt, besteht aus einer Reihe von Protokollen, wobei dem Eingangsnotat die Angabe »*2. Mai abends*« (ST: 69) und dem letzten das Datum »*18. Mai*« (ST: 94) vorangestellt ist. Berichtet wird von gewöhnlich zweimal am Tag stattfindenden therapeutischen Sitzungen, in denen physiologische wie vor allem psychologische Behandlungstechniken zur Anwendung kommen. Zu Beginn einer jeden Sitzung findet ein im Laufe der Darstellung an Bedeutung gewinnendes Gespräch zwischen der noch unhypnotisierten Emmy v. N. und dem sie massierenden Arzt statt, welches ihr in aller Regel eine erste psychische Beruhigung verschafft. Sodann wird ein artifizieller Somnambulismus eingeleitet und die schlafwachende Patientin im Rahmen einer »hypnotische[n] Analyse« (ST: 107) zu Beginn ganz gezielt, später dann in freierer Form, nach sämtlichen Erlebnissen gefragt, innerhalb derer ein einzelnes Krankheitszeichen in Erscheinung getreten ist. Zwecks schnellerer Aufhebung der Symptome wird parallel zu der Aussprache mit suggestiven Techniken, d.h. mit »Versicherung, Verbot, Einführung von Gegenvorstellungen jeder Art« (ST: 120) gearbeitet, was weniger an die Breuer'sche, sondern mehr an die Janet'sche Krankengeschichte denken lässt. Eingeschaltet in die Protokolle sind einige Fußnoten, in denen der Erzähler auf andere Kranke, allen voran auf eine gewisse Frau Cäcilie M., zu sprechen kommt.

In dem sich anschließenden zweiten Teil der Verlaufs- und Behandlungsgeschichte ist die vorherige Struktur aufgegeben. Es findet sich eine sehr kurze Zusammenfassung der darauffolgenden vier Wochen dieser ersten Kur, die mit der Entlassung der im Grunde symptomfreien Emmy v. N. – »sie versicherte, sich seit dem Tode ihre Mannes nicht ähnlich wohl gefühlt zu haben« (ST: 96) – aus dem Sanatorium endet. In der Folge informiert eine Zwischenbemerkung über den ungünstigen Werdegang der Patientin nach dem Abschluss der Therapie und die Wiederaufnahme der Kur nach einem Jahr. Neben Schlaflosigkeit und Traurigkeit beklagt sich die Kranke nunmehr über »häufige Verworrenheit, ›Sturm im Kopfe‹, wie sie es nannte« (ST: 97), wobei der Erzähler auf das Wiederauftreten einiger alter Symptome hinweist. Ohne Angabe von Daten wird diese einige Wochen umfassende, nicht minder erfolgreiche zweite Therapie – von der breiten Schilderung der fruchtbaren Behandlung eines neu entdeckten Symptoms einmal abgesehen – in überaus gedrängter Form dargeboten, wobei laut

Aussage des textinternen Ich dieselben Verfahren zur Anwendung kommen wie das erste Mal. Zu guter Letzt berichtet der Erzähler von einem dritten Zusammentreffen zwischen ihm und seiner Patientin »im Mai 1890« (ST: 102), nämlich einem mehrtägigen Besuch in ihrem Haus. Auch wenn er von einer letztmaligen therapeutischen Intervention in Form der versuchten Auslöschung einer akuten Angst vor dem Eisenbahnfahren berichtet, überwiegen die Bekundungen über den positiven Zustand der »um so vieles gesünder und leistungsfähiger geworden[en]« (ST: 103) einstigen Patientin. In einem Nachtrag wird der Leser über Emmy v. N.s dem Erzähler im Sommer 1893 schriftlich mitgeteilten Entschluss informiert, die hypnotische Kur außerhalb Wiens bei einem anderen Mediziner wiederaufzunehmen.

Vervollständigt werden die Ausführungen durch eine abschließende Gesamtbeurteilung, die zwar nicht wie im Falle der zuvor in Augenschein genommenen Krankengeschichte mehr als die Hälfte des gesamten Textes einnimmt, mit knapp 20 Seiten aber durchaus als umfangreich bezeichnet werden darf. Da sie explizit mit dem Terminus »Epikrise« (ST: 105) überschrieben ist, hebt sie sich von allen bisher betrachteten Krankengeschichten ab. Den Beginn der Ausführungen bildet die nachgereichte Diagnosestellung, der sich allen voran Erläuterungen zur Entstehung der einzelnen hysterischen Symptome anschließen. Auch hier meldet sich der Erzähler zuweilen im Rahmen von mehr oder weniger umfangreichen Fußnoten zu Wort.

Was das textinterne Ich dieser zweiten Freud'schen Krankengeschichte betrifft, so sei gleich zu Beginn auf eine Besonderheit aufmerksam gemacht. Zwar kann im Gegensatz zu dem Erzähler der zuvor betrachteten Freud'schen Krankengeschichte von einem etwas näher ausgestalteten Bild seines idealen Lesers keine Rede sein. Wohl aber tritt es gleich in zweierlei Hinsicht stärker hervor als die Erzähler aller zuvor untersuchten Gattungsexemplare: Nicht nur bringt es sich in auffallendem Maße als individuelle Persönlichkeit mit in die Darstellung ein, sondern es zeigt sich darüber hinaus wiederholt in seiner Rolle als narrativer Vermittler, wobei im Blick auf beide Gesichtspunkte die erwähnten Eröffnungsworte von entscheidender Bedeutung sind. Auf der einen Seite errichtet es hier das Bild eines Arztes und Forschers, der zwar überaus enthusiastisch ist, dem bei dem erstmaligen Gebrauch einer neu entdeckten Behandlungs- und Untersuchungstechnik jedoch immer wieder Nachlässigkeiten unterlaufen:

Am 1. Mai 1889 wurde ich der Arzt einer etwa 40jährigen Dame, deren Leiden wie deren Persönlichkeit mir so viel Interesse einflößten, daß ich ihr einen großen Teil meiner Zeit widmete und mir ihre Herstellung zur Aufgabe machte. Sie war Hysterika, mit größter Leichtigkeit in Somnambulismus zu versetzen, und als ich dies merkte, entschloß ich mich, das Breuer'sche Verfahren der Ausforschung in der Hypnose bei ihr anzuwenden, das ich aus den Mitteilungen Breuers über die Heilungsgeschichte seiner Patientin kannte. Es war mein erster Versuch in der Handhabung dieser therapeutischen Methode, ich war noch weit davon entfernt, dieselbe zu beherrschen, und habe in der Tat die Analyse der Krankheitssymptome weder weit genug getrieben noch sie genügend planmäßig verfolgt (ST: 66f.).

Zweifelsohne lässt diese Eingangspassage weniger an den Auftakt eines wissenschaftlichen Textes, sondern mehr an den Auszug aus einer Autobiografie denken, in welcher ein gereifter Arzt eine kritische Rückschau auf seine Lehrjahre als junger Mediziner hält.[297] Wenn sich der Erzähler aus der Perspektive des gereiften Arztes als seinerzeit höchst passionierter, aber unerfahrener Mediziner vorstellt, dann lässt sich dies als Versuch werten, den Rezipienten hinsichtlich seiner Darstellung um die ›interessante‹ Patientin Frau Emmy v. N. nachsichtig zu stimmen. So kann er nämlich keine »Heilungsgeschichte« im klassischen Sinne präsentieren, weshalb er es offenkundig für angebracht erachtet, die Erwartung des Lesers gleich zu Beginn seiner Ausführungen zu dämpfen.

Auf der anderen Seite findet sich kurz vor dem Übergang zur eigentlichen Krankengeschichte eine aufschlussreiche metanarrative Bemerkung des textinternen Ich:

Vielleicht wird es mir am besten gelingen, den Zustand der Kranken und mein ärztliches Vorgehen anschaulich zu machen, wenn ich die Aufzeichnungen wiedergebe, die ich mir in den ersten drei Wochen gemacht habe. Wo mir nachherige Erfahrung ein besseres Verständnis ermöglicht hat, werde ich es in Noten und Zwischenbemerkungen zum Ausdrucke bringen (ST: 67).

Freilich wäre es angesichts vorstehender Äußerung übertrieben, von weitreichenden Gattungsüberlegungen zu sprechen,[298] nichtsdestoweniger handelt es sich hierbei aber um einen erklärenden Kommentar zu der von ihm gewählten Präsentationsform. Wenn der Erzähler expressis verbis verkündet, dass seine nachstehenden Ausführungen auf der schlichten Wiedergabe seiner einstigen »Aufzeichnungen« beruhen und sämtliche späteren Hinzufügungen die Gestalt von ausgelagerten Paratexten aufweisen, unterstreicht er zudem die Ungeschöntheit seiner Darstellung und sendet somit ein deutliches Authentizitätssignal.[299]

---

297 In den erstmalig 1925 publizierten Freud'schen »Selbstdarstellungen« (GW: 31–96) werden die vier kasuistischen Beiträge zu den *Studien* nur sehr oberflächlich beleuchtet, mit anderen Worten finden sich dort keinerlei explizite Hinweise zu den einzelnen Behandlungen.

298 Nach Schuller unterliegt diese »erste Form der Fallgeschichte [...] noch keiner über das protokollarische Moment hinausgehenden Genrereflexion.« Schuller, Marianne: »Literatur und Psychoanalyse«: 70.

299 Tatsächlich wird das Bild des Unerfahrenen gerade in den ausdrücklich hervorgehobenen »Noten und Zwischenbemerkungen« weiter ausgebaut, wie das folgende

Tatsächlich findet sich späterhin aber noch eine weitere metanarrative Äußerung, mit welcher er zu dem unprotokollarischen zweiten Teil der Verlaufs- und Behandlungsgeschichte überleitet: »Ich hoffe, der vorstehende Auszug aus der Chronik der ersten drei Wochen wird genügen […]. Ich gehe daran, die Krankengeschichte zu vervollständigen« (ST: 95). Auch wenn sich das textinterne Ich dieses Mal vergleichsweise bedeckt hält, leistet es dahingehend Rezeptionshilfe, dass es einen Wechsel seiner Präsentationform ankündigt. Somit kann weder in dem einen noch in dem anderen Falle von gänzlich unmotivierter Metanarration gesprochen werden.

Im Gegensatz zu der als höchst misstrauisch charakterisierten Patientin der zuvor in Augenschein genommenen Krankengeschichte wird Emmy v. N. als offenherzige Assistentin und darin zugleich als unerlässliche Wissenslieferantin zur Exploration und wenigstens vorübergehenden Heilung ihrer Krankheit präsentiert, die sich bereitwillig hypnotisieren lässt. Wie bereits angedeutet, wird das gemeinsam bewerkstelligte therapeutische und zugleich ausforschende Prozedere als ein zwei Phasen umfassendes präsentiert, wobei das textinterne Ich offensichtlich größten Wert darauf legt, dieses möglichst realitätsgetreu wiederzugeben. Wie sich anhand des Eintrags vom Abend des 9. Mai aufzeigen lässt, sind die Gespräche zwischen dem Erzähler und der Kranken im ersten Teil der Verlaufs- und Behandlungsgeschichte überaus dezidiert und plastisch nachgezeichnet. In diesem konkreten Fall besteht die erste Phase allerdings weniger in einer Unterredung, sondern mehr in einer Aussprache der zunächst noch unhypnotisierten Kranken:

> *Ich finde sie heute etwas erregt, mit krauser Stirne, Schnalzen und Sprachstocken. Während der Massage erzählt sie nur, daß ihr die Gouvernante der Kinder einen kulturhistorischen Atlas gebracht und daß sie über Bilder darin, welche als Tiere verkleidete Indianer darstellen, so heftig erschrocken sei.* »Denken Sie, wenn die lebendig würden!« *(Grausen.)* (ST: 72)

Hier liefert der sich als passiver Zuhörer schildernde Erzähler eine eindrückliche Beschreibung des aktuellen äußeren Zustandsbildes seiner von sich aus berichtenden Patientin, wobei er ihr zur Darstellung ihrer inneren Befindlichkeit anschließend sogar das direkte Wort erteilt.

Beispiel verdeutlicht: »Ich habe mich aber in der Therapie der Kranken, wie schon eingestanden, häufig mit den oberflächlichsten Ermittlungen begnügt und auch in diesem Falle nicht weiter nachgeforscht« (ST: 82). Ein weiteres eindrückliches Exempel ist auch der nachstehende Kommentar: »Es war kaum eine gute Methode, die ich da verfolgte. Dies alles war nicht erschöpfend genug gemacht« (ST: 93).

Was indessen die zweite Phase anbelangt, so wird sie in der folgenden Art und Weise dargeboten:

> *In der Hypnose frage ich, warum sie sich vor diesen Bildern so geschreckt, das sie sich doch vor Tieren nicht mehr fürchte? Sie hätten sie an Visionen erinnert, die sie beim Tode ihres Bruders gehabt. (Mit 19 Jahren.) Ich spare diese Erinnerung für später auf. Ferner frage ich, ob sie immer mit diesem Stottern gesprochen und seit wann sie den Tic (das eigentümliche Schnalzen) habe. Das Stottern sei eine Krankheitserscheinung, und den Tic habe sie seit 5 Jahren, seitdem sie einmal beim Bette der sehr kranken jüngeren Tochter saß und sich ganz ruhig verhalten wollte. – Ich versuche die Bedeutung dieser Erinnerung abzuschwächen, der Tochter sei ja nichts geschehen usw. Sie: Es komme jedesmal wieder, wenn sie sich ängstige oder erschrecke* (ST: 72).

Im Gegensatz zu dem Erzähler der Breuer'schen Krankengeschichte präsentiert das textinterne Ich hier ein Zwiegespräch, das aufgrund der durchweg verwendeten indirekten Rede einer naturalistischen Darstellung recht nahe kommt. Mit anderen Worten handelt es sich um eine verhältnismäßig konkrete Vorführung der innigen Zusammenarbeit zwischen dem nach der Ursache ihrer aktuellen Furcht sowie dem Ursprung ihrer manifesten Symptome fragenden Arzt und der Antworten zu ihrer psychobiografischen Vergangenheit gebenden Kranken, wobei sich der Erstere zwischendurch als Manipulator des von Emmy v. N. geschilderten Erinnerungsbildes betätigt.

Erst in der »Epikrise« ist es dann das textinterne Ich in der Rolle des gereiften Arztes, welches vorgibt, Aufschluss über den genauen inneren Entstehungsprozess des Schnalzens geben zu können. In einem ersten Schritt führt es den Terminus »Konversion« als »die Umsetzung psychischer Erregung in körperliche Dauersymptome« ein, »welche die Hysterie auszeichnet« (ST: 105), um den Tic als eine »kompliziertere Weise der Konversion« (ST: 110) einzustufen. In einem zweiten Schritt verweist es auf die Krankengeschichte aus dem Jahre 1892/93 und einen darin »als ›Objektivierung der Kontrastvorstellung‹« (ST: 110) bezeichneten Mechanismus. In einem dritten und letzten Schritt erfolgt schließlich die »Erklärung des ganzen Vorganges«:

> *Die durch Sorge und Wachen erschöpfte Hysterika sitzt beim Bette ihres kranken Kindes, das endlich! eingeschlafen ist. Sie sagt sich: Jetzt mußt du aber ganz stille sein, damit du die Kleine nicht aufweckst. Dieser Vorsatz erweckt wahrscheinlich eine Kontrastvorstellung, die Befürchtung, sie werde doch ein Geräusch machen [...]. Im Zustande der Erschöpfung [...] erweist sich nun die Kontrastvorstellung [...] als die stärkere; sie ist es, die sich objektiviert und die nun zum Entsetzen der Kranken das gefürchtete Geräusch wirklich erzeugt. [...] Ich nehme ferner an, daß es das Entsetzen über das wider Willen produzierte Geräusch ist, welches den Moment zu einem traumatisch wirksamen macht und dies Geräusch selbst als leibliches Erinnerungssymptom der ganzen Szene fixiert. Ja, ich glaube in dem Charakter dieses Tics selbst, der aus mehreren spastisch hervorgestoßenen,*

> *durch Pausen voneinander getrennten Lauten besteht [...] die Spur des Vorganges zu erkennen, dem er seine Entstehung verdankte. Es scheint, daß sich ein Kampf zwischen dem Vorsatze und der Kontrastvorstellung, dem »Gegenwillen«, abgespielt hat, der dem Tic den abgesetzten Charakter gab und der die Kontrastvorstellung auf ungewöhnliche Innervationswege der Sprachmuskulatur einschränkte (ST: 110f.).*

Anders als dies im Hinblick auf den weiter oben aufgeführten Passus aus der Verlaufs- und Behandlungsgeschichte der Fall ist, zeigt der Erzähler hier einen auktorialen Gestus, denn er weiß nicht nur um eine »Befürchtung« der Kranken, die jene ihm gar nicht mitgeteilt hat, sondern er ist rückblickend auch dazu in der Lage, ihren angeblichen innerseelischen »Kampf« wahrzunehmen. Freilich gelingt es ihm nur aufgrund der Integration eines soeben erst eingeführten psychophysischen Konzepts sowie der weder in diesem, noch im Falle der stillunfähigen Mutter der vorherigen Krankengeschichte belegbaren Annahme einer »Kontrastvorstellung«, die von Emmy v. N. geschilderte Szene zu einem traumatischen Erlebnis Charcot'scher Art zu verdichten und dem Schnalzen die Funktion eines »leiblichen Erinnerungssymptoms« zuzuweisen. Die präsentierte »Erklärung« kommt also nicht ohne Deutungsoperationen aus, weshalb es das textinterne Ich offenbar auch für ratsam hält, seine auktoriale Haltung durch Signale der Besonnenheit (»wahrscheinlich«, »ich glaube« oder »Es scheint«) zu mäßigen.

Während der Erzähler die Ergebnisse der Ausforschung überaus detailliert mitteilt (nicht nur das Schnalzen, sondern jedes Symptom wird einzeln durchgenommen), äußert er sich innerhalb der »Epikrise« bezüglich der neuen Technik als Heilmethode sehr gedrängt:

> *Wieviel von dem jedesmaligen therapeutischen Erfolge auf dies Wegsuggerieren in statu nascendi, wieviel auf die Lösung des Affektes durch Abreagieren kam, kann ich nicht angeben, denn ich habe beide therapeutischen Momente zusammenwirken lassen. Dieser Fall wäre demnach für den strengen Nachweis, daß der kathartischen Methode eine therapeutische Wirksamkeit innewohnt, nicht zu verwerten, allein, ich muß doch sagen, daß nur jene Krankheitssymptome wirklich auf die Dauer beseitigt worden sind, bei denen ich die psychische Analyse durchgeführt habe (ST: 120f.).*

Zwar bescheinigt das textinterne Ich der »karthartischen Methode« eine größere Nachhaltigkeit als den hypnosuggestiven Techniken, doch es gesteht durchaus ein, dass die präsentierte Krankengeschichte um Emmy v. N. wenn überhaupt nur als indirekter Beleg für dessen Effizienz gelten kann. Und als nicht weniger bemerkenswert erweist sich denn auch jene Äußerung, mit der es das letztendliche Scheitern der Kur abhandelt, und zwar deshalb, weil sie mehr Fragen offen lässt, als sie löst: »Wer die endgültige Heilung einer solchen Hysterie unternehmen wollte, müßte sich eingehendere Rechenschaft über den Zusammenhang der Phänomene geben, als ich damals versuchte« (ST: 121). Anstatt nämlich einen konkreten Vorschlag hinsichtlich des therapeutischen Prozederes zu machen, stellt der Erzähler in der Rolle des gereiften Arztes im Anschluss lieber Überlegungen zu der Ätiologie des Leidens seiner Patientin an, wobei er ganz unvermittelt auf die Bedeutung des »sexuelle[n] Element[s]« (ST: 122) zu sprechen kommt.

4.1.4 »III. Miß Lucy R., dreißig Jahre«

In Bezug auf den zweiten Freud'schen Gattungsbeitrag zu den *Studien* (ST: 125–143) hat sich die Forschung jedweder Provenienz bis heute auffallend verhalten gezeigt.[300] Gleichwohl liegt mit dem bereits im Hinblick auf die Krankengeschichte um Emmy v. N. zitierten Artikel von Timms eine literaturwissenschaftliche Arbeit vor, die sich insbesondere mit der Struktur des Textes auseinandersetzt. Wie nach ihm Rau führt der Autor zu Beginn seiner Studie die berühmte ›Novellenbemerkung‹ aus der »Epikrise« der Darstellung um Elisabeth v. R. an, um im Anschluss die Frage nach den spezifischeren Parallelen zwischen »zwei Systemen der narrativen Organisation«, also zwischen der Novelle und der Krankengeschichte, zu stellen. Von besonderer Bedeutung hinsichtlich des Freud'schen Krankengeschichten-Werkes exklusive seines ersten Beitrags zu den *Studien* erachtet er die sogenannte ›Falkentheorie‹ Paul Heyses, der zufolge eine Novelle wie im Falle von Giovanni Boccaccios berühmter Falkengeschichte aus seinem *Decameron* (1353) um einen »einzelnen Conflict«[301] bzw. ein einzelnes »Grundmotiv«[302] konstruiert sein sollte: »Gleichwohl aber könnte es nicht schaden, wenn der Erzähler auch bei dem innerlichsten oder reichsten Stoff sich zuerst fragen wollte, wo der ›Falke‹ sei, das Specifische, das diese Geschichte von tausend anderen unterscheidet.«[303] So konstatiert Timms bezüglich der Krankengeschichte um Miß Lucy R.:

---

300 Die wohl ausführlichste Textuntersuchung erfolgte aus einem wissenschaftshistorischen Blickwinkel. Siehe erneut Reicheneder, Johann Georg: *Zum Konstitutionsprozeß*: 383–398.
301 Heyse, Paul; Kurz, Hermann: »Einleitung«. In: Heyse, Paul; Kurz, Hermann: *Deutscher Novellenschatz*. Bd. 1. München 1871: V–XXII, hier XVIII. Obgleich die Einleitung mit »Die Herausgeber« unterschrieben ist, wird diese von der Forschung einstimmig Paul Heyse zugeschrieben.
302 Ebd.: XIX.
303 Ebd.: XX.

> *Here Freud abandons the sequential narrative of the clinical casebook and focuses all his attention on this single symptom [eine olfaktorische Halluzination; Anm. S.H.]. Or rather (and here the literary indebtedness becomes explicit) he does not call it* symptom. *He calls it, repeatedly, a* symbol *– ›ein Erinnerungssymbol‹. [...] One has the impression that Freud is approaching his material in a spirit similar to that which Heyse suggested should be adopted by the writer of Novellen [...].*[304]

Grundsätzlich ist ihm recht zu geben, wenn er eine Differenz zwischen der Architektonik dieser Krankengeschichte und jener um Emmy v. N. feststellt. Und tatsächlich vermeint der Leser innerhalb der Darstellung ein Spiel mit Elementen anderer Literaturgattungen wahrzunehmen, und zwar nicht nur mit Merkmalen der Novelle im Sinne Heyses (und anderer wie Friedrich Theodor Vischer oder Theodor Storm),[305] sondern auch mit Charakteristika der Autobiografie und der Detektivgeschichte,[306] wobei in Bezug auf die letzte der genannten ästhetischen Literaturgattungen darin erinnert werden muss, dass sich das Moment des Rätsellösens bereits in der betrachteten Charcot'schen Krankengeschichte sowie in dem Freud'schen Gattungsexemplar aus dem Jahre 1892/93 findet. Doch selbst wenn der Text streckenweise gewisse Anklänge an besagte ästhetische Literaturgattungen erkennen lässt, ist er als Gesamtkomposition, und dieser Aspekt wird in der Timms'schen Studie nicht klar genug herausgestellt, nach wie vor in aller Deutlichkeit an dem klassischen Strukturschema der Krankengeschichte orientiert. Ferner sei darauf hingewiesen, dass der Erzähler an dem medizinischen Fachterminus »Symptom« sehr wohl festhält, auch wenn er sich verstärkt des »Symbol«-Begriffes bedient, der übrigens bereits in der »Epikrise« des zuvor betrachteten Gattungsexemplars Verwendung findet, in welcher mit Blick auf Emmy v. N.s Stottern von einem »Symbole des Ereignisses für die Erinnerung« (ST: 112) die Rede ist.

Mit rund 18 Seiten umfasst die Krankengeschichte um Miß Lucy R. gerade einmal ein Drittel des Umfangs des vorherigen Gattungsexemplars. Anstelle prologischer Eingangsworte beginnt sie mit einem sehr knappen Anamnese-Teil, welcher unter Vernachlässigung der familiären Prähistorie lediglich über eine chronische Nasenhöhlenentzündung der jungen Patientin sowie das Hinzutreten weiterer rätselhafter Beschwerden informiert – zuvor ist der ungefähre

---

304 Timms, Edward: »Novelle and Case History«: 121f.
305 Zur Novelle allgemein siehe v.a. Aust, Hugo: *Novelle*. 4., akt. u. erw. Aufl. Stuttgart, Weimar 2006, Rath, Wolfgang: *Die Novelle*. 2., überarb. u. akt. Aufl. Göttingen 2008 sowie Freund, Winfried: *Novelle*. Erw. u. bibliogr. erg. Ausg. Stuttgart 2009.
306 Zur Detektivgeschichte siehe v.a. Suerbaum, Ulrich: *Krimi. Eine Analyse der Gattung*. Stuttgart 1984 sowie Vogt, Jochen (Hg.): *Der Kriminalroman: Poetik – Theorie – Geschichte*. München 1998.

Behandlungsbeginn mit »Ende 1892« (ST: 125) angegeben. In der sich anschließenden Status-praesens-Darstellung sind die aktuellen Symptome der in dem
Haus eines Wiener Fabrikdirektors arbeitenden englischen Gouvernante einzeln
aufgeführt, als da wären Verstimmung, Müdigkeit, rein subjektive Geruchsempfindungen, allgemeine Schmerzunempfindlichkeit, eine gänzliche Unempfind-
lichkeit des Naseninneren sowie der Verlust des Geruchssinns.

Verhältnismäßig viel Raum nimmt die sich anschließende Darstellung des
Krankheitsbefundes ein, im Rahmen derer der Erzähler eine Ersteinschätzung
des Krankheitsfalls liefert. Die Verstimmung stuft er als Neben-, die subjektiven
Geruchsempfindungen indessen als »hysterische[n] Dauersymptome[n]«, möglicherweise auch als »Äquivalente des hysterischen Anfalles« (ST: 125f.) ein. Weil
in der olfaktorischen Wahrnehmung der Kranken ihrer Aussage nach der üble
Duft nach »verbrannter Mehlspeise« überwiegt, fühlt er sich zu der Annahme
berechtigt, »es sei wirklich der Geruch nach verbrannter Mehlspeise, der in dem
traumatisch wirksamen Erlebnisse vorgekommen sei« (ST: 126).

Hinsichtlich ihres Gesamtvolumens bildet die Verlaufs- und Behandlungsgeschichte zweifelsohne das Herzstück der aktuell zur Diskussion stehenden
Krankengeschichte. Tatsächlich bricht der Erzähler die Darstellung aber bereits
nach der gelieferten Information über die Unhypnotisierbarkeit Miss Lucy R.s
ab, um den Rezipienten auf etwa fünf Seiten über die Entwicklung einer neuen
Therapietechnik aufzuklären, welche seinen Aussagen nach darin besteht, den
sich mit geschlossenen Augen in Rückenlage befindenden Kranken unter Drü-
cken seines Kopfes dazu anzuhalten, sich im Wachzustand des Auslösers bzw.
erstmaligen Auftretens eines Symptoms zu erinnern.[307] Erst im Anschluss an diesen quasi-autobiografischen Exkurs kommt der Erzähler erneut auf die Kur der
unhypnotisierbaren Miss Lucy R. zu sprechen.

Die Struktur der Verlaufs- und Behandlungsgeschichte zeigt in der Tat wenig
Parallelen zu derjenigen des vorherigen Gattungsexemplars, denn die Dauer der
Therapie wird im Ausgang zwar mit »über 9 Wochen« (ST: 140) angegeben, doch
finden sich, von einer Ausnahme am Ende der Darstellung abgesehen, keine Da-
tums- oder Sitzungsangaben. Gleichwohl hat die durchweg einen hohen Grad
an ›Narrativität‹ aufweisende Darstellung eine nachvollziehbare Architektonik,
da die von dem Erzähler als hysterische Dauersymptome deklarierten subjektiven Geruchsempfindungen – zunächst der Odeur nach verbrannter Mehlspeise,

---

307 Im Rahmen »dieser langen, aber unabweisbaren Abschweifung« (ST: 132) taucht
dann auch der Name jener Dame auf, die bereits in der Krankengeschichte um
Emmy v. N. als Protagonistin mehrerer Fußnoten in Erscheinung getreten ist.

unter welchem späterhin ein anderer hervorscheint – gewissermaßen als ordnungsstiftende Elemente fungieren.[308]

Zunächst steht die manifeste olfaktorische Halluzination im Zentrum der Betrachtung. Der Erzähler fragt die wache Lucy R. nach deren Geburt, woraufhin ihm seine Kranke tatsächlich eine Szene schildert, in welcher die Kinder des Fabrikdirektors eine Mehlspeise anbrennen ließen. Nach einigem Nachfragen berichtet sie über ihre seinerzeitige Überlegung, aufgrund von Schwierigkeiten mit den anderen Bediensteten ihre Stelle zu kündigen und damit die liebgewonnenen Kinder zu verlassen. Im Anschluss zieht das textinterne Ich Bilanz: »Der Konflikt der Affekte hat den Moment zum Trauma erhoben, und als Symbol des Traumas war ihr die damit verbundene Geruchsempfindung geblieben« (ST: 134). Von der zurechtgelegten Beurteilung aber offenbar wenig überzeugt, konfrontiert es seine Kranke mit der eigenen Einschätzung ihres Affektlebens, der zufolge sich das Fräulein in ihren Chef verliebt hat, welche sie bejaht und zu der sie sich nach weiterem Nachhaken näher äußert. Nach kurzzeitig fortgesetzten Ausforschungen schwindet das Symptom, doch fortan liegt Miss Lucy R. beständig ein »ähnlicher Geruch, wie von Zigarrenrauch« (ST: 137) in der Nase. Mit Blick auf dieses neue Hauptsymptom ist nun auch die zuvor eingehend erörterte Behandlungstechnik vonnöten. Unter dem Druck der Hände des Erzählers erinnert sich Lucy R. einer weiter zurückliegenden Tischszene im Haus des Direktors, in der sie über eine heftige Reaktion ihres Arbeitgebers gegenüber einem Gast erschrak und bei welcher der Odeur von Zigarrenqualm in der Luft lag. Wie das erste Mal ist das textinterne Ich mit den Ergebnissen der Ausforschung

---

[308] Laut der Timm'schen Studie markieren diese den Heyse'schen ›Falken‹, um welchen die gesamte Darstellung gestrickt ist, wobei aus einem anderen Blickwinkel gesehen auch von Erinnerungsspuren gesprochen werden könnte, deren analytische Enträtselung das textinterne Ich zur Lösung des vorliegenden Krankheitsfalles führt. Zur Ähnlichkeit zwischen der analytischen Methode des Psychoanalytikers im Allgemeinen und der des Detektivs in Kriminalgeschichten Edgar Allan Poes siehe Lorenzer, Alfred: »Der Analytiker als Detektiv, der Detektiv als Analytiker«. In: *Psyche* 39 (1985). H. 1: 1–11. Auf eine textanalytische Auswertung der Freud'schen – und anderer – Krankengeschichten wird hier jedoch verzichtet. Zum Paradigma des Spurenlesens als einer anthropologischen Konstante siehe Ginzburg, Carlo: »Spurensicherung. Der Jäger entziffert die Fährte, Sherlock Holmes nimmt die Lupe, Freud liest Morelli – die Wissenschaft auf der Suche nach sich selbst«. In: Ginzburg, Carlo: *Spurensicherung. Die Wissenschaft auf der Suche nach sich selbst*. Aus dem Italien. v. Gisela Bonz u. Karl F. Hauber. 3 Aufl. Berlin 2002: 7–57. Zur Freud'schen Rezeption ästhetischer Werke siehe Rohrwasser, Michael: *Freuds Lektüren. Von Arthur Conan Doyle bis zu Arthur Schnitzler*. Gießen 2005.

noch nicht zufrieden und wendet daher erneut die Druckprozedur an, woraufhin sich seine Kranke ein noch älteres Erlebnis mit ihrem geliebten Chef ins Gedächtnis ruft, der ihr seinerseits wegen einer angeblichen Pflichtverletzung mit Entlassung drohte und damit ihre Hoffnung auf gegenseitige Zuneigung zerstörte. Bei einem letzten therapeutischen Zusammentreffen »zwei Tage nach dieser letzten Analyse« (ST: 139) ist die Patientin mit Ausnahme der nur zum Teil wiedergekehrten Riechfähigkeit von all ihren im Status-praesens-Teil aufgeführten Symptomen befreit (vgl. ST: 139f.).

Die knappe, mit dem Terminus »Epikrise« überschriebene abschließende Gesamtbeurteilung beinhaltet insbesondere Erörterungen zur Pathogenese des hysterischen Leidens Miss Lucy R.s. Tatsächlich liefert der Erzähler mit seinen Ausführungen gleichsam eine schlussendliche psychobiografische Aufklärung des Krankheitsfalles.

Was bereits in Bezug auf die Krankengeschichte um Emmy v. N. festgestellt werden konnte, zeigt sich ebenfalls hinsichtlich dieses dritten Freud'schen Gattungsexemplars: Das textinterne Ich verzichtet im Gegensatz zu dem Erzähler der Krankengeschichte um die namenlose Kranke zwar darauf, ein etwas näher ausgestaltetes Bild seines idealen Lesers auf den Weg zu bringen, doch es präsentiert sich in aller Deutlichkeit in seiner Rolle als narrativer Vermittler, wobei es in diesem Fall ein größeres ›gestalterisches‹ Selbstbewusstsein an den Tag legt. Darüber hinaus ist es noch mehr als in dem zuvor in Augenschein genommenen Gattungsexemplar als Persönlichkeit mit individuellen Zügen anwesend. Der erstgenannte Aspekt manifestiert sich hauptsächlich im Rahmen eines kurzen Absatzes, der zwischen die diagnostische Erörterung und die Verlaufs- und Behandlungsgeschichte eingeschaltet ist. So bildet dieser nämlich eine recht ausführliche metanarrative Introduktion des Erzählers zu der von ihm verwendeten Präsentationsform des Therapiegeschehens:

> Ich beschloß also, den Geruch nach »verbrannter Mehlspeise« zum Ausgangspunkt der Analyse zu machen. Die Geschichte dieser Analyse will ich so erzählen, wie sie unter günstigen Verhältnissen hätte vorfallen können, tatsächlich dehnte sich, was eine einzige Sitzung hätte werden sollen, auf mehrere aus, da die Kranke mich nur in der Ordination besuchen konnte, wo ich ihr wenig Zeit zu widmen hatte, und zog sich ein einziges Gespräch über mehr als eine Woche, da ihre Pflichten ihr auch nicht gestatteten, den weiten Weg von der Fabrik zu mir so oft zu machen. Wir brachen also mitten in der Unterredung ab, um nächstesmal den Faden an der nämlichen Stelle wieder aufzunehmen (ST: 126).

Mit vorstehendem Passus übergibt das textinterne Ich dem Leser eine Art Darstellungsprogramm: Die Ursache der subjektiven Geruchsempfindung wertet es als das primär zu lösende Rätsel des vorliegenden Krankheitsfalls, weshalb dessen Ergründung in logischer Konsequenz auch den Beginn seiner nachstehenden Ausführungen bildet, die zu großen Teilen – so lässt sich an dieser Stelle bereits schlussfolgern – aus der Wiedergabe eines »Gespräch[s]« bzw. einer »Unterredung« bestehen. Während der Erzähler des zuvor betrachteten Textes jedoch die Ungeschöntheit seiner Ausführungen hervorhebt, deutet dieser genau das Gegenteil an: Weil ihm das klinische Material aufgrund ungünstiger therapeutischer Bedingungen gewissermaßen in zerstückelter Form vorliegt, nimmt er sich in aller Offenheit die Freiheit heraus, die einzelnen Teile der »Analyse« zu einer geschlossenen »Geschichte« zusammenzufügen und damit von einer strikt authentischen Präsentationsweise abzurücken. Folglich kann sein formspezifizierender metanarrativer Kommentar einerseits als ostentatives Zeichen leserfreundlichen Entgegenkommens und andererseits als Ausdruck der eigenen Gestaltungsmacht verstanden werden.

In der Tat steht dieser erste Aspekt in Einklang mit dem zweitgenannten Gesichtspunkt, denn das textinterne Ich dieser dritten Freud'schen Krankengeschichte exponiert sich durchwegs als erfahrener Wissenschaftler und Heiler, der sich nicht davor scheut, hinsichtlich der Ausforschung resp. Therapierung seiner Kranken einen ganz eigenen Weg zu beschreiten, der ihn zu guter Letzt zu einem Erfolg auf allen Ebenen führt. Dieses Selbstbildnis schimmert schon im Rahmen des Status-praesens-Teils durch, wird dann aber maßgeblich innerhalb der bereits weiter oben erwähnten umfangreichen »Abschweifung« ausgebaut, in welcher der Erzähler seine Aufmerksamkeit nicht auf die Patientin, sondern lieber auf sich selbst richtet. So handelt es sich bei diesem in die Verlaufs- und Behandlungsgeschichte eingeschobenen Exkurs nicht schlicht um die sachliche Darlegung einer neuen Ausforschungs- und Behandlungstechnik, sondern gar um eine Art Emanzipationsgeschichte, welche – wie bereits weiter oben angemerkt – autobiografische Züge trägt.[309] So berichtet der Erzähler von den persönlich beobachteten erfolgreichen Anwendungen der hypnotischen Heilmethode in der Klinik Bernheims, seinen Nachahmungsversuchen mit den eigenen oftmals unhypnotisierbaren Patienten und davon, wie er sich nach Alternativen suchend eines Experiments des Nancyer Lehrmeisters erinnerte, der eine wache Patientin durch ›suggestives Handauflegen‹ dazu bewegen konnte, sich eine angeblich vergessene Situation ins Gedächtnis zu rufen. Im Anschluss an diese Schilderung findet sich nachstehende Passage:

Dieser erstaunliche und lehrreiche Versuch war mein Vorbild. Ich beschloß, von der Voraussetzung auszugehen, daß meine Patienten alles, was irgend von pathogener Bedeutung war, auch wußten und daß es sich nur darum handle, sie zum Mitteilen zu nötigen. Wenn ich

---

309 Anders als dies im Hinblick auf den Prolog der zuvor betrachteten Krankengeschichte der Fall ist, verzichtet der Erzähler hier auf eine ›gespaltene Perspektive‹.

> *also an einen Punkt angekommen war, wo ich auf die Frage:* »*Seit wann haben Sie dies Symptom? Oder, woher rührt es?*« *die Antwort bekam:* »*Das weiß ich wirklich nicht*«, *so verfuhr ich folgendermaßen: Ich legte der Kranken die Hand auf die Stirne oder nahm ihren Kopf zwischen meine beiden Hände und sagte:* »*Es wird Ihnen jetzt einfallen unter dem Drucke meiner Hand. Im Augenblicke, da ich mit dem Drucke aufhöre, werden Sie etwas vor sich sehen oder wird Ihnen etwas als Einfall durch den Kopf gehen, und das greifen Sie auf. Es ist das, was wir suchen. – Nun, was haben Sie gesehen, oder was ist Ihnen eingefallen?*«
> *Als ich dieses Verfahren die ersten Male anwendete (es war nicht bei Miß Lucy R.), war ich selbst erstaunt, daß es mir gerade das lieferte, was ich brauchte, und ich darf sagen, es hat mich seither kaum jemals im Stiche gelassen, hat mir immer den Weg gezeigt, den meine Ausforschung zu gehen hatte, und hat mir ermöglicht, jede derartige Analyse ohne Somnambulismus zu Ende zu führen* (ST: 129).

Hier präsentiert sich das textinterne Ich als geistreicher Forscher, der bei methodischen Schwierigkeiten nicht verzagt, sondern ganz im Gegenteil vermöge eines hohen Maßes an wissenschaftlicher Kreativität und erfinderischer Begabung ein neues Ausforschungs- und Behandlungsverfahren entwickeln konnte, welches ihn von der althergebrachten, aufgrund der eingeschränkten Einsatzmöglichkeit als defizitär empfundenen hypnotischen Technik unabhängig macht. Wenn es dieses als systematisch und in seiner Fruchtbarkeit empirisch überprüft feilbietet, so zeigt sich darin nicht nur eine Haltung der Erfahrenheit, sondern ebenso ein Gestus der Emanzipation von dem einstigen Mentor. De facto bringt ihm die neue Vorgehensweise darüber hinaus aber noch einen über den rein praktischen Nutzen hinausgehenden Vorteil, denn sie »gestattete mir eine Einsicht in die Motive, die häufig für das ›Vergessen‹ von Erinnerungen ausschlaggebend sind. Ich kann behaupten, dieses Vorgehen ist oft ein beabsichtigtes, gewünschtes. Es ist immer nur ein *scheinbar* gelungenes« (ST: 130). Gegenüber der Ausforschung vermittelst der alten Technik spricht der Erzähler der Anwendung des eigenen Verfahrens also Möglichkeiten eines erweiterten Erkenntnisgewinns zu.

Das sowohl im Hinblick auf die Darstellungsform wie das Behandlungsverfahren demonstrierte Selbstvertrauen des textinternen Ich spiegelt sich auch in der Art und Weise wider, in welcher es das ausforschende bzw. therapeutische Prozedere nachzeichnet. Zwar wird Miß Lucy R. als unerlässliche Wissenslieferantin hinsichtlich der Analyse und Heilung ihres Leidens präsentiert, doch der Erzähler ist der Kenntnis seiner Patientin aufgrund des angeblich durch vielfache Erfahrung geschärften ›analytischen Blicks‹ immer einen Schritt voraus. So wird der Beginn der Ergründung des ersten Hauptsymptoms wie folgt dargeboten:

> *Ich fragte sie, ob sie sich erinnere, bei welchem Anlasse die Geruchsempfindung nach verbrannter Mehlspeise entstanden sei. – O ja, das weiß ich ganz genau. Es war vor ungefähr zwei Monaten, zwei Tage vor meinem Geburtstage. Ich war mit den Kindern im Schulzimmer und spielte mit ihnen (zwei Mädchen) Kochen […]. Sie sehen die Szene*

deutlich vor sich? – Greifbar, wie ich sie erlebt habe. – Was konnte Sie denn daran so aufregen? Es rührte mich, daß die Kinder so zärtlich gegen mich waren. – Waren sie das nicht immer? (ST: 133)

Dieser kleine Ausschnitt dürfte genügen, um einen Eindruck zu bekommen. Nicht nur darf die Patientin die erinnerte Szene durchweg in ihren eigenen Worten wiedergeben, sondern – erinnert sei an den vorangestellten programmatischen Vorblick – das gesamte »Gespräch« zwischen dem nach ihrem Gefühlsleben fragenden Arzt und der antwortenden Miss Lucy R. ist in direkter Rede wiedergegeben und übersteigt damit die Präsentationsweise der zuvor begutachteten Krankengeschichte hinsichtlich ihrer zur Schau gestellten Wirklichkeitsnähe.

Tatsächlich präsentiert das textinterne Ich direkt im Anschluss an die dialogische Nachzeichnung der Unterredung eine Einschätzung des psychobiografischen Sachverhaltes, die es wie folgt beginnt: »So schien denn die Analyse der subjektiven Geruchsempfindung vollendet« (ST: 134). Durch die Verwendung des Konjunktivs wird dem Leser gegenüber angedeutet, dass die »Geschichte« jedoch keineswegs dem Ende entgegensteuert und so schließt sich an ebenjene Beurteilung ein höchst informativer Kommentar an, der hier nur auszugsweise wiedergegeben werden soll:

> *Ich gab mich mit der so erreichten Aufklärung nicht zufrieden. Es klang ja alles recht plausibel, aber es fehlte mit etwas, ein annehmbarer Grund, weshalb diese Reihe von Erregungen und dieser Widerstreit der Affekte gerade zur Hysterie geführt haben mußte. […] Nun wußte ich bereits aus der Analyse ähnlicher Fälle, daß, wo Hysterie neu acquiriert werden soll, eine psychische Bedingung hierfür unerläßlich ist, nämlich, daß eine Vorstellung absichtlich aus dem Bewußtsein verdrängt, von der assoziativen Verarbeitung ausgeschlossen werde. […] Nahm ich die Zärtlichkeit für die Kinder und die Empfindlichkeit gegen die anderen Personen des Haushaltes zusammen, so ließ dies alles nur eine Deutung zu. Ich hatte den Mut, der Patientin diese Deutung mitzuteilen. Ich sagte ihr: »Ich glaube nicht, daß dies alle die Gründe für Ihre Empfindung gegen die Kinder sind, ich vermute vielmehr, daß Sie in ihren Herrn, den Direktor, verliebt sind, vielleicht, ohne es selbst zu wissen« (ST: 134f.).*

Das seine ganze Erfahrung als Forscher und Arzt aufbietende textinterne Ich hat nach einer kurzen Reflexionszeit – so möchte es den Leser jedenfalls glauben machen – die Unvollständigkeit des von der Kranken Berichteten erkannt und ist aufgrund seiner enormen analytischen Kombinationsgabe dazu in der Lage, das in der Darstellung fehlende ›pathogene‹ Detail zu erraten oder besser: zu ›deuten‹. Darüber hinaus bringt es aber auch noch den »Mut« auf, und dabei handelt es sich hinsichtlich der bisher betrachteten Krankengeschichten tatsächlich um ein Novum, der Patientin gegenüber einen auktorialen Habitus an den Tag zu legen resp. diese mit seinem hellseherischen Wissen um ihr Gefühlsleben zu konfrontieren, wobei die Gouvernante in einer gänzlich ›unhysterischen‹ Art reagiert: »Ja, ich glaube, es ist so« (ST: 136f.).

Direkt im Anschluss findet sich dann auch das entscheidende klinische Material, welches es zur Bestätigung seiner zuvor ins Feld geführten, im Grunde ja bereits verifizierten Theorie der erworbenen Hysterie benötigt: »Wenn Sie aber wußten, daß sie den Direktor lieben, warum haben Sie es mir nicht gesagt? – Ich wußte es ja nicht oder besser, ich wollte es nicht wissen, wollte es mir aus dem Kopf schlagen, nie mehr daran denken, ich glaube, es ist mir auch in der letzten Zeit gelungen« (ST: 136). In der »Epikrise« liest sich dies dann wie folgt:

> *Ich möchte den hier erzählten Krankheitsfall nicht geringschätzen [...] und bei eingehenderer Würdigung dieser Krankengeschichte bin ich versucht, sie als vorbildlich für einen Typus der Hysterie hinzustellen, nämlich für die Form von Hysterie, die auch eine nicht hereditär belastete Person durch dazu geeignete Erlebnisse erwerben kann (ST: 140).*

Tatsächlich wendet der Erzähler seine Aufmerksamkeit von Neuem von der Kranken ab, um dem Leser eine erweiterte Version seiner zuvor lediglich angerissenen Krankheitstheorie zu präsentieren, nach welcher sich eine akquirierte Hysterie in jenem traumatischen Moment ausbildet, in welchem das »Ich« die Verweisung einer »widersprechenden Vorstellung« beschließt, diese aber »nicht zunichte gemacht, sondern ins Unbewußte gedrängt [wird]« (ST: 141f.). Zusammen mit dem bereits in der vorherigen Krankengeschichte eingeführten Konzept der Konversion eignet sie sich schließlich dann ganz wunderbar, um anhand des Kasus der Miß Lucy R. eine runde, allerdings mit vielen Deutungsoperationen arbeitende Konstruktion der Pathogenese eines solchen Leidens zu liefern, wobei das zweite Hauptsymptom, »zu dem die Analyse vordrang, [...] den Schlüssel zum Ganzen [enthielt]« (ST: 143). Kurz vor dem Ausgang seiner Darstellung belebt das textinterne Ich also demonstrativ das Bild des ärztlichen Detektivs, dem es gelungen ist, einen rätselhaften Krankheitsfall dank seines geschulten analytischen Blicks auf zweifelsfreie Art zu ›entschlüsseln‹. Bleibt zu bemerken, dass lediglich die beiden kurzen Abschlusssätze der Krankengeschichte der Heilung der Patientin bzw. dem neuen Verfahren als fruchtbares Psychotherapeutikum gewidmet sind, wodurch dem Aspekt der Rekonvaleszenz eine untergeordnete Rolle zugeschoben wird.

4.1.5 »IV. Katharina...«

Ein weit größeres Interesse als das zuvor in Augenschein genommene Gattungsexemplar hat die Krankengeschichte um Katharina in der Forschung hervorgerufen.[310] Von Anfang an wurde ihr gerade auch von literaturwissenschaftlicher Seite

---

310 Erwähnt seien wiederum die einschlägigen (wissenschafts)historischen Studien. Siehe Fichtner, Gerhard; Hirschmüller, Albrecht: »Freuds ›Katharina‹ – Hintergrund,

Aufmerksamkeit geschenkt, wenngleich eine ausführliche textanalytische Analyse nach wie vor ein Desiderat darstellt. Bereits Muschg bemerkt in seinem frühen Artikel aus dem Jahre 1930 mit Blick auf den dritten Freud'schen Krankengeschichten-Beitrag zu den *Studien*: »Der Fall ›Katharina …‹ setzt in der Tat wie ein erzählendes Feuilleton ein.«[311] Obgleich der Autor auf eine weitere Stellungnahme verzichtet, unterstreicht er den narrativen Charakter des Textes, wobei die etwas vage Formulierung »wie ein erzählendes Feuilleton« an jene ebenfalls Raum für Interpretation lassende Äußerung aus der »Epikrise« der Elisabeth v. R. – »wie Novellen zu lesen« – denken lässt. Ein weiterer literaturwissenschaftlicher Beitrag findet sich mit der Schönau'schen Studie *Sigmund Freuds Prosa*. In deren Abschlusskapitel setzt sich der Autor neben den Texten »Vergänglichkeit« (1916) und »I. Vorlesung. Einleitung« aus den *Vorlesungen zur Einführung in die Psychoanalyse* (1917) auch mit der Krankengeschichte um Katharina auseinander. So heißt es hier: »Abgesehen von der Epikrise und einzelnen parenthetischen Kommentarstellen zwischen dem Dialog, ist dies natürlich keine wissenschaftliche Prosa.«[312] Ferner ist von einer »Trennung zwischen erzählender Krankengeschichte und fachsprachlicher Epikrise«[313] Rede, wobei sich eine eindeutigere Gattungszuweisung des Textes nicht auffinden lässt. Timms wiederum verzichtet auf eine ausführlichere analytische Auswertung des dritten Freud'schen kasuistischen Beitrags zu den *Studien*, bemerkt aber gleichwohl: »In ›Katharina‹ (a particularly novelettish narrative) it [der Falke] is the grimacing face which haunts a country girl whom he [Freud; Anm. S.H.] has met while on holiday.«[314] Einen überaus kreativen Beitrag liefert Steinlechner, die den Text nicht nur mit dem Attribut »Ein Volksstück« versieht, sondern diesen gar in ein solches umwandelt.[315] Von entscheidender Bedeutung ist der Schlussmonolog ihres »Volksstücks«, welchen sie folgenderweise einleitet: »Dr. Freud *(dieser um etwa 30 Jahre gealtert) spricht ans Publikum gewandt*«[316].

Entstehungsgeschichte und Bedeutung einer frühen psychoanalytischen Krankengeschichte«. In: *Psyche* 39 (1983). H. 3: 220–240, Swales, Peter: »Freud, Katharina and the First ›Wild Analysis‹«. In: Stepansky, Paul E.: *Appraisals and Reappraisals. Contributions to Freud Studies*. Bd. 3. New Jersey 1988: 79–164, Reicheneder, Johann Georg: *Zum Konstitutionsprozeß*: 426–440 sowie Appignanesi, Lisa; Forrester, John: *Die Frauen Sigmund Freuds*: 146–151.

311 Muschg, Walter: »Freud als Schriftsteller«: 477.
312 Schönau, Walter: *Sigmund Freuds Prosa*: 210.
313 Ebd.: 212.
314 Timms, Edward: »Novelle and Case History«: 122.
315 Steinlechner, Gisela: *Fallgeschichten*: 151–154.
316 Ebd.: 154.

Bei der nachstehend aufgeführten Passage handelt es sich um eine in einer späteren Auflage der *Studien* der gesamten Krankengeschichte angehängte Fußnote, welcher die mit Klammern eingeschlossenen Worte »*Zusatz 1924*« vorangestellt sind und in der ein textinternes Ich den Leser retrospektiv über eine »Entstellung« (ST: 153) hinsichtlich der dargebotenen Verwandtschaftsverhältnisse der Patientin Katharina aufklärt. So konstatiert Steinlechner im Anschluss an ihre Textperformance: »Weder dem Erzähler noch seinen Figuren ist nach solchen ›Enthüllungen‹ noch zu trauen, deren Intimität ist nunmehr – den Prinzipien des *Fiktionalen* unterstellt – als etwas Konstruiertes, zugleich Wandelbares gezeichnet.«[317] Interessanterweise spricht sie an einer früheren Stelle ihrer Arbeit mit Blick auf alle vier Freud'schen Krankengeschichten der *Studien* von »*kleinen Romane[n]*«[318], ordnet diese allem Anschein nach also wirklich dem Bereich der sogenannten ›fiktionalen Literatur‹ zu.

Bevor im Folgenden der Text selbst ins Zentrum der Betrachtung gerückt wird, sei darauf hingewiesen, dass allen Autoren insofern zuzustimmen ist, als die Krankengeschichte um Katharina den bislang höchsten ›Literarisierungsgrad‹ der im Rahmen der Breuer'schen und Freud'schen Monografie publizierten Krankengeschichten aufweist. Gleichwohl darf für sie dasselbe gelten wie für die zuvor in Augenschein genommene: Auch wenn sie noch deutlichere Anklänge an die Novelle sowie vor allem an die Detektivgeschichte erkennen lässt und ihre einzelnen Segmente – mit Ausnahme der »Epikrise« – nahtloser ineinander übergehen, liegt ihr dennoch das klassische Strukturschema der Krankengeschichte zugrunde.

Den Auftakt des sehr knappen Gattungsexemplars (ST: 143–153) bildet ein Geleitwort, welches dem Rezipienten eine ungefähre Zeit- (in den 1890er Jahren) und Ortsangabe (ein Aussichtspunkt in den Hohen Tauern) des nachfolgenden, außergewöhnlichen Ausforschungs- und Therapiegeschehens liefert. Darin eingeschoben ist eine Kurzanamnese. Das etwa 18-jährige, in der Wirtschaft seiner Tante[319] als Bedienung arbeitende Mädchen gibt dem sich auf Reisen befindenden Erzähler Auskunft über sein bestehendes Nervenleiden und eine bereits erfolgte, allerdings ergebnislos gebliebene Konsultation eines Mediziners.

Die nach einer knappen Überleitung wiedergegebene Unterhaltung zwischen der Kranken und dem textinternen Ich bildet nicht nur den Status-praesens-Teil, sondern auch die Verlaufs- und Behandlungsgeschichte. Katharina klagt über

---

317 Ebd.: 155f.
318 Ebd.: 132.
319 Laut der abschließenden Fußnote der späteren Auflage handelt es sich nicht um die Tante, sondern um die Mutter.

Anfälle von Atemnot, bei welchen sich ein Gefühl des Halszuschnürens, ein Druck auf den Augen, Kopfschmerz und akute Todesangst einstellen. Im Anschluss präsentiert der Erzähler eine diagnostische Ersteinschätzung: »Es war wirklich ein Anfall, und zwar eingeleitet von den Zeichen der hysterischen Aura, oder besser gesagt, ein hysterischer Anfall, dessen Inhalt Angst war« (ST: 144). Auf Befragen gibt die Kranke ferner noch an, während der Anfälle stets ein ihr unbekanntes »grausliches Gesicht« (ST: 145) vor sich zu sehen und seit nunmehr zwei Jahren mit dem Übel behaftet zu sein. Eine kurze Reflexion über das adäquate ausforschende resp. therapeutische Vorgehen – welcher ein Krankenbeispiel in Form einer Fußnote angehängt ist – zeigt dem Rezipienten den Übergang zum nächsten Segment der Krankengeschichte an.

Was ihren Umfang anbelangt, liegt der Akzent des Gattungsexemplars zweifelsohne auf der Verlaufs- und Behandlungsgeschichte, wobei deren Gegenstand lediglich das weitergeführte ›gewöhnliche‹ Gespräch zwischen dem textinternen Ich und der wachen Katharina ist, das übrigens starke Ähnlichkeiten mit einer Vernehmung aufweist. Deren Ausgangspunkt bildet eine der Kranken vorgetragene Deutung der Ursache ihrer Anfälle (»Sie haben einmal, damals vor zwei Jahren, etwas gesehen oder gehört, was Sie sehr geniert hat« ST: 145), woraufhin Katharina dem Erzähler von einer zufällig beobachteten intimen Szene zwischen ihrem Onkel[320] und ihrer Cousine Franziska erzählt und diese Entdeckung als Auslöser ihres ersten Atemnotanfalls bezeichnet. Trotz weiteren Nachbohrens seitens des textinternen Ich kann sie das halluzinierte Gesicht weder als jenes ihrer Cousine noch als das des Onkels identifizieren. Stattdessen erzählt sie von dem Auftreten eines weiteren Symptoms drei Tage nach dem geschilderten Geschehnis: »da hab' ich wieder den Schwindel gekriegt und […] drei Tage fort und fort gebrochen« (ST: 147). Die Deutung des Krankheitszeichens durch den Erzähler, der zufolge sie sich während ihrer unfreiwilligen Beobachtung ekelte, bestätigt sie vage. Denn lieber berichtet sie von dem umgesetzten Entschluss der von dem Vorfall unterrichteten Tante, gemeinsam mit ihr und den Kindern eine andere Wirtschaft zu übernehmen und den Onkel mit der schwangeren Cousine zurückzulassen: »Dann aber läßt sie zu meinem Erstaunen den Faden fallen und beginnt zwei Reihen von älteren Geschichten zu erzählen, die um 2–3 Jahre hinter dem traumatischen Momente zurückreichen« (ST: 148). In der ersten geht es um Situationen, in denen der Onkel Katharina selbst »sexuell nachgestellt« (ST: 148), wobei sie angibt, im Anschluss an diese körperlichen Annäherungsversuche lediglich Anfälle mit Augen- und Brustdruck bekommen zu haben.

---

320 Der Zusatz aus dem Jahre 1924 weist diesen als Stellvertreter des Vaters aus.

Im Zentrum der zweiten Sequenz stehen Momente, in welchen sie »auf etwas zwischen dem Onkel und Franziska aufmerksam wurde« (ST: 149). Die Frage, ob sie nach diesen Begegnissen von Angstattacken geplagt worden sei, kann sie genauso wenig sicher bestätigen wie die ihr im Anschluss vorgetragene, eine Verbindung zu ihren eigenen Erfahrungen mit dem Onkel herstellende Deutung ihres Innenlebens während der beobachteten Szene.

Zwar möchte sie nicht näher auf diesen Punkt eingehen, doch sie weiß auf Nachfragen dafür aber plötzlich, wem das halluzinierte Antlitz gehört: Sie sieht das wütende Gesicht des Oheims, welcher sie für die von der Tante eingeleitete Scheidung verantwortlich macht. Obgleich das textinterne Ich in einem früheren Teil der Darstellung – nämlich nach der Entledigung der beiden Erzählreihen – ausdrücklich von einer Verwandlung und Erleichterung Katharinas spricht (vgl. ST: 149), unterstreicht es abschließend explizit den offenen Ausgang seiner *therapeutischen* Intervention: »Ich hoffe, die Aussprache mit mir hat dem in seinem sexuellen Empfinden so frühzeitig verletzten Mädchen in etwas wohlgetan; ich habe sie nicht wiedergesehen« (ST: 151).

Der letzte, mit der Überschrift »Epikrise« versehene Abschnitt der Krankengeschichte schließt ausnahmslos Erörterungen zur Pathogenese der Nervenkrankheit Katharinas ein. Mit anderen Worten liefert er die schlussendliche Aufklärung des Krankheitskasus.

Auch das textinterne Ich dieses vierten Freud'schen Gattungsexemplars, welches zu Beginn der »Epikrise« einem schwer klassifizierbaren Leser einen kritischen Charakterzug andichtet,[321] tritt explizit in seiner Rolle als narrativer Vermittler der von ihm dargebotenen Krankengeschichte in Erscheinung. So handelt es sich bezüglich der weiter oben erwähnten Überleitung von dem prologischen Eingang zur Darstellung des aktuellen Gesundheitszustands bzw. der Verlaufs- und Behandlungsgeschichte nämlich um eine aufschlussreiche metanarrative Anmerkung zu deren Präsentationsform: »Die Unterredung, die jetzt zwischen uns vorfiel, gebe ich so wieder, wie sie sich meinem Gedächtnisse eingeprägt hat, und lasse der Patientin ihren Dialekt« (ST: 144). Hier weist es den nachstehenden Teil seiner Krankengeschichte als eine in ihrer Wirklichkeitsnähe nicht zu überbietende Nachzeichnung des Ausforschungs- bzw. Therapiegeschehens aus. Wenn es vorgibt, im Rahmen seiner Darbietung der »Unterredung« sogar die Mundart der Kranken naturgetreu

---

321 So lautet die Eingangsbemerkung wie folgt: »Ich kann nichts dagegen einwenden, wenn jemand in dieser Krankengeschichte weniger einen analysierten als einen durch Erraten gelösten Fall von Hysterie erblicken will« (ST: 151).

wiederzugeben, so führt es sich gleichsam als ein naturalistischer Erzähler vor und sendet dadurch ein überdeutliches Authentizitätssignal. (Tatsächlich löst es sein ›naturalistisches Versprechen‹ aber nur zum Teil ein, denn die Verlaufs- und Behandlungsgeschichte weist keineswegs durchgängig die Form eines direkten Gesprächs auf und wird zudem durch eine ganze Reihe von ausschließlich dem Leser offerierten Kommentaren des textinternen Ich unterbrochen.)

Was in dem zuvor betrachteten Gattungsexemplar noch vergleichsweise leise angeklungen ist, wird in diesem geradezu manifest: Hier präsentiert sich das textinterne Ich weniger als erfahrener Wissenschaftler und Heiler, sondern mehr als routinierter ärztlicher Forscherdetektiv,[322] wobei es sich auch dieses Mal in demonstrativer Weise als individuelle Persönlichkeit mit in seine Krankengeschichte einbringt. Dieses Bild durchzieht alle einzelnen Segmente des Textes. Errichtet wird es bereits in dem prologischen Eingang, der nicht wie derjenige des ersten Freud'schen Beitrags zu den *Studien* an den Ausschnitt aus einer Autobiografie, dafür aber umso mehr an die Exposition einer Detektivgeschichte denken lässt[323]:

> *In den Ferien des Jahres 189* machte ich einen Ausflug in die Hohen Tauern, um für eine Weile die Medizin und die Neurosen zu vergessen. Es war mir auch fast gelungen, als ich eines Tages von der Hauptstraße abwich, um einen abseits gelegenen Berg zu besteigen […]. Nach anstrengender Wanderung oben angelangt, gestärkt und ausgeruht, saß ich dann, in die Betrachtung einer entzückenden Fernsicht versunken, so selbstvergessen da, daß ich es erst gar nicht auf mich beziehen wollte, als ich die Frage hörte: »Ist der Herr ein Doktor?« Die Frage galt aber mir und kam von dem etwa 18jährigen Mädchen, das mich mit mürrischer Miene zur Mahlzeit bedient hatte und von der Wirtin ›Katharina‹ gerufen worden war. […]*
> *Ich antwortete zur Selbstbesinnung gelangt: »Ja, ich bin ein Doktor. Woher wissen sie das?«*
> *»Der Herr hat sich ins Fremdenbuch eingeschrieben, und da hab' ich mir gedacht, wenn der Herr jetzt ein bißchen Zeit hätte –, ich bin nämlich nervenkrank […].«*
> *Da war ich also wieder in den Neurosen […]. Es interessierte mich, daß Neurosen in der Höhe von 2000 Metern so wohl gedeihen sollten, ich fragte also weiter (ST: 143f.).*

---

322 Vgl. auch die folgende Aussage von Brooks: »In his early case histories – those in the *Studies on Hysteria* (1895) – he [Freud; Anm. S.H.] almost explicitly assumes a Holmesian posture […].« Brooks, Peter: *Reading for the Plot. Design and Intention in Narrative*. New York 1984: 270. Freilich geht er auf keine Krankengeschichte der *Studien* genauer ein.

323 Vgl. auch Schönau, Walter: *Sigmund Freuds Prosa*: 211.

Der sich nach einer Ablenkung von seinen (medizinischen bzw. neurotischen) Abenteuern sehnende Erzähler hat eine Ferienreise in die österreichischen Alpen unternommen, doch anstatt die »entzückende[n] Fernsicht« auf das idyllische Bergpanorama in Ruhe genießen zu können, wartet bereits der nächste zu lösende ›neurotische Krankheitsfall‹ auf den offenbar allerorten gebrauchten Arztermittler. Aufgrund seines unendlichen Forscher- und Wahrheitsdrangs ist dieser selbstverständlich sofort bereit, den Müßiggang umgehend zu beenden, um sich stattdessen dem im Flach- wie Hochland anzutreffenden ›universellen Menschheitsproblem‹ zuzuwenden.

Weiter ausgebaut wird das Bildnis im Rahmen des Status-praesens-Teils. Nachdem Katharina das textinterne Ich über ihre wiederkehrende visuelle Halluzination aufklärt hat, meldet es sich mit dem folgenden Kommentar zu Wort: »Da bot sich vielleicht ein Weg, rasch zum Kerne der Sachen vorzudringen« (ST: 145). Das von der Kranken im Rahmen ihrer Angstanfälle vor Augen stehende »grausliche[s] Gesicht« möchte der nach Spuren suchende Erzähler als entscheidenden Anhaltspunkt zur Aufklärung des vorliegenden Krankheitsfalles verstanden wissen. De facto stellt sich die Aufdeckung des Krankheitszeichens aber keineswegs als einfach heraus, denn der Patientin bleibt es auch im Rahmen der Verlaufs- und Behandlungsgeschichte zunächst unmöglich, das Antlitz zu identifizieren und so muss das textinterne Ich konstatieren: »Da schien nun plötzlich der Weg verlegt. Vielleicht findet sich in der weiteren Erzählung etwas« (ST: 147). Zwar kann es im gegenwärtigen Moment keine Aufklärung leisten, doch durch das »schien« wird in dem Rezipienten die Erwartung geweckt, dass es sich mitnichten um eine ins Leere führende ›Erinnerungsspur‹ handelt.

Die Geduld des Rezipienten wird allerdings auf die Probe gestellt, denn in der Folge hat es den Anschein, als habe der Erzähler den doch so wichtigen ›symptomatischen Anhaltspunkt‹ aus den Augen verloren. So liefert er dem Rezipienten gegen Ende der Verlaufs- und Behandlungsgeschichte einen ausführlichen Aufklärungsversuch: »Mir aber ist unterdes das Verständnis ihres Falles aufgegangen […]. Das Rätsel war damit gelöst« (ST: 149f). Dieser lässt das halluzinatorische Krankheitszeichen jedoch außer Acht, was dem textinternen Ich – so möchte es wenigstens den Leser glauben machen – wenig später selbst aufgeht: »Somit wäre der Fall geklärt; aber halt, die im Anfalle wiederkehrende Halluzination des Kopfes, der ihr Schrecken einjagt, woher kommt die? Ich frage sie jetzt danach« (ST: 150). Hier findet sogar die Erzähltechnik des inneren Monologs Verwendung, um dem Leser einen Authentizität vorspiegelnden Einblick in den Gedankenprozess des kombinierenden Arztermittlers zu geben. (Wie weiter oben bereits erwähnt, wird die Erwartung des Rezipienten erfüllt, denn die Kranke ist ganz am Schluss der Verlaufs- und Behandlungsgeschichte ex abrupto dazu in der Lage, die Identifizierung des rätselhaften Antlitzes vorzunehmen.)

Obgleich Katharina dem textinternen Ich wichtige Anhaltspunkte zur Aufklärung des Krankheitsrätsels liefert, hat es aufgrund des eingeschränkten Erinnerungsvermögens seiner Kranken die hauptsächliche Erhellungsarbeit zu leisten. So wird das, was im Rahmen der zuvor betrachteten Krankengeschichte noch als Akt des »Mutes« deklariert wurde, kurzerhand zum Prinzip erhoben: Immer wieder konfrontiert es Katharina mit seinem hellseherischen Wissen um ihre Innenwelt, in der Hoffnung, ihr Gedächtnis auf diese Weise in die ›richtige Bahn‹ zu lenken, wobei ein Fehlschlag offensichtlich keineswegs als epistemisches Problem empfunden wird. Veranschaulicht sei dies anhand jener Textstelle, in welcher der Erzähler seiner Kranken im Anschluss an ihre beiden Erzählreihen seine Einschätzung ihres Affekt- und Gedankenlebens während der beobachteten intimen Szene zwischen Onkel und Cousine vorträgt:

> »*Jetzt weiß ich schon, was Sie sich damals gedacht haben, wie Sie ins Zimmer hineingeschaut haben. Sie haben sich gedacht: Jetzt tut er mit ihr, was er damals bei Nacht und die anderen Male mit mir hat tun wollen. Davor haben Sie sich geekelt, weil sie sich an die Empfindung erinnert haben, wie Sie in der Nacht aufgewacht sind und seinen Körper gespürt haben.*«
> Sie antwortet: »*Das kann schon sein, daß ich mich davor geekelt und daß ich damals das gedacht hab'.*«
> »*Sagen Sie mir einmal genau, Sie sind ja jetzt ein erwachsenes Mädchen und wissen allerlei –*«
> »*Ja jetzt, freilich.*«
> »*Sagen Sie mir genau, was haben Sie in der Nacht eigentlich von seinem Körper verspürt?*«
> *Sie gibt aber keine bestimmtere Antwort, sie lächelt verlegen und wie überführt, wie einer, der zugeben muß, daß man jetzt auf den Grund der Dinge gekommen ist, über den sich nicht mehr viel sagen läßt. Ich kann mir denken, welches die Tastempfindung war, die sie später deuten gelernt hat [...].*
> *Somit wäre der Fall geklärt* (ST: 150).

Um seine rein spekulative Hypothese zu plausibilisieren, beseelt der zweifelsfrei einen auktorialen Habitus an den Tag legende Erzähler mit Blick auf seine Kranke das Bild der ungeständigen, aufgrund ihrer verräterischen Miene aber gleichwohl »überführt[en]« Täterin. De facto ist der »Fall« nämlich keineswegs »geklärt«, denn Katharina hat überhaupt gar nichts »zugegeben«. So hat sie die ihr dargebotene Deutung nicht bestätigt, sondern ihr lediglich nicht widersprochen. Nur aufgrund der demonstrierten erzählerischen Qualitäten des textinternen Ich ist der Leser dazu geneigt, von einer Situation in der Vorgeschichte der Kranken auszugehen, in welcher sie mit dem Phallus ihres einstigen Erziehungsberechtigten in Berührung gekommen ist.

Ungünstigerweise möchte das von der Patientin späterhin doch noch erinnerte Detail, nämlich das wütende Gesicht des Oheims, allerdings nur schwer in die aufgrund seiner meisterhaften Kombinationsgabe bewerkstelligte Enträtselung des »Falles« passen und so greift der Erzähler tief in die ›Trickkiste‹, um diese dennoch evident erscheinen zu lassen:

> *Diese Auskunft erinnert mich daran, daß ja das erste Symptom der Hysterie, das Erbrechen, vergangen ist, der Angstanfall ist geblieben und hat sich mit neuem Inhalte gefüllt. Demnach handelt es sich um eine zum guten Teile abreagierte Hysterie. Sie hat ja auch wirklich ihre Entdeckung bald hernach der Tante mitgeteilt. […] Ich kann verstehen, daß gerade aus der letzten Zeit, als die aufregenden Szenen im Hause sich häuften, als ihr Zustand aufhörte, das Interesse der Tante zu erwecken, die von dem Zwiste [der Scheidung vom Onkel; Anm. S.H.] vollauf in Anspruch genommen war, daß aus dieser Zeit der Häufung und Retention das Erinnerungssymbol verblieben ist (ST: 151).*

Ohne Frage kommt diese Erklärung nicht ohne Deutungsoperationen aus. Um an der weiter oben gelieferten Konstruktion festhalten zu können und zu plausibilisieren, weshalb Katharina ausgerechnet der Kopf des ihr drohenden Oheims, dessen Bild ja aus einer späteren Zeit stammt als die »sexuellen Nachstellungen« und die beobachtete Szene, als »Erinnerungssymbol« geblieben ist, wird ihr Leiden kurzerhand als »eine zu guten Teilen abreagierte Hysterie« verkauft und der Tante der Status einer Kollegin verliehen, die wertvolle heilerische Vorarbeit geleistet hat.

In der »Epikrise« schließlich wird die in der vorherigen Krankengeschichte eingeführte Theorie der akquirierten Hysterie um das sexuelle Moment erweitert und Katharinas Krankheitsfall als »ein typischer« (ST: 152) hingestellt: »[M]an findet bei der Analyse jeder auf sexuelle Traumen begründeten Hysterie, daß Eindrücke aus der vorsexuellen Zeit, die auf das Kind wirkungslos geblieben sind, später als Erinnerungen traumatische Gewalt erhalten, wenn sich der Jungfrau oder Frau das Verständnis sexuellen Lebens erschlossen hat« (ST: 152). Tatsächlich ist das in diesem »typische[n]« Fall konstruierte anfängliche »sexuelle Traum[a]«, die angebliche Berührung mit dem Phallus des Onkels, jedoch ein rein hypothetisches. Und nach allem nimmt es auch nicht wunder, wenn der durch die Aufklärung des Kasus voll und ganz beanspruchte Arztdetektiv im Rahmen seiner abschließenden Gesamtbeurteilung das Moment der Rekonvaleszenz vollends unter den Tisch fallen lässt.

4.1.6 »V. Fräulein Elisabeth v. R…«

Wie im Folgenden ein wenig ausführlicher zu zeigen sein wird, markiert die letzte der insgesamt fünf Krankengeschichten aus Breuers und Freuds *Studien über Hysterie* (ST: 153–202) einen vorläufigen Kulminationspunkt. Besondere

Berühmtheit hat sie zweifelsohne aufgrund der bereits weiter oben angeführten ›Novellenbemerkung‹ erlangt. Wieder und wieder wird auf die markante Eingangspassage aus der »Epikrise« der Krankengeschichte um Elisabeth v. R. rekurriert, was aber nur in den seltensten Fällen dazu geführt hat, besagtes Gattungsexemplar einer eingehenderen textanalytischen Untersuchung zu unterziehen. Genau wie die zuvor behandelte Krankengeschichte wurde sie von literaturwissenschaftlicher Seite schon sehr früh wahrgenommen.[324] Bereits Muschg würdigt sie in seinem Artikel, obgleich er auch in diesem Falle auf eine detaillierte Betrachtung verzichtet. Seiner Aussage nach konstatiert man »in der Studie über ›Fräulein Elisabeth v. R…‹ […] eine elegant gelockerte Diktion des Berichterstatters, die an Gebräuche des deutschen Nachkriegsroman erinnert«, wobei er besonderen Nachdruck auf die genussvolle »Darstellung menschlicher Verhältnisse«[325] legt. Wenn er eine Parallele zum Roman als einer ästhetischen Großform erzählender Prosa zieht, so weist er dem Text nicht nur einen narrativen, sondern auch einen ›opulenten‹ Charakter zu.

Dagegen bleibt der bereits mehrfach erwähnte Timms auch in diesem Falle seinem ›Novellen-Ansatz‹ treu. Findet sich in seiner Studie doch die folgende bündige Formulierung: »In ›Fräulein Elisabeth von R.‹ (the analysis which prompts Freud himself to remark that this case histories read like Novellen) it [der Falke; Anm. S.H.] is a more complex sequence of motifs and metaphors which link the patient's legs pains with standing, walking, dancing etc.«[326]

Die ausführlichste Textanalyse wurde von Kiceluk eingebracht, wobei es der bereits an früherer Stelle erwähnten Autorin insbesondere um die Textstruktur der Darstellung geht. Weil Freud es sich im Rahmen seiner »ersten vollständigen Analyse einer Hysterie« zur Aufgabe machte, »den Zusammenhang zwischen der Leidensgeschichte und dem Leiden zu finden« (ST: 157) resp. die Verknüpfung zwischen dem Bild und der Geschichte herzustellen, besteht laut Kiceluk eine »Verwandtschaft« zwischen der »Detektivgeschichte« und der »psychoanalytischen Fallgeschichte«. Von entscheidender Bedeutung erachtet sie dabei den von den Patienten demonstrierten »Widerstand«, welcher ihrer Auffassung nach demjenigen der Verbrecher ähnelt. Was konkret die Krankengeschichte um Elisabeth v. R. anbelangt, so äußert sie sich wie folgt: »Als Ergebnis besitzt der Fall eine dreiteilige Struktur, in der dieselbe Geschichte dreimal erzählt wird.

---

324 Als einschlägige (wissenschafts)historische Arbeiten seien erneut Reicheneder, Johann Georg: *Zum Konstituierungsprozeß*: 441–467 und Appignanesi, Lisa; Forrester, John: *Die Frauen Sigmund Freuds*: 151–159 genannt.
325 Muschg, Walter: »Freud als Schriftsteller«: 477.
326 Timms, Edward: »Novelle and Case History«: 122.

Jedesmal durchlaufen Freud und Elisabeth«, so Kiceluk weiter, »dasselbe erzählerische Terrain, finden neue Hinweise, fügen neue Einzelheiten hinzu, arbeiten die Widerstände nach und nach durch und tragen sie ab.«[327] Darüber hinaus fühlt sie sich aber auch noch an eine »weitere literarische Gattung« erinnert, hatte Freud doch wie »der sprichwörtliche fahrende Ritter [...] seltsame Hindernisse zu überwinden und mit geheimnisvollen Kräften zu kämpfen«[328].

Eine zweite ausgedehntere textanalytische Auswertung liegt mit dem bereits im Hinblick auf die Krankengeschichte um Emmy v. N. genannten Artikel von Goldmann vor. Genau wie Timms nimmt er sich die berühmte ›Novellenbemerkung‹ als Ausgangspunkt für seine Studie. Er geht jedoch insofern einen Schritt weiter, als er sich nicht nur für die »mögliche[n] wechselseitige[n] Beziehungen beider Textsorten«[329] interessiert, sondern darüber hinaus ebenso die Frage stellt, weshalb die bekannte Äußerung ausgerechnet in der »Epikrise« der letzten Freud'schen Krankengeschichte der *Studien* enthalten ist. Einerseits erkennt er in dem innerhalb des Textes eruierten, konfliktbeladenen Wunsch Elisabeth v. R.s, den Ehemann ihrer toten Schwester zu heiraten, eine »novellengerechte ›unerhörte Begebenheit‹«[330]. Andererseits erachtet er die zweite Novelle des seinerzeitig in zahlreichen Auflagen erschienen Werkes *Geschwister. Zwei Novellen* (1888) von Hermann Sudermann als eine Art konkrete literarische Vorlage, wobei er nicht nur auf zahlreiche Übereinstimmungen (Figurenkonstellation, zentraler Konflikt, Handlungselemente), sondern auch auf Divergenzen (Herausarbeitung des Liebeswunsches in der Krankengeschichte, Verschränkung des Liebes- mit einem Todeswunsch und daher Untergang der Protagonistin im fiktiven Werk) zwischen beiden Texten hinweist. Gleichwohl stellt er fest: »Diese Novelle [*Der Wunsch*; Anm. S.H.] erweist sich als das literarische ›Vorbild‹ für Freuds Krankengeschichte der Elisabeth v. R... im Sinne eines ›vorläufigen‹ Referenzrahmens für die Heuristik und erörternde Darstellung.«[331]

Insgesamt gesehen lässt sich demnach festhalten, dass alle genannten Autoren den ›narrativen Charakter‹ der Krankengeschichte unterstreichen, denn es werden Vergleiche mit verschiedenen ästhetischen Erzählmodellen (Nachkriegsroman,

---

327 Kiceluk, Stephanie: »Der Patient als Zeichen und als Erzählung«: 845.
328 Ebd.: 849.
329 Goldmann, Stefan: »Sigmund Freud und Hermann Sudermann«: 12.
330 Ebd.: 22. Diese berühmt-berüchtigten Worte finden sich in Eckermann, Johann Peter: »Donnerstag abend, den 29. [25.] Januar 1827«. In: Eckermann, Johann Peter: *Gespräche mit Goethe. In den Letzten Jahren seines Lebens*. Neue Ausg. Hrsg. v. Fritz Bergemann. Wiesbaden 1955: 205–209, hier 208.
331 Goldmann, Stefan: »Sigmund Freud und Hermann Sudermann«: 25.

Novelle, Detektivgeschichte, Ritterroman) und in einem Falle sogar mit einem bestimmten ästhetischen Erzähltext angestellt, wobei sich ein geringes Interesse für die konkrete Darstellungsweise manifestiert. Erstaunlicherweise lassen die genannten Autoren allerdings eine Literaturgattung unerwähnt, mit welcher die letzte Krankengeschichte der *Studien* sicherlich in auffälligerem Maße konvergiert als mit dem Nachkriegs- oder dem Ritterroman, nämlich die Biografie.[332] Durch das auffallend stark ausgeprägte biografische Element weicht die Krankengeschichte von allen zuvor betrachteten Gattungsexemplaren ab.[333] Nichtsdestoweniger ist aber auch dieser Text als Gesamtkomposition weiterhin nach dem klassischen Strukturschema der Krankengeschichte gestrickt.

Das »Fräulein Elisabeth v. R...« betitelte Gattungsexemplar umfasst ein Gesamtvolumen von knapp 59 Seiten und ist somit nur unbedeutend länger als die Krankengeschichte um Emmy v. N. Es steigt mit einem übersichtlichen Anamnese-Teil ein, der nicht nur über den ungefähren Behandlungsbeginn (Herbst 1892) und die Vorgeschichte der 24-jährigen Dame (Tod des Vaters, Augenleiden der Mutter, Tod der Schwester), sondern ebenso über ihre Symptome (Beinschmerzen, Gehprobleme) sowie die Hysterie-Diagnose eines früheren Arztes informiert.

Im Anschluss findet sich die Darstellung des aktuellen Gesundheitszustands: Die mit vorgebeugtem Oberkörper gehende Kranke klagt über eigentümliche Schmerzen beim Gehen, Stehen und im Liegen, deren Herd eine »ziemlich große, schlecht abgegrenzte Stelle an der Vorderfläche des rechten Oberschenkels« (ST: 154) ist.

Verhältnismäßig viel Raum nimmt die darauf folgende Präsentation der Diagnosestellung ein. Der Erzähler nennt zwei Gründe, weshalb er der Auffassung seines Kollegen beipflichtet: Erstens kann die »hochintelligente[n] Kranke[n]« nur sehr ungenaue Angaben über die Wesensart ihrer Schmerzen geben, woraus er schließt, »daß ihre Aufmerksamkeit bei etwas anderem verweilte, wovon die Schmerzen nur ein Begleitphänomen seien« (ST: 155). Zweitens nimmt ihre

---

332 Zur Biografie und ihren diversen Ausprägungen siehe v.a. Klein, Christian (Hg.): *Handbuch Biographie: Methoden, Traditionen, Theorien.* Stuttgart 2009.
333 Vgl. auch Anz, der allerdings auf eine textanalytische Auswertung der Krankengeschichte um Elisabeth v. R. verzichtet: »Das biographische Interesse der Psychoanalyse artikulierte sich öffentlich erstmals in den ›Krankengeschichten‹, die Josef Breuers und Sigmund Freuds *Studien über Hysterie* enthalten.« Anz, Thomas: »Autoren auf der Couch?«: 94. Freilich beinhalten auch die früheren Krankengeschichten der *Studien* – wie übrigens auch die zuvor betrachteten Gattungsexemplare – biografische Details, doch nirgendwo ist das lebensgeschichtliche Moment so stark ausgeprägt wie in der Krankengeschichte um Elisabeth v. R.

Miene bei stärkerem Berühren der schmerzempfindlichen Region eher den Ausdruck der Lust als des Schmerzes an, »wahrscheinlich stimmte sie besser zum Inhalte der Gedanken, die hinter diesem Schmerze steckten« (ST: 156). Nicht erklären kann er sich dagegen »die ungewöhnliche Lokalisation der hysterogenen Zone« und so hält er vorläufig fest: »Wahrscheinlich lag also eine [...] organische Veränderung der Muskeln vor, an welche sich die Neurose anlehnte« (ST: 156).

Bevor das textinterne Ich endgültig zum nächsten Segment der Krankengeschichte überleitet, findet sich noch eine Art Zwischenbemerkung. Dabei nimmt es nach allem wenig wunder, wenn diese unter anderem der Erläuterung einer während der Behandlung von Elisabeth v. R. entwickelten Therapiemethode gewidmet ist, nämlich einem »Verfahren der schichtweisen Ausräumung des pathogenen psychischen Materials« (ST: 157).

Obgleich die Verlaufs- und Behandlungsgeschichte, von einer Ausnahme ganz am Ende abgesehen, jeglicher Datums- oder Sitzungsangaben entbehrt, irrt der Rezipient nicht orientierungslos durch das Therapie- und Ausforschungsgeschehen. Denn wie von Kiceluk bereits bemerkt, darf mit Blick auf diesen Teil der Krankengeschichte von einer manifesten strukturellen Dreiteilung gesprochen werden. Jeder der drei Teile entspricht der Präsentation einer Behandlungsperiode und enthält sozusagen eine Fassung ein und derselben »Leidensgeschichte« (ST: 158).

Hinsichtlich der Darstellung der ersten Phase, in welcher laut Aussage des Erzählers die Technik der schlichten Aussprache der Patientin zur Anwendung kommt, handelt es sich um eine erweiterte Version der Vorgeschichte Elisabeth v. R.s, die aufgrund ihrer ungebrochen ›narrativen Form‹ ein Kapitel aus einer Biografie markieren könnte. Geschildert werden der äußere Lebenslauf und die innere Entwicklung der jüngsten dreier Töchter, die aufgrund des Augenleidens der Mutter ein inniges Verhältnis zum Vater aufbaute, in ihrer sich späterhin zeigenden schroffen Art die Ehe als Freiheitseinschränkung empfand, sich der gesamten Familie gegenüber aber sehr zuvorkommend verhielt. Während der Pflege des an einem Herzleiden erkrankten Vaters traten erstmalig ihre Beinschmerzen auf. Ein Jahr nach dem Tod des Vaters heiratete die ältere Schwester einen egoistischen Menschen und wenig später trat die jüngere mit einem sympathischen Mann in den Ehestand. In dem Jahr, in welchem aus der zweiten Verbindung ein von der Patientin sehr geliebtes Kind hervorging, musste sich ihre Mutter einer schweren Augenoperation unterziehen. Während eines anschließenden familiären Sommeraufenthaltes kam es zum endgültigen Ausbruch ihrer Schmerzen. Eine Kur brach die Kranke aufgrund des durch eine zweite Schwangerschaft tödlich endenden Herzleidens der geliebten jüngeren Schwester ab. Die mit Blick auf die Möglichkeit einer glücklichen Ehe desillusionierte und durch die Kunde über Streitigkeiten zwischen beiden Schwägern beunruhigte Elisabeth

v. R. lebte fortan »der Pflege ihrer Mutter und ihrer Schmerzen« (ST: 162) wegen. Dabei konstatiert das textinterne Ich im Anschluss an diese Darbietung Folgendes: »Noch weniger als für die Aufklärung schien durch diese Beichte für die Heilung des Falles geleistet zu sein« (ST: 163).

Ab dem zweiten Teil der Verlaufs- und Behandlungsgeschichte, in welchem von einer allgemeinen Verbesserung des Gesundheitszustands der Kranken die Rede ist, rückt die Darstellung des Ausforschungs- und Therapiegeschehens der Gegenwartsebene stärker ins Blickfeld. Nach einem missglückten Versuch mit Hypnose wendet der Erzähler seine Technik des Kopfdrückens an, »indem ich die Kranke aufforderte, mir unfehlbar mitzuteilen, was in dem Momente des Druckes vor ihrem inneren Auge auftauchte« (ST: 164). Diese schildert ihm daraufhin eine Szene, in welcher sie in Begleitung eines geliebten jungen Mannes aus einer Gesellschaft nach Hause zurückkehrte, den Vater in einem verschlimmerten Zustand vorfand und sich daher heftigste Vorwürfe machte. Darin erkennt das textinterne Ich einen »Konflikt«, als dessen Ergebnis »die erotische Vorstellung aus der Assoziation verdrängt wurde« (ST: 165), doch ist es ihm unmöglich, eine »Szene [zu] erhaschen, die sich mit Sicherheit als die Szene der Konversion hätte bezeichnen lassen« (ST: 166). Dafür kann die Patientin aber plötzlich den Herd ihrer Schmerzen als jene Stelle ausgeben, an welcher das Bein des kranken Vaters allmorgendlich ruhte. Die Beschwerden beim Gehen sind in ihrem Gedächtnis insbesondere mit einer Szene verknüpft, in der sie während des familiären Sommeraufenthaltes mit dem sympathischen Schwager und Freunden eine Wanderung unternahm und dabei an den »Kontrast zwischen ihrer Vereinsamung und dem Eheglücke der kranken Schwester« (ST: 179) dachte. Die Schmerzen beim Sitzen stehen mit einer Szene in Verbindung, in welcher sie bei ebenjenem Sommeraufenthalt kurz nach der Abreise des Ehepaars allein auf einer Steinbank sitzend den »heißen Wunsch« verspürte, »ebenso glücklich zu werden, wie die Schwester war« (ST: 171). Die Beschwerden im Liegen stellten sich während der Zugfahrt von ihrem Kurort zu der Aufenthaltsstätte der schwer kranken Schwester ein, als sie sich in ausgestreckter Position um deren Leben sorgte.

Zu Beginn des dritten Teils gibt der Erzähler Auskunft über das deutlich gesteigerte Wohlbefinden Elisabeth v. R.s, konstatiert aber gleichwohl: »Dem unvollkommenen Heilerfolge entsprach die unvollständige Analyse« (ST: 173). Obgleich er eingangs von einem »Verdacht« (ST: 174) spricht, fordert er die Kranke erneut auf, sich des Auslösers der Beinschmerzen zu entsinnen, woraufhin sie sich der bereits bekannten Szenen erinnert, jedoch detaillierter. Durch ihre Aussagen in seiner Vermutung offenbar bestätigt, liefert er dem Rezipienten eine Langversion, Elisabeth v. R. dagegen die Kurzfassung seiner Einschätzung des Sachverhaltes, der zufolge sie schon seit Längerem in den eigenen Schwager verliebt ist. Die Kranke reagiert mit einem Schmerzanfall, weist aber die Behauptung des Erzählers weit von sich. Gegenstand der anschließend weitergeführten Ausforschungen sind Erinnerungen an frühe Situationen, in welchen der sympathische Schwager eine Rolle spielte und deren Aufarbeitung sie angeblich dazu bringt, dem Erzähler beizupflichten. Dieser berichtet noch von einer Unterredung mit der Mutter seiner Patientin, die ihn über den beigelegten Streit beider Schwäger und die Unmöglichkeit einer Ehelichung mit dem Witwer aufklärt, was er an seine Patientin heranträgt. Trotz der nicht allzu erbaulichen Nachrichten wird die Behandlung aufgrund der Abwesenheit ihrer Schmerzen beendet. Dabei gibt ein Nachtrag Auskunft über das Wiederauftreten der Symptome wenige Wochen nach Beendigung der Kur, doch ist ebenfalls davon die Rede, dass diese späterhin nur noch gelegentlich in gemäßigter Form auftreten. Gleichwohl kann der Erzähler abschließend verkünden, dass Elisabeth v. R. laut Aussage eines Kollegen »als geheilt zu betrachten« ist (ST: 180).

Das mit dem Terminus »Epikrise« überschriebene letzte Segment der Krankengeschichte ist mit knapp 23 Seiten überaus ausgedehnt. Ähnlich wie im Falle der beiden zuvor gesichteten Gattungsexemplare liefert es die schlussendliche Aufklärung des Krankheitskasus, selbst wenn der Erzähler im Zuge seiner Ausführungen immer mal wieder auf andere Patientinnen zu sprechen kommt.

Interessanterweise lässt das in dieser Krankengeschichte in Erscheinung tretende textinterne Ich insofern an das zuvor begutachtete Gattungsexemplar denken, als es innerhalb der »Epikrise« einem schwer klassifizierbaren Leser einen kritischen Charakterzug unterjubelt.[334] Noch wesentlicher ist jedoch, dass es sich in einer bisher nicht dagewesenen Weise in seiner Rolle als narrativer Vermittler zeigt, und zwar nicht erst mit Blick auf die »Epikrise«. Von Bedeutung ist zunächst jene ausgedehnte Zwischenbemerkung, welche sich vor der Präsentation des Ausforschungs- und Therapiegeschehens findet. In dieser findet sich nämlich bereits ein kurzer, aber gleichwohl bemerkenswerter metanarrativer Kommentar hinsichtlich der Gestalt der im Nachstehenden dargebotenen Verlaufs- und Behandlungsgeschichte: »Die Arbeit, die ich aber von da an begann, stellte sich als eine der schwersten heraus, die mir je zugefallen waren, und die Schwierigkeit, von dieser Arbeit einen Bericht zu geben, reiht sich den damals überwundenen Schwierigkeiten würdig an« (ST: 163). Im Gegensatz zu den Erzählern aller zuvor untersuchten Gattungsexemplare spricht das textinterne Ich dieser Krankengeschichte

---

334 »Sollte sich jemand über diese assoziative Verknüpfung zwischen physischem Schmerze und psychischem Affekte als eine zu vielfältige und künstliche verwundern, so würde ich antworten, ›daß gerade die Reichsten in der Welt das meiste Geld besitzen‹« (ST: 195).

in vorstehender Äußerung explizit die Problematik an, sein klinisches Material in eine adäquate Form zu bringen. Wenn es die Gestalt seiner Darbietung als das unausweichliche Resultat der herausfordernden therapeutischen Arbeit – das notwendige »Verfahren der schichtweisen Ausräumung des pathogenen psychischen Materials« (ST: 157) – ausweist, dann handelt es sich hierbei um einen Hinweis auf seine unkonventionelle darstellerische Vorgehensweise. Schon von daher nimmt es dann auch nicht wunder, wenn der Erzähler im Folgenden seine Vermittlungsaufgabe überaus ernst nimmt. Macht er doch immer mal wieder eine metanarrative Äußerung, um Aufschluss darüber zu geben, an welchem Punkt des Ausforschungs- und Behandlungsgeschehens er sich gerade befindet. Während er die Darstellung der ersten Phase mit den Worten »Ich gehe daran wiederzugeben, was sich als oberflächlichste Schichte ihrer Erinnerungen ergab« (ST: 158) einleitet, zeigen die eingeschobenen Kommentare »Mit dieser ersten Erwähnung des jungen Mannes war ein neuer Schacht eröffnet« (ST: 164), »Mit der Aufdeckung des Motivs für die Konversion begann eine zweite, fruchtbare Periode« (ST: 167) und »Ich will, ehe ich die Geschichte meiner Kranken fortsetze, noch ein Wort über ihr Benehmen während dieser zweiten Periode der Behandlung anfügen« (ST: 172) die Präsentation eines nächsten Zeitabschnittes der Arbeit an. Darüber hinaus findet sich noch eine Bemerkung, die eine Art Kurzexposition für die Darbietung der letzten Etappe bildet, und zwar: »Ich komme nun zur Darstellung der dritten Periode unserer Behandlung« (ST: 173). Wie aus den angeführten Äußerungen unschwer hervorgeht, zeigt sich das textinterne Ich darum bemüht, im Hinblick auf seine aufgrund etlicher Zeitsprünge sowie zahlreicher eingeschobener Erklärungsversuche durchaus komplexen Ausführungen Orientierungshilfe zu leisten. Tatsächlich erfüllen diese Einschaltungen aber auch noch einen weiteren Zweck. Wird der Rezipient auf diese Weise doch regelmäßig daran erinnert, was für eine Art von Text er vor sich hat.

Während die Äußerungen der Zwischenbemerkung und der Verlaufs- und Behandlungsgeschichte eher den Stellenwert von Vorklängen haben, bildet die weiter oben bereits auszugsweise aufgeführte Eingangspassage der »Epikrise« zweifelsohne einen Höhepunkt. Diese sei hier noch einmal in voller Länge dargeboten:

> *Ich bin nicht immer Psychotherapeut gewesen, sondern bin bei Lokaldiagnosen und Elektroprognostik erzogen worden wie andere Neuropathologen, und es berührt mich selbst noch eigentümlich, daß die Krankengeschichten, die ich schreibe, wie Novellen zu lesen sind, und daß sie sozusagen des ernsten Gepräges der Wissenschaft entbehren. Ich muß mich damit trösten, daß für dieses Ergebnis die Natur des Gegenstandes offenbar eher verantwortlich zu machen ist als meine Vorliebe; Lokaldiagnostik und elektrische Reaktionen kommen bei dem Studium der Hysterie eben nicht zur Geltung, während eine eingehende Darstellung seelischer Vorgänge, wie man sie vom Dichter zu erhalten gewohnt ist, mir*

> gestattet, bei Anwendung einiger weniger psychologischer Formeln doch eine Art von Einsicht in den Hergang einer Hysterie zu gewinnen. Solche Krankengeschichten wollen beurteilt werden wie psychiatrische, haben vor letzteren aber eines voraus, nämlich die innige Beziehung zwischen Leidensgeschichte und Krankheitssymptomen, nach welcher wir in den Biographien anderer Psychosen noch vergebens suchen (ST: 180).

Auch wenn hierfür ganz unterschiedliche Worte gefunden werden, besteht im Hinblick auf die vorstehende Äußerung innerhalb der Forschung Einigkeit darüber, dass es sich um motivierte Metanarration handelt. Was indessen ihre Bedeutung anbelangt, so erscheint jener Begriff treffend zu sein, der ausgerechnet im Rahmen des Abschlusskapitels der *Studien* eingeführt wurde und spätestens ab der *Traumdeutung* (1900) zu einem entscheidenden Terminus technicus innerhalb der Freud'schen Theoriebildung avancierte, nämlich derjenige der »Überdeterminierung«[335]: Erstens lässt sie sich als Eingeständnis des textinternen Ich lesen, das den ungewöhnlich ›narrativen Charakter‹ seiner Krankengeschichten, die bezüglich der angewendeten darstellerischen Verfahren eine auffällige Verwandtschaft zu gewissen ästhetischen Literaturgattungen zeigen, unumwunden konstatiert. Zweitens kann sie als kühner Ausdruck der vollkommenen Bewusstheit über die textstrukturelle Ähnlichkeit zwischen seinen Krankengeschichten und der Novelle aufgefasst werden. Drittens ist es möglich, darin einen die Flucht nach vorne antretenden Hinweis auf die bestehende Affinität zwischen der Krankengeschichte um Elisabeth v. R. und der Sudermann'schen Novelle *Der Wunsch* zu erkennen. Alle drei Auslegungen erscheinen plausibel, beantworten aber noch nicht hinreichend die Frage, welche Funktion die Äußerung genau erfüllt. Zunächst einmal darf bezüglich dieses Kommentars von gattungsspezifizierender Metanarration gesprochen werden. Wird die Darstellung um Elisabeth v. R. doch als Krankengeschichte ausgewiesen, und zwar mit allem Nachdruck. Um einen als adäquat empfundenen »Bericht« über die eigene Arbeit liefern zu können, sah sich das textinterne Ich offensichtlich dazu gezwungen, zu den Darstellungstechniken der »Dichter« seine Zuflucht nehmen, von daher das Bekenntnis »wie Novellen zu lesen«. Aus diesem Grunde hegt es nun allerdings die Befürchtung, dass seine unkonventionellen Krankengeschichten, die »sozusagen des ernsten Gepräges der Wissenschaftlichkeit entbehren«, nicht

---

335 Innerhalb des Abschlusskapitels der Hysterie-Monografie finden sich zwei Formulierungen: »Er [der Arzt; Anm. S.H.] kennt den Hauptcharakter in der Ätiologie der Neurosen, daß deren Entstehung überdeterminiert ist, daß mehrere Momente zu dieser Wirkung zusammentreten müssen« (ST: 278). Später heißt es dann: »Es ist bemerkenswert, um es mit anderen Worten zu sagen, wie häufig ein Symptom *mehrfach determiniert*, überbestimmt ist« (ST: 307).

als szientifische Fachtexte anerkannt werden. Genau dafür aber wirbt es: »Solche Krankengeschichten wollen beurteilt werden wie psychiatrische«. (Insofern darf denn auch mit Blick auf den explizit verwendeten Fachterminus »Epikrise«, mit welchem jeweils das letzte Segment der vier Freud'schen Krankengeschichten der *Studien* überschrieben ist, von einem wohl nicht von ungefähr gesetzten Faktualitätssignal gesprochen werden.) Doch damit ist es nicht genug, denn das textinterne Ich preist seine Krankengeschichte darüber hinaus sogar als richtungsweisend an. Stellen seiner Aussage nach doch nur sie die »innige Beziehung zwischen Leidensgeschichte und Krankheitssymptomen« heraus. Insofern kann Cohn recht gegeben werden, die mit Blick auf die zur Diskussion stehende ›Novellenbemerkung‹ von einer »preemptively defensive rhetoric«[336] spricht. Unhaltbar ist dagegen das Vorgehen, diesen Kommentar als Bekenntnis des Autors Freud zum fiktionalen Charakter seines Œuvres zu begreifen.[337]

Bezüglich dieses aus gegebenem Anlass recht ausführlich erörterten Aspekts gilt es abschließend aber noch einen Blick auf jenen Satz zu werfen, der sich unmittelbar im Anschluss an die viel zitierte Passage findet. Darin nämlich liefert der Erzähler explizit die Lösung für die im Rahmen der Zwischenbemerkung aufgeworfene »Schwierigkeit, von dieser Arbeit einen Bericht zu geben«: »Ich habe mich bemüht, die Aufklärungen, die ich über den Fall des Fräuleins Elisabeth v. R… geben kann, in die Darstellung ihrer Heilungsgeschichte zu verflechten« (ST: 180). Diese neue Form des ›medizinischen Werkstattberichts‹, mit der bereits im Rahmen der beiden zuvor in Augenschein genommenen Gattungsexemplare

---

336 Cohn, Dorrit: »Freud's Case Histories and the Question of Fictionality«. In: Smith, Joseph H.; Morris, Humphrey (Hg.): *Telling Facts. History and Narration in Psychoanalysis*. Baltimore, London 1992: 21–47, hier 30. Vgl. auch Rabelhofer, die die Passage ebenfalls als ›Rechtfertigung‹ auslegt. Rabelhofer, Bettina: »›…und es berührt mich selbst noch eigenthümlich, dass die Krankengeschichten, die ich schreibe, wie Novellen zu lesen sind…‹. Zur Poetik der psychoanalytischen Krankengeschichte«. In: Rabelhofer, Bettina: *Symptom, Sexualität, Trauma: Kohärenzlinien des Ästhetischen um 1900*. Würzburg 2006: 43–64, hier 51. Die Autorin unterzieht keine der Freud'schen Krankengeschichten einer ausführlicheren Textanalyse, sondern greift sich aus den verschiedenen Texten lediglich einzelne markante Passagen heraus.

337 Vgl. de Certeau, der die ›Novellenbemerkung‹ folgenderweise kommentiert: »This [die Realisierung, dass seine Krankengeschichten sich wie dichterische Werke lesen lassen; Anm. S.H.] happens to him as would a sickness. His manner of treating hysteria transforms his manner of writing. It is a metamorphosis of discourse […]. Displacement toward the poetic or novelistic genre. Psychoanalytic conversion is a conversion to literature.« Certeau, Michel de: »The Freudian Novel: History and Literature«. In: *Humanities in Society* 4 (1981): 121–141, hier 123.

geliebäugelt wurde, erfährt innerhalb des letzten Krankengeschichte der *Studien* nicht nur ihren Höhepunkt, sondern sie wird dem Leser gegenüber als einzige Präsentationsweise offeriert, die der »Natur des Gegenstandes« – nämlich dem Phänomen der Hysterie im Sinne einer primär im Laufe des Lebens durch bestimmte (traumatische) Erlebnisse erworbenen Krankheit – gerecht wird.

Was indessen das textinterne Ich als individuelle Persönlichkeit angeht, wobei auf diesen Aspekt nur in aller Kürze eingegangen werden soll, so zeichnet es von sich das Porträt eines Philanthropen, eines nüchternen Heilers sowie das eines Forschers. Besonders erhellend ist in diesem Zusammenhang eine Äußerung, die sich im unmittelbaren Anschluss an die Präsentation der ersten Behandlungsphase findet, und zwar insofern, als sich der Erzähler gleichsam in drei verschiedene Persönlichkeitsanteile zergliedert:

> *Wenn man an größeres Leid vergessen und sich in das Seelenleben eines Mädchens versetzen wollte, konnte man Fräulein Elisabeth eine herzliche menschliche Teilnahme nicht versagen. Wie stand es aber mit dem ärztlichen Interesse für die Leidensgeschichte, mit den Beziehungen derselben zu der schmerzhaften Gehschwäche, mit den Aussichten auf Klärung und Heilung dieses Falles, die sich etwa aus der Kenntnis dieser psychischen Traumen ergaben? (ST: 162)*

Als Mensch – so möchte er den Rezipienten offenbar glauben machen – empfindet er nach all den von seiner Kranken berichteten Schicksalsschlägen großes Mitleid. Als Arzt und noch mehr als Forscher darf er sich jedoch nicht auf solche Gefühlsduseleien einlassen, da sie ihn davon abhalten könnten, seine herausfordernde Arbeit – die »vollständige Analyse einer Hysterie« (ST: 157) – zu bewältigen, für welche schließlich ein hohes Maß an kühler Verstandeskraft notwendig ist. So besteht die Aufgabe des Heilers einzig und allein darin, die Kranke von ihren Symptomen zu befreien, genauso wie der Forscher ausschließlich die Pflicht hat, den rätselhaften Kasus in aller Vollständigkeit zu erhellen.

Interessant in dieser Hinsicht ist aber auch jene Stelle der Krankengeschichte, an welcher der Erzähler seine Patientin mit seinem »Verdacht« konfrontiert:

> *Für den Therapeuten kam aber zunächst eine böse Zeit. Der Effekt der Wiederaufnahme jener verdrängten Vorstellung war ein niederschmetternder für das arme Kind. Sie schrie laut auf, als ich den Sachverhalt mit den trockenen Worten zusammenfaßte: Sie waren also seit langer Zeit in Ihren Schwager verliebt (ST: 176).*

Obgleich er sich dem Rezipienten gegenüber als überaus einfühlsam und verständnisvoll präsentiert, gibt er sich der Kranken gegenüber ausschließlich in seiner Funktion als Arzt und Forscher, der im Interesse der Rekonvaleszenz, der Fallaufklärung und ganz allgemein der Wissenschaft auf jedwede Form affektiver Zartheit verzichtet. In gewisser Weise zeigt er sich also in der Rolle des ›heimlichen Philanthropen‹.

Der Erzähler lässt Elisabeth v. R. als kooperative Therapie- und Ausforschungspartnerin in Erscheinung treten, die sich jedoch im Laufe der Behandlung zusehends gegen die Aufklärung ihres Leidens und damit zugleich ihre Heilung auflehnt, weshalb er wohl bereits innerhalb der Zwischenbemerkung von einer der »schwersten« Arbeiten spricht, »die mir je zugefallen waren« (ST: 157). Um zu dem für die Lösung des Krankheitsfalles sowie die Genesung notwendigen Wissen zu gelangen, das seine Patientin, deren Bild über weite Strecken Züge einer ungeständigen Täterin trägt, mit aller Kraft verbergen möchte bzw. über welches sie – wie später herausgestellt wird – ohne sein Eingreifen tatsächlich nicht verfügen kann, muss das textinterne Ich eine ganze Reihe von Hindernissen überwinden. Weil es von einem »Zusammenhang zwischen der Leidensgeschichte und ihrem Leiden« (ST: 156) bzw. einer »vollkommen zureichende[n] Determinierung« (ST: 158) ihrer Krankheit ausgeht, lässt es sich in einem ersten Schritt von der noch vollkommen zugänglichen Kranken ihre Vorgeschichte erzählen, wobei diese keinsweges mit ihren eigenen Worten wiedergegeben wird. Da die »Beichte« bekanntlich aber weder eine Besserung ihres Zustands herbeiführt noch Aufschluss über das Krankheitsrätsel geben kann, wird in einem zweiten Schritt das Verfahren des Kopfdrückens angewandt. Nun zeigt die Patientin mit Blick auf diese Technik allerdings von Anbeginn ein sich zunehmend steigerndes renitentes Verhalten: »Sie schwieg lange und bekannte dann auf mein Drängen, sie habe an einen Abend gedacht« (ST: 164). Demnach muss die nunmehr wenig gesprächige Patientin regelrecht zu einem ›Bekenntnis‹ ihrer augenblicklichen Gedanken gezwungen werden.

Tatsächlich ist es damit aber nicht genug, denn das textinterne Ich bedient sich während dieser Behandlungsphase zusätzlich noch eines raffinierten Kniffs, nämlich dem vorgeblichen »[M]it[zu]sprechen« ihrer »schmerzhaften Beine«:

Die Kranke war meist schmerzfrei, wenn wir an unsere Arbeit gingen; rief ich jetzt durch eine Frage oder einen Druck auf den Kopf eine Erinnerung wach, so meldete sich zuerst eine Schmerzempfindung, meist so lebhaft, daß die Kranke zusammenzuckte und mit der Hand nach der schmerzhaften Stelle fuhr. […] Allmählich lernte ich diesen geweckten Schmerz als Kompaß gebrauchen; wenn sie verstummte, aber noch Schmerzen zugab, so wußte ich, daß sie nicht alles gesagt hatte, und drang auf Fortsetzung der Beichte« (ST: 167).

Dem Scharfsinn des Erzählers entgeht vermöge seines geschulten analytischen Blicks offenbar rein gar nichts. Elisabeth v. R. versucht zwar inständig, ihre innersten Geheimnisse vor ihm zu verbergen, doch ihre Körpersprache verrät sie und kann daher als zweckdienliches Hilfsmittel zur schrittweisen ›Überführung‹ der Ungeständigen verwendet werden, die auf diese Weise gar nicht anders kann, als sich ihm zu offenbaren. (Wenn er die Bezeichnung »Kompaß« wählt, so beseelt er kurzzeitig das Bild des Entdeckungsreisenden, der ohne Schwierigkeiten durch das verborgene Seelenleben seiner Kranken navigiert.[338])

Am Ende der Darstellung der zweiten Behandlungsphase kommt das textinterne Ich dann ganz explizit auf das »Benehmen« seiner Patientin zu sprechen, die seinen Anordnungen zwar zeitweilig Folge leistet, in anderen Momenten jedoch eine Art »Widerspenstigkeit« (ST: 172) an den Tag legt. Dabei äußert es sich auch darüber, wie es seine Kranke dazu überlistet, ihr obstinates Verhalten aufzugeben:

> *Ich ließ es nicht mehr gelten, wenn sie behauptete, es sei ihr nichts eingefallen, versicherte ihr, es müsse ihr etwas eingefallen sein, sie sei vielleicht nicht aufmerksam genug, dann wolle ich den Druck gerne wiederholen, oder sie meine, ihr Einfall sei nicht der richtige. Das gehe sie aber gar nichts an, sie sei verpflichtet, vollkommen objektiv zu bleiben und zu sagen, was ihr in den Sinn gekommen sei, es möge passen oder nicht; endlich, ich wisse genau, es sei ihr etwas eingefallen, sie verheimliche es mir, sie werde aber ihre Schmerzen nie loswerden, solange sie etwas verheimliche (ST: 173).*

In vorstehender Äußerung wird deutlich, was der Erzähler mit der weiter zuvor ins Feld geführten Bezeichnung »Drängen« meint. Bedient er sich seinen Worten nach doch einer Einschüchterung und ebenso Drohung integrierenden Vernehmungsmethode. Insgesamt gesehen ergibt sich somit weniger das Bild einer ärztlichen Behandlung, sondern mehr dasjenige eines Kreuzverhörs.

Die schlussendliche ›Überführung‹ wird innerhalb des dritten Teils der Behandlungsphase dargeboten. Hier gibt das textinterne Ich Aufschluss darüber, wie sich sein angeblich schon länger bestehender »Verdacht« durch ein rein zufälliges Ereignis schließlich in Gewissheit verwandelt:

> *Ich hörte einmal während der Arbeit mit der Kranken Männerschritte im Nebenzimmer, eine angenehm klingende Stimmte, die eine Frage zu stellen schien, und meine Patientin erhob sich darauf mit der Bitte, für heute abzubrechen, sie höre, daß ihr Schwager gekommen sei und nach ihr frage. Sie war bis dahin schmerzfrei gewesen, nach dieser Störung verrieten ihre Miene und ihr Gang das plötzliche Auftreten heftiger Schmerzen. Ich war in meinem Verdacht bestärkt und beschloß, die entscheidende Aufklärung herbeizuführen (ST: 174).*

Zu guter Letzt verrät das im Rahmen der Präsentation der zweiten Behandlungsphase ausführlich erörterte Phänomen des Mitsprechens ihrer schmerzhaften Beine die ungeständige Kranke, mit anderen Worten liefert es dem textinternen Ich den letzten entscheidenden Hinweis zur Lösung des vorliegenden Krankheitsrätsels.

---

338 Zur Freud'schen Entdeckermetaphorik siehe u.a. Schönau, Walter: *Sigmund Freuds Prosa*: 165–170.

Tatsächlich hält es die Kranke – und auch den Rezpienten – aber noch einen Moment hin, denn Elisabeth v. R. wird bekanntlich noch ein weiteres Mal dazu aufgefordert, sich der Ursache ihres Leidens zu entsinnen. Interessanterweise findet zur Darstellung der von der Kranken erinnerten Szenen in diesem Falle eine Erzählweise Verwendung, hinsichtlich derer von einer »sukzessiven Raffung« im Sinne Lämmerts[339] gesprochen werden kann:

Nun folgte ihre Erinnerung der Ankunft in Wien, der Eindrücke, die sie [Elisabeth v. R. und ihre Mutter; Anm. S.H.] von den erwartenden Verwandten empfingen, der kleinen Reise von Wien in die nahe Sommerfrische, in der die Schwester wohnte, der Ankunft dort am Abend, des eilig zurückgelegten Weges durch den Garten bis zur Türe des kleinen Gartenpavillons – die Stille im Hause, die beklemmende Dunkelheit; daß der Schwager sie nicht empfing; dann standen sie vor dem Bette, sahen die Tote, und in dem Momente der gräßlichen Gewißheit, daß die geliebte Schwester gestorben sei, ohne von ihnen Abschied zu nehmen, ohne ihre letzten Tage durch ihre Pflege verschönt zu haben – in demselben Momente hatte ein anderer Gedanke Elisabeths Hirn durchzuckt, der sich jetzt unabweisbar wieder eingestellt hatte, der Gedanke, der wie ein greller Blitz durchs Dunkel fuhr: Jetzt ist er wieder frei, und ich kann seine Frau werden (ST: 175f.).

In dieser geradezu dramatischen Passage lässt freilich nichts mehr auf einen Ausschnitt aus einer wissenschaftlichen Abhandlung schließen, denn das textinterne Ich erweist sich als großer Geschichtenerzähler, der wahrlich etwas davon versteht, spannungserzeugende Techniken zum Einsatz zu bringen. Tatsächlich bedient es sich – erinnert sei an die Darstellung um Katharina – eines erzählerischen Tricks. Wie sich nämlich wenig später herausstellt, handelt es sich bezüglich des dargebotenen Finales nicht um den von der Kranken erinnerten, sondern um einen von dem Erzähler eigens hinzugefügten Höhepunkt der Geschichte: »[D]ies alles wurde mir in jenem Momente greifbar vor Augen gerückt. So und nicht anders war es hier zugegangen« (ST: 176). Elisabeth v. R. hat die präsentierte Szene gar nicht so vor ihren Augen gesehen, sondern nur das textinterne Ich vermöge seiner scharfsinnigen Kombinationsgabe. Von daher nimmt es dann auch wenig wunder, wenn es sich damit beeilt, nicht vor der Patientin, wohl aber gegenüber dem Rezipienten die vollständige Aufklärung darzulegen, im Zuge dessen dann auch das erfolgt, was sich bereits vorher angekündigt hat, und zwar die Einführung eines neuen Terminus technicus: »[D]er Widerstand, den sie zu wiederholten Malen der Reproduktion von traumatisch wirksamen Szenen entgegengesetzt hatte, entsprach wirklich der Energie, mit welcher die unverträgliche Vorstellung aus der Assoziation gedrängt worden war« (ST: 176).

---

339 Vgl. Lämmert, Eberhard: *Bauformen des Erzählens*. Stuttgart 1955: 83.

Noch aber ist die Arbeit nicht erledigt, denn in einem letzten Schritt gilt es die ermittelte »unverträgliche Vorstellung« dem Bewusstsein der Kranken zuzuführen, die auf die ihr »trocken« mitgeteilte Zusammenfassung äußerst heftig reagiert:

> Sie klagte über gräßlichste Schmerzen in diesem Augenblicke, sie machte noch eine verzweifelte Anstrengung, die Aufklärung zurückzuweisen. Es sei nicht wahr, ich habe es ihr eingeredet, es könne nicht sein, einer solchen Schlechtigkeit sei sie nicht fähig. Das würde sie sich auch nie verzeihen (ST: 177).

Der Schmerzanfall und die vehemente verbale Abwehr der Vorstellung liefern dem Erzähler den besten Beweis für sein soeben eingeführtes Konzept des hysterischen »Widerstands«. Die in die Enge getriebene ›Überführte‹ (»[e]s war leicht, ihr zu beweisen, daß ihre eigenen Mitteilungen keine andere Deutung zuließen«) mutiert nunmehr zurück zu der kooperierenden Kranken und reproduziert fleißig Szenen, deren ›Hindurcharbeiten‹ sie allmählich zu der Einsicht bringt, »daß die zärtliche Empfindung für ihren Schwager seit langer Zeit [...] in ihr geschlummert [...] hatte« (ST: 177f.). Mögliche Zweifel an der vollständigen Heilung der schlussendlich geständigen Elisabeth v. R., die nach dem Abschluss der Kur bekanntlich ja noch einmal rückfällig wird, sucht das textinterne Ich mit der Schilderung einer geradezu märchenhaften Anekdote zu zerstreuen:

> Im Frühjahr 1894 hörte ich, daß sie einen Hausball besuchen werde, zu welchem ich mir Zutritt verschaffen konnte, und ließ mir die Gelegenheit nicht entgehen, meine einstige Kranke im raschen Tanze dahinfliegen zu sehen. Sie hat sich seither aus freier Neigung mit einem Fremden verheiratet (ST: 180).

Mit vorstehender Schlussbemerkung, im Rahmen derer der Erzähler noch einmal, wie übrigens auch schon mit Blick auf die erwähnte Unterredung mit der Mutter, seine anteilnehmende menschliche Seite zur Schau stellt, ist die Rekonvaleszenz zweifelsfrei festgestellt.

Innerhalb der »Epikrise« kann das textinterne Ich, das sich hier nur noch passager dem Leiden Elisabeth v. R.s widmet, dafür aber umso mehr von anderen Patientinnen wie etwa der bereits bekannten Cäcilie M.[340] berichtet, mit wenig neuen

---

340 Bezüglich dieser innerhalb der Freud'schen Krankengeschichten der *Studien* wiederholt erwähnten Patientin spricht der Erzähler im Rahmen der Epikrise von »meine[m] schwersten und lehrreichsten Fall von Hysterie«: »Ich habe bereits angedeutet, daß sich diese Krankengeschichte einer ausführlichen Wiedergabe entzieht« (ST: 196). Mit Blick auf Cäcilie M. bietet Link-Heer in ihrer Studie, die vor allem Emile Zolas literaturtheoretischem Werk *Roman expérimental* (1865) gewidmet ist, eine weitere, freilich rein spekulativ bleibende Auslegung der »Novellenbemerkung« an: »Bei Freuds lehrreichstem Fall – so hat Wajeman diese und andere Andeutungen

Erkenntnissen bezüglich des Krankheitskasus aufwarten. Wohl aber muss es eine innerhalb der Zwischenbemerkung aufgestellte Behauptung revidieren. War es vor der Durchführung seiner Arbeit angeblich noch davon ausgegangen, dass Elisabeth v. R. »sich der Gründe ihres Leidens bewußt sei, daß sie also nur ein Geheimnis, keinen Fremdkörper im Bewußtsein habe« (ST: 157), ist es nunmehr offenbar vom Gegenteil überzeugt, denn »damals wie noch zur Zeit der Analyse war die Liebe zu ihrem Schwager nach Art eines Fremdkörpers in ihrem Bewußtsein vorhanden« (ST: 185). Wenn es wenig später in Analogie zu dem eingeführten Konzept des Widerstands explizit von einer »Abtrennung vom freien Denkverkehre mit dem übrigen Vorstellungsinhalte« (ST: 185) spricht, so darf von einer im Vergleich zu der ersten Freud'schen Krankengeschichte der *Studien* in wesentlichen Punkten veränderten Krankheitstheorie der Hysterie gesprochen werden.

4.2 Das große Finale: »Bruchstück einer Hysterie-Analyse« (1905)

Nach vorstehender Erörterung der Freud'schen ›Vorwehen‹ ist es nun an der Zeit, sich jener Krankengeschichte zuzuwenden, die nach Aussage von Ernest Jones »jahrelang als Modell für Kandidaten der Psychoanalyse [diente]«[341], woran sich bis heute nicht allzu viel geändert zu haben scheint.[342] Anders als die vier zuvor begutachteten Gattungsexemplare wurde das »Bruchstück einer Hysterie-Analyse« aus dem Jahre 1905 nicht im Rahmen einer Monografie, sondern in Form eines

---

interpretiert – handelt es sich um ein fiktionales Referenzsubjekt […]. Wenn diese Deutung überzeugend ist, hätte Freud einen neuen Typus einer ›experimentellen Novelle‹ geschaffen.« Link-Heer, Ursula: »Über den Anteil der Fiktionalität an der Psychopathologie des 19. Jahrhunderts«. In: *Zeitschrift für Literaturwissenschaft und Linguistik* 51/52 (1983): 280–302, hier 299.

341 Jones, Ernest: *Das Leben und Werk von Sigmund Freud.* Bd. II: *Jahre der Reife 1901–1919.* Übers. v. Gertrud Meili-Dworetzki unter Mitarb. v. Katherine Jones. 3., unveränd. Aufl. Berlin, Stuttgart, Wien 1982: 306. Daran scheint sich bis heute nicht allzu viel geändert zu haben.

342 So führt beispielsweise das Heidelberger Institut für Tiefenpsychologie e.V. auf seiner Homepage im Rahmen seines Veranstaltungskalenders für das Wintersemester 2010/11 den Kurs »DORA-Lektüren« auf. Siehe http://www.hit-heidelberg.de/e31/e165/index_ger.html (letzter Zugriff 20.12.2010). Vgl. auch Cremerius, Johannes: »Freuds Konzept der psychosexuellen Entwicklung der Frau schließt deren autonome Entwicklung in der psychoanalytischen Behandlung im Prinzip aus«. In: Mitscherlich, Margarete: Brede, Karola (Hg.): *Was will das Weib in mir?* Freiburg/Br. 1989: 111–129, hier 118f.

Fachartikels publiziert. Dieser findet sich in dem 18. Jahrgang der *Monatsschrift für Psychiatrie und Neurologie* (1897–1956), einem medizinischen Fachjournal, das seinerzeit von Georg Theodor Ziehen (1862–1950), dem Ordinarius und Leiter der Psychiatrischen und Nervenklinik der Berliner Charité, ediert wurde. Unmittelbar unter dem Titel der Krankengeschichte ist der Name ihres Autors mit »Prof. Dr. Sigm. Freud in Wien«[343] angegeben, mit anderen Worten hat das reale Referenzobjekt dieses Gattungsexemplars eine höhere universitäre Stellung inne als jenes der *Studien*. Tatsächlich musste der mittlerweile knapp 50-jährige Freud, der ein halbes Dezennium zuvor sein monumentales ›Jahrhundertwerk‹ *Die Traumdeutung* (1900) – »ein Stück meiner Selbstanalyse« (GW II/III: X) – der Öffentlichkeit übergeben hatte und im gleichen Jahr wie das »Bruchstück« die ebenfalls zu Berühmtheit gelangten Schriften *Drei Abhandlungen zur Sexualtheorie* und *Der Witz und seine Beziehung zum Unbewußten* veröffentlichte, ganze 17 Jahre von seiner Ernennung zum Privatdozenten bis zu seiner anno 1902 erfolgten Berufung zum Extraordinarius der medizinischen Fakultät der Universität Wien warten.[344] Doch das Jahr des Titelerhalts stellt auch in anderer Hinsicht einen wichtigen Wendepunkt im Leben Sigmund Freuds dar: Auf seine Einladung hin fanden sich vier Auserwählte – Alfred Adler, Max Kahane, Rudolf Reitler und Wilhelm Stekel – allwöchentlich in Freuds Praxis in der Wiener Berggasse 19 ein, um »über seine Arbeit zu diskutieren«[345]. Mit dieser sogenannten »Psychologischen Mittwoch-Gesellschaft«[346] begann die außeruniversitäre Institutionalisierungsgeschichte der Psychoanalyse als einer ersten tiefenpsychologischen Schule.

4.2.1 Literaturkritische und -wissenschaftliche Rezeption

Das »Bruchstück einer Hysterie-Analyse« hat eine wahre Flut von Sekundärliteratur hervorgebracht. Diese speist sich zum größten Teil aus Beiträgen mit einem primär tiefenpsychologischen Ansatz, die sich um eine Retrodiagnose von Doras Leiden bemühen, wobei die Autoren nicht selten als ›Supervisoren‹ in Erscheinung treten.[347] Gleichwohl liegen – um nur einige Disziplinen

---

343 Freud, Sigmund: »Bruchstück einer Hysterie-Analyse«. In: *Monatsschrift für Psychiatrie und Neurologie* 18 (1905). H. 4: 285–309, H. 5: 408–467, hier 285.
344 Zur bis heute rätselhaft gebliebenen Ernennungsgeschichte siehe v.a. Sulloway, Frank J.: *Freud*: 631–634.
345 Jones, Ernest. *Das Leben und Werk von Sigmund Freud*. Bd. II: 20.
346 Ebd.: 21.
347 Einen Überblick über die englisch-, französisch- und deutschsprachige Forschungsliteratur bis zum Jahre 1994, der vereinzelt ebenso Texte mit anderen Perspektiven

herauszugreifen – ebenso genderwissenschaftliche[348], wissenschaftshistorische[349], wissenschaftskritische/-theoretische[350], sozialwissenschaftliche[351] sowie, für das vorliegende Unterfangen von besonderer Bedeutung, Arbeiten mit einem vorwiegend literaturwissenschaftlichen Ansatz vor. Weil eine Übersicht über die letztgenannten Studien allem Anschein nach bis heute noch aussteht, sollen diese nun in aller Kürze in chronologischer Reihenfolge vorgestellt werden.[352]

Die ausführlichste Textanalyse der Krankengeschichte um Dora hat bereits vor mehr als drei Dezennien Steven Marcus vorgelegt. Gleich zu Beginn seiner Abhandlung präsentiert er seine grundlegende These, der zufolge es sich bezüglich dieses Freud'schen Textes zuallererst um »ein literarisches Kunstwerk [...] – d.h. sowohl eine hervorragende Schöpfung der Einbildungskraft als auch eine intellektuelle Leistung ersten Ranges«[353] handelt. Aufgrund des unchronologischen Erzählgangs und wenig geradlinigen Handlungsablaufs, welche durch das Material, den eigentümlichen Charakter der in der Behandlung zur Sprache gekommenen, darzustellenden Erlebnisse sowie die gewagten Intentionen

---

berücksichtigt, gibt King, Vera: *Die Urszene der Psychoanalyse. Adoleszenz und Geschlechterspannung im Fall Dora.* Stuttgart 1995: 399–404. Als ausführliche, dem Therapeuten Freud gegenüber eine äußerst kritische Haltung einnehmende Arbeit sei Mahony, Patrick J.: *Freud's Dora. A Psychoanalytic, Historical, and Textual Study.* New Haven, London 1996 genannt.

348 Siehe etwa die oben genannte Studie von King oder auch Weissberg, Liliane: »Dora geht. Überschreitung des Hysterieparadigmas«. In: Baisch, Katharina; Kappert, Ines; Schuller, Marianne; Strowick, Elisabeth; Gutjahr, Ortrud (Hg.): *Gender Revisited. Subjekt- und Politikbegriffe in Kultur und Medien.* Stuttgart 2002: 269–288.

349 Als Beispiele siehe Decker, Hannah S.: *Freud, Dora, an Vienna 1900.* New York, Don Mills/Ontario 1992 und Appignanesi, Lisa, Forrester, John: *Die Frauen Sigmund Freuds*: 202–231.

350 Siehe z.B. Spence, Donald P.: *The Freudian Metaphor. Toward Paradigm Change in Psychoanalysis.* New York, London 1987: 113–159 und Esterson, Allen: »Delusion and Dream in Freud's ›Dora‹«. In: Crews, Frederick C. (Hg.): *Unauthorized Freud. Doubters Confront a Legend.* New York 1998: 147–161.

351 Als Exempel sei die Studie von Brede, Karola: »Freud als Beobachter. Die Fallstudie ›Bruchstück einer Hysterie-Analyse‹. In: *Psyche* 56 (2002). H. 3: 213–246 genannt.

352 Die zu erörternde Forschungsliteratur muss sich auf die der Verfasserin bekannten, im englisch- und deutschsprachigen Raum erschienenen Publikationen beschränken, in welchen die Krankengeschichte zumindest einen der Akzente der jeweiligen Arbeiten bildet.

353 Marcus, Steven: »Freud und Dora – Roman, Geschichte, Krankengeschichte«. In: *Psyche* 28 (1974). H. 1: 32–79, hier 33.

des provozierenden Autors determiniert seien, ließen sich in formaler Hinsicht Parallelen zum »modernen experimentellen Roman« erkennen,[354] wohingegen der Inhalt an »mehrere Ibsensche Dramen«[355] erinnere. Nichtsdesoweniger wertet Marcus den Text als »eine Krankengeschichte, ein literarisches Genre – d.h. eine besondere Art der Auffassung und Gestaltung menschlichen Erlebens mittels des geschriebenen Wortes«[356]. Wenn er im Rahmen einer angehängten Fußnote allerdings einzig die »großen Dichter und Romanautoren« als »Freuds Vorläufer« betitelt und von einer Ballade William Wordsworths als einer »Proto-Krankengeschichte«[357] spricht, so wird klar, wie wenig Marcus mit dem Begriff die althergebrachte medizinische Literaturgattung meint. Am Ende seines Beitrags lässt er dann die sprichwörtliche Katze aus dem Sack, denn dort heißt es schließlich: »Freuds Krankengeschichten sind eine neue Literaturgattung – sind schöpferische Leistungen, die ihre eigene Analyse und Deutung in sich tragen.«[358]

Selbstverständlich hat auch Timms das »Bruchstück« gewürdigt. Und wie erwartet, rückt er ebenfalls in Bezug auf diese Freud'sche Krankengeschichte von seinem konsequent verfolgten ›Novellen-Ansatz‹ nicht ab. In diesem Falle könne der Heyse'sche Falke in den »connections which Freud draws between cough, throat, mouth, kiss, and genital excitation and revulsion«[359] erkannt werden,

---

354 Etwas Ähnliches konstatiert Brooks: »*Dora*, it seems to me, reads like a flawed Victorian novel, one with a ramifying cast of characters and relations that never can be brought into satisfactory form.« Brooks, Peter: *Reading for the Plot*: 282.
355 Marcus, Steven: »Freud und Dora: 45.
356 Ebd.
357 Ebd.
358 Ebd.: 78. Diese Auffassung ist übrigens bereits in der eingangs mehrfach zitierten wissenschaftshistorischen Studie Ellenbergs impliziert, die in englischer Sprache erstmals im Jahre 1970 erschienen ist. Hier wird das auf knapp drei Seiten abgehandelte »Bruchstück« zu der »zeitgenössischen entlarvenden Literatur« gerechnet und Folgendes konstatiert: »Nach echt Ibsenscher Art werden wir zunächst mit einer scheinbar harmlosen Situation konfrontiert, aber je weiter sich die Geschichte entfaltet, desto mehr werden wir dahin geführt, komplizierte Beziehungen zu entdecken, und gewichtige Geheimnisse werden aufgedeckt.« Ellenberger, Henri F.: *Die Entdeckung des Unbewußten*: 689. Und wenig später heißt es dann noch, dass die »Psychoanalyse weiter gehen kann als alles, was eine ›entlarvende Literatur‹ hätte erreichen können«: »Freud will demonstrieren, wie die Traumdeutung eine Behandlung fördert, indem sie Erinnerungslücken auffüllt und eine Erklärung für die Symptome liefert.« Ebd.: 690. Erinnert sei an dieser Stelle aber auch an den schon genannten Artikel von Jens, in dem sich der Ausspruch »Was für ein Ibsen-Drama, dieser Fall Dora« entdecken lässt. Jens, Walter: »Sigmund Freud«: 960.
359 Timms, Edward: »Novelle and Case History«: 122f.

wobei Timms dem Text jeglichen realistischen wissenschaftlichen Wert abspricht. Eine Differenz zu einem fiktionalen Werk sei einzig durch den Umstand gegeben, dass er von einer realen Person handele, obgleich »[a]t times, however, Freud forgets this, and tries to write as if he were the omniscient creator of a fictional character«[360].

Ebenso im Rahmen der bereits erwähnten Studie von Schuller wird die Krankengeschichte um Dora einer eingehenderen Betrachtung unterzogen. Nach Aussage der Autorin darf im Gegensatz zu den Freud'schen Gattungsexemplaren der *Studien* von einer »durchgeformten Erzählung« mit Freud in der Rolle des »auktorialen Erzähler[s]«[361] gesprochen werden. Dabei lautet ihre These dahin, dass er »die Krankengeschichte [...] als kontinuierlich sich entfaltende Bildungsgeschichte, als Bildungsroman des Ichs konzipiert«[362] habe. Um ihre Behauptung zu begründen, beruft sie sich auf die zwei Jahre nach dem »Bruchstück« publizierte Schrift *Der Wahn und die Träume in W. Jensens ›Gradiva‹* (1907)[363], in welcher sich der nachstehende Satz findet, dem eine Fußnote mit einem expliziten Hinweis auf das »Bruchstück« angehängt ist:

> Die Gesichtspunkte des psychischen Konflikts und der Symptombildung [...] hat der Verfasser an wirklich beobachteten und ärztlich behandelten Krankheitsfällen in ganz gleicher Weise zur Geltung gebracht, wie er es an dem vom Dichter erfundenen Norbert Hanold tun konnte (GW VII: 80f.).

Freud liest, davon ist Schuller angesichts dieser Äußerung offenbar überzeugt, die das Schema des Bildungsromans in trivialisierter Form erfüllende Jensen'sche Erzählung als »ideale Krankengeschichte«. Sie stelle »das Muster für das narrative Verfahren der Krankengeschichte« bereit, wobei die Letztere aufgrund der misslungenen weiblichen Identitätsbildung Doras gemessen an der »abgeschlossenen Narration« eben nur den Status eines »Bruchstück[s], Flickwerk[s]«[364] für sich beanspruchen dürfe.

Eine recht ausführliche Textanalyse des Freud'schen Gattungsexemplars aus dem Jahre 1905 wurde von tiefenpsychologischer Seite eingebracht. Laut Bude gibt der äußere Aufbau, nämlich die Einrahmung der dreiteiligen Krankengeschichte durch ein Vor- und Nachwort, den Text »als einen wissenschaftlichen

---

360 Ebd.: 125.
361 Schuller, Marianne: »Literatur und Psychoanalyse«: 72f.
362 Ebd.: 77.
363 Schuller vorverlegt die Veröffentlichung auf das Jahr 1906.
364 Ebd.

zu erkennen«[365]. De facto lässt er es dabei aber nicht bewenden, nimmt er die Darstellungsweise der Krankengeschichte doch etwas näher in den Blick. Zwar lasse sich der erste Teil des Mittelstücks »als eine Art erotische Novelle in der Tradition von Schnitzlers ›Fräulein Else‹ lesen«[366]. Nichtsdestoweniger aber dürften die eingeschobenen argumentierenden Textsequenzen des nicht axiomatisch, sondern kasuistisch vorgehenden Theoretikers Freud nicht übersehen werden, der insofern einen »Novellisten« abgebe, als er im Zuge der Darstellung einer individuellen Existenz (und dies im Sinne der Goethe'schen »sich ereigneten, unerhörten Begebenheit«) das erzählen müsse, »[w]as nicht aus Bekanntem und Gewissem abgeleitet werden«[367] könne. Hinsichtlich der beiden anderen Teile des Mittelstücks sei indessen eine zunehmend dramatische Darstellungsweise zu konstatieren, die aufgrund des über weite Strecken in direkter Rede wiedergegebenen Dialogs nicht nur an ein wörtliches Protokoll denken lasse, sondern »unversehens den Charakter eines kriminalistischen Verhörs«[368] annehme. Schlussendlich kommt Bude zu dem Ergebnis, dass »Freuds Fallgeschichten [...] notwendigerweise gebrochene oder unvollständige Novellen«[369] seien.

Eine weitere Textanalyse des »Bruchstücks« hat Lehmann vorgelegt, der sich explizit gegen den von Marcus vertretenen Standpunkt wendet. So gelte es die Krankengeschichte um Dora als eine Schrift zu begreifen, die ihren Autor – in Abgrenzung zu Wayne C. Booth' »implied author«verwende er den Terminus des »›implicated author‹ in the sense that the adjective means ›deeply involved, even incriminated«[370] – sowohl als eine narrative Präsenz innerhalb des Textes als auch einen Verfasser mit einschließe, der seine Krankengeschichte als Fakt

---

365 Bude, Heinz: »Freud als Novellist«. In: Stuhr, Ulrich; Deneke, Friedrich-Wilhelm (Hg.): *Die Fallgeschichte. Beiträge zu ihrer Bedeutung als Forschungsinstrument*. Heidelberg 1993: 3–16, hier 4.
366 Ebd.: 8. Siehe auch die Studie von Lange-Kirchheim, in welcher zahlreiche Parallelen zwischen dem »Bruchstück« und der Schitzler'schen Novelle aus dem Jahre 1924 herausgearbeitet werden, wobei *Fräulein Else* als »kritische Entgegnung« zu bewerten sei. Lange-Kirchheim, Astrid: »Die Hysterikerin und ihr Autor. Arthur Schnitzlers Novelle *Fräulein Else* im Kontext von Freuds Schriften zur Hysterie«. In: Anz, Thomas (Hg.): *Psychoanalyse in der modernen Literatur. Kooperation und Konkurrenz*. In Zusammenarbeit mit Christine Kanz. Würzburg 1999: 111–134, hier 122.
367 Bude, Heinz: »Freud als Novellist«: 12.
368 Ebd.: 13.
369 Ebd.: 16.
370 Lehmann, Daniel W.: »Nonfictional Narrative in Freud's *Dora*: History, Scripted History, Conscripted History«. In: *Style* 29 (1995). H 1: 94–107, hier 95.

verstanden wissen wolle. Solchermaßen gelesen offenbare sich nämlich eine Art
»truth claim«[371]. Lehmann zufolge präsentiert Freud in der Schrift etwas, das er
als Wirklichkeit innerhalb eines hoch konstruierten Textes ausgibt, um zugleich
alle Rechte und Privilegien eines »factual contract«[372] zu gebrauchen. Dabei versuche der Wissenschaftler-Psychoanalytiker die Interpretationsmacht beizubehalten und seine Kranke wie seine Leser von der Sinnbildung auszuschließen,
was sich in zweierlei Punkten manifestiere: Einerseits beteuere Freud explizit
sein Recht als Psychoanalytiker und Schreiber, »to construct all textual power at
the formation and consumption levels«[373], andererseits sei hinsichtlich der von
ihm konstruierten Stimme seines zentralen Charakters auffällig, dass diese sich
nur dann direkt zu Wort melden dürfe, wenn sie seine psychoanalytischen Behauptungen unterstütze.

Als nächstes sei noch einmal auf die bereits eingangs angeführte Studie
Thomés mit dem Titel »Freud als Erzähler« eingegangen. Anders als es seine
Vorstreiter zu sein scheinen, ist der Autor mit der medizinischen Literaturgattung vertraut, erkennt er in den »Fallgeschichten Freuds« doch »Abkömmlinge
jener Krankengeschichten, die die naturwissenschaftlich orientierte Medizin
des späten 19. Jahrhunderts geliebt«[374] habe. Wie bereits an früherer Stelle erwähnt, wertet er das »Bruchstück«, in dem das althergebrachte Schema aufgrund
seines ungebrochenen Status als »empirische Basis der Hypothesenbildung«[375]
konserviert sei, als »Archetyp« der »psychoanalytischen Fallgeschichte«. Dabei
legt Thomé besonderes Augenmerk auf den Erzähler, der ihm zufolge zwecks
zu bewältigender Pseudoempirizität als »wahrheitsmächtige[s] Ich« mit einer
»privilegierte[n], die üblichen Wahrnehmungsfähigkeiten übersteigende[n] Beobachterposition«[376] gestaltet ist, das sich zu Anfang mit seinen idealen Lesern
verbündet und in der Folge den auktorialen Erzähler fiktionaler Werke in seiner manifestierten Allwissenheit regelrecht überbietet.[377] Wie die meisten der

---

371 Ebd.
372 Ebd.
373 Ebd.: 99.
374 Thomé, Horst: »Freud als Erzähler«: 473.
375 Ebd.: 474.
376 Ebd.: 478.
377 Anderer Auffassung ist Cohn, der zufolge »it implies a world of difference between
the analyst's power to interpret verbal and gestural symptoms and the novelist's power
to create transparent minds«. Cohn, Dorrit: »Freud's Case Histories«: 36. Zweifelsohne unsicherer, aber offensichtlich näher an der Einschätzung Thomés ist Rabelhofer: »Über die ›Auktorialität‹ Freuds ließe sich streiten. So fragmentarisch sich die

bisher aufgeführten Autoren konzentriert er sich ferner auf mögliche Parallelen zwischen dem »Bruchstück« und Erzählformen der ästhetischen Literatur. Anstatt jedoch für eine fiktionale Lesart zu plädieren, geht er davon aus, dass die Krankengeschichte an drei realistische Erzählmodelle angelehnt sei bzw. »drei Romanformen des 19. Jahrhunderts, nämlich die Detektivgeschichte, den sozialen Roman und die fiktive Biographie«[378] funktionalisiere. Laut Thomé plausibilisiert der die Erwartungen des kompetenten Lesers befriedigende Ich-Erzähler auf diese Weise seine durchaus angreifbare Darstellung,[379] um zugleich seine Rolle des Wahrheitsmächtigen weiter auszubauen.

Abschließend gilt es auf das Kapitel »The Freudian Hiatus. Psychoanalysis and Narrative in *Fragment of an Analysis of a Case of Hysteria*« aus Berkenkotters Arbeit *Patient Tales* hinzuweisen. Genau wie Thomé weiß die Autorin augenscheinlich um die medizinische Literaturgattung und weist daher auf strukturelle Ähnlichkeiten zwischen den Freud'schen Krankengeschichten der *Studien* und konventionellen Gattungsexemplaren von zeitgenössischen Neurologen und Psychiatern hin. Das »Bruchstück« indessen sei »a much more complex narrative than any of his earlier case histories«[380]. Habe Freud Doras Erzählung persönlicher Erfahrung doch mit Dramatis personae ausgestattet, wobei er selbst als detektivischer Erzähler von Doras Fall in Erscheinung trete,

---

Krankengeschichte [das »Bruchstück«; Anm. S.H.] auch gebärdet, so fest hält Freud die Erzählfäden in der Hand und so sehr macht er den Leser zum Verbündeten seiner Narration.« Rabelhofer, Bettina: *Symptom, Sexualität, Trauma*: 56.

378 Thomé, Horst: »Freud als Erzähler«: 483. Siehe wiederum Cohn, die etwas Ähnliches konstatiert, freilich ohne dies näher auszuführen: »In fact, they [Freud's »Dora«, »Wolf Man« and »Rat Man«; Anm. S.H.] correspond structurally to at least two novel types: to mystery novels by way of their anachronic temporal arrangement with Freud himself cast in the role of detective; and to fictional witness biographies by way of their narrative situation, with Freud in the position of Marlow, Zeitblom, and other witness narrators of this type«. Cohn, Dorrit: »Freud's Case Histories«: 34.

379 Siehe auch die Arbeit von Spence, dem zufolge die Krankengeschichte um Dora einen Rückgriff auf die Gattung des Kriminalromans in der Art der Sherlock-Holmes-Texte markiert. Sei es Freud dergestalt doch gelungen, »to turn a clinical failure into a literary success«. Spence, Donald P.: *The Freudian Metaphor*: 123. Dem widerspricht wiederum Brede. Zwar seien Ähnlichkeiten zwischen dem »Bruchstück« und dem Kriminalroman in der Tradition Conan Doyles erkennbar, doch könne von einer Imitation keine Rede sein. So lautet ihr Vorschlag dahin, »in der Fallstudie ein eigenes Genre zur Darstellung wissenschaftlicher Beobachtungen und ihrer psychoanalytischen Resultate zu sehen«. Brede, Karola: »Freud als Beobachter«: 243.

380 Berkenkotter, Carol: *Patient Tales*: 108.

wohingegen seine Patientin Züge einer unzuverlässigen Erzählerin trage. Weil er sich Berkenkotter zufolge als ein Schreiber präsentiert, dem die Aufgabe zukam, eine möglichst wortgetreue Darstellung zu liefern, »reported speech [literary devices of representing another's speech; Anm. S, H.] becomes a kind of ›data‹ to be interpreted through a particular theoretical lens«[381]. Nach einer Auswertung von 253 Beispielen von Doras Rede kommt sie zu dem Ergebnis, dass die verschiedenen feststellbaren Stufen narrativer Distanz angefangen von durch den Erzähler berichteten Sprechakten bis hin zu freier direkter Rede eine Art Filmeffekt im Sinne des Zoomens einer Kamera in eine Szene hinein und hinaus erzeugten. Freud verwende solche Techniken, um »Präsens« zu schaffen – »*enargeia*« in der Bedeutung von »›bringing before the eyes‹«[382] – und so gewinne seine Erzählung nicht nur an Plausibilität, sondern ebenso an epistemischer Macht.

Nach diesem Überblick lässt sich zunächst einmal Folgendes konstatieren: Anders als in Hinsicht auf alle zuvor untersuchten – wie übrigens auch sämtliche in den nächsten Kapiteln in Augenschein zu nehmende – Texte darf das »Bruchstück einer Hysterie-Analyse« in textanalytischer Hinsicht erfreulicherweise als verhältnismäßig gut erforscht gelten. Gleichwohl macht diese Galerie auf einen wichtigen Aspekt aufmerksam, nämlich die teils kontrovers beantwortete, teils aber auch nicht ungeschickt umgangene Frage, ob dieser bemerkenswerte Text als Gesamtkomposition eher dem Bereich des Faktualen bzw. Wissenschaftlichen oder dem Bereich des Fiktionalen bzw. Ästhetischen zugeordnet werden sollte, was unweigerlich das Problem seiner Gattungszugehörigkeit tangiert. Die Schwierigkeit scheint insbesondere in der weitestgehend unreflektierten Rezeption des Begriffs ›Krankengeschichte‹ zu bestehen, denn offensichtlich verstehen die wenigsten der genannten Autoren darunter eine innerhalb der medizinischen Wissenschaft auf eine lange Tradition zurückblickende Literaturgattung.

Wie im Nachstehenden anhand einer eingehenderen systematischen Textanalyse darzulegen sein wird, erweist sich das »Bruchstück einer Hysterie-Analyse« durchaus als direkter Nachfahre der Krankengeschichte um Elisabeth v. R. Nichtsdestoweniger ergeben sich aber eklatante Abweichungen, weshalb in der vorliegenden Arbeit die These vertreten wird, dass dieser viel rezipierte Text die schlussendliche Geburtsstunde der tiefenpsychologischen Krankengeschichte markiert.

---

381 Ebd.: 110.
382 Ebd.: 125.

4.2.2 Die Integration einer Seelengeschichte in das klassische Strukturschema

Die Krankengeschichte um Dora (GW V: 161–286) hat auf den ersten Blick nicht allzu viel mit allen zuvor begutachteten Gattungsexemplaren gemein. Dabei lässt sich zum einen eine Differenz hinsichtlich ihres Volumens feststellen, welches deutlich die Marke von 100 Seiten überschreitet und damit zwar nicht als monumental, so aber doch als recht ausladend eingestuft werden kann. Zum anderen hebt sich der Text, was sein rein äußeres Erscheinungsbild anbelangt, von allen bisher untersuchten Krankengeschichten entschieden ab: Im Gegensatz zu diesen findet sich hier eine Kapiteleinteilung (»I Der Krankheitszustand«, »II Der erste Traum«, »III Der zweite Traum« sowie »IV Nachwort«) und der eigentlichen Krankengeschichte ist ein »Vorwort« vorangestellt, welches allein mehr als acht Seiten füllt und auch expressis verbis als solches überschrieben ist.[383] Dessen ungeachtet lassen sich bei näherer Beleuchtung seiner inneren Architektonik deutliche Übereinstimmungen allen voran mit der Krankengeschichte um Elisabeth v. R. und damit zugleich mit dem althergebrachten Strukturschema ausmachen.

In Hinsicht auf den nunmehr paratextuellen Prolog des mit vielen Fußnoten gespickten »Bruchstücks« kann von einer beachtlichen Extension jener Geleitworte die Rede sein, welche bereits in der gesichteten Charcot'schen Krankengeschichte und ebenfalls in Freuds »Ein Fall von hypnotischer Heilung« zu finden sind.[384] Bereits im ersten Satz wird ein Teilzweck der Abhandlung mitgeteilt, welcher darin besteht, »meine in den Jahren 1895 und 1896 aufgestellten Behauptungen über die Pathogenese hysterischer Symptome und die psychischen Vorgänge bei der Hysterie zu erhärten« (GW V: 163). Die darauf folgenden Ausführungen sind in zwei Teile untergliedert. Der erste, innerhalb dessen die Annahmen nachgeliefert werden, »daß die Verursachung der hysterischen Erkrankungen in den Intimitäten des psychosexuellen Lebens der Kranken gefunden wird, und daß die hysterischen Symptome Ausdruck ihrer geheimsten verdrängten Wünsche sind« (GW V: 164), hat die Form einer Verteidigungsrede ob der

---

383 Gleichwohl sei daran erinnert, dass die abschließende Gesamtbeurteilung in den vier Freud'schen Krankengeschichten der *Studien* jeweilig mit dem medizinischen Fachterminus »Epikrise« überschrieben ist.

384 Was Freuds Gattungsbeiträge zu den *Studien* anbelangt, so erscheint es dagegen angebracht, zu differenzieren. Zwar werden die Krankengeschichten um Emmy v. N. und Katharina ebenfalls mit prologischen Eingangsworten eröffnet, doch darf in Bezug auf diesen Aspekt ihre Einbettung in einen Makrotext nicht vernachlässigt werden, sodass von einer anderen Funktion ausgegangen werden kann.

als ›delikat‹ deklarierten Publikation. Im Rahmen des zweiten wird zunächst der Vorzug der Krankengeschichte erläutert, die wie keine andere dazu prädestiniert ist, »zu zeigen, wie sich die Traumdeutung in die Behandlungsgeschichte einflicht und wie mit deren Hilfe die Ausfüllung der Amnesien und die Aufklärung der Symptome gewonnen werden kann« (GW V: 167), um sodann ihre Unzulänglichkeiten zu diskutieren, wobei der Erzähler eine Neuerung hinsichtlich der »psychoanalytischen Technik« (GW V: 169) ankündigt.

Bevor im Rahmen des ersten Kapitels[385] die Präsentation der eigentlichen Krankengeschichte in Angriff genommen wird, findet sich eine Art Kurzintroduktion. Ein sich anschließender erster Abschnitt bildet den Anamnese-Teil, der starke Ähnlichkeiten mit jenem stark biografisch gefärbten Segment zeigt, das in der Krankengeschichte um Elisabeth v. R. der Präsentation der ersten Behandlungsphase entspricht, in seiner ›Weitschweifigkeit‹ über dieses aber hinausgeht. So wird im Rahmen der Darstellung des äußeren Lebenslaufs und der inneren Entwicklung der 18-jährigen Dora erstaunlich großes Augenmerk auf die Einführung ihrer Familienmitglieder wie auch der Menschen ihrer näheren Umgebung gelegt. Den Vater beschreibt das textinterne Ich als geschäftigen und intelligenten, aber auch kränklichen Mann, den sich die Tochter von jeher zum bevorzugten elterlichen Liebesobjekt auserkoren hat; in ihrem zwölften Lebensjahr unterzog sich dieser bei dem Erzähler einer erfolgreich verlaufenden antiluetischen Kur. Letzterem war auch die bereits verstorbene und von Dora geliebte Schwester des Vaters bekannt, welcher nachträglich eine Psychoneurose nicht-hysterischer Natur bescheinigt wird; den Onkel väterlicherseits fasst er unter den Begriff »hypochondrischer Junggeselle« (GW V: 177). Wenig Positives weiß das textinterne Ich über die ihm unbekannte Mutter seiner Patientin zu berichten, zu welcher Dora schon lange ein schlechtes Verhältnis pflegt; diese versieht es mit dem Attribut »›Hausfrauenneurose‹«. In aller Kürze wird noch der wenig ältere, der Mutter näher stehende Bruder der Kranken erwähnt.

Im Anschluss an die Darbietung der ›Familienchronik‹ rückt die individuelle Prähistorie der als frühreif und intelligent charakterisierten Patientin ins Zentrum: Mit acht Jahren war Dora für ein halbes Jahr mit nervöser Atemnot behaftet. Etwa vier Jahre später stellten sich halbseitiger Kopfschmerz sowie Attacken nervösen Hustens ein, wobei das erste Symptom schließlich verschwand. In den letzten Jahren gesellte sich zu dem letzteren zeitweilige Stimmlosigkeit; beide Krankheitszeichen wurden in der Vergangenheit erfolglos therapiert, allerdings

---

385 Erst ab den späteren Auflagen ist dieses mit den Worten »Der Krankheitszustand« überschrieben.

verweigerte die Patientin späterhin erneute Kurversuche, erschien aber mit 16 Jahren einmal in der Sprechstunde des Erzählers. Kurz erwähnt wird eine als Appendizitis diagnostizierte Krankheit, die Dora im Alter von etwa 17 Jahren durchstand. In der Zwischenzeit war »das Hauptzeichen ihres Krankseins [...] Verstimmung und Charakterveränderung geworden« (GW V: 181). Nachdem die Eltern einen Abschiedsbrief gefunden und sich bei Dora nach einem Streit mit dem Vater ein Ohnmachtsanfall eingestellt hatte, wurde sie schließlich gegen ihren Willen in Behandlung geschickt. Hernach präsentiert das textinterne Ich in aller Kürze seinen Krankheitsbefund, »›*Petite hystérie*‹ mit den allergewöhnlichsten somatischen und psychischen Symptomen: Dyspnoe, Tussis nervosa, Aphonie, etwa noch Migränen, dazu Verstimmung, hysterische Unverträglichkeit und ein wahrscheinlich nicht ernst gemeintes Taedium vitae«, wobei er diesen Krankheitsfall explizit zu den »allergewöhnlichsten« rechnet (GW V: 182).

Auf die Diagnosestellung folgt eine Schilderung der »Lebensanknüpfung« (GW V: 183) nach den Angaben des Vaters. Berichtet wird von einem befreundeten Ehepaar: Während Frau K. einst als Krankenpflegerin des Vaters in Erscheinung trat, nahm sich ihr Mann in Form von Spaziergängen und kleinen Präsenten Doras an, die sich ihrerseits um die Kinder des Ehepaars kümmerte. Die Konsultation des Erzählers hatte während der Durchreise von Vater und Tochter zu den vakanzierenden K.s in L. stattgefunden, wobei dieser nach kurzer Zeit wieder aufbrechen, Dora jedoch länger verweilen sollte. Tatsächlich bestand sie darauf, gemeinsam mit ihrem Schutzbefohlenen die Rückreise anzutreten und begründete ihr Handeln nach Tagen der Mutter gegenüber damit, »Herr K. habe auf einem Spaziergang nach einer Seefahrt gewagt, ihr einen Liebesantrag zu machen« (GW V: 184). Der unterrichtete Vater suchte das Gespräch mit Herrn K., der unter Berufung auf seine Frau Doras Lektüre erotischer Bücher konstatierte und diese im Gegenzug bezichtigte, den Vorfall fantasiert zu haben. Dora verlangte von ihrem für Herrn K. Partei ergreifenden Vater wiederholt den Kontaktabbruch. Im Anschluss liefert das textinterne Ich eine Ersteinschätzung des Krankheitsfalls, »[i]n dem Erlebnis mit Herrn K. [...] wäre also für unsere Patientin das Trauma gegeben«, revidiert diese aber sogleich mit dem Hinweis auf das vorherige Auftreten einiger Symptome und schickt die Annahme ins Feld: »Wir müssen also, wenn wir die traumatische Theorie nicht aufgeben wollen, bis auf die Kindheit zurückgreifen, um dort nach den Einflüssen und Eindrücken zu suchen, welche analog einem Trauma wirken können« (GW V: 185f.).

Ein zweiter, durchweg Datums- oder Sitzungsangaben entbehrender Abschnitt des ersten Kapitels markiert den Beginn der Verlaufs- und Behandlungsgeschichte der insgesamt einen Zeitraum von drei Monaten umfassenden Therapie Doras, wobei sich dieses zentrale tiefenstrukturelle Segment bis zum

»Nachwort« fortstreckt. In dem ersten Teilstück, welchem die unpräzise Zeitangabe »Nachdem die ersten Schwierigkeiten der Kur überwunden waren« (GW V: 186) vorangestellt ist, wird das narrative Terrain des Anamnese-Teils noch einmal durchschritten und mit neuem Material angereichert. Dora offenbart dem Erzähler eine vier Jahre zurückliegende Situation, in der Herr K. sie plötzlich an sich presste und ihre Lippen küsste, woraufhin sie von »heftige[m] Ekel« (GW V: 186) getrieben die Flucht ergriff. Dieses Verhalten stuft das textinterne Ich dem Leser gegenüber als »bereits ganz und voll hysterisch« (GW V: 187) ein und wertet den Ekel als »Verdrängungssymptom« (GW V: 188) ihrer durch die Berührung mit dem Phallus ausgelösten Sexualempfindungen, wobei Dora auf Befragen abstreitet, diesen damals wahrgenommen zu haben. In der Folge möchte sie über den Vater sprechen, der ihrer Einschätzung nach eine Liebesbeziehung zu Frau K. pflegt und sie selbst Herrn K. »als Preis für seine Duldung« (GW V: 193) ausgehändigt hat. Sie wirft ihm insbesondere vor, seine Leiden als Ausflüchte zur Aufrechterhaltung der Affäre zu gebrauchen und sich die Begebenheiten stets gemäß seiner eigenen Bedürfnisse zu ersinnen – Anklagen, die der Erzähler als Selbstanklagen konstruiert: Erstens hatte Dora das Verhältnis lange geduldet. Obgleich ihre einstige Gouvernante versuchte, sie für diesen unmoralischen Umstand zu sensibilisieren, ignorierte sie ihn und war Frau K. auch weiterhin zärtlich zugetan; als die Kranke allerdings realisierte, dass ihr Kindermädchen sich ihr gegenüber nur aus Liebe zum Vater herzlich zeigte, musste diese abdanken. Da sich Dora, ganz wie die Gouvernante, liebevoll um die Kinder der K.s kümmerte, »ergab sich dieselbe Folgerung wie aus ihrer stillschweigenden Einwilligung in den Verkehr des Vaters mit Frau K., nämlich, daß sie all die Jahre über in Herrn K. verliebt gewesen war« (GW V: 196), was die Patientin jedoch leugnet. Zweitens hatte Dora ihrerseits den Nutzen des Krankseins kennengelernt, denn die Aphonie befiel sie nur in Abwesenheit des geliebten Herrn K., genauso wie sie mit ihrem aktuellen Leiden bezweckt, den Vater Frau K. abzuwerben. Weil die Patientin während der von ihr geäußerten Vorwürfe fortwährend hustet, rückt sodann ihre Tussis nervosa ins Zentrum der Aufmerksamkeit. Da ein Krankheitszeichen nach Aussage des textinternen Ich regelhaft die Verwirklichung einer sexuellen Situation signalisiert und Dora im Gespräch eingesteht, um die Impotenz ihres Vaters wie um andere Möglichkeiten der Sexualbefriedigung zu wissen, ist »die Ergänzung unabweisbar, daß sie sich mit ihrem stoßweise erfolgenden Husten [...] eine Situation von sexueller Befriedigung *per os* zwischen den beiden Personen vorstellte, deren Liebesbeziehung sie unausgesetzt beschäftigte« (GW V: 207). Die Patientin lässt die Deutung unkommentiert. So bleibt das väterliche Verhältnis das Zentrum ihrer geäußerten Gedanken. Laut dem Erzähler benimmt sich Dora angesichts ihres im Wernicke'schen Sinne »verstärkte[n], überwertige[n]« Gedankens (GW V: 214) wie eine eifersüchtige Ehefrau und nimmt in ihren sexuellen Gedanken die Position Frau K.s ein, weshalb davon auszugehen ist, »daß sie in den Vater verliebt war« (GW V: 216). Doch sowohl diese Deutung als auch jene, der zufolge sie die Verliebtheit in Herrn K. durch das erneute Aufkeimen ihrer kindlichen Zuneigung zum Vater zu verdrängen sucht, wird von Dora wiederholt bestritten. So konzentriert sich der Erzähler in der Folge mehr auf ihr einstmalig enges Verhältnis zu der Verräterin Frau K. und klärt den Leser dahingehend auf, dass der beherrschende Gedanke seiner Patientin »auch die in tieferem Sinne unbewußte Liebe zu Frau K. zu verdecken hatte« (GW V: 223).

Der Auftakt des Kapitels »Der erste Traum« zeigt formal gesehen deutliche Übereinstimmungen mit dem Anfang jener beispielhaften Analyse des sogenannten »Traums von Irmas Injektion«, welche im Rahmen der *Traumdeutung* dargeboten wird (GW II/III: 110ff.). Dem dortigen »Vorbericht« über die näheren Umstände des Traums entspricht hier eine kurze Einführung, die dem Rezipienten eine vage bleibende Auskunft über den Zeitpunkt der Traumschilderung liefert, nämlich »[a]ls wir gerade Aussicht hatten, einen dunklen Punkt in dem Kinderleben Doras durch das Material, welches sich zur Analyse drängte, aufzuhellen« (GW V: 225). Ferner erhält der Rezipient die Information, dass es sich um einen Wiederholungstraum handelt, den sie zuletzt in einer der vergangenen Nächte träumte. Wie in dem ›Jahrhundertwerk‹ wird sodann der von dem übrigen Text hervorgehobene Traum in voller Gänze dargeboten, wobei hier durch in Anführungszeichen gesetzte direkte Rede Unmittelbarkeit suggeriert wird. Im Nachstehenden endet aber die Gemeinsamkeit, denn während das textinterne Ich in dem Werk aus dem Jahre 1900 seinen geschilderten Traum in Eigenregie Stück für Stück ›durcharbeitet‹, ist die Präsentation des Dora'schen Traums bekanntlich Teil des im Rahmen einer Krankengeschichte dargestellten Ausforschungs- und Behandlungsgeschehens.

Verglichen mit dem ersten Teilstück der Verlaufs- und Behandlungsgeschichte erfährt die Vorführung der gegenwärtigen Vorgänge zu Beginn des zweiten Kapitels eine Steigerung. Von Neuem wird das bereits bekannte ›narrative Terrain‹ abgeschritten und um weitere Details ergänzt, wobei naturgemäß die Technik der Traumdeutung zum Einsatz kommt: Nachdem Dora angibt, den Traum dreimalig in dem Ort der Liebesantragsszene (L.) geträumt zu haben, fordert der Erzähler sie auf, ihren Gedanken freien Lauf zu lassen, doch schon nach kurzer Zeit greift er in die Mitteilungen seiner Kranken in Form von Fragen und Erläuterungen ein. Schließlich konfrontiert er sie mit einer ersten wesentlichen Deutung: »[D]er Traum bestätigt wieder, daß sie die alte Liebe zum Papa wachrufen, um sich gegen die Liebe zu K. zu schützen. […] Sie bestätigen also dadurch, wie groß die Liebe zu ihm [Herrn K.; Anm. S.H.] war« (GW V: 232). Die Patientin streitet allerdings ab und so wird das Prozedere fortgesetzt, im Rahmen dessen das textinterne Ich Dora die Bestätigung seiner Deutung abringen kann, der zufolge sie ungewöhnlich lange eine Bettnässerin gewesen sein muss. Hiernach erklärt der Erzähler das Prozedere für abgeschlossen. Tatsächlich ergänzt Dora tags darauf ihren Traumbericht aber noch um das Detail, nach Erwachen stets den Geruch von Rauch wahrgenommen zu haben. Dies legt er als Hinweis auf seine Person aus, doch Dora widerspricht.

Im nächsten Abschnitt präsentiert das textinterne Ich »die Ausbeute dieses Traums für die Krankengeschichte« (GW V: 236), wobei ein Rückblick auf jene Sitzungen erfolgt, die sich vor der Traummitteilung ereigneten. Seine Patientin stellt sich die Frage nach der Ursache ihres Krankseins und findet sogleich in ihrem Erzeuger den Schuldigen. Sie bezichtigt den Vater, sein Geschlechtsleiden auf ihre an einem Genitalausfluss erkrankte Mutter übertragen zu haben und gibt schließlich an, seit langem selbst an einem »Katarrh (Fluor albus)« (GW V: 238) zu leiden. Der die Anklage gegen den Vater erneut als Selbstanklage wertende Erzähler klärt sie auf, dass dieser für gewöhnlich aus Masturbation resultiert und sie folglich auf dem Weg ist, sich ihre Frage selbst zu beantworten, doch Dora widerspricht dieser Erklärung entschieden. Gleichwohl werden im Ausgang des Abschnitts die Entstehungszusammenhänge ihrer Atemnot, ihres Hustens sowie ihres im Moment der Kussszene empfundenen Ekels im Lichte der ›neuen Erkenntnisse‹ konstruiert.

Was hinsichtlich des Auftakts des zweiten Kapitels festgestellt wurde, darf ebenso für die Eröffnung desjenigen gelten, welches die Überschrift »Der zweite Traum« trägt, denn auch mit Blick auf dessen Form ergeben sich Parallelen zu dem Beginn der in dem ›Jahrhundertwerk‹ dargebotenen Analyse des Irma-Traums. So teilt der Erzähler dem Leser im Rahmen einer Kurzintroduktion zunächst den ungefähren Zeitpunkt der Traummitteilung mit, »[w]enige Wochen nach dem ersten fiel der zweite Traum vor, mit dessen Erledigung die Analyse abbrach« GW V: 256), woraufhin dieser – von einigen später offerierten Nachträgen abgesehen – vollständig dargeboten wird.[386]

Im dritten Kapitel erreicht die Präsentation des gegenwärtigen Ausforschungs- und Behandlungsgeschehens ihren Kulminationspunkt. So wird denn auch kein Zweifel darüber gelassen, dass sich dieses in einem Zeitraum von drei Sitzungen

---

386 Gleichwohl zeigt sich eine kleine Differenz zu dem vorherigen Kapitel: Zwar ist die in direkter Rede präsentierte Traumschilderung ebenfalls von dem übrigen Text abgehoben, doch finden sich keine Anführungszeichen, was die suggerierte Unmittelbarkeit allerdings wenig tangiert.

abspielt. Letztmalig wird das mittlerweile altbekannte ›narrative Terrain‹ durchkämmt und mit zusätzlichen Komponenten aufgefüllt: Dora kann sich nach einer initialen Phase an ein bislang vergessenes Traumdetail erinnern. Durch dieses gelingt es ihr, das mütterliche Schriftstück ihres Traums als jenen Brief von Frau K. zu identifizieren, der die Einladung nach L. enthielt. Sofort wird sie von dem textinternen Ich aufgefordert, die Liebesantragsszene eingehender zu schildern und ergänzt die bekannte Version um weitere Details. Wenig später konfrontiert der Erzähler die Kranke mit einer ersten wesentlichen Deutung, der zufolge sich hinter der ersten Traumsituation eine »Deflorationsphantasie« (GW V: 262) abzeichnet. Anstatt eine Bestätigung zu liefern, trägt die Patientin ein weiteres Traumdetail nach, durch welches die einst als Appendizitis diagnostizierte Krankheit Doras ins Zentrum der Betrachtung rückt. Infolge des Nachtrags eines letzten Traumdetails kann sie sich entsinnen, nach dieser Krankheit ihren rechten Fuß nachgezogen zu haben, welcher sie zeitweilig auch heute noch belästigt. Nachdem sie angibt, dass sich das Bauchleiden neun Monate nach der Liebesantragsszene einstellte und sich entsinnt, besagten rechten Fuß kurz vor Ausbruch der nervösen Atemnot »übertreten« (GW V: 266) zu haben, präsentiert der Erzähler seiner Patientin die schlussendliche Deutung des Traums, im Rahmen derer er die einstige Blinddarmentzündung als »Entbindungsphantasie« resp. imaginierten »Fehltritt[es]« (GW V: 266) auslegt und dies als Nachweis ihrer bis heute anhaltenden Liebe zu Herrn K. wertet.

Im Rahmen der Präsentation der dritten Sitzung erfährt die dramatische Darstellung des gegenwärtigen Geschehens letztmalig eine Steigerung: Die Patientin teilt dem textinternen Ich den Entschluss mit, die Kur nach dieser Stunde abzubrechen und gibt auf Befragen an, ihn zwei Wochen zuvor gefasst zu haben, was dem Erzähler wie eine »14tägige Kündigung« (GW V: 268) erscheint. In der Folge berichtet Dora von der Gouvernante der K.s, die sie kurz vor der Liebesantragsszene über einen Annäherungsversuch durch Herrn K. unterrichtet hatte. Sie lässt ihn wissen, dass diese sich ihm hingab und aufgrund des folgenden Desinteresses seitens des Verführers über Kündigung nachdachte, selbige später auch vollzog. Dieses neue Material nutzt das textinterne Ich für eine finale Deutung, im Zuge derer es schließlich zu der Überzeugung gelangt, dass Dora den K.'schen Liebesantrag zu ihrem großen Leidwesen als aufrichtige Heiratswerbung aufgefasst hat. Ohne etwas dazu zu sagen, verabschiedet sich Dora und beendet auf diese Weise die Kur.

Das etwa zwölfseitige »Nachwort« entspricht weitgehend einer klassischen Epikrise. In einem ersten Schritt werden von Neuem die Unvollständigkeiten der Krankengeschichte diskutiert und der Zweck der Abhandlung zur Sprache gebracht. In einem zweiten Schritt erfolgt unter Einbeziehung einer grundsätzlichen

Erörterung der »psychoanalytischen Therapie« (GW V: 278) eine schlussendliche Erhellung des Krankheitsfalls. Innerhalb eines Nachtrags berichtet der Erzähler dann noch über das Wiedererscheinen Doras nach 15 Monaten, wobei ihn seine ehemalige Patientin lediglich ein einziges Mal wegen einer seit zwei Wochen bestehenden Gesichtsneuralgie konsultiert. Ein zweiter Nachtrag gibt Auskunft über Doras spätere Verheiratung.

Abschließend lässt sich Folgendes konstatieren: Anders als es das nunmehr paratextuelle »Vorwort«, die Kapiteleinteilung, die kontinuierlichen Sprünge zwischen den verschiedenen Ebenen von Doras ›äußerer‹ wie ›innerer‹ Vergangenheit und dem gegenwärtigen Behandlungs- und Ausforschungsgeschehen zu suggerieren vermögen, sind im »Bruchstück« mit Ausnahme des Status-praesens-Teils alle Segmente des traditionellen Strukturschemas der Krankengeschichte bewahrt. Gleichwohl muss mit Blick auf die Verlaufs- und Behandlungsgeschichte von einer schlussendlichen Transformation gesprochen werden, welche sich in Ansätzen schon in dem betrachteten Janet'schen Gattungsexemplar abzeichnet und die in der Krankengeschichte um Elisabeth v. R. bereits deutlichere Konturen gewinnt: Dieses Segment dient zwar nach wie vor der Präsentation des gegenwärtigen Behandlungs- und Ausforschungsgeschehens, mutiert aber zugleich zu einer signifikant erweiterten Version des Anamnese-Teils. Mit anderen Worten wird es ebenso dazu verwendet, Doras »geheime[n] Geschichte« (GW V: 197) resp. ihre konstruierte Seelengeschichte zur Darstellung zu bringen. Des Weiteren kann festgehalten werden, dass dem »Bruchstück« gleich zu Beginn und auch noch einmal gegen Ende eine klare Funktionsbestimmung eingeschrieben ist, durch die es als theoretisch verwertbarer Empirieersatz ausgewiesen wird.

4.2.3 Abschluss eines Krankengeschichten-Kontraktes einerseits, Kritik am klassischen Strukturschema andererseits

Im Rahmen der Untersuchung der Freud'schen Gattungsexemplare der *Studien über Hysterie* konnte festgestellt werden, dass der Gesichtspunkt der Metanarration innerhalb seines Krankengeschichten-Œuvres zunehmend an Bedeutung gewinnt. Wie darzulegen sein wird, erweist sich die Krankengeschichte um Elisabeth v. R. auch in dieser Hinsicht als ›Vorläuferin‹ des zehn Jahre später erschienenen »Bruchstücks einer Hysterie-Analyse«. So gewinnt das Moment der gattungs- und formspezifizierenden Metanarration darin nämlich eine bisher nicht dagewesene Qualität.

Bereits im »VORWORT«, welches genau wie der Titel, die Fußnoten und das »NACHWORT« der paratextuellen Ebene angehört, bezieht der Erzähler in eklatanter Weise Stellung zur Gattungszugehörigkeit seiner Schrift. Nachdem er kurz zuvor das Erscheinen seines Textes in einem »streng wissenschaftlichen Fachjournal« (GW V: 165) unterstrichen hat, findet sich ein bemerkenswerter Kommentar: »Ich weiß, daß es – in dieser Stadt wenigstens – viele Ärzte gibt, die – ekelhaft genug – eine solche Krankengeschichte nicht als Beitrag zur Psychopathologie der Neurose, sondern als einen zu ihrer Belustigung bestimmten Schlüsselroman lesen wollen« (GW V: 165). Diese Äußerung lässt ohne Frage an die weiter oben eingehend erörterte Eingangspassage der »Epikrise« der Krankengeschichte um Elisabeth v. R. denken: Hier wie da stellt das textinterne Ich eigenhändig einen Zusammenhang zu einer bestimmten ästethischen Literaturgattung her, doch während es im ersten Falle in einer eher zurückhaltenden Art darum wirbt, seine unkonventionellen Darbietungen nicht als fiktionale ästhetische Gebilde, sondern als medizinisch-wissenschaftliche Krankengeschichten zu rezipieren, schlägt es im zweiten einen deutlich aggressiveren Ton an, um den szientifischen Status seines »psychopathologischen« Gattungsbeitrags zu unterstreichen.

Tatsächlich lässt der Erzähler im Ausgang des ersten Kapitels resp. im Rahmen der Verlaufs- und Behandlungsgeschichte aber noch eine weitere Bemerkung fallen, welche noch stärker, geradezu in ostentativer Weise, an die besagte Passage des zuvor besprochenen Gattungsexemplars erinnert:

> *Ich muß nun einer weiteren Komplikation gedenken, der ich gewiß keinen Raum gönnen würde, sollte ich als Dichter einen derartigen Seelenzustand für eine Novelle erfinden, anstatt ihn als Arzt zu zergliedern. Das Element, auf das ich jetzt hinweisen werde, kann den schönen, poesiegerechten Konflikt, den wir bei Dora annehmen dürfen, nur trüben und verwischen; es fiele mit Recht der Zensur des Dichters, der ja auch vereinfacht und abstrahiert, wo er als Psychologe auftritt, zum Opfer. In der Wirklichkeit aber, die ich zu schildern bemüht bin, ist die Komplikation der Motive, die Häufung und Zusammensetzung seelischer Regungen, kurz die Überdeterminierung Regel (GW V: 220).*

Angesichts dieses Kommentars ist sich der Literaturkritiker Marcus unsicher, »ob Freud wieder einen seiner geschickten Kunstgriffe beim Leser anbringt oder ob er tatsächlich sich einfach nicht bewußt ist, in welchem Maße er ein moderner, ja modernistischer Autor ist«[387]. Nun darf bezüglich dieser ex abrupto in die Darstellung des gegenwärtigen Geschehens eingeschobenen Stellungnahme des textinternen Ich auf der einen Seite von einer Art expliziten Illusionsdurchbrechung

---

387 Marcus, Steven: »Freud und Dora«: 51.

resp. -zerstörung[388] gesprochen werden. Während in ästhetischen Werken solche metanarrativen Äußerungen dem Anschein nach vorzugsweise den Zweck erfüllen, den Leser an die Konstruiertheit der Figuren zu gemahnen,[389] geschieht hier das genaue Gegenteil: Dem Rezipienten wird in Erinnerung gebracht, welche Art von Text er vor Augen hat, nämlich nicht die Novelle oder ganz allgemein das Erzählwerk eines »Dichters«, sondern die Krankengeschichte eines »Arzt[es]«, die in puncto Darstellung seelischer Befindlichkeiten keine schematisch erfundenen Figuren zum Gegenstand hat, sondern reale Personen, deren ›wirkliches‹ Seelenleben sich bei genauerer Betrachtung als höchst komplex erweist. Somit gilt es die Äußerung als deutliches Authentizitätssignal zu werten, wodurch sie auf der anderen Seite gewisse Parallelen mit jener illusionsfestigenden, zumeist gattungsspezifizierenden Metanarration zeigt, die in vielen Romanen des 17. bis 19. Jahrhunderts als Authentisierungsstrategie dient.[390] Nichtsdestoweniger wird der Text auf der metanarrativen Ebene – und diesbezüglich dürften eigentlich keine Zweifel bestehen – in manifester Weise als der wissenschaftlichen Literaturgattung der Krankengeschichte zugehörig charakterisiert, mit anderen Worten geht der Erzähler als textinterner Repräsentant des außertextlichen realen Referenzobjektes und

---

388 Entgegen der landläufigen Meinung vertritt Nünning die Auffassung, dass metanarrative Kommentare nicht nur illusionszerstörend, sondern sehr wohl ebenfalls illusionsunterstützend wirken können. Vgl. Nünning, Ansgar: »Metanarration«: 147f.

389 Siehe zum Beispiel den »Vorsatz« überschriebenen Auftakt in Thomas Manns *Der Zauberberg* (1924), in welchem der Erzähler seinem Leser folgende Informationen mit auf seinen Lektüreweg gibt: »Die Geschichte Hans Castorps, die wir erzählen wollen, […] ist sehr lange her, sie ist sozusagen schon ganz mit historischem Edelrost überzogen und unbedingt in der Zeitform der tiefsten Vergangenheit vorzutragen. […] Aber ist der Vergangenheitscharakter einer Geschichte nicht desto tiefer, vollkommener und märchenhafter, je dichter ›vorher‹ sie spielt? Zudem könnte es sein, daß die unsrige mit dem Märchen auch sonst, ihrer inneren Natur nach, das eine und andre zu schaffen hat.« Mann, Thomas: *Der Zauberberg. Roman* Hrsg. u. textkritisch durchges.v. Michael Neumann. Frankfurt/M. 2002 (= *Große kommentierte Frankfurter Ausgabe* Bd. 5.1): 9f.

390 Als Exemplum kann die Eingangspassage des zweiten Teils von Karl Philipp Moritz' *Anton Reiser* (1786) dienen, in der die textinterne Herausgeberfigur Moritz Folgendes verlauten lässt: »Um fernern schiefen Urteilen, wie schon einige über das Buch gefällt sind, vorzubeugen, sehe ich mich genötigt, zu erklären, daß dasjenige, was ich aus Ursachen, die ich für leicht zu erraten hielt, einen *psychologischen Roman* genannt habe, im eigentlichsten Verstande eine *Biographie*, und zwar eine so wahre und getreue Darstellung eines Menschenlebens, bis auf seine kleinsten Nüancen, ist, als es vielleicht irgend eine geben kann.« Moritz, Karl Philipp: *Anton Reiser*. In: Moritz, Karl Philipp: *Werke in zwei Bänden*. Hrsg. v. Heide Hollmer und Albert Meier. Bd. 1: *Dichtungen und Schriften zur Erfahrungsseelenkunde*. Frankfurt/M. 1999: 186.

Autors Sigmund Freud im »Vorwort« expressis verbis einen Krankengeschichten-Kontrakt ein, der im Haupttext noch einmal erneuert wird.[391]

Was die zuvor genannte Feststellung anbelangt, so ergeben sich im Grunde keine wesentlichen Divergenzen zwischen der Krankengeschichte um Elisabeth v. R. und dem »Bruchstück« und doch geht der Erzähler des letztgenannten Gattungsexemplars innerhalb seiner metanarrativen Kommentare noch einen Schritt weiter, denn er legt seine persönlichen Konditionen des Kontraktes dar. Wesentlich eingehender als dies das textinterne Ich im Rahmen der weiter oben erörterten Zwischenbemerkung der Krankengeschichte um Elisabeth v. R. ins Werk setzt, reflektiert der Erzähler im »Vorwort« ganz allgemein über die Schwierigkeiten, einen Bericht über eine durchgeführte psychotherapeutische Kur zu liefern, wobei er es als eine notwendige Bedingung erachtet, sich während der Sitzungen des Schreibens zu enthalten, angeblich um den delikaten Arbeitsprozess nicht zu gefährden. So muss er dann auch eingestehen, dass es »auch ein für mich noch ungelöstes Problem ist, wie ich eine Behandlungsgeschichte von langer Dauer für die Mitteilung fixieren könnte« (GW V: 166). Wie das textinterne Ich den Leser wenig später in einem anderen Zusammenhang wissen lässt, werden die Produktionsbedingungen überdies durch einen Nachteil erschwert, den die ›neue‹ psychoanalytische Technik mit sich bringt:

> Ich lasse nun den Kranken selbst das Thema der täglichen Arbeit bestimmen und gehe von der jeweiligen Oberfläche aus, welche das Unbewußte in ihm seiner Aufmerksamkeit entgegenbringt. Dann erhalte ich aber, was zu einer Symptomlösung zusammengehört, zerstückelt, in verschiedene Zusammenhänge verflochten und auf weit auseinanderliegende Zeiten verteilt (GW V: 169).

Das Niederschreiben einer Krankengeschichte stellt für den psychoanalytisch vorgehenden Arzt also offensichtlich von Anbeginn ein höchst dornenreiches Unterfangen dar, welches dem Verfasser ganz enorme Schreibfähigkeiten abverlangt. Doch der Erzähler belässt es nicht bei diesen generellen Kommentaren, denn schließlich möchte er allem voran darlegen, »auf welche Weise ich für diese Krankengeschichte die technischen Schwierigkeiten der Berichterstattung überwunden habe« (GW V: 166). Bezüglich betreffender Passage erscheint es lohnenswert, sie in voller Länge wiederzugeben:

> In dem hier vorliegenden Falle kamen mir zwei Umstände zu Hilfe: erstens, daß die Dauer der Behandlung sich nicht über drei Monate erstreckte, zweitens, daß die Aufklärungen sich um zwei – in der Mitte und am Schlusse der Kur erzählte – Träume gruppierten,

---

391 Wenn Lehmann, wie weiter oben dargelegt, von einem »factual contract« spricht, so verbleibt er auf einer allgemeineren Ebene, was daran liegen mag, dass er den Gattungsaspekt unberücksichtigt lässt.

> deren Wortlaut unmittelbar nach der Sitzung festgelegt wurde, und die einen sicheren Anhalt für das anschließende Gespinst von Deutungen und Erinnerungen abgeben konnten. Die Krankengeschichte selbst habe ich erst nach Abschluß der Kur aus meinem Gedächtnis niedergeschrieben, so lange meine Erinnerung noch frisch und durch das Interesse an der Publikation gehoben war. Die Niederschrift ist demnach nicht absolut – phonographisch – getreu, aber sie darf auf einen hohen Grad von Verläßlichkeit Anspruch machen. Es ist nichts anderes, was wesentlich wäre, in ihr verändert, als etwa an manchen Stellen die Reihenfolge der Aufklärungen, was ich dem Zusammenhang zuliebe tat (GW V: 166f.).

Diese Stellungnahme erscheint in mehrerer Hinsicht aufschlussreich: Zunächst einmal wird die Entstehung der Krankengeschichte dem Leser gegenüber im Grunde als reiner Glücksfall verkauft – was ja impliziert, dass sich überhaupt nur die wenigsten psychoanalytischen Behandlungen zur Niederschrift in Form einer Krankengeschichte eignen. Im selben Augenblick deutet das textinterne Ich an, nicht die gesamte Verlaufs- und Behandlungsgeschichte darzustellen, sondern nur jene Teile aus derselben, die seiner Einschätzung nach den Kern dieser vorgenommen psychoanalytischen Kur bilden. Mit anderen Worten nimmt es sich ganz offen die Freiheit heraus, darüber zu entscheiden, welches klinische Material Einlass in seinen Text finden darf und welchem aus Gründen der angeblichen Unbedeutsamkeit der Zugang verwehrt bleiben kann; zugleich gibt der Erzähler auf diese Weise einen Vorblick auf den ungewöhnlichen äußeren Aufbau seiner Darbietung, nämlich die den Rezipienten erwartende Kapiteleinteilung (»Der erste Traum«, »Der zweite Traum«). Des Weiteren wird die fertige Krankengeschichte alles in allem als das Produkt einer wahrhaft erinnerungstechnischen Meisterleistung ausgegeben, denn mit Ausnahme der beiden ›zentralen‹ Träume ist die Aufzeichnung erklärtermaßen erst nach einem Zeitraum von drei Monaten erfolgt und so steht das textinterne Ich zwar nicht für eine lautgetreue Wiedergabe der sich im Rahmen der Kur ereigneten Gespräche zwischen ihm und seiner Patientin ein, vermeldet aber sehr wohl einen »hohen Grad von Verläßlichkeit« – erstaunlicherweise findet sich späterhin eine Reihe längerer Passagen, die in direktem Wortlaut wiedergegeben sind (vgl. GW V: 184, 228, 230, 268). Zu guter Letzt weist der Erzähler, und dieser Aspekt gemahnt an das textinterne Ich des Gattungsexemplars um Miss Lucy R., auf den streckenweise ›geformten‹ Charakter seiner Krankengeschichte hin, was freilich unter dem Deckmantel leserfreundlichen Entgegenkommens geschieht, nichtsdestoweniger aber Ausdruck seiner Gestaltungsmacht ist.

Einen derartigen Habitus, allerdings in deutlich potenzierter Form, zeigt er dann auch wenig später, wenn er auf einen selbstverständlich nur scheinbaren Mangel seiner Abhandlung zu sprechen kommt:

> Eine andere Art von Unvollständigkeit habe ich selbst mit Absicht herbeigeführt. Ich habe nämlich die Deutungsarbeit, die an den Einfällen und Mitteilungen der Kranken zu

> *vollziehen war, im allgemeinen nicht dargestellt, sondern bloß die Ergebnisse derselben. Die Technik der analytischen Arbeit ist also, abgesehen von den Träumen, nur an einigen wenigen Stellen enthüllt worden. Es lag mir in dieser Krankengeschichte daran, die Determinierung der Symptome und den intimen Aufbau der neurotischen Erkrankung aufzuzeigen; es hätte nur unlösbare Verwirrung erzeugt, wenn ich versucht hätte, auch die andere Aufgabe zu erfüllen (GW V: 170).*

Wenn das textinterne Ich im Rahmen dieses metanarrativen Passus darüber Aufschluss gibt, dass es die genaueren Umstände seiner keineswegs evidenten psychotherapeutischen Verfahrensweise bewusst ›verhüllt‹ hat, dann legt es ein geradezu erstaunliches ›gestalterisches‹ Selbstbewusstsein an den Tag. So ergibt sich daraus die folgende offenkundige Schlussfolgerung: Das Rohmaterial der Kur wurde vor der ›Fixierung‹ einem aufwendigen Transformationsprozess unterzogen, als dessen Resultat sich die zu Papier gebrachte Krankengeschichte als die stark gekürzte, um nicht zu sagen zensierte Darstellungsversion des tatsächlich durchgeführten psychoanalytischen Prozedere erweist. Und selbstverständlich wird dieser Konstruktionsakt als reines Positivum verkauft, so dieser ja überhaupt erst den Nachvollzug gewährleistet.

Im »NACHWORT« schließlich erfährt diese Begründung eine leichte, aber doch nicht ganz unwesentliche Modifizierung: »Ich fand es aber ganz undurchführbar, die Technik einer Analyse und die innere Struktur eines Falles von Hysterie in einem zu behandeln; es wäre für mich eine fast unmögliche Leistung und für den Leser eine sicher ungenießbare Lektüre geworden« (GW V: 275). Auf der einen Seite rekurriert der Erzähler auf seine innerhalb des »VORWORTS« präsentierten Erläuterungen über die grundsätzlichen Schwierigkeiten, eine psychoanalytische Krankengeschichte zu verfassen. Auf der anderen Seite führt er vollkommen unvermutet und ohne diesen Aspekt zu vertiefen das Moment der ›ästhetischen‹ Lektüreerfahrung als Argument für sein darstellerisches Vorgehen an.[392]

---

392 An dieser Stelle sei darauf hingewiesen, dass in der anno 1912 erschienen Freud'schen Schrift »Ratschläge für den Arzt bei der psychoanalytischen Behandlung« mit Blick auf die gegebenenfalls intendierte Veröffentlichung einer »analytischen Krankengeschichte« explizit die Empfehlung erteilt wird, von der Anfertigung »getreue[r] Behandlungsprotokolle« abzusehen, da sie »jener Scheinexaktheit an[gehören], für welche uns die ›moderne‹ Psychiatrie manche auffällige Beispiele zur Verfügung stellt«. So versichert das sich auf seine Erfahrung berufende textinterne Ich, »daß der Leser, wenn er dem Analytiker glauben will, ihm auch Kredit für das bißchen Bearbeitung einräumt, das er an seinem Material vorgenommen hat« (GW VIII: 379). Da es sich weiterer Hinweise bezüglich einer adäquaten Darstellungsweise enthält, kann von einer Charakterisierung der »analytischen Krankengeschichte«

Der im »Bruchstück« in Erscheinung tretende Erzähler offenbart dem Rezipienten auf der Ebene der Metanarration aber nicht nur seine Bedingungen des Krankengeschichten-Kontraktes, sondern setzt sich darüber hinaus in aller Deutlichkeit mit der tradierten Gattungskonvention auseinander. Wie bereits weiter oben angemerkt, findet sich im Anschluss an das »Vorwort« eine weitere kürzere Introduktion, die den Auftakt des ersten Kapitels bildet. Darin verweist das textinterne Ich zunächst auf *Die Traumdeutung* und streicht noch einmal den grundsätzlichen Sinn und Zweck seiner Abhandlung heraus, um sodann – für den Rezipienten zweifelsohne unvermutet – einen anderen Gesichtspunkt ins Zentrum seiner Aufmerksamkeit zu rücken:

Eine lückenlose und abgerundete Krankengeschichte voranschicken, hieße den Leser von vornherein unter ganz andere Bedingungen versetzen, als die des ärztliche Beobachters waren. Was die Angehörigen des Kranken – in diesem Falle der Vater des 18jährigen Mädchens – berichten, gibt zumeist ein sehr unkenntliches Bild des Krankheitsverlaufs. Ich beginne dann zwar die Behandlung mit der Aufforderung, mir die ganze Lebens- und Krankengeschichte zu erzählen, aber was ich darauf zu hören bekomme, ist zur Orientierung noch immer nicht genügend. Diese erste Erzählung ist einem nicht schiffbaren Strom vergleichbar, dessen Bett bald durch Felsmassen verlegt, bald durch Sandbänke zerteilt und untief gemacht wird. Ich kann mich nur verwundern, wie die glatten und exakten Krankengeschichten Hysterischer bei den Autoren entstanden sind. In Wirklichkeit sind die Kranken unfähig, derartige Berichte über sich zu geben (GW V: 173).

Auch wenn auf den allerersten Blick der Eindruck erweckt werden könnte, als beziehe sich der Erzähler in vorstehender Passage mit dem Terminus »Krankengeschichte« auf ein Gattungsexemplar als Gesamtkomposition, wird ganz schnell deutlich, dass er in diesem Falle darunter lediglich jenes charakteristische Segment fasst, welches traditionellerweise die Anfangsposition einnimmt, nämlich den Anamnese-Teil. Und genau mit diesem setzt er sich nun kritisch auseinander, wobei seine Worte ohne Frage von einem aufklärerischen Gestus durchdrungen sind: Aus einer strikten Orientierung an der etablierten Schreibweise resultieren zwar »glatte[n] und exakte[n] Krankengeschichten Hysterischer«, doch diese liefern lediglich ein Zerrbild der eigentlich darzustellenden »Wirklichkeit«, verkörpern mit anderen Worten also nichts anderes als mutwillige Konstruktionen, die von einer Aura des Unszientifischen und damit zugleich Unseriösen umgeben sind. Tatsächlich lässt das textinterne Ich auf seine soeben aufgestellte Behauptung, welche zwecks besserer Augenscheinlichkeit mit einer lehrbuchhaften Analogie ausgeschmückt ist, unverzüglich eine recht ausgedehnte, im

---

als einer vergleichsweise ›freien Form‹ gesprochen werden, wobei das Attribut ›Gattungspoetik‹ sicherlich übertrieben wäre.

wissenschaftlichen Gewand daherkommende Begründung folgen, innerhalb derer von »bewußte[r] Unaufrichtigkeit«, »unbewußte[r] Unaufrichtigkeit«, »wirkliche[n] Amnesien« sowie »Erinnerungstäuschungen« (GW V: 174) der Patienten die Rede ist. Wie es sich darzulegen bemüht, besteht neben dem »praktische[n] Ziel« der Kur, also der Substitution der Krankheitszeichen durch »bewußte Gedanken«, das »theoretische Ziel« der Behandlung gerade darin, »alle Gedächtnisschäden des Kranken zu heilen« (GW V: 175). So deutet der Erzähler nicht nur an, dass er im Folgenden die allzu strikte Gattungskonvention wird aufbrechen müssen, sondern er hat zugleich eine schlüssig klingende Erklärung dafür geliefert, weshalb diese, zumindest was die Darstellung hysterischer Leiden anbelangt, als überholt eingestuft werden muss. Dabei korrespondiert der hinsichtlich des tradierten Strukturschemas vorzunehmende Paradigmenwechsel mit einem rein inhaltlichen, nämlich damit, »daß wir in unseren Krankengeschichten den rein menschlichen und sozialen Verhältnissen der Kranken ebensoviel Aufmerksamkeit schuldig sind wie den somatischen Daten und den Krankheitssymptomen« (GW V: 176). Wie der sich anschließende restliche Teil der Abhandlung bezeugen dürfte, ist in diesem Falle der Terminus abermals im Sinne der Gattungsbezeichnung verwendet. (Gleichwohl verzichtet das textinterne Ich nicht darauf, der Verlaufs- und Behandlungsgeschichte eine keineswegs knappe Anamnese-Darstellung »voran[zu]schicken«, doch es unterstreicht, und darin besteht das Novum, expressis verbis deren ›Vorläufigkeit‹.)

Abschließend darf festgehalten werden, dass das im »Bruchstück« in signifikanter Weise als narrativer Vermittler in Erscheinung tretende textinterne Ich in kompositorischer Hinsicht gewissermaßen ›Herr in seiner eigenen Krankengeschichte‹ ist. So gebraucht es die metanarrative Ebene keineswegs nur dazu, um expressis verbis einen Krankengeschichten-Kontrakt zu unterbreiten: Während es vorgibt, die hinsichtlich der Anamnese-Darstellung angeblich ›geglätteten‹ Gattungsexemplare anderer Autoren als wirklichkeitsverzerrende und damit fragwürdige Konstruktionen entlarven zu können, legitimiert es die eigene Gestaltungsmacht als angemessen resp. notgedrungen und spricht sich auf diesem Wege das Recht zu, in aller Freiheit über seine »analytische Krankengeschichte« zu verfügen.

4.2.4 Ein medizinisch-neurologischer Wissenschaftsheroe mit psychoanalytischem Tiefblick

Was bereits mit Blick auf die Freud'schen Krankengeschichten der *Studien* festgestellt werden konnte, darf ebenso, allerdings in gesteigerter Form, für das »Bruchstück einer Hysterie-Analyse« gelten: Der Erzähler zeigt sich nicht nur in aller

Deutlichkeit in seiner Rolle als narrativer Vermittler, sondern er tritt zugleich in einem ungewöhnlichen Maße als eine mit individuellen Zügen ausgestatte Persönlichkeit hervor. So lässt sich eine enorme Divergenz zwischen dem textinternen Ich des im Jahre 1892/93 publizierten Gattungsexemplars »Ein Fall von hypnotischer Heilung« und jenem der Krankengeschichte um Dora bemerken: Während sich das erstere eher auf implizite Weise als bedeutendes, doch reguläres Mitglied der medizinischen Community vorführt, stellt sich das letztere ostentativ als ein von dieser weithin verkennenden Wissenschaftsgemeinde enthobener Reformer und Individualist dar.[393] Mit anderen Worten spiegelt sich das in gestalterischer Hinsicht demonstrierte Selbstbewusstsein des textinternen Ich des »Bruchstücks« in seinem mit starken Strichen gezeichneten Selbstporträt wider. Und dieser Erzähler überschreitet jene der *Studien* nun insofern, als seine zur Schau gestellten epistemischen Fähigkeiten im Grunde kaum noch Limitationen unterliegen.

Das Bild des unerschrockenen wissenschaftlichen Nonkonformisten wird im Rahmen des »Vorworts« errichtet. Direkt von Anbeginn gefällt sich das textinterne Ich in der Rolle des Diskreditierten, der innerhalb der Wissenschaftsgemeinde von jeher einen eher zweifelhaften Ruf genießt:

Es war sicherlich mißlich, daß ich Forschungsergebnisse, und zwar von überraschender und wenig einschmeichelnder Art, veröffentlichen mußte, denen die Nachprüfung von seiten der Fachgenossen versagt blieb. Es ist aber kaum weniger mißlich, wenn ich jetzt beginne, etwas von dem Material dem allgemeinen Urteil zugänglich zu machen, aus dem ich jene Ergebnisse gewonnen hatte. Ich werde dem Vorwurfe nicht entgehen. Hatte er damals gelautet, daß ich nichts von meinen Kranken mitgeteilt, so wird er nun lauten, daß ich von meinen Kranken mitgeteilt, was man nicht mitteilen soll. Ich hoffe, es werden die nämlichen Personen sein, welche in solcher Art den Vorwand für ihren Vorwurf wechseln werden, und gebe es von vornherein auf, diesen Kritikern jemals ihren Vorwurf zu entreißen (GW V: 163).

Zunächst hat es noch den Anschein, als wolle der Erzähler hinsichtlich seiner eingangs erwähnten früheren Publikationen aus den Jahren 1895 und 1896 ganz unumwunden eingestehen, deren Resultate in ungenügender Weise anhand von klinischen Fällen belegt zu haben, im Grunde also wenig wissenschaftlich vorgegangen zu sein. Wenn er allerdings direkt im Anschluss vorgibt, bereits im gegenwärtigen Moment um die zu erwartende negative Aufnahme seiner in diesem Falle sicherlich als allzu klinisch abgeurteilten Arbeit zu wissen, tritt er nicht

---

[393] Vgl. Thomé, der sich wie folgt äußert: »Einmal ist Freud als innovativer Forscher entworfen, der das ›Rätsel‹ des neurologischen Wissenschaftsparadigmas gelöst hat. Zum anderen wird ihm die ethische Qualität des Wissenschaftsheroismus zugeschrieben.« Thomé, Horst: »Freud als Erzähler«: 478f.

nur als wahrhafter Prometheus in Erscheinung. So wird darüber hinaus deutlich, dass dieses Bekenntnis allem voran den Zweck erfüllt, dem Rezipienten die angeblich grundsätzliche skeptische Haltung der »Fachgenossen« gegenüber seinen psychoanalytischen Veröffentlichungen vor Augen zu führen. Deren Crux besteht offensichtlich aber weniger in der jeweilig präsentierten wissenschaftlichen Vorgehensweise, sondern den eigentlichen Stein des Anstoßes bilden vielmehr die vorgelegten »Forschungsergebnisse«: Da diese nach wie vor »von überraschender und wenig einschmeichelnder Art« sind, werden die schärfsten Kontrahenten, nämlich »jene einsichtslosen Übelwollenden« (GW V: 163f.), gar dazu geneigt sein, sich zum Zwecke der ›Abwehr‹ der unliebsamen Tatsachen in irrationale Widersprüche zu verstricken.

Nach diesen energischen Eröffnungsworten scheint das textinterne Ich als vorgeführte Persönlichkeit in den Hintergrund zu treten, denn es teilt ganz sachlich die bislang verweigerten »Forschungsergebnisse« mit, klärt also über die unsägliche Bedeutung des sexuellen Moments in der Ätiologie der Hysterie auf, weswegen »die Klarlegung eines Falles von Hysterie nicht anders [kann], als diese Intimitäten aufdecken und diese Geheimnisse verraten« (GW V: 164). Tatsächlich kehrt es aber in Form eines an szientifischem Pathos kaum zu übertreffenden Kommentars unverzüglich zur Darstellung seiner selbst zurück:

> *Zartfühlende, wohl auch zaghafte Personen würden unter diesen Umständen die Pflicht der ärztlichen Diskretion in den Vordergrund rücken und bedauern, der Wissenschaft hierin keine Aufklärungsdienste leisten zu können. Allein ich meine, der Arzt hat nicht nur Pflichten gegen den einzelnen Kranken, sondern auch gegen die Wissenschaft auf sich genommen. Gegen die Wissenschaft, das heißt im Grunde nichts anderes als gegen die vielen anderen Kranken, die an dem Gleichen leiden oder noch leiden werden. Die öffentliche Mitteilung dessen, was man über die Verursachung und das Gefüge der Hysterie zu wissen glaubt, wird zur Pflicht, die Unterlassung zur schimpflichen Feigheit, wenn man nur die direkte Schädigung des einen Kranken vermeiden kann. (GW V: 164).*

In vorstehendem Passus präsentiert sich der Erzähler nicht nur als origineller ärztlicher Forscher, dem es offensichtlich dank seiner durch nichts zu erschütternden Wahrheitsliebe möglich geworden ist, in das Änigma der Hysterie die allseits vergeblich gesuchte Klarheit zu bringen. Denn er stilisiert sich darüber hinaus regelrecht zum szientifischen Heroen, der aufgrund seiner grundsätzlichen Zähigkeit und Stärke auch im Angesicht ›delikater‹ Entdeckungen keineswegs den feigen Rückzug antritt, sondern ganz im Gegenteil mit der Publikation der nachstehenden Krankengeschichte seiner moralischen Obliegenheit als Arzt nachkommt, die Wissenschaft und damit zugleich die ganze Welt über seine geradezu paradigmatischen Erkenntnisse ›aufzuklären‹.[394] Aus welchem Grund die Publikation einen geradezu exorbitanten Akt des szientifischen Mutes darstellt, zeigt der Erzähler dann wenig später auf:

> *In dieser einen Krankengeschichte [...] werden nun sexuelle Beziehungen mit aller Freimütigkeit erörtert, die Organe und Funktionen des Geschlechtslebens bei ihren richtigen Namen genannt und der keusche Leser kann sich aus meiner Darstellung die Überzeugung holen, daß ich mich nicht gescheut habe, mit einer jugendlichen weiblichen Person über solche Themata in solcher Sprache zu verhandeln (GW V: 165).*

Im Dienste der Wissenschaft, und zwar ganz konkret um die Menschheit von einem allgegenwärtigen Übel zu befreien, hat das textinterne Ich zum Leidwesen seiner Zunft nicht nur das allseits verpönte Sujet der Sexualität in den Fokus der medizinischen Hysterie-Diskussion gerückt. So schickt es sich darüber hinaus sogar an, im Rahmen seiner in einem »streng wissenschaftlichen Fachjournal« veröffentlichten Abhandlung und damit vor den Augen der ohnehin bereits höchst skeptischen szientifischen Öffentlichkeit auch noch das größtmögliche aller nur vorstellbaren gesellschaftlichen Tabus zu überschreiten: nämlich die Darbietung eines unverblümten Gesprächs mit einem jungen ›Frauenzimmer‹

---

394 Gleichwohl möchte das textinterne Ich, und damit distanziert es sich augenscheinlich vom Typ des skrupellosen Spezialforschers, das Wohl seiner Patientin dem Rezipienten gegenüber als gewahrt verstanden wissen, denn es zählt im Anschluss gleich eine ganze Reihe von Argumenten auf, die verdeutlichen sollen, weshalb »eine solche Schädigung für meine Patientin auszuschließen« ist (GW V: 164). So hebt es explizit hervor, seine Krankengeschichte vier Jahre, nämlich so lange zurückgehalten zu haben, »bis ich von einer Änderung im Leben der Patientin hörte, die mich annehmen ließ, ihr eigenes Interesse an den hier erzählten Begebenheiten und seelischen Vorgängen könnte nun verblaßt sein« (GW V: 165). Wie Tanner in seiner bereits weiter oben zitierten Studie aus dem Jahre 2006 unterstreicht, wirft die Publikationsgeschichte des »Bruchstücks« bis heute Fragen auf (vgl. Tanner, Terence A.: »Sigmund Freud und die Zeitschrift für Hypnotismus«: 104–11). Tatsächlich hatte Freud den Text bereits zu einem viel früheren Zeitpunkt der *Monatsschrift für Psychiatrie und Neurologie* für die Veröffentlichung eingereicht, aber im Herbst 1901 aus unbekanntem Grund vom Druck zurückgezogen. Tanner rekonstruiert, dass er die Krankengeschichte um das Jahr 1904 dem *Journal für Psychologie und Neurologie*, das aus der *Zeitschrift für Hypnotismus* hervorgegangen war, übergab. Laut dem Autor geschah dies in einem Moment, in welchem er in einer Gruppe um den Psychiater Eugen Bleuler eine Anhängerschaft hinter sich wusste. Da der Text schließlich doch in der *Monatsschrift* erschien, wurde er offensichtlich nicht angenommen. Alles in allem erscheint es also fraglich, ob den Worten des sich seiner Patientin gegenüber rücksichtsvoll gebenden textinternen Ich Glauben geschenkt werden darf.

über dessen sexuellen Intimitäten. Wenn es sich solcherart als einen vollkommen autarken, d.h. ausschließlich der Erkenntnis verpflichteten Charakter vorführt, entsteht das Bild eines ethisch vorbildlichen ärztlichen Forschers.

Tatsächlich kann das textinterne Ich späterhin mit zwei als bahnbrechend angepriesenen instrumentellen ›Trümpfen‹ aufwarten, die ihm den Zugang zu der von den Zunftgenossen angeblich allzu gerne verweigerten Erkenntnis ermöglichen. So weist es auf der einen Seite auf die eigene Publikation aus dem Jahre 1900 hin und versäumt dabei keineswegs, das »unzureichende[s] Verständnis« herauszustellen, welches »derzeit noch die Fachgenossen solchen Bemühungen entgegenbringen« (GW V: 167). Die darin präsentierte, angeblich überprüfbare Traumtheorie und -technik (»seine eigenen Träume kann jeder zur analytischen Untersuchung heranziehen« GW V: 167) wird als einer der beiden grundsätzlichen epistemischen Schlüssel feilgeboten:

> Ich muß heute wie damals behaupten, daß die Vertiefung in die Probleme des Traumes eine unerläßliche Vorbedingung für das Verständnis der psychischen Vorgänge bei der Hysterie und den anderen Psychoneurosen ist, und niemand Aussicht hat, auf diesem Gebiet auch nur einige Schritte voranzukommen, der sich jene vorbereitende Arbeit ersparen will (GW V: 167f.).

Ganz unumwunden gibt der Erzähler zu verstehen, dass nicht nur die Einsicht in das zur Diskussion stehende Übel, sondern ebenso ein Großteil des psychopathologischen Wissens überhaupt einzig demjenigen vorenthalten ist, der sich dieser von ihm generierten Methode bedient, wodurch unweigerlich die gesamte übrige Forschung als überholt abqualifiziert wird. Auf der anderen Seite äußert er sich hinsichtlich der von ihm weiterentwickelten »psychoanalytischen Technik« wenig später in ganz ähnlicher Manier. Diese ist nämlich nicht nur »der alten weit überlegen«, sondern darüber hinaus »ohne Widerspruch die einzig mögliche« (GW V: 169). Mit anderen Worten ist damit in aller Deutlichkeit der zweite ihm zu Gebote stehende epistemische ›Schlüssel‹ markiert, der gemeinsam mit dem ersteren das grundsätzlich erforderliche psychoanalytische Rüstzeug bildet. Zwar verweigert er dessen Nachvollzug, doch er insistiert, »man [möge] sich die Verkürzung durch die Zurückhaltung der Technik für diesen Fall nicht besonders groß vorstellen (GW V: 170). So wird im Rahmen des »Vorworts« das Porträt des sittlich einwandfreien Arzt-Forschers um die dadurch umso glaubwürdiger wirkende Komponente der außergewöhnlichen Wissenspotenz erweitert.

Der Erzähler führt die ihm gegen ihren Willen anvertraute Dora innerhalb der Verlaufs- und Behandlungsgeschichte als eine Patientin vor, die sich bis zu einem bestimmten Zeitpunkt durchaus als eine kooperationsbereite Therapie- und Ausforschungspartnerin erweist. Weil dieser – gemäß seiner im Rahmen des »Vorworts« wie zu Beginn des ersten Kapitels ins Feld geführten Theorie der hysterischen Verdrängung – der direkte Zugang zu dem für die Aufklärung und Heilung des Leidens notwendigen Wissen verwehrt ist, weist er sich die Aufgabe zu, auf der Grundlage des ihm dargereichten Materials die hauptsächliche Erhellungsarbeit zu leisten, für die er dank seines Rüstzeugs bestens gewappnet zu sein scheint. Im Gegensatz zu der zuvor gesichteten Krankengeschichte um Elisabeth v. R. rückt dabei die Aufdeckung der innerhalb des Anamnese-Teils aufgeführten Symptome zugunsten der Konstruktion von Doras Seelengeschichte in den Hintergrund resp. ist auf komplizierte Weise in diese verwoben.

Im ersten Teil der Verlaufs- und Behandlungsgeschichte ist von insgesamt sieben Deutungen ihres Innenlebens die Rede, mit denen das textinterne Ich seine Patientin explizit konfrontiert. Zum ersten Mal wird Dora im Zuge der Konstruktion ihres ersten Selbstvorwurfs, und zwar nach zahlreichen vor dem Rezipienten vollzogenen Auslegungsoperationen, über ihre angebliche jahrelange Liebe zu Herrn K. aufgeklärt, welche sie ganz offenkundig negiert: »Als ich die Folgerung aussprach, fand ich keine Zustimmung bei ihr« (GW V: 196). Zwar gibt der Erzähler Aufschluss über die verweigerte Bestätigung seiner Mutmaßung, doch er sieht davon ab, sich näher über die genaueren Umstände der Widerrede seiner Kranken zu äußern, geschweige denn diese in ihren eigenen Worten wiederzugeben. Ganz anders verfährt er allerdings hinsichtlich der von Dora offensichtlich unmittelbar im Anschluss mitgeteilten Einschätzung des Sachverhalts durch »andere Personen; z.B. eine Cousine«, denn mit Blick auf diese Äußerung der Kranken kommt plötzlich die zuvor verweigerte direkte Rede zum Einsatz: »›Du bist ja ganz vernarrt in den Mann‹« (GW V: 196). Auf diese Weise entsteht zweifelsohne der Eindruck, als hätte zwar nicht Dora selbst, die in diesem Falle gewissermaßen nur als Sprachrohr fungiert, wohl aber ihr Umfeld die von ihr verleugnete Gefühlsregung bestätigt. Tatsächlich ist die Plausibilisierungsarbeit aber noch nicht beendet. So erfolgt im nächsten Satz nämlich ein Vorblick seitens des textinternen Ich: »Späterhin, als die Fülle des auftauchenden Materials ein Ableugnen erschwerte, gab sie zu, sie könne Herrn K. in B. [dem Ort, in dem sich beide Familien kennenlernten; Anm. S.H.] geliebt haben, aber seit der Szene am See sei das vorüber« (GW V: 196). Obgleich es dem Leser die zahlreichen seine Behauptung angeblich stützenden Anhaltspunkte vorenthält und die offensichtlich in die Enge gedrängte Dora, deren Worte hier wohl nicht ganz zufällig nur in indirekter Rede präsentiert werden, lediglich die Möglichkeit einer solchen passageren Empfindung einräumt, schreckt es mitnichten davor zurück, seine »Folgerung« als bewiesenes Faktum zu verkaufen: »Jedenfalls stand fest, daß der Vorwurf, sich gegen unabweisliche Pflichten taub gemacht und sich die Dinge so zurecht gelegt zu haben, wie es der eigenen verliebten Regung bequem war, der Vorwurf, den sie gegen den Vater erhob, auf ihre eigene

205

Person zurückfiel« (GW V: 196f.). Aufgrund des an den Tag gelegten auktorialen Habitus ist der Rezipient nach allem dazu geneigt, den erhobenen Wissensanspruch zu akzeptieren.

Die nächste dargebotene Deutung erfolgt innerhalb der von dem Erzähler gelieferten Konstruktion von Doras zweitem Selbstvorwurf, nämlich jenem, aus dem eigenen Kranksein Nutzen zu ziehen, wobei er diese mit den wirkungsmächtigen, da Einvernehmen suggerierenden Worten »Wir merkten bald« (GW V: 201) einleitet. Die anschließend in indirekter Rede präsentierte Ansprache an seine Patientin, in welcher er sie über das Motiv ihres aktuellen Leidens, d.h. den angeblichen Wunsch aufklärt, den Vater der Frau K. abspenstig zu machen, lässt geradezu an eine Moralpredigt denken: »Ich sei ganz überzeugt, sie werde sofort gesund sein, wenn ihr der Vater erkläre, er bringe ihrer Gesundheit Frau K. zum Opfer. Ich hoffe, er werde sich dazu nicht bewegen lassen, denn dann habe sie erfahren, welches Druckmittel sie in den Händen halte« (GW V: 202). Wie dieser Ausschnitt verdeutlichen dürfte, legt das textinterne Ich seiner Patientin gegenüber einen höchst autoritären Habitus an den Tag, weshalb mitnichten von einer Konversation auf Augenhöhe gesprochen werden kann. Auf diese Weise erscheint Dora im Lichte eines für den Erwachsenen leicht durchschaubaren törichten Kindes, dessen Stellungnahme aufgrund der Offenkundigkeit des Sachverhalts redundant ist. So erstaunt es wenig, wenn es in der Folge die »Einzelheiten« übergeht, »aus denen sich ergab, wie vollkommen richtig dies alles war« (GW V: 202). Anstatt also die Reaktion der Patientin in die Darstellung zu integrieren, wendet es sich im Rahmen einer Abschweifung in aller Ausführlichkeit der allgemeinen Bedeutung des Krankheitsmotivs innerhalb der psychoanalytischen Theorie zu, deren Abschlusssatz wie folgt lautet: »Dies Ziel war für Dora offenbar, den Vater zu erweichen und ihn der Frau K. abwendig zu machen« (GW V: 205). So wird der zuvor erhobene Wissensanspruch nicht empirisch, sondern rein theoretisch als unabwendbar legitimiert.

Weitere drei Deutungen werden an Dora im Rahmen der Aufklärung ihrer akuten Tussis nervosa herangetragen. Die erste, der zufolge sie mit der Anklage, »Frau K. liebe den Papa nur, weil er ein vermögender Mann sei«, ihr Wissen um die Impotenz des Vaters bekundet, stellt insofern eine Ausnahme dar, als die Patientin diese »aus ganz bewußter Kenntnis bestätigt« (GW V: 207). So eignet sich deren Darbietung hervorragend dazu, dem Rezipienten das epistemische Potenzial des psychoanalytischen Rüstzeugs vor Augen zu führen.

Als Dora dem sie herausfordernden Erzähler (»ich [hielt] ihr vor, in welchen Widerspruch sie verfalle« GW V: 207) darüber Mitteilung macht, über mehrere Möglichkeiten des Geschlechtsverkehrs unterrichtet zu sein, tastet er sich dann in einem nächsten Schritt an die eigentliche Aufklärung des Krankheitszeichens heran: »dann denke sie gerade an jene Körperteile, die sich bei ihr in gereiztem Zustand befänden (Hals, Mundhöhle)« (GW V: 207). Anders als im Falle der ersten, die auf den ersten Blick weniger ihre eigene »geheime Geschichte« tangiert, widerspricht Dora dieser zweiten Deutung: »Soweit wollte sie freilich nichts von ihren Gedanken wissen« (GW V: 207). Doch das textinterne Ich ist hinsichtlich seines postulierten Wissensanspruchs keineswegs verlegen, denn schließlich kann es unter Rekurrierung auf seine psychoanalytische Hysterietheorie eine wissenschaftliche Erklärung für diesen Einspruch liefern: »aber sie durfte es sich auch gar nicht völlig klargemacht haben, wenn das Symptom ermöglicht sein sollte« (GW V: 207).

Nachdem der Erzähler solcherart die Versicherung ausgesprochen hat, dass Doras Verhalten mit seinen Annahmen absolut konform geht, erfolgt in einem letzten Schritt die schlussendliche Erhellung des Symptoms, wonach sich hinter dem Akt des Hustens eine Fantasie sexuellen Inhalts, genauer die vorgestellte Situation des oralen Verkehrs zwischen dem Vater und Frau K., verbirgt. Mit Blick auf seine zuvor gegebene Erklärung erstaunt es dann auch wenig, wenn Dora ihm ebenso in diesem Falle eine direkte Bestätigung verweigert: »Daß die kürzeste Zeit nach dieser stillschweigend hingenommenen Aufklärung der Husten verschwunden war, stimmte natürlich recht gut; wir wollten aber nicht zu viel Wert auf diese Veränderung legen« (GW V: 207). Auch wenn das textinterne Ich dies in ostentativer Manier herunterspielt, möchte es das plötzliche Abklingen des Symptoms aber sehr wohl als indirekte Zustimmung verstanden wissen, wobei es durch die geschickte Formulierung »wir wollten« in dieser Sache ein prinzipielles Einvernehmen zwischen ihm und seiner Patientin andeutet. Tatsächlich setzt der Erzähler seine Plausibilisierungsarbeit aber noch in Form eines Exkurses fort, in dessen Rahmen er wesentliche, vorzugsweise innerhalb der explizit genannten *Drei Abhandlungen zur Sexualtheorie* aufgestellte psychoanalytische Theoreme näher erörtert (vgl. GW V: 207–211). Erst im Anschluss widmet er sich wieder seiner Patientin, indem er konstatiert:

> *Es ist also nicht wunderbar, wenn unsere bald 19jährige Hysterika, die von dem Vorkommen eines solchen Sexualverkehrs (des Saugens am Gliede) gehört hat, eine solche unbewußte Phantasie entwickelt und durch die Sensation von Reiz im Halse und durch Husten zum Ausdruck bringt (GW V: 211).*

So wird, ganz wie im Falle der dargebotenen zweiten Deutung, der im Rahmen der Aufklärung der Tussis nervosa bekundete Wissensanspruch weniger empirisch, sondern mehr theoretisch als einwandfrei legitimiert.

Mit den letzten beiden innerhalb des ersten Teils der Verlaufs- und Behandlungsgeschichte präsentierten Deutungen wird die Patientin im Zuge der Aufdeckung ihres »verstärkten, überwertigen« Gedankens an das väterliche Verhältnis konfrontiert. Tatsächlich äußert sich das textinterne Ich recht ausgiebig über Doras Reaktion auf seine Auslegung, der zufolge sie angeblich bereits in jungen Jahren in den Vater verliebt gewesen sein muss: »[S]ie [gab] zwar ihre gewöhnliche Antwort: ›Ich erinnere mich nicht daran,‹ berichtete aber sofort etwas Analoges von ihrer 7jährigen Cousine [...], in der sie häufig wie eine Spiegelung ihrer eigenen Kindheit zu sehen meinte« (GW V: 217). Zunächst einmal stellt der Erzähler die in direkter Rede wiedergegebene Erwiderung Doras als eine für sie übliche Eingangsfloskel dar, mit welcher sie Deutungen ihres Innenlebens anfänglich stets zu kommentieren pflegt, was impliziert, dass mit dieser Formel in aller Regel ihr letztes Wort noch nicht gesprochen ist. Ferner wird die kleine Cousine, von der merkwürdigerweise das erste Mal die Rede ist, als eine Person eingeführt, die sich die Patientin angeblich zum wiederholten Male explizit zum kindlichen Identifikationsobjekt auserkoren hat. So fährt das textinterne Ich fort:

> *Die Kleine war wieder einmal Zeugin einer erregten Auseinandersetzung zwischen den Eltern gewesen und hatte Dora, die darauf zu Besuch kam, ins Ohr geflüstert: »Du kannst dir nicht denken, wie ich diese Person (auf die Mutter deutend) hasse! Und wenn sie einmal stirbt, heirate ich den Papa.« (GW V: 217)*

Aufgrund der geschickten Erzählweise entsteht der Eindruck, als würde Dora mit den von ihr ja eigentlich nur nachgezeichneten Worten der kleinen Cousine, die mit Sicherheit nicht aus bloßem Zufall in direkter Rede dargeboten werden, die Auslegung des textinternen Ich bestätigen. Und in der Tat liefert es unverzüglich die entsprechende, dergestalt höchst plausibel klingende Erklärung nach: »Ich bin gewohnt, in solchen Einfällen, die etwas zum Inhalte meiner Behauptung Stimmendes vorbringen, eine Bestätigung aus dem Unbewußten zu sehen. Ein anderes ›Ja‹ läßt sich aus dem Unbewußten nicht vernehmen; ein unbewußtes ›Nein‹ gibt es überhaupt nicht« (GW V: 217f.). Wenn der Erzähler vorgibt, mit jenem Teil von Doras Seele kommunizieren zu können, zu dem der Patientin selbst der Zugang versperrt ist, dann schreibt er sich ohne Frage Wahrnehmungsfähigkeiten zu, welche diejenigen eines empirischen Menschen überschreiten. Da der Rezipient jedoch anhand eines geschickt ausgewählten Beispiels in die neue Technik der privilegierten Sehweise eingeweiht wird, ist er gleichwohl dazu geneigt, über den auktorialen Gestus hinwegzusehen und den anschließend von Neuem erhobenen Wissensanspruch (»[d]iese Verliebtheit in den Vater hatte sich Jahre hindurch nicht geäußert« GW V: 218) zu akzeptieren.

Im Zuge der wenig später dargebotenen zweiten Deutung (»sie [war] dazugekommen, sich einzureden, sie sei mit der Person des Herrn. K. fertig [...] und doch mußte sie zum Schutze gegen die beständig zum Bewußtsein andrängende Verliebtheit die infantile Neigung zum Vater anrufen und übertreiben«

GW V: 218f.) wächst das textinterne Ich dann noch entschiedener über sich hinaus. So erstattet es zunächst ganz unbekümmert von Doras unmissverständlichem Einspruch Bericht: »Es widersprach keineswegs meiner Erwartung, daß ich mit dieser Darlegung bei Dora den entschiedensten Widerspruch hervorrief« (GW V: 219). Auch in diesem Falle gibt das textinterne Ich die Reaktion seiner Kranken, die es wohlweislich nicht in ihrem genauen Wortlaut wiedergibt, als eine mit der psychoanalytischen Hysterietheorie völlig konform gehende aus, um anschließend die wissenschaftliche Erklärung dafür zu liefern, weshalb sein Wissen um ihr Innenleben das ihrige unweigerlich übertreffen muss:

> Das »Nein«, das man von dem Patienten hört, nachdem man seiner bewußten Wahrnehmung zuerst den verdrängten Gedanken vorgelegt hat, konstatiert bloß die Verdrängung und deren Entschiedenheit, mißt gleichsam die Stärke derselben. Wenn man dieses Nein nicht als den Ausdruck eines unparteiischen Urteils, dessen der Kranke ja nicht fähig ist, auffaßt, sondern darüber hinweggeht und die Arbeit fortsetzt, so stellen sich bald die ersten Beweise ein, daß Nein in solchem Falle das gewünschte Ja bedeutet (GW V: 219).

Mit anderen Worten wird der Rezipient über den keineswegs augenfälligen, aber empirisch angeblich überprüfbaren Sachverhalt aufgeklärt, dass ein »entschiedenste[r] Widerspruch« seitens eines Patienten geradezu der beste Beleg für die Richtigkeit einer ihm vorgetragenen Deutung ist. So weist sich der Erzähler im Gegensatz zu der aufgrund ihres Verdrängungsbedürfnisses zwangsläufig parteiisch urteilenden Kranken die Rolle des objektiven Beobachters zu, der wegen seiner vorgeblichen Unvoreingenommenheit zu einem wahrhaftigen Urteil befähigt ist. In der Folge werden dann noch zwei solcher »ersten Beweise« angeführt, nämlich Doras lediglich von einer sie begleitenden Cousine wahrgenommenes Erbleichen bei einem zufälligen Zusammentreffen mit Herrn K. und ihre zu Beginn einer bestimmten Sitzung demonstrierte, angeblich auf das fehlende Geschenk des Herrn K. zu ihrem Geburtstag zurückführbare »böseste[n] Laune« (GW V: 219). Dabei dient die Darstellung dieser Exempel allen voran als eine Art Exposition für einen Kommentar, dem erzählstrukturell gesehen eine bedeutende Funktion zukommt: »Indes hielt sie noch längere Zeit an ihrem Widerspruche gegen meine Behauptung fest, bis gegen Ende der Analyse der entscheidende Beweis für deren Richtigkeit geliefert wurde« (GW V: 220). Nicht nur erhält das textinterne Ich seinen Wissensanspruch aufrecht, sondern es weckt darüber hinaus eine Erwartungshaltung in dem Rezipienten, der im Vertrauen auf einen späterhin nachgereichten »entscheidenden Beweis« dazu geneigt ist, diesen anzuerkennen.

Innerhalb des Kapitels »Der erste Traum«, welches bekanntlich den zweiten Teil der Verlaufs- und Behandlungsgeschichte markiert, berichtet der Erzähler von insgesamt neun Deutungen, die er explizit an seine Patientin heranträgt, wobei die ersten acht im Rahmen der Traumaufklärung dargeboten werden, was angesichts seiner im »Vorwort« mitgeteilten Ankündigung wenig erstaunlich ist. Was die Deutungen eins bis drei betrifft, so handelt es sich um Unterbrechungen der in direkter Rede wiedergegebenen Einfälle Doras seitens des textinternen Ich, auf die die Kranke nicht eingeht. Als schließlich das Schmuckkästchen, welches die Mutter in ihrem Traum aus dem brennenden Haus der Familie retten möchte, ins Zentrum der Betrachtung rückt und sie sich an einen Streit der Eltern erinnert, bei dem die Mutter ein Schmuckgeschenk des Vaters ablehnt, schaltet sich der Erzähler mit der folgenden ›kleinen‹ Deutung ein: »Da werden Sie sich gedacht haben, Sie nähmen es gerne?« (GW V: 230). Sicherlich ist diese vergleichsweise wenig spektakulär, doch es ist aufschlussreich, wie er mit der Reaktion seiner Patientin umgeht, die er in direkter Rede wiedergibt: »›Ich weiß nicht, weiß überhaupt nicht, wie die Mama in den Traum kommt; Sie war doch damals nicht mit in L.‹« (GW V: 231). So findet sich nach den ersten drei Worten eine Fußnote, in welcher dem Rezipienten hinter dem Rücken der Patientin eine bemerkenswerte Erklärung geliefert wird: »Ihre damals gewöhnliche Redensart, etwas Verdrängtes anzuerkennen« (GW V: 231, Fn. 1). Hier tritt das textinterne Ich gar als eine Art Simultandolmetscher der Dora'schen Rede in Erscheinung. Da es sich in diesem Falle im Modus der absoluten Gewissheit äußert, schwingt es sich zu einem wahrhaftigen auktorialen Subjekt auf, das es nicht nötig hat, zur Verifizierung seiner Behauptung empirische Belege vorzulegen.

Eine allwissende Haltung nimmt der Erzähler dann auch mit Blick auf die nächste, fünfte Deutung ein. Nachdem er seine Kranke darüber aufklärt hat, »daß ›Schmuckkästchen‹ eine beliebte Bezeichnung [...] für das weibliche Genitale« (GW V: 231) ist, gibt er Doras Entgegnung erneut in ihren eigenen Worten wieder: »Ich wußte, daß Sie das sagen würden« (GW V: 231). Tatsächlich verwundert es wenig, wenn auch dieser Äußerung ein prägnanter Kommentar in Form einer Fußnote angehängt ist: »Eine sehr häufige Art, eine aus dem Verdrängten auftauchende Kenntnis von sich zu wegzuschieben« (GW V: 231, Fn. 4). Schon wieder setzt sich der Erzähler als Übersetzer[395] der Rede seiner Patientin in Szene und gibt dadurch erneut vor, deren keineswegs augenfällige wahre Bedeutung zu kennen, wobei er sie ihr dieses Mal, freilich in einer sehr trockenen Art, darreicht: »Das heißt, Sie wußten es« (GW V: 231). Damit wird der erhobene Wissensanspruch kurzerhand als unanfechtbar deklariert und kann sogleich in vollem Maße für den direkt im Anschluss dargebotenen Deutungsmarathon verwertet werden.

---

395 Im »Nachwort« bedient sich der Erzähler schließlich selber des bildhaften Ausdrucks »Übersetzungskünste« (GW V: 280).

Im Gegensatz zu ihren fünf Vorgängerinnen werden im Rahmen der wesentlich umfangreicheren sechsten Deutung zahlreiche Auslegungsoperationen durchgeführt. An deren Ende gelangt das textinterne Ich schließlich zu demselben Urteil, welches es seiner Patientin bereits innerhalb des ersten Teils der Verlaufs- und Behandlungsgeschichte hinsichtlich ihres »verstärkten, überwertigen« Gedankens an das väterliche Verhältnis vorgetragen hatte, nämlich dass sie ihre kindliche Zuneigung zum Vater aufleben lässt, um die »intensiv[e]« Liebe zu Herrn K., genauer die »Versuchung, ihm nachzugeben« (GW V: 232), abzuwehren. Darüber hinaus meldet sich der Erzähler aber noch im Rahmen einer bemerkenswerten Fußnote zu Wort, in welcher er einen zweiten Teil der Deutung nachliefert: »Übrigens muß ich aus dem Wiederauftauchen des Traumes in den letzten Tagen schließen, daß Sie dieselbe Situation für wiedergekommen erachten, und daß Sie beschlossen haben, aus der Kur [...] wegzubleiben. – Die Folge zeigte, wie richtig ich geraten hatte« (GW V: 232, Fn. 2). Mit Blick auf diesen kurzen nachgeschobenen Kommentar darf von einem wirkungsmächtigen erzählerischen Kunstgriff die Rede sein. So wird die Aufmerksamkeit des Rezipienten weniger auf die unmittelbar im Anschluss in aller Kürze dargebotene Reaktion Doras (»[d]ieses Stück der Deutung wollte sie natürlich nicht mitmachen« GW V: 232), sondern mehr auf den restlichen Streckenabschnitt der Abhandlung gelenkt. Mit anderen Worten schürt das textinterne Ich die Erwartung des Rezipienten dahingehend, dass sich sein vor der ganz und gar nicht überzeugten Kranken erhobener Wissensanspruch, und dieser bezieht sich unweigerlich auf beide Teile der Deutung, so diese offensichtlich eng miteinander verwoben sind, späterhin als vollkommen gerechtfertigt erweisen wird.

In der Tat wird das Augenmerk des Rezipienten sogleich in eine andere Richtung dirigiert, denn das textinterne Ich erklärt die Traumaufklärung im Folgenden nachdrücklich für unabgeschlossen, da ein »ordentlicher Traum [...] gleichsam auf zwei Beinen [steht], von denen das eine den wesentlichen aktuellen Anlaß, das andere eine folgenschwere Begebenheit der Kinderjahre berührt« (GW V: 233). So kann es wenig später eine geradezu lehrbuchhafte Kostprobe seiner »Deutungskunst« (GW V: 219) liefern. Nach einer stattlichen Anzahl von Auslegungsoperationen konfrontiert es seine Kranke mit der wesentlichen Konklusion: »Ich muß also schließen, daß Sie an Bettnässen länger, als es sich sonst bei Kindern erhält, gelitten haben. Dasselbe muß bei Ihrem Bruder der Fall gewesen sein« (GW V: 234). Die mit seiner Behauptung perfekt konvergierende Antwort lässt es seine Patientin selbstverständlich in ihren eigenen Worten sprechen:

> »Von mir weiß ich nichts, [...] aber der Bruder hat bis zum sechsten oder siebenten Jahr das Bett naß gemacht, es ist ihm auch manchmal am Tage passiert. [...] Ja, ich habe es auch gehabt, aber erst im siebenten oder achten Jahre eine Zeitlang. Es muß arg gewesen

sein, denn ich weiß jetzt, daß der Doktor um Rat gefragt wurde. Es war bis kurz vor dem nervösen Asthma.« (GW V: 235)

Wenn Dora mit ihrer Antwort eine umfassende Bestätigung seiner Deutung liefert, kann der Erzähler auf besonders eindrückliche Art demonstrieren, dass er seinen Wissensanspruch absolut zu Recht erhoben hat. So ist die in diesem Falle verhältnismäßig breite Präsentation des Ausforschungs- und Behandlungsgeschehens insofern von entscheidender Bedeutung, als dem Rezipienten auf diese Weise noch einmal das epistemische Potenzial des psychoanalytischen Rüstzeugs vor Augen geführt wird.

Was die letzte der innerhalb der Traumaufklärung dargebotenen Deutungen anbelangt, in welcher das nachgereichte Traumdetail der Rauchsensation im Zentrum der Betrachtung steht, beginnt das Bild der kooperationsbereiten Therapie- und Ausforschungspartnerin erstmalig zu bröckeln. Die Einschätzung des Erzählers, der zufolge der »Rauch [...] auch darauf hin[wies], daß der Traum eine besondere Beziehung zu meiner Person habe« (GW V: 235), wird von Dora zurückgewiesen: »Sie wandte gegen die ausschließlich persönliche Deutung ein, daß Herr K. und der Papa leidenschaftliche Raucher seien, wie übrigens auch ich« (GW V: 235). Tatsächlich lässt er im gleichen Moment, in dem er von Doras Widerrede berichtet, eine wesentliche Information hinsichtlich der eigenen Person einfließen, mit der er sich in die Reihe jener beiden männlichen Individuen stellt, die das Seelenleben seiner Patientin angeblich von Grund auf beherrschen. Wenig später wird dieser schließlich die Rolle der trotzköpfigen Kranken zugewiesen: »Da sie weitere Auskünfte verweigerte, blieb es mir überlassen, wie ich mir diesen Gedanken in den Nachtrag der Traumgedanken eintragen wolle« (GW V: 235). Entsprechend derjenigen Doras übernimmt das textinterne Ich im Gegenzug die Partie des zu Unrecht im Stich gelassenen Forscherarztes, der aufgrund der mangelnden Kooperationsbereitschaft seiner Patientin dazu gezwungen ist, die Traumaufklärung alleine fortzusetzen. So vollzieht er unter Ausschluss Doras eine Reihe von Auslegungsoperationen, um abschließend zu konstatieren:

Nehme ich endlich die Anzeichen zusammen, die eine Übertragung auf mich, weil ich auch Raucher bin, wahrscheinlich machen, so komme ich zur Ansicht, daß ihr eines Tages wahrscheinlich während der Sitzung eingefallen, sich einen Kuß von mir zu wünschen. Dies war für sie der Anlaß, sich den Warnungstraum zu wiederholen und den Vorsatz zu fassen, aus der Kur zu gehen. So stimmt es sehr gut zusammen, aber vermöge der Eigentümlichkeiten der »Übertragung« entzieht es sich dem Beweise (GW V: 236).

Das Urteil des Rezipienten ist mit Blick auf diese Deutung durch vielerlei Aspekte beeinflusst: Erstens ist er aufgrund der zuvor geschürten Erwartungshaltung in dem Glauben, dass das für die Verifikation erforderliche Material späterhin nachgereicht wird. Zweitens steht er immer noch unter dem Eindruck der vorab dargebotenen, von Dora in voller Gänze bestätigten Deutung. Drittens besteht die angesichts ihrer bisher präsentierten Reaktionen zwar unwahrscheinliche, aber dennoch nicht auszuschließende Möglichkeit, dass die Kranke die Deutung bei einer gemeinsam weitergeführten Traumaufklärung doch noch bestätigt hätte und viertens setzt der Erzähler insofern ein wirkungsmächtiges Signal, als er zu guter Letzt in demonstrativer Weise von seiner auktorialen Haltung abrückt, also ausnahmsweise seinen erhobenen Wissensanspruch einschränkt. So besteht für den Rezipienten im gegenwärtigen Moment eigentlich keinerlei Grund dazu, dem textinternen Ich seine angeblichen epistemischen Fähigkeiten abzusprechen.

Anders als die acht vorherigen wird die letzte der insgesamt neun innerhalb des zweiten Teils der Verlaufs- und Behandlungsgeschichte explizit an Dora herangetragenen Deutungen nicht im Rahmen der Traumaufklärung dargeboten, sondern im Zuge der Präsentation derjenigen Sitzungen, welche sich kurz vor der Traummitteilung ereigneten. Bevor das textinterne Ich näher auf die Geschehnisse der Sitzungen zu sprechen kommt, gibt es Aufschluss über die angeblich enorme Bedeutung der Masturbation in der »Ätiologie des Bettnässens« und auch weiß es zu berichten, dass »wir uns zur Zeit, als der Traum erzählt wurde, auf einer Linie der Forschung [befanden], welche direkt auf ein solches Eingeständnis der Kindermasturbation zulief« (GW V: 237). So führt der einen auktorialen Habitus an den Tag legende Erzähler nicht nur eine empirisch ungesicherte allgemeine Annahme ins Feld, sondern er spielt bereits vorab mit der Erwartungshaltung des Rezipienten. Bekanntlich beantwortet Dora die von ihr selbst aufgeworfene Frage nach der Ursache ihres Krankseins, indem sie den Vater zum Schuldigen erklärt, und auch macht sie wenig später Mitteilung über ihren anhaltenden Genitalkatarrh. Das die Anklage als Selbstvorwurf wertende textinterne Ich klärt sie nun dahingehend auf, »daß der Fluor der jungen Mädchen in meinen Augen vorzugsweise auf Masturbation deute. […] Sie sei also auf dem Wege, ihre Frage […] durch das Eingeständnis der Masturbation, wahrscheinlich in den Kinderjahren, zu beantworten« (GW V: 238). Die Darstellung der Dora'schen Reaktion, welche seine Deutung plausibilisieren soll, wird nicht ohne Grund in aller Breite geschildert. Auch wenn es die genaue Antwort seiner Patientin schuldig bleibt, erstattet es ganz unverhohlen Bericht über deren Widerspruch: »Sie leugnete entschiedenst, sich an etwas Derartiges erinnern zu können« (GW V: 238). Gleichwohl braucht sich der Erzähler bezüglich seines erhobenen Wissensanspruchs aber keineswegs zu bekümmern, denn er kann – und dies wundert angesichts seiner demonstrierten Selbstsicherheit gar nicht – mit einem geradezu bestechenden Trumpf aus einer späteren Sitzung aufwarten: »Sie hatte an diesem Tage […] ein Portemonnaietäschchen […] umgehängt und spielte damit, während sie im Liegen sprach, indem sie es öffnete, einen Finger hineinsteckte, es wieder schloß« (GW V: 238f.). Mit dieser höchst bildhaften Beschreibung der Gestik der Kranken wird auf das Eindringlichste an das zuvor ganz gezielt in eine bestimmte Richtung gelenkte Assoziationsvermögen des Rezipienten appelliert, wobei in diesem Fall eine ›Bildunfähigkeit‹ des Lesers nahezu auszuschließen ist. In der Folge liefert der Erzähler noch eine solcherart recht plausibel klingende theoretische Erklärung für Doras Verhalten, indem er auf ein Konzept rekurriert, welches er – und darüber informiert eine Fußnote – im Rahmen seiner im Jahre 1901 in Artikel- und 1904 in Buchform erschienen Abhandlung *Zur Psychopathologie des Alltagslebens* unter dem plastischen Begriff »Symptomhandlung« (GW V: 239) eingeführt hatte. Erst im Anschluss an eine ausführliche Definition erfolgt schließlich die – für den Rezipienten mitnichten unerwartete – Erläuterung des Fingerspiels seiner Patientin:

> *Das zweiblättrige Täschchen Doras ist nichts anderes als eine Darstellung des Genitales, und ihr Spielen damit, ihr Öffnen und Fingerhineinstecken eine recht ungenierte, aber unverkennbare pantomimische Mitteilung dessen, was sie damit tun möchte, die der Masturbation (GW V: 239f.).*

Damit ist genau jene Assoziation ausformuliert, die das textinterne Ich kurz zuvor durch seine geschickte Beschreibung von Doras Gestik im Leser erweckt hatte. Weil ihm gleichsam die Möglichkeit eingeräumt wurde, an der neuen Sehweise zu partizipieren, kann sich der Rezipient dann auch nur sehr schwer an den wenig später mit dem Gestus völliger epistemischer Omnipotenz ausgesprochenen Worten des Erzählers stoßen:

> *Es gibt viel solcher Symbolik im Leben, an der wir gewöhnlich achtlos vorübergehen. Als ich mir die Aufgabe stellte, das, was die Menschen verstecken, nicht durch den Zwang der Hypnose, sondern aus dem, was sie sagen und zeigen, ans Licht zu bringen, hielt ich die Aufgabe für schwerer, als sie wirklich ist. Wer Augen hat zu sehen und Ohren zu hören, überzeugt sich, daß die Sterblichen kein Geheimnis verbergen können. Wessen Lippen schweigen, der schwätzt mit den Fingerspitzen; aus allen Poren dringt ihm der Verrat. Und darum ist die Aufgabe, das verborgenste Seelische bewußt zu machen, sehr wohl lösbar (GW V: 240).*

Zwar bläst sich der Erzähler in vorstehendem Kommentar in aller Deutlichkeit zu einem allwissenden Subjekt auf, für welches sich das unsichtbare Innenleben eines fremden Menschen aufgrund seiner exorbitanten Wahrnehmungsfähigkeiten geradezu als gläsern erweist. Doch er spricht dieses epistemische Potenzial prinzipiell jedem zu, der bereit ist, sich in sein psychoanalytisches Rüstzeug einweisen zu lassen. Tatsächlich ist die Plausibilisierungsarbeit nach diesem bemerkenswerten Intermezzo aber noch nicht abgeschlossen, denn das textinterne

Ich zieht einen weiteren Trumpf, nämlich eine zweite Symptomhandlung hervor, bevor es in einem finalen Akt die Karten auf den Tisch legt:

> *Anklagen gegen den Vater, daß er sie krank gemacht, mit der Selbstanklage dahinter – Fluor albus – Spielen mit dem Täschchen – Bettnässen nach dem sechsten Jahre – Geheimnis, das sie sich [...] nicht entreißen lassen will: ich halte den Indizienbeweis für die kindliche Masturbation für lückenlos hergestellt (GW V: 241).*

Obgleich Dora der Onanie-Deutung bekanntermaßen »entschiedenst« widersprochen hat, dürfte es dem Rezipienten angesichts einer solchen vorgeschützten Evidenz schwerfallen, den angeblich einwandfreien Wissensanspruch nicht zu akzeptieren.

Im Rahmen des Kapitels »Der zweite Traum«, welches den dritten und letzten Teil der Verlaufs- und Behandlungsgeschichte anzeigt, macht das textinterne Ich über drei explizit an seine Patientin herangetragene Deutungen Mitteilung, wobei nur die ersten beiden innerhalb der Traumaufklärung präsentiert werden. Kurz nachdem Dora in dem Brief ihres Traumes die unheilvolle Einladung Frau K.s nach L. erkannt hat und sie die bekannte Version der Liebesantragsszene um eine von ihr ausgeführte Ohrfeige sowie Herr K.s Worte »›Sie wissen, ich habe nichts an meiner Frau.‹« (GW V: 261) erweitert hat, kann der Erzähler sie dahingehend aufklären, dass sich hinter »der ersten Situation des Traumes [...] eine Deflorationsphantasie [verbarg], wie ein Mann sich bemüht, ins weibliche Genitale einzudringen« (GW V: 262). Was die Reaktion seiner Kranken auf diese erste Deutung betrifft, so zieht sich das textinterne Ich vergleichsweise einfach aus der Affäre: »Der Eindruck muß zwingend gewesen sein, denn es kam sofort ein vergessenes Stückchen des Traumes nach« (GW V: 262). Ungeachtet der Tatsache, dass sich Dora jeglicher Stellungnahme enthalten, seine Auslegung also schlicht übergangen hat, wird ihr Nachtrag zumindest als eine indirekte Bestätigung verkauft und kann von daher problemlos als Grundlage für die nächste ihr zuzutragende Deutung verwendet werden.

Bekanntlich gerät in der Folge ihre neun Monate nach der Liebesantragsszene erlittene »angebliche Blinddarmentzündung« (GW V: 263) ins Zentrum der Betrachtung, wobei Dora sich aufgrund eines weiteren nachgetragenen Traumdetails daran erinnert, nach dieser Krankheit jenen zum Teil auch heute noch lädierten Fuß nachgezogen zu haben, den sie kurz vor Ausbruch ihres nervösen Asthmas »übertreten« hatte. Daraufhin konfrontiert der Erzähler seine Kranke mit der folgenden bemerkenswerten Aufklärung ihres Traums:

> *Wenn Sie neun Monate nach der Szene am See eine Entbindung durchmachen und dann mit den Folgen des Fehltrittes bis zum heutigen Tage herumgehen, so beweist dies, daß Sie im Unbewußten den Ausgang der Szene bedauert haben. Sie haben ihn also in ihrem*

> *unbewußten Denken korrigiert. [...] Sie sehen, daß Ihre Liebe zu Herrn K. mit jener Szene nicht beendet war, daß sie sich, wie ich behauptet habe, bis auf den heutigen Tag – allerdings Ihnen unbewußt – fortsetzt (GW V: 266f.).*

Diese Worte muten insofern schon fast bizarr an, als sie in einer Stringenz an die Kranke herangetragen werden, die ihre eigene Stellungnahme im Grunde vollkommen redundant erscheinen lässt. Die zuvor behauptete »Deflorationsphantasie« kulminiert in einer vermeintlichen ›Entbindungsfantasie‹, wobei das textinterne Ich seine beiden – zweifelsohne höchst fragwürdigen – Konstruktionen wie empirisch-reale Tatsachen behandelt, die aufgrund ihrer vorgeschützten Unwiderlegbarkeit regelrecht Beweisfunktion für Doras anhaltende »unbewußt[e]« Liebe zu Herrn K. übernehmen können. Angesichts eines solchen Gestus auktorialer Autorität ist es dann auch nicht verwunderlich, wenn sich die Patientin in Schweigen übt: »Sie widersprach dem auch nicht mehr« (GW V: 267). Freilich liegt der Akzent dieses sehr knappen Kommentars auf der Wendung »nicht mehr«. Mit anderen Worten wird Doras in diesem Falle erstmalig unterlassener Widerspruch als ein großer Schritt in Richtung auf die zunehmende Anerkennung ihres angeblichen Gemütszustands offeriert. Gleichwohl belässt es der Erzähler aber nicht bei dieser Auskunft, denn er berichtet von einem kurzen Nachspiel zwischen ihm und seiner Kranken, welches sich nach der Traumaufklärung ereignet: »Als ich nach Schluß der zweiten Sitzung meiner Befriedigung über das Erreichte Ausdruck gab, antwortete sie geringschätzig: Was ist denn da viel herausgekommen? und bereitete mich so auf das Herannahen weiterer Enthüllungen vor« (GW V: 267). Hinsichtlich dieser Darbietung handelt es sich gewissermaßen um eine Fortsetzung jenes ›Stücks‹, welches das textinterne Ich bereits innerhalb des zweiten Teils der Verlaufs- und Behandlungsgeschichte im Anschluss an die Aufklärung des ersten Traums inszeniert hatte: Während es selbst von Neuem die Partie des ›guten Forscherarztes‹ übernimmt, der mit der bewerkstelligten Arbeit, die ja hauptsächlich auf sein Konto geht, sichtlich zufrieden ist, glänzt Dora abermals in der Rolle der ›trotzigen Kranken‹, welche die angeblich so fruchtbare Leistung kurzerhand als ineffizient abqualifiziert, wobei sie in diesem Falle ihren undankbaren Part selbst sprechen darf. Zugleich wird auf diese Weise auch noch einmal mit der Erwartungshaltung des Rezipienten gespielt, der aufgrund der Ankündigung »weiterer Enthüllungen« dazu geneigt ist, die erhobenen Wissensansprüche des textinternen Ich zumindest vorläufig zu akzeptieren.

Die allerletzte an Dora herangetragene Deutung wird innerhalb der Präsentation der Abschlusssitzung dargeboten und markiert schon allein hinsichtlich ihres Umfangs einen Kulminationspunkt. Bekanntlich konfrontiert Dora den Erzähler zu Anfang mit ihrem Entschluss, die Kur nach dieser Stunde zu verlassen, wobei ihre Ansage wohlweislich in direkter Rede dargestellt wird: »»Wissen Sie,

Herr Doktor, daß ich heute das letzte Mal hier bin? [...] Ja, ich habe mir vorgenommen, bis Neujahr halte ich es noch aus; länger will ich auf die Heilung aber nicht warten.‹« (GW V: 268) Diese Äußerung der Patientin ist selbstverständlich nicht ohne Grund en détail wiedergegeben, denn schließlich hat sie durch dieselbe geringstenfalls einen Teil der Aufklärung des ersten Traums bestätigt, wodurch vorab ein ganz wichtiges Signal in Hinsicht auf die epistemische Potenz des textinternen Ich gesetzt wird. In der Folge liefert Dora auf das Stichwort »14tägige Kündigung« – der Erzähler besteht darauf, »[h]eute [...] noch [zu] arbeiten« – den Bericht über das ihr kurz vor der Liebesantragsszene zugetragene Kündigungsvorhaben der K.'schen Gouvernante, innerhalb dessen die Worte »er [Herr K.; Anm. S.H.] habe nichts von seiner Frau« fallen, die er mit der Bemerkung »Das sind ja dieselben [...], die er in der Werbung um Sie gebraucht« (GW V: 268) kommentiert. Tatsächlich setzt der Erzähler aber nicht unmittelbar im Anschluss an Doras Mitteilung zu seinem in direkter Rede wiedergegebenen und einige Male von der Kranken unterbrochenen Deutungsfinale an, denn er erachtet es offenbar für angebracht, diesem eine kurze, aber wirkungsmächtige Erläuterung voranzustellen: »Da war also – wie übrigens ganz regelrecht – inmitten der Analyse ein Stück tatsächlichen Materials zum Vorscheine gekommen, das früher aufgeworfene Probleme lösen half. Ich konnte Dora jetzt sagen: [...]« (GW V: 269). Die vorstehende knappe Zwischenbemerkung fungiert gewissermaßen als Exposition, deren erzählstrukturelle Funktion darin besteht, die Erwartungshaltung des Lesers auf das Eindringlichste zu schüren. So baut dieser nicht nur auf eine weitrechende Aufklärung bezüglich Doras Seelengeschichte, sondern er sieht im Umkehrschluss mit höchster Spannung der Reaktion der Patientin entgegen, die für eine Beglaubigung zahlreicher erhobener und bis dahin sozusagen unerledigt gebliebener Wissensansprüche naturgemäß von enormer Bedeutung ist.

Im Zuge seines nachfolgend präsentierten Deutungsmarathons stellt das textinterne Ich als Motiv für Doras ›schlagfeste‹ Zurückweisung der K.'schen Avancen »eifersüchtige Rache« (GW V: 269) heraus und beruft sich dabei auf die in ihrem wie im Falle der Gouvernante identischen Begründungsworte des ›Schürzenjägers‹. Darüber hinaus wertet es ihre verspätete Mitteilung des Vorfalls an die Eltern genau wie mit Blick auf seine Person die Bekanntmachung des Kurabbruchs als Einhaltung einer Kündigungsfrist, um nach weiteren Auslegungsoperationen zu folgendem Urteil zu gelangen: »Ich weiß nun, woran Sie nicht erinnert werden wollen, daß Sie sich eingebildet, die Werbung sei ernsthaft und Herr K. werde nicht ablassen, bis Sie ihn geheiratet« (GW V: 272). Im Hinblick auf die Deutung selbst darf weitestgehend von einer Erfüllung der Erwartungshaltung des Rezipienten gesprochen werden, denn schließlich weiß der Erzähler das neue Material auf sehr geschickte Weise in seine bisherige

217

Gesamtkonstruktion zu einflechten und damit die eine oder andere ›Lücke‹ zu stopfen. Was allerdings die Reaktion der Patientin anbelangt, so lässt sich dies wohl kaum behaupten: »Sie hatte zugehört, ohne wie sonst zu widersprechen. Sie schien ergriffen, nahm auf die liebenswürdigste Weise mit warmen Wünschen zum Jahreswechsel Abschied und – kam nicht wieder« (GW V: 272). Folglich gehört dieses Finale zu der großen Gruppe derjenigen explizit an Dora herangetragenen Deutungen, denen die Patientin entweder widersprochen oder die sie schlicht unkommentiert gelassen hat – lediglich zwei von insgesamt 17 wurden direkt von ihr bestätigt. Just an diesem Punkt greift nun die vielfach vorbereitete, höchst ausgefeilte Plausibilisierungsstrategie des Erzählers, der trotz seiner misslichen Lage mitnichten dazu bereit ist, seine Wissensansprüche zu revidieren resp. seinen fast durchweg demonstrierten Gestus der Auktorialität aufzugeben.

Der erste Schritt der nun anstehenden Plausibilisierungsarbeit erfolgt noch im Ausgang des Kapitels und besteht darin, das im Anschluss an beide Traumaufklärungen inszenierte Stück in Abwesenheit Doras um einen weiteren Akt zu bereichern:

> *Es war ein unzweifelhafter Racheakt, daß sie in so unvermuteter Weise, als meine Erwartungen auf glückliche Beendigung der Kur den höchsten Stand einnahmen, abbrach und diese Hoffnungen vernichtete. [...] Wer wie ich die bösesten Dämonen, die unvollkommen gebändigt in einer menschlichen Brust wohnen, aufweckt, um sie zu bekämpfen, muß darauf gefaßt sein, daß er in diesem Ringen selbst nicht ungeschädigt bleibe (GW V: 272).*

Zweifelsohne entsteht hier das Bild eines regelrechten Kampfes zwischen dem ›guten Forscherarzt‹ auf der einen und der ›bösen Kranken‹ auf der anderen Seite. Teilt der Erzähler doch schließlich nichts anderes mit, als dass Dora ihm durch den – eigentlich ja vorausgesehenen und damit gar nicht so unvermuteten – Behandlungsabbruch ganz gezielt einen Strich durch die perfekt kalkulierte Rechnung gemacht hat. Mit anderen Worten: Wäre Dora den in ihr hausenden »bösesten Dämonen« nicht verfallen, so hätte sie unter Verzicht eines solchen »Racheakt[s]« im Rahmen einer Fortsetzung der Kur in kürzester Zeit seine angeblich einwandfreie Gesamtkonstruktion bestätigt und damit zugleich seine erhobenen Wissensansprüche als vollkommen rechtmäßig beglaubigt.

Bevor der Erzähler das Kapitel und damit den dritten Teil der Verlaufs- und Behandlungsgeschichte endgültig ausklingen lässt, muss er im Zuge seiner Plausibilisierungsstrategie aber noch eine wesentliche Aufgabe verrichten, die er mit den folgenden Ausführungen ins Werk setzt:

> *Ob ich das Mädchen bei der Behandlung erhalten hätte, wenn ich mich selbst in eine Rolle gefunden, den Wert ihres Verbleibens für mich übertrieben und ihr ein warmes Interesse bezeigt hätte, das bei aller Milderung durch meine Stellung als Arzt doch wie ein*

Ersatz für die von ihr ersehnte Zärtlichkeit ausgefallen wäre? Ich weiß es nicht. [...] Ich weiß auch nicht, ob Herr K. mehr erreicht hätte, wäre ihm verraten worden, daß jener Schlag ins Gesicht keineswegs ein endgültige »Nein« Doras bedeutete, sondern der zuletzt geweckten Eifersucht entsprach, während noch die stärksten Regungen ihres Seelenlebens für ihn Partei nahmen (GW V: 273).

Vordergründig scheint es dem textinternen Ich darum zu gehen, seine epistemischen Grenzen anzuerkennen, wobei es im selben Atemzug seine zuvor erhobenen Wissensansprüche wie verifizierte Fakten behandelt. Tatsächlich erfüllen diese beiden rein hypothetischen Fragen jedoch den Zweck, noch einmal die vorgebliche Parallele zwischen Doras Empfindungen gegenüber seiner Person und jenen Gefühlen herauszustellen, die sie für den Hauptprotagonisten ihrer »geheimen Geschichte« hegt.

Die maßgebliche Plausibilisierungsarbeit wird schließlich im »Nachwort« geleistet. Bevor der Erzähler auf den dargebotenen Krankheitsfall zu sprechen kommt, belebt er in einem zweiten Schritt noch einmal demonstrativ das Bild des wissenschaftlichen Nonkonformisten, der nicht davor zurückschreckt, seine ganz eigenen szientischen Wege zu gehen:

Ich kann nur versichern, daß ich, ohne einem bestimmten psychologischen System verpflichtet zu sein, an das Studium der Phänomene gegangen bin, welche die Beobachtung der Psychoneurotiker enthüllt, und daß ich dann meine Meinungen um so viel zurechtgerückt habe, bis sie mir geeignet erschienen, von dem Zusammenhange des Beobachteten Rechenschaft zu geben. Ich setzte keinen Stolz darein, die Spekulation vermieden zu haben (GW V: 276).

Mit diesen Worten grenzt sich das textinterne Ich nicht nur von der psychologischen Wissenschaft ab, sondern es gibt sich auch in ostentativer Manier als Anhänger eines positivistischen Wissenschaftsverständnisses zu erkennen. So stellt es denn auch wenig später entschieden heraus, zu welcher Fachgemeinschaft es sich trotz der eingangs bekundeten Ablehnung seitens der Mehrzahl der Zunftgenossen zugehörig fühlt:

Nur die therapeutische Technik ist rein psychologisch; die Theorie versäumt es keineswegs, auf die organische Grundlage der Neurose hinzuweisen, wenngleich sie dieselbe nicht in einer pathologisch-anatomischen Veränderung sucht und die zu erwartende chemische Veränderung als derzeit noch unfaßbar durch die Vorläufigkeit der organischen Funktion [Sexualfunktion; Anm. S.H.] ersetzt (GW V: 276).

Zweifelsohne führt sich der Erzähler durch eine solche Charakterisierung seines Gedankengebäudes als innovativer Sonderling innerhalb der medizinisch-neurologischen Community vor, weshalb es auch wenig wunder nimmt, wenn er in der Folge mit Blick auf seine psychoanalytische Neurosentheorie genauso verfährt wie innerhalb des »Vorworts« hinsichtlich des psychoanalytischen Rüstzeugs: »[I]ch kann es nur immer wieder betonen, weil ich es niemals anders finde, daß die Sexualität der Schlüssel zum Problem der Psychoneurosen wie der Neurosen überhaupt ist. Wer ihn verschmäht, wird niemals aufzuschließen imstande sein« (GW V: 278). Zu einem echten Verständnis der Hysterie wie zahlreicher anderer Leiden kann also einzig derjenige gelangen, der seiner Neurosentheorie gegenüber aufgeschlossen ist und diese als *den* entscheidenden »Schlüssel« resp. als *das* neue Paradigma akzeptiert. Auf diese Weise legitimiert das textinterne Ich noch einmal in aller Form seinen demonstrierten auktorialen Habitus.

In einem nächsten Schritt scheint sich der Erzähler endlich dem präsentierten Krankheitsfall zuzuwenden, denn er kommt auf den unvollständigen Heilerfolg der dargebotenen Behandlung zu sprechen, wobei er diesbezüglich neben der unzureichenden Kurdauer »ein anderes dem Falle innewohnendes Moment« (GW V: 279) geltend macht. So differenziert er zwischen zwei Typen von Fällen, nämlich solchen, bei denen die therapeutische Arbeit sofortige Erfolge zeigt, und anderen, »wo sich die Symptome in den Dienst äußerer Motive des Lebens gestellt haben, wie es auch bei Dora [...] geschehen war« (GW V: 279). Was diese zweite Gruppe anbelangt, so lässt er Folgendes vermelden:

> *Man ist überrascht und könnte leicht irre werden, wenn man erfährt, daß das Befinden der Kranken durch die selbst weit fortgeschrittene Arbeit nicht merklich geändert wird. In Wirklichkeit steht es nicht so arg; die Symptome schwinden zwar nicht unter der Arbeit, wohl aber eine Zeit lang nach derselben, wenn die Beziehungen zum Arzt gelöst sind. Der Aufschub der Heilung oder Besserung ist wirklich nur durch die Person des Arztes verursacht (GW V: 279).*

Demnach leistet das textinterne Ich – welches sich unter Verwendung der gehaltvollen Begriffe »Wirklichkeit« und »wirklich« auf die von ihm erkannte Wahrheit beruft – dahingehend Aufklärung, dass sich bei dieser zweiten Patientengruppe die Genesung regelhaft erst im Anschluss an die durchgeführte Kur einstellt. Anders als erwartet kommt es in der Folge aber nicht auf den ja eigentlich im Zentrum des Interesses stehenden individuellen Krankheitsfall Doras zurück, sondern es führt lieber einen neuen Terminus technicus ein, der gewissermaßen still und leise durch die gesamte bisherige Abhandlung geistert ist, nämlich jenen der »›Übertragungen‹« (GW V: 279). Und um dieses zweifelsohne wenig greifbare Konzept im wahrsten Sinne des Wortes anschaulich zu machen, greift der Erzähler dann auch auf eine höchst bildhafte Sprache resp. das rhetorische Stilmittel der Analogie zurück:

> *Was sind Übertragungen? Es sind Neuauflagen, Nachbildungen von den Regungen und Phantasien, die während des Vordringens der Analyse erweckt und bewußt gemacht werden sollen, mit einer für die Gattung charakteristischen Ersetzung einer früheren Person durch die Person des Arztes (GW V: 279).*

Tatsächlich bedient das textinterne Ich zwecks genauerer Differenzierung auch weiterhin Entlehnungen aus dem Buchwesen und so spricht es von »einfache[n] Neudrucken« einerseits und »Neubearbeitungen« andererseits (GW V: 280). Und auf diese recht bemerkenswerte Definition folgt sogleich ein Exkurs zum Stellenwert der »Übertragung« innerhalb der »Theorie der analytischen Technik«, im Rahmen dessen der Erzähler nicht nur auf die Schwierigkeit des Analytikers aufmerksam macht, dieselbe »fast selbstständig erraten« zu müssen, sondern darüber hinaus klarstellt, dass »die Überzeugungsempfindung für die Richtigkeit der konstruierten Zusammenhänge beim Kranken erst nach Lösung der Übertragung hervorgerufen wird« (GW V: 280). Doch der Erzähler belässt es nicht bei dieser Unterweisung, denn er verkauft sein Konzept fernerhin als »wissenschaftliche Erklärung« (GW V: 281) für alle jene Rätsel, die sich aus dem Phänomen der hypnotischen Suggestion ergeben.

Nachdem es sich also in aller Breite über das Wesen der »Übertragungen« ausgelassen hat, widmet sich das textinterne Ich in einem vierten Schritt endlich seiner Patientin, indem es sein soeben eingeführtes Konzept auf ihren Krankheitsfall ›überträgt‹, wobei es seine Darstellung mit einem deutlichen Gestus des Unvermögens einleitet: »Es gelang mir nicht, der Übertragung rechtzeitig Herr zu werden« (GW V: 282). Dies ist also der vorgebliche Grund dafür, weshalb sich der Erzähler mit Blick auf den Hauptprotagonisten von Doras »geheimer Geschichte« erst im Nachhinein dazu in der Lage sieht, die folgende Aufklärung zu geben: »So wurde ich denn von der Übertragung überrascht und wegen des X, in dem ich sie an Herrn K. erinnerte, rächte sie sich an mir, wie sie sich an Herrn K. rächen wollte, und verließ mich, wie sie sich von ihm getäuscht und verlassen glaubte« (GW V: 283). Aufgrund der innerhalb der Verlaufs- und Behandlungsgeschichte getroffenen erzählstrukturellen ›Vorbereitungen‹, die das textinterne Ich wohlweislich im Ausgang der ersten Traumaufklärung sowie vor allem am Ende des gesamten Krankengeschichten-Segments ins Werk gesetzt hat, dürfte es dem Rezipienten sicherlich schwerfallen, ebenjener Erklärung jegliche Plausibilität abzusprechen. Zu guter Letzt beendet der Erzähler seine Aufklärung des Krankheitsfalls noch mit einer Bemerkung, die auf den ersten Blick rein hypothetischer Natur zu sein scheint: »Dennoch bin ich geneigt, den therapeutischen Wert auch so fragmentarischer Behandlungen, wie die Doras war, nicht gering zu veranschlagen« (GW V: 284). Tatsächlich würde er sich diesen bisher durch nichts zu begründenden Kommentar wohl verkniffen haben, wenn er nicht noch einen allerletzten und zudem höchst unerwarteten Trumpf aus dem Ärmel ziehen könnte.

Der fünfte und letzte Schritt der abschließenden Plausibilisierungsarbeit wird im Rahmen zweier Nachträge vollzogen, die von der übrigen Epikrise durch eine Leerzeile deutlich abgehoben sind und für den Rezipienten zweifelsohne ein

Überraschungsmoment darstellen. Der erste, wesentlich längere wird mit einem erzählstrukturell gesehen überaus geschickten Passus eingeleitet:

> *Erst fünf Vierteljahre nach Abschluß der Behandlung und dieser Niederschrift erhielt ich Nachricht von dem Befinden meiner Patientin und somit von dem Ausgange der Kur. An einem nicht ganz gleichgültigen Datum [...] erschien sie bei mir, um ihre Geschichte zu beenden und um neuerdings Hilfe zu erbitten: ein Blick auf ihre Miene konnte mir aber verraten, daß es ihr mit dieser Bitte nicht ernst war (GW V: 284f.).*

Nur weil diese Worte, wie Thomé vollkommen zu Recht konstatiert, »mit dem Gestus auktorialer Gewißheit«[396] vorgetragen werden, können sie eine enorme Wirkungsmacht entfalten. Wird der zumindest bis zu einem gewissen Grad in das psychoanalytische Rüstzeug eingewiesene Rezipient auf diese Weise doch dazu veranlasst, in den nachstehenden Ausführungen die ausschließlich von Dora lieferbare und von ihr im Zuge der letzten an sie herangetragenen Deutung verweigerte Bestätigung für all jene unerledigt gebliebenen Wissensansprüche des textinternen Ich zu sehen. Zunächst ist von ihrer gebesserten Gesundheit und einem den K.s erstatteten letzten Besuch die Rede, bei welchem sie Frau K. das Geständnis ihres Verhältnisses mit dem Vater und Herrn K. jenes der geleugneten Liebesantragsszene abringen konnte. Ferner berichtet sie von einem neuerlichen sechswöchigen Ausbruch der Aphonie nach einer Begegnung mit Herrn K., im Zuge derer sie zusehen musste, wie dieser aus Selbstvergessenheit angefahren wurde. Zu guter Letzt lässt sie den Erzähler wissen, dass sie »gedenke nicht zu heiraten« (GW V: 286). Erst im Anschluss rückt eine seit exakt zwei Wochen bei Dora bestehende rechtsseitige Gesichtsneuralgie ins Blickfeld, wobei sich herausstellt, »daß sie vor genau vierzehn Tagen eine mich betreffende Nachricht in der Zeitung gelesen« (GW V: 286).[397] Darauf weiß der Erzähler zu vermelden:

> *Die angebliche Gesichtsneuralgie entsprach also einer Selbstbestrafung, der Reue wegen der Ohrfeige, die sie damals Herrn K. gegeben, und der daraus auf mich bezogenen Racheübertragung. Welche Art Hilfe sie von mir verlangen wollte, weiß ich nicht, aber ich versprach, ihr zu verzeihen, daß sie mich um die Befriedigung gebracht, sie weit gründlicher von ihrem Leiden zu befreien (GW V: 286).*

Durch die nach allem recht ungewöhnlich anmutenden Worte »weiß ich nicht« wird der Rezipient nachgerade dazu herausgefordert, die Position des textinternen Ich einzunehmen und die von ihm lediglich in die Wege geleitete Deutung zu Ende zu bringen: Nicht nur versinnbildlicht Doras neues Symptom die

---

396 Thomé, Horst: »Freud als Erzähler«: 482.
397 Damit spielt das textinterne Ich offenkundig auf die Ernennung des realen Referenzobjektes Sigmund Freud zum Extraordinarius an.

Rückführung jener zuerst Herrn K. und dann dem Erzähler in symbolischer Form gegebenen Ohrfeige auf ihre eigene Person, denn der Bogen lässt sich mühelos weiterspannen: Weil aufgrund der Lektüre die »Lösung der Übertragung« gelungen ist und sie Einsicht in ihr Fehlverhalten erlangt hat, kann sie sich dieses Mal nach der selbst aufoktroyierten »14tägigen Kündigungsfrist« nicht wie einst für eine Abkehr, sondern ganz im Gegenteil für eine Rückkehr zu ihrem Arzt entscheiden und damit ganz unumwunden demonstrieren, dass sich bei ihr »die Überzeugungsempfindung für die Richtigkeit der konstruierten Zusammenhänge« inzwischen eingestellt hat. So beendet Dora ihre Geschichte, indem sie sich die Absolution von derjenigen Person erteilen lässt, deren Rechnung sie aufgrund der einst in ihr hausenden »bösesten Dämonen« noch nicht beglichen hat.

Während der erste Nachtrag vor allem die Konstruktion von Doras Seelengeschichte plausibilisiert, eignet sich der zweite, wesentlich kürzere insbesondere zur Veranschaulichung eines anderen, damit freilich in Zusammenhang stehenden Aspekts:

> *Es sind wiederum Jahre seit dem Besuche bei mir vergangen. Das Mädchen hat sich seither verheiratet [...]. Wie der erste Traum die Abwendung vom geliebten Manne zum Vater, also die Flucht aus dem Leben in die Krankheit bezeichnete, so verkündete ja dieser zweite Traum, daß sie sich vom Vater losreißen werde und dem Leben wiedergewonnen sei (GW V: 286).*

Ohne Frage lässt dieser Passus an jene märchenhafte Anekdote denken, welche sich in der Krankengeschichte um Elisabeth v. R. nicht im Ausgang der »Epikrise«, sondern am Ende der Verlaufs- und Behandlungsgeschichte findet. Tatsächlich erfüllt er eine ganz ähnliche Funktion. So lässt dieser Nachtrag nicht nur von Neuem die Gesamtkonstruktion evident erscheinen, sondern mit der ausdrücklichen Erwähnung von Doras Heirat wird auf das Nachdrücklichste ihre schlussendliche Gesundung konstatiert. Somit hat sich die epistemische Potenz des Erzählers auf allen Ebenen bewährt. Hatte er doch nicht nur beteuert, dass sich in Fällen wie demjenigen Doras die Heilung regelmäßig erst im Anschluss an die psychoanalytische Behandlung erfolgt, sondern er war sich ebenso der Nützlichkeit »fragmentarischer Behandlungen« gewiss.

Als Resultat der vorstehenden Untersuchung des Erzählers des »Bruchstücks einer Hysterie-Analyse« darf Folgendes festgehalten werden: Nicht nur in Bezug auf sein Hervortreten als ›gestaltungsmächtiger‹ narrativer Vermittler, sondern auch hinsichtlich seiner illustrierten epistemischen Fähigkeiten übertrifft das vor allem im Gewand des ethisch vorbildlichen nonkonformistischen Arztforschers auftretende textinterne Ich des »Bruchstücks« die Erzähler der zuvor betrachteten Freud'schen Krankengeschichten in aller Deutlichkeit. So kann es vermöge eines durch sein psychoanalytisches Rüstzeug legitimierten, empirisch allerdings unmöglichen Tiefblicks das verborgene Innenleben seiner Patientin in einer zuvor nicht dagewesenen Dimension ausleuchten, wobei es dafür auf keinerlei explizite Bestätigungen seitens der Kranken angewiesen ist. Und um die von ihm präsentierte, für sein gesamtes Unterfangen höchst wichtige Seelengeschichte Doras glaubhaft erscheinen zu lassen, macht dieser sich regelrecht zu einem auktorialen Subjekt stilisierende Erzähler von einer gleichermaßen ausgefeilten wie komplexen Plausibilisierungsstrategie Gebrauch, im Rahmen derer Techniken unterschiedlichster Art (etwa das Legitimieren von Wissensansprüchen vermittelst theoretischer Einschübe oder das Wecken von Erwartungen, die späterhin vermöge erzählerischer Kunstgriffe erfüllt werden) Anwendung finden.

4.2.5 Idealer Leser hui, lector malevolus pfui

Nun zeichnet sich das »Bruchstück einer Hysterie-Analyse« aber nicht nur durch ein in verschiedener Hinsicht bemerkenswertes textinternes Ich aus. Denn wie im Vorstehenden bereits angeklungen sein dürfte, sind dieser Krankengeschichte offenkundiger als dem gesichteten Charcot'schen und auch dem in Augenschein genommenen Freud'schen Gattungsexemplar aus dem Jahre 1892/93 Lesertypen eingeschrieben, und zwar nicht bloß ein idealer Leser, sondern darüber hinaus auch ein lector malevolus. De facto ist es im Grunde aber niemand anders als das textinterne Ich selbst, das im Zuge seiner Ausführungen ein vorteilhaftes Porträt seines idealen Lesers erschafft, genauso wie es ein wenig verheißungsvolles Bild eines lector malevolus hervorbringt. Dabei halten beide textinternen Lesertypen für den außertextlichen realen Rezipienten ein Leserrollenangebot bereit, doch nur der ideale Leser erweist sich als eine annehmbare Identifikationsofferte.

Nicht nur in Bezug auf das Bild des Erzählers, sondern auch im Hinblick auf besagte Lesertypen ist das paratextuelle »Vorwort« von entscheidender Bedeutung. Tatsächlich ist der Typ des lector malevolus darin in besonders augenfälliger Weise präsent. Dieser schließt zunächst einmal die »Kritiker[n]« resp. »einsichtslosen Übelwollenden« (GW V: 163f.) ein, die in ihrer Borniertheit sämtlichen psychoanalytischen Schriften von vornherein ihren wissenschaftlichen Wert absprechen und von Anbeginn die Bereitschaft verweigern, von besagtem angeblich allzu bequemen Standpunkt abzurücken. Ferner werden namentlich jene »viele[n] Ärzte« genannt, die sich anschicken, die ihnen vorliegende psychoanalytische Krankengeschichte nicht aus wissenschaftlichem Interesse, sondern aus reiner »Belustigung« als »Schlüsselroman« zu lesen. Diese »Gattung von Lesern« versieht das textinterne Ich kurzerhand mit dem moralisch minderwertigen Attribut »ekelhaft« (GW V: 165). Darüber hinaus wendet es sich expressis verbis dem »keusche[n] Leser« zu und entlarvt ihn, indem es konstatiert: »Ich […] erkläre es als ein Anzeichen einer perversen und fremdartigen Lüsternheit, wenn jemand vermuten sollte, solche Gespräche seien ein gutes Mittel zur Aufreizung oder zur Befriedigung sexueller Gelüste« (GW V: 165f.). Der Typ des lector malevolus wird also ganz offenkundig mit wenig schmeichelhaften bzw. höchst untugendhaften Charaktereigenschaften ausgestattet und so dürfte dem realen Rezipienten nicht sehr viel daran gelegen sein, dieses von dem Text durchaus zur Verfügung gestellte Leserrollenangebot anzunehmen.

Darüber hinaus hält das »Vorwort« mit dem in subtilen Pinselstrichen gezeichneten idealen Leser für den realen Rezipienten aber auch noch ein weiteres Leserrollenangebot bereit, welches ihm freilich auf wesentlich feinfühligere Weise herangetragen wird. So nimmt der Erzähler erst einmal mit der folgenden Bemerkung Bezug zu seinem Zielpublikum: »Es ist selbstverständlich, daß kein Name stehen geblieben ist, der einen Leser aus Laienkreisen auf die Spur [der Patientin; Anm. S.H.] führen könnte; die Publikation in einem streng wissenschaftlichen Journal sollte übrigens ein Schutz gegen solche unbefugte Leser sein« (GW V: 165). Mit diesen Worten gibt das textinterne Ich zwar indirekt, im Grunde aber doch ganz unverhohlen zu verstehen, dass sein idealer Leser nicht vollkommen unbedarft ist, sondern der medizinischen Fachwelt angehört und von daher gewisse epistemische Voraussetzungen mitbringt. Welches Vorwissen für ihn darüber hinaus unabdingbar ist, bringt es dann wenig später auf den Punkt: »Da also diese Krankengeschichte die Kenntnis der Traumdeutung voraussetzt, wird ihre Lektüre für jedermann höchst unbefriedigend ausfallen, bei dem solche Voraussetzung nicht zutrifft« (GW V: 168). Demnach wird sich der ideale Leser nicht die mühevolle Arbeit ersparen, zum Zwecke der besseren Beurteilung des Nachstehenden das ›Jahrhundertwerk‹ zur Hand zu nehmen und dieses einer kritischen Durchsicht zu unterziehen.

Sind diese Anforderungen noch vergleichsweise leicht zu erfüllen, so stellt der Erzähler darüber hinaus aber auch einen überaus hohen Anspruch an seinen Wunschrezipienten. Verfügt dieser doch über ein außergewöhnliches Maß an Charakterfestigkeit, wenn es wenig später heißt: »Das Neue hat aber immer Befremden und Widerstand erregt« (GW V: 168). Anders als der schwache Durchschnittsmensch, der im Kampf gegen das eigene »Befremden« und den dadurch verspürten »Widerstand« unterliegt, gehört der ideale Leser zu der von jeher überschaubaren Gruppe jener, die in der Lage sind, sich über sich selbst zu erheben und denen es auf diese Weise gelingt, aus einem liebgewordenen, aber letztlich als überholt zu betrachtenden Paradigma auszubrechen.

Tatsächlich wird diesem Bild des Wunschrezipienten im Ausgang des »Vorworts« aber noch ein weiterer entscheidender Pinselstrich hinzugefügt, wodurch sich dessen Konturen ungleich stärker abzeichnen:

> *Auch wird, wer bisher nicht an die allgemeine und ausnahmslose Gültigkeit der psychosexuellen Ätiologie für die Hysterie glauben wollte, diese Überzeugung durch die Kenntnisnahme einer Krankengeschichte kaum gewinnen, sondern am besten sein Urteil aufschieben, bis er sich durch eigene Arbeit ein Recht auf eine Überzeugung erworben hat* (GW V: 170f.).

Demnach gehört der ideale Leser durchaus zu der Gattung des Skeptikers, der die Dinge, die ihm vorgesetzt werden, differenziert betrachtet. Anders als der lector malevolus wird er als integerer und unabhängiger ärztlicher Forscher aber davon absehen, in Hinsicht auf die ihm vorliegende Krankengeschichte überhastete Schlüsse zu ziehen, sondern erst dann zu einem abschließenden »Urteil« gelangen, sobald er seinerseits das psychoanalytische Rüstzeug zum Einsatz gebracht, also eigene praktische Erfahrungen mit der Methode der Traumdeutung sowie der neuen psychoanalytischen Technik gesammelt hat. Dann nämlich – so ließe sich hinzufügen – wird er ebenfalls zu der »Überzeugung« von der »allgemeinen und ausnahmslosen Gültigkeit der psychosexuellen Ätiologie für die Hysterie« gelangen.

Als Zwischenfazit lässt sich demnach festhalten, dass der Erzähler in einer recht unaufdringlichen Weise mit einem Lesertyp fraternisiert, auf den er bis zu einem gewissen Grad sein eigenes präsentiertes Selbstbild projiziert hat, der ihm mit anderen Worten von seinem grundsätzlichen Wesen her überaus ähnlich ist.[398] Und weil der ideale Leser als Identifikationsofferte wesentlich geeigneter erscheinen dürfte als der vorgeführte charakterschwache lector malevolus, wird der außertextliche reale Rezipient dazu angehalten, dem textinternen Ich bereits vorab einen Glaubenskredit einzuräumen und dessen nachstehenden Ausführungen unter gänzlicher Ausschaltung aller voreiligen Wertungen mit ungeteilter Aufmerksamkeit zu folgen.

Innerhalb des restlichen Teils der Krankengeschichte ist es dann insbesondere dieser konstruierte Typ des idealen Lesers, den das textinterne Ich im Zuge seiner Ausführungen nie aus dem Blick verliert. Durch den regelmäßigen Gebrauch des Pluralis Auctoris in Formulierungen wie »Der Fall unserer Patientin« (GW V: 187), »Wir haben gehört« (GW V: 242) oder »Wir wollen uns die Rachsucht als ein neues Element [...] merken« (GW V: 260) wird dem realen Leser angezeigt, dass

---

398 Wie bereits weiter oben erwähnt, spricht Thomé diesbezüglich von einem »Bündnis«, das der Erzähler »mit seinen idealen Lesern [schließt]«. Thomé, Horst: »Freud als Erzähler«: 480.

der Erzähler mit seinem Wunschrezipienten eine Art Koalition bildet, innerhalb derer im Allgemeinen ein stilles Einvernehmen in Hinsicht auf das Präsentierte herrscht. Dies bedeutet aber freilich nicht, dass der Letztere ausnahmslos in der Haltung des passiven Zuhörers verharren muss, denn das textinterne Ich räumt ihm vorgeblich ein gewisses Mitspracherecht ein, indem es seinem idealen Leser immer mal wieder einen kritischen Einwand in den Mund legt. Ein diesbezüglich besonders eindrückliches Exempel findet sich im ersten Teil der Verlaufs- und Behandlungsgeschichte, denn hier inszeniert der Erzähler eine regelrechte Diskussion, welche er mit der nachstehenden, seinem fiktiven Gesprächspartner angedichteten Frage einläutet: »Werde ich nun etwa die Behauptung aufstellen, daß in allen Fällen von periodisch auftretender Aphonie die Diagnose auf die Existenz eines zeitweilig ortabwesenden Geliebten zu stellen sei?« (GW V: 199) Auf die recht knappe Antwort, welche er mit der Wendung »Gewiß ist das nicht meine Absicht« einleitet (GW V: 199), folgt sodann ein neuerlicher Einspruch seitens des idealen Lesers: »Welchen Wert hat aber dann die Aufklärung der Aphonie in unserem Falle? Haben wir uns nicht vielmehr durch ein Spiel des Witzes täuschen lassen?« (GW V: 199) Auf diesen kritischen Kommentar ist das textinterne Ich selbstverständlich bestens vorbereitet und so setzt es zu einer Gegenrede an, in deren Rahmen es seinen fiktiven Gesprächspartner in aller Ausführlichkeit über die Natur des hysterischen Symptoms aufklärt. Bevor es ihn aber endgültig von seinen solcherart als berechtigt ausgewiesenen Zweifeln befreit hat, wird ihm ein letztes Mal in Form eines ihm untergejubelten Einwands das Wort erteilt:

Ich bin nun darauf vorbereitet zu hören, daß es einen recht mäßigen Gewinn bedeutet, wenn wir also, dank der Psychoanalyse, das Rätsel der Hysterie nicht mehr in der ›besonderen Labilität der Nervenmoleküle‹ oder in der Möglichkeit hypnoider Zustände, sondern im ›somatischen Entgegenkommen‹ suchen sollen (GW V: 201).

Aus dieser Äußerung geht noch einmal ganz deutlich hervor, dass der fiktive Diskussionsteilnehmer ein skeptischer Fachmann ist, der als solcher über ein ausreichendes Vorwissen hinsichtlich der ›neueren‹ Theoriegeschichte der Hysterie verfügt, was angesichts des zu beschwatzenden realen Rezipienten von entscheidender Wichtigkeit ist. Wenn der Erzähler nach seiner Gegenrede, im Zuge derer er besagtes »somatisches Entgegenkommen« als unverkennbares Erkennungsmerkmal der Hysterie herausstellt, nun wie selbstverständlich den Faden der Verlaufs- und Behandlungsgeschichte wieder aufgreift,[399] so zeigt er damit sowohl das Ende der Diskussion als auch den wiederhergestellten Konsens

---

399 »Ich kehre zu dem Vorwurfe der ›Simulation‹ von Krankheiten zurück, den Dora gegen den Vater erhob« (GW V: 201).

zwischen ihm und seinem idealen Leser an. Und durch diesen Schachzug wird denn auch der reale Rezipient auf geschickte Weise dazu verführt, seine eigenen Zweifel ebenfalls als erledigt zu betrachten.[400]

Tatsächlich werden dem konstruierten ›Koalitionspartner‹ aber nicht nur verhältnismäßig leicht ausräumbare Einwände in den Mund gelegt, denn ihm werden darüber hinaus sogar, und zwar ebenfalls innerhalb des ersten Teils der Verlaufs- und Behandlungsgeschichte, Gefühle untergejubelt. So setzt das textinterne Ich im Anschluss an seine wohl delikateste Aufklärung, nämlich jene von Doras Tussis nervosa, mit dem folgenden Kommentar zu einem Exkurs an:

> *Wenn dieses Stückchen der Analyse bei dem ärztlichen Leser, außer dem Unglauben, der ihm ja freisteht, Befremden und Grauen erregt haben sollte, so bin ich bereit, diese beiden Reaktionen an dieser Stelle auf ihre Berechtigung zu prüfen. Das Befremden denke ich mir motiviert durch mein Wagnis, mit einem jungen Mädchen [...] von so heikeln und so abscheulichen Dingen zu reden. Das Grauen gilt wohl der Möglichkeit, daß ein unberührtes Mädchen von derlei Praktiken wissen und seine Phantasie mit ihnen beschäftigen könnte (GW V: 207f.).*

Folglich ist der ideale Leser nicht nur als ein skeptischer ärztlicher Forscher entworfen, der im Hinblick auf seine fachlichen Zweifel Erklärungen verlangt. Denn wie aus dem Vorstehenden erhellt, ist er noch dazu als ein wahrhaft sittsames Gemüt konstruiert: Um abzuwägen, ob er die ihm präsentierte psychoanalytische Hysteriebehandlung gutheißen oder gar selbst ein solches Unterfangen in die Tat umsetzen kann, insistiert er auf eine Ausräumung seiner moralischen Bedenken, die nicht nur dem auf den ersten Blick skandalös erscheinenden ärztlichen Vorgehen des Erzählers, sondern ebenso dem von ihm konstatierten Wissens- und Fantasiegut seiner Patientin gelten.

Selbstverständlich ist das textinterne Ich aber auch in diesem Falle bestens darauf vorbereitet, seinem Wunschrezipienten darzulegen, weshalb die beiden ihm angedichteten negativen Gefühle zwar nachvollziehbar, rein sachlich gesehen

---

400 Bezüglich dieser Darstellungstaktik findet sich zu Beginn des vierten Kapitels der 1927 erschienenen Freud'schen Schrift *Die Zukunft einer Illusion* folgende aufschlussreiche Bemerkung: »Eine Untersuchung, die ungestört fortschreitet wie ein Monolog, ist nicht ganz ungefährlich. Man gibt zu leicht der Versuchung nach, Gedanken zur Seite zu schieben, die sie unterbrechen wollen, und tauscht dafür ein Gefühl von Unsicherheit ein, das man am Ende durch allzu große Entschiedenheit übertönen will. Ich stelle mir also einen Gegner vor, der meine Ausführungen mit Mißtrauen verfolgt, und lasse ihn von Stelle zu Stelle zu Wort kommen« (GW XIV: 342). Ohne Frage ist im Rahmen dieser späten Abhandlung jenes Verfahren wesentlich formvollendeter ins Werk gesetzt als in dem über 20 Jahre zuvor publizierten »Bruchstück«.

aber vollkommen unbegründet sind. Interessanterweise versetzt es im Zuge seiner Ansprache, im Rahmen derer es auf seine psychoanalytische Hysterietheorie rekurriert und darüber hinaus eine an anderer Stelle ausführlicher behandelte Sexualtheorie ins Feld führt, noch einmal in aller Deutlichkeit dem zur Spezies des lector malevolus gehörenden »keuschen Leser« des »Vorworts« einen Seitenhieb, wenn es darin heißt: »Aber ich kenne doch die Wohlanständigkeit dieser Herren zu genau, um mich zu erregen. Ich werde der Versuchung, eine Satire zu schreiben, aus dem Wege gehen« (GW V: 208). Während diesem Lesertyp also von Neuem mit harten Worten ein pseudomoralischer Charakter bescheinigt wird, verfährt der sich zum Fürsprecher einer ehrlicheren Sexualmoral stilisierende Erzähler mit seinem idealen Leser ganz anders. Schlägt er ihm gegenüber doch einen ungleich weicheren Ton an: »Man braucht sich keinen Vorwurf daraus zu machen, daß man Tatsachen des normalen oder abnormen Sexuallebens mit ihnen [den Patienten; Anm. S.H.] bespricht. Wenn man einigermaßen vorsichtig ist, übersetzt man ihnen bloß ins Bewußte, was sie im Unbewußten schon wissen« (GW V: 209).

Doch nicht nur wie hier mit Blick auf das »Befremden«, sondern auch in Hinsicht auf das dem idealen Leser untergeschobene und sogleich auszuräumende Gefühl des »Grauen[s]« zeigt sich das textinterne Ich von seiner einfühlsamen Seite. So kommt es zunächst nicht ungeschickt auf die »widrigste dieser Perversionen, die sinnliche Liebe des Mannes für den Mann, bei einem uns so sehr kulturüberlegenen Volke wie den Griechen« zu sprechen, um nach dieser Vorbereitung wie folgt fortzufahren: »Ein Stückchen weit, bald hier, bald dort, überschreitet jeder von uns die fürs Normale gezogenen engen Grenzen in seinem eigenen Sexualleben. Die Perversionen sind weder Bestialitäten noch Entartungen im pathetischen Sinne des Wortes« (GW V: 210). Damit hat der Erzähler seinem sittsamen fiktiven Gesprächspartner auf feinsinnige Weise den Spiegel vorgehalten, sodass er sich nach einer kurzen Weiterführung seiner Ansprache wieder seiner Patientin zuwenden kann, wodurch denn auch die Wiederherstellung des kurzzeitig unterbrochenen ›Gefühlskonsenses‹ angezeigt ist. Somit hat er sich gegenüber seinem konstruierten Wunschrezipienten als überaus emphatischer Lehrmeister bewiesen, dessen ausgeprägtem Taktgefühl sich auch der reale Rezipient nur schwer entziehen kann.

Zusammenfassend lässt sich demnach sagen, dass dem »Bruchstück einer Hysterie-Analyse« mit dem insbesondere im »Vorwort« in Erscheinung tretenden lector malevolus und dem zu Beginn auf subtile Art konstruierten und im Laufe der Abhandlung immer weiter entwickelten idealen Leser zwei Lesertypen eingeschrieben sind, die sehr gegensätzliche Leserrollenangebote bereithalten. Aufgrund des deutlich herausgestellten Antagonismus zwischen den wenig vorteilhaften Wesensmerkmalen ›kritisch-einsichtslos-unmoralisch‹

auf der einen und den weitaus attraktiveren Charaktereigenschaften ›kritisch-einsichtsfähig-moralisch‹ auf der anderen Seite kann allerdings ausschließlich in Bezug auf den idealen Leser von einer tragbaren Identifikationsofferte gesprochen werden. Insofern wird auf den außertextlichen realen Rezipienten im Zuge seiner Lektüre in nicht zu unterschätzendem Maße eingewirkt.

4.2.6 Beinahe zufällige Konvergenzen mit Erzählgattungen der ästhetischen Literatur

Die vorstehenden Betrachtungen sollten deutlich gemacht haben, dass die Zugehörigkeit des »Bruchstücks einer Hysterie-Analyse« zur Gattung der Krankengeschichte als gesichert gelten darf. Erstens ist der Text trotz einiger Transformationen noch immer nach dem traditionellen Strukturschema gestrickt. Zweitens finden sich gattungsspezifizierende metanarrative Kommentare, die das »Bruchstück« definitiv als Krankengeschichte ausweisen. Drittens geriert sich das textinterne Ich in seiner Rolle als wissenschaftsheroischer Forscherarzt zwar als ein besserer auktorialer Erzähler, der mit seinem idealen Leser in einen Dialog tritt, doch es bezweckt mit seiner Darstellung nicht die »Belustigung« des Rezipienten, sondern möchte diese, wie im »Vorwort« und »Nachwort« explizit formuliert, zuallererst als empirischen Beleg für die Richtigkeit der psychoanalytischen Hysterietheorie sowie die Effizienz der Traumdeutung verstanden wissen. Mit anderen Worten geht es ihm um ein ernsthaftes, nicht anzuzweifelndes wissenschaftliches Unterfangen. Von daher erscheint es weitaus adäquater, das »Bruchstück« als schlussendlichen Geburtstext der Untergattung ›tiefenpsychologische Krankengeschichte‹ zu werten als ihm wie Marcus den Status einer »neue[n] Literaturgattung« zuzuerkennen.[401] Gleichwohl lässt sich eine gewisse Affinität dieser kasuistischen Darstellung zur ästhetischen Erzählprosa nur schwer von der Hand weisen und so nimmt es nicht wunder, wenn genau wie im Falle der Krankengeschichte um Elisabeth v. R. innerhalb der weiter oben vorgestellten Forschungsliteratur verschiedene Gattungen diskutiert werden, mit denen das »Bruchstück« nach Auffassung der Autoren konvergiert.[402]

---

401 Dass Freud mit dem »Bruchstück« ein modernes experimentelles Dichtwerk erschaffen wollte, ist allein insofern unwahrscheinlich, als er der ›avantgardistischen‹ Literatur und Kunst seiner Zeit allem Anschein nach sehr ablehnend gegenüberstand. Zu Freuds Literatur- und Kunstgeschmack siehe Spector, Jack J.: *Freud und die Ästhetik. Psychoanalyse, Literatur und Kunst*. Aus dem Amerikan. übertr. v. Dr. Grete Felten u. Dr. Karl-Eberhard Felten. München 1973.
402 Siehe Kapitel 4.2.1.

Mehrere Forscher scheinen unter einem starken Eindruck der ausführlich behandelten Eingangspassage der Epikrise des letzten Freud'schen Gattungsbeitrags zu den *Studien* zu stehen, denn sie vermeinen in dem »Bruchstück« das Strukturschema der Novelle wiederzuerkennen. Einer solchen Auffassung kann allerdings nur sehr bedingt zugestimmt werden, denn anders als in den letzten drei gesichteten Freud'schen Krankengeschichten, innerhalb derer sich in der Tat ein zentraler Grundkonflikt ausmachen lässt, um den die jeweilig präsentierte Geschichte einer Patientin gestrickt ist, wird im Rahmen des zehn Jahre später publizierten »Bruchstücks« infolge der weiterentwickelten Hysterietheorie wie Behandlungsmethode eine wesentlich komplexere Erzählung dargeboten.

Grundsätzlich nachvollziehbar erscheint die Einschätzung, der zufolge der Krankengeschichte um Dora das Muster eines trivialisierten Bildungsromans zugrunde liegt. Wenn dabei allerdings der Fragmentcharakter des Textes unterstrichen und der Patientin gewissermaßen die Rolle der in Hinsicht auf ihre Identitätsfindung gescheiterten Heldin zugewiesen wird, so muss widersprochen werden. Schließlich endet die Verlaufs- und Behandlungsgeschichte nicht nach dem – für den Erzähler desaströsen – Kapitel »Der zweite Traum«, sondern mit den beiden das »Nachwort« ausklingenden Nachträgen. Durch diese wird die gesamte Darstellung nicht nur auf geschickte Weise in eine ›Entwicklungsgeschichte‹ umgewandelt, sondern mit der abschließenden Verkündung von Doras Heirat wird zu guter Letzt auch noch die Lösung ihres ›Lebensproblems‹ und damit zugleich ihre Identitätsfindung als ›normale‹ Ehefrau angezeigt.

Deutlicher als jene des Bildungsromans zeichnet sich im Rahmen des »Bruchstücks« jedoch eine andere innerhalb der Forschungsliteratur genannte Erzählgattung ab, deren ›Kurzversion‹ offenbar auch schon für die drei letzten Freud'schen Krankengeschichten der *Studien* in Hinsicht auf das Grundmuster und auch mit Blick auf den Erzähler bis zu einem gewissen Grad Pate gestanden hat, nämlich die des Detektivromans. So kann das textinterne Ich nicht nur in der Rolle des wissenschaftsheroischen Forscherarztes, sondern darüber hinaus ebenso in der des Meisterdetektivs glänzen. In der Tat ist der ›Fall Dora‹ verglichen mit den ›Fällen‹ der *Studien* schon allein aufgrund des undurchsichtigen familiären wie freundschaftlichen Beziehungsgeflechtes vielschichtiger. Hinsichtlich der Entwirrung dieses Aspekts erweist sich die Patientin – im Gegensatz zu ihrem Vater – als sehr kooperationsbereite und darüber hinaus überaus listige Hilfsdetektivin, was sich in Formulierungen wie »Nichts […] war ihrer hierin unerbittlich scharfen Wahrnehmung entgangen« (GW V: 190), »sie fing an, einen Zusammenhang zu vermuten« oder »[hatte] die scharfsichtige Dora bald ausgekundschaftet« (GW V: 192) niederschlägt. Ganz anders ist es jedoch um die Aufklärung ihrer eigenen »geheimen Geschichte« bestellt, denn mit Blick auf diese wird ihr zweifelsohne – und das lässt ohne Frage an ihre ›Vorgängerin‹ Elisabeth v. R. denken – die Rolle der ungeständigen Täterin zugewiesen, wovon insbesondere die Äußerungen »Späterhin, als die Fülle des auftauchenden Materials ein Ableugnen erschwerte« (GW V: 196), »in späteren Zeiten ergab sich ja wohl eine Nötigung, das Zusammentreffen von Krankheitsanfall und Abwesenheit des heimlich geliebten Mannes zu verwischen« (GW V: 198) oder »Aber einige Tage später führte sie etwas auf, was ich als weitere Annäherung an das Geständnis betrachten mußte« (GW V: 138) Zeugnis ablegen. Von daher nimmt es nicht wunder, wenn das textinterne Ich seines Amtes als Meisterdetektiv waltet und die maßgebliche Erhellungsarbeit schließlich doch alleine leistet. Nachdem es sich einen ausführlicheren Überblick über den Fall verschafft hat, formuliert es dessen grundsätzliches Rätsel in der folgenden Weise:

> *Hier erhebt sich die Frage: Wenn Dora Herrn K. geliebt, wie begründet sich ihre Abweisung in der Szene am See oder wenigstens die brutale, auf Erbitterung deutende Form dieser Abweisung? Wie konnte ein verliebtes Mädchen in der – wie wir später hören werden – keineswegs plump oder anstößig vorgebrachten Werbung eine Beleidigung sehen? (GW V: 197, Fn. 1)*[403]

Letztendlich läuft die gesamte Investigation, innerhalb derer sich immer wieder neue zu lösende Kleinrätsel auftun, auf die Aufklärung dieses fundamentalen Änigmas hinaus, die dem Rezipienten gattungsgemäß erst gegen Ende, hier ganz konkret im Ausklang der Verlaufs- und Behandlungsgeschichte, dargeboten wird. Und genau wie in einem ›klassischen‹ Detektivroman wird der Rezipient systematisch in die Ermittlungen mit einbezogen bzw. zum Zeugen der spitzfindigen Kombinationsarbeit gemacht. So muss das textinterne Ich im Zuge seines überaus komplexen Beweisganges bekanntlich sogar einen komplizierten »Indizienbeweis« antreten, der am Ende selbstverständlich »lückenlos hergestellt« ist (GW V: 241). Weil es sich aber gleichwohl um eine Krankengeschichte handelt, die das Strukturschema des Detektivromans lediglich für ihre eigenen Plausibilisierungszwecke adaptiert, kann bei alledem auf das Lesevergnügen des Rezipienten wenig Rücksicht genommen werden, mit anderen Worten wird er niemals auf die falsche, sondern ganz im Gegenteil fortwährend auf die richtige Fährte geführt.[404]

---

403 In der Erstfassung fehlt die Parenthese, ansonsten ist die Fußnote identisch.
404 Vgl. auch Thomé, der konstatiert, »daß hier [im Detektivroman; Anm. S.H.] das Erzählverfahren dem Rezipienten die falsche Auslegung und Einordnung der Indizien suggeriert, während bei Freud stets die richtige Interpretation vorbereitet wird«. Thomé, Horst: »Freud als Erzähler«: 485.

Des Weiteren wird das »Bruchstück« mit dem sozialen Roman bzw. dem »sozialen Konfliktroman mit versöhnlichem Ausgang«[405] in Verbindung gebracht.[406] Diese Einschätzung erscheint insofern plausibel, als nicht nur Dora, sondern darüber hinaus auch die Personen ihres unmittelbaren sozialen Umfelds in den ›analytisch-objektiven‹ Blick des textinternen Ich geraten – in gewisser Hinsicht lassen sich sogar Anklänge an den Familien- sowie den Eheroman ausmachen. Und in der Tat kennen dessen epistemischen Fähigkeiten im Grunde keine Grenzen mehr, denn es weiß nicht nur um das Seelenleben seiner Patientin. Besonders deutlich manifestiert sich dies in Bezug auf die ihm persönlich unbekannte Mutter Doras:

Ohne Verständnis für die regeren Interessen ihrer Kinder, war sie den ganzen Tag mit Reinmachen und Reinhalten ihrer Wohnung beschäftigt [...]. Man kann nicht umhin, diesen Zustand, von dem sich Andeutungen häufig genug bei normalen Hausfrauen finden, den Formen von Wasch- und anderem Reinlichkeitszwang an die Seite zu stellen; doch fehlt es bei solchen Frauen, wie auch bei der Mutter unserer Patientin, völlig an der Krankheitserkenntnis (GW V: 178).

Nach einer solch tief gehenden Charakterschilderung erstaunt es dann auch wenig, wenn der Erzähler ebenso über das Naturell der beiden wesentlichen Protagonisten von Doras »geheimer Geschichte«, nämlich das des Vaters wie jenes des Herrn K., im Bilde ist:

Einen förmlichen Pakt, in dem sie [Dora; Anm. S.H.] als Tauschobjekt behandelt worden, hatten die beiden Männer natürlich niemals geschlossen; der Vater zumal wäre vor einer solchen Zumutung entsetzt zurückgewichen. Aber er gehörte zu jenen Männern, die einem Konflikt dadurch die Spitze abzubrechen verstehen, daß sie ihr Urteil über das eine der zum Gegensatze gekommenen Themata verfälschen. [...] Es war aber in Wirklichkeit so gekommen, daß jeder der beiden Männer es vermied, aus dem Benehmen des andern jene Konsequenz zu ziehen, welche für seine eigenen Begehrungen unbequem war (GW V: 193).

So wird dem Rezipienten innerhalb des »Bruchstücks« nicht nur ein einzelnes Charakterporträt vorgelegt, sondern das textinterne Ich zeichnet gewissermaßen ein ›Gruppenbild mit Dora‹. Auffälligerweise haben alle Figuren dieses spätviktorianischen Gemäldes eines gemeinsam, denn sie alle bewegen sich im moralischen Mittelfeld: Doras Mutter vernachlässigt nicht nur ihren Ehemann,

---

405 Ebd.: 486.
406 Zu den vielfältigen deutschsprachigen Ausprägungen dieses Erzählmodells im 19. Jahrhundert siehe Müller-Seidel, Walter: »Soziale Romankunst (1975)«. In: Adler, Hans (Hg.): *Der deutsche soziale Roman des 18. und 19. Jahrhunderts*. Darmstadt 1990: 349–374.

sondern ebenso die eigenen Kinder, doch sie kann dies aufgrund ihrer »Hausfrauenpsychose«, die sie ja offensichtlich mit vielen Frauen ihres bürgerlichen Standes teilt, gar nicht wahrnehmen. Der im Stich gelassene Vater sucht Trost in den Armen einer anderen Frau und will im Gegenzug darüber hinwegsehen, dass deren betrogener Ehemann eine ernsthafte Liaison mit seiner eigenen Tochter einzugehen beabsichtigt. Dieser wiederum macht der Frau seines ›Begehrens‹ einen ernsthaften Liebesantrag und erntet dafür eine schallende Ohrfeige, weshalb er sich aus Verunsicherung (»[i]hr Benehmen erschien dem zurückbleibenden Manne damals wohl ebenso unverständlich wie uns« GW V: 206) einer Notlüge bedient, also seine Werbung aus Selbstschutz abstreitet. Dora ihrerseits, die nicht nur von dem eigenen Vater und Herrn K., sondern darüber hinaus ja ebenso von ihrer Freundin Frau K. ›verraten‹ wird, ist zwar die Leidtragende, doch auch sie ist nicht ohne Fehl, denn sie lässt ihre geballte Wut an ihrem vollkommen unschuldigen ärztlichen Wohltäter aus. Schlussendlich werden die Wogen innerhalb der beiden Nachträge geglättet: Nach einer Aussprache mit ihren Peinigern und einer ›gesichtsneuralgischen Entschuldigung‹ bei ihrem Opfer, das diese in seiner auch allen anderen Figuren gegenüber gewährten Großmütigkeit annimmt, kann Dora am Ende in den ›sicheren‹ Hafen der Ehe einlaufen.

Zu guter Letzt wird innerhalb der Forschungsliteratur eine weitere ästhetische Erzählgattung verhandelt, deren berühmtestes deutschsprachiges Beispiel Thomas Manns *Doktor Faustus. Das Leben des deutschen Tonsetzers Adrian Leverkühn, erzählt von einem Freunde* (1947) sein dürfte, und zwar die der fiktiven Biografie.[407] Und tatsächlich liegt mit Wilhelm Raabes *Die Akten des Vogelsangs* (1896) ein Gattungsexemplar vor, welches ein Jahr nach den *Studien* und neun Jahre vor dem »Bruchstück« erschienen ist.[408] Nun konnte bereits mit Blick auf die vier Freud'schen Krankengeschichten der *Studien* festgestellt werden, dass sich der jeweilige Erzähler nicht nur in auffälligem Maße als individuelle Persönlichkeit mit in seine Darstellung einbringt, sondern dass er sich darüber hinaus auch in expliziter Weise in seiner Rolle als narrativer Vermittler exponiert. Vor

---

407 In welchem Verwandtschaftsverhältnis die fiktive Biografie, die durch einen Ich-Erzähler gekennzeichnet ist, der das Moment des Biografierens reflektiert, mit der im späteren 20. Jahrhundert im englischen Sprachraum in Erscheinung tretenden fiktionalen Metabiographie steht, kann hier nicht geklärt werden. Zu dieser Untergattung des Romans siehe Nadj, Julijana: *Die fiktionale Metabiographie: Gattungsgedächtnis und Gattungskritik in einem neuen Genre der englischsprachigen Erzählliteratur. Theorie – Analysemodell – Modelinterpretationen.* Trier 2006.

408 Für eine ausführlichere Gegenüberstellung des »Bruchstücks« und Raabes *Die Akten des Vogelsangs* siehe Thomé, Horst: »Freud als Erzähler«: 487–490.

allem der letztgenannte Aspekt erreicht in der Krankengeschichte um Elisabeth v. R. bekanntlich einen vorläufigen Kulminationspunkt und diese ist es dann auch, in der das biografische Element maßgeblich an Bedeutung gewinnt. Wenn sich schließlich alle drei Faktoren innerhalb des zehn Jahre später publizierten Gattungsexemplars noch einmal deutlich potenzieren, so hat es tatsächlich den Anschein, als sei das Raabe'sche Werk in gewisser Hinsicht dazu prädestiniert gewesen, für das »Bruchstück« Pate zu stehen. Nichtsdestoweniger zeigt sich aber eine wesentliche Divergenz: Während es dem Ich-Erzähler der *Akten des Vogelsangs* aufgrund seines getrübten Blicks nicht gelingt, das andere Ich wahrhaftig zu durchschauen und sein biografisches Unterfangen somit als gescheitert angesehen werden muss, hat das textinterne Ich des »Bruchstücks« in Hinsicht auf seine Patientin Dora den ›vollen analytischen Durchblick‹, weswegen es eine geschlossene biografische Erzählung präsentieren kann.

Abschließend kann konstatiert werden, dass innerhalb des ›Geburtstextes‹ der tiefenpsychologischen Krankengeschichte offenbar tatsächlich mit verschiedenen Erzählgattungen der Schönen Literatur gespielt wird. Diese werden jedoch nicht unverändert, sondern gleichsam in einer positivierten Form übernommen, sodass das textinterne Ich in einem in jedweder Hinsicht vorteilhaften Licht erstrahlen kann. Auf diese Weise wird der Rezipient dahin gelenkt, dieser vorgeblich exzeptionellen Persönlichkeit sein Vertrauen zu schenken und das wissenschaftliche Vorhaben als geglückt anzusehen.

4.3 Epilog respektive Nachklänge: Das *Jahrbuch für psychoanalytische und psychopathologische Forschungen* (1909–1913)

Nur drei Jahre nach Veröffentlichung des »Bruchstücks einer Hysterie-Analyse« erhielt die anno 1902 initiierte Psychologische Mittwoch-Gesellschaft um Sigmund Freud, Alfred Adler, Max Kahane, Rudolf Reitler und Wilhelm Stekel den prestigeträchtigeren Namen »Wiener Psychoanalytische Vereinigung«.[409] Und

---

409 Vgl. Jones, Ernest: *Das Leben und Werk von Sigmund Freud*. Bd. II: 22f. Zur Frühgeschichte der Wiener Psychoanalytischen Vereinigung siehe Nunberg, Hermann; Federn, Ernst (Hg.): *Protokolle der Wiener Psychoanalytischen Vereinigung*. Bd. I: *1906–1908*. Übers. der Einl. u. Anm. v. Margarete Nunberg. Frankfurt/M. 1976, Nunberg, Hermann; Federn, Ernst (Hg.): *Protokolle der Wiener Psychoanalytischen Vereinigung*. Bd. II: *1908–1910*. Übers. d. Anm. v. Margarete Nunberg. Frankfurt/M. 1977, Nunberg, Hermann; Federn, Ernst (Hg.): *Protokolle der Wiener Psychoanalytischen*

lediglich zwei weitere Jahre sollten vergehen, bis anno 1910 mit der Gründung der »Internationalen Psychoanalytischen Vereinigung« eine weltweite tiefenpsychologische Institution ins Leben gerufen wurde,[410] die heutzutage etwa 11.000 Mitglieder hat und neben der Wiener Sektion 65 Teilgesellschaften sowie fünf Studiengruppen in insgesamt 36 Ländern umfasst.[411] Im Rahmen der psychoanalytischen Ausbildung,[412] die einem international festgelegten Mindeststandard folgt, müssen die Kandidaten nicht nur zahlreiche theoretische und kasuistische Seminare besuchen, sondern sich darüber hinaus selbst einer umfassenden Analyse unterziehen.[413] Zwar ist die sogenannte ›Lehranalyse‹, deren Atmosphäre laut Aussage des einstigen Mentors Michael Balint »stark an die Initiationsriten der Primitiven [erinnert]«[414], erst im Jahre 1925 zum Obligatorium erklärt worden.[415] Doch wurde sie offenbar ansatzweise bereits in der Frühzeit der Wiener Psychoanalytischen Vereinigung resp. zu Beginn der allmählich einsetzenden Professionalisierungsphase praktiziert, und zwar naturgemäß mit Freud in der Rolle des Lehranalytikers.[416]

Vereinigung. Bd. III: *1910–191.* Übers. d. Vorw. u. d. Anm. v. Margarete Nunberg. Frankfurt/M. 1979 sowie Nunberg, Hermann; Federn, Ernst (Hg.): *Protokolle der Wiener Psychoanalytischen Vereinigung.* Bd. IV: *1912–1918 mit Gesamtregister der Bände I–IV.* Übers. d. Anm. v. Margarte Nunberg. Zusammenstellung d. Gesamtregisters v. Ingeborg Meyer-Palmedo. Frankfurt/M. 1981.

410 Vgl. Jones, Ernest: *Das Leben und Werk von Sigmund Freud.* Bd. II: 88.
411 Vgl. Hamburger, Andreas: »Institutionalisierung der Psychoanalyse«. In: Lohmann, Hans-Martin; Pfeiffer, Joachim (Hg.): *Freud-Handbuch*: 292–295, hier 292.
412 Im Jahre 1920 wurde in Berlin das weltweit erste psychoanalytische Institut mit Poliklinik und Lehranstalt auf den Weg gebracht. Vgl. Jones, Ernest: *Das Leben und Werk von Sigmund Freud.* Bd. III: *Die letzte Phase 1919–1939.* Übers. v. Gertrud Meili-Dworetzki unter Mitarb. v. Katherine Jones. 3., unveränd. Aufl. Bern, Stuttgart, Wien 1982: 35.
413 Vgl. Balint, Michael: »Über das psychoanalytische Ausbildungssystem (1947)«. In: Balint, Michael: *Die Urformen der Liebe und die Technik der Psychoanalyse.* Aus dem Engl. übers. v. Käte Hügel u. Martha Spengler. 2. Aufl. Stuttgart 1997: 307–332.
414 Ebd.: 317.
415 Vgl. Handlbauer, Bernhard: *Die Freud-Adler-Kontroverse.* Überarb. Neuausg. d. Ausg. v. 1990. Gießen 2002: 31.
416 Vgl. die folgende Bemerkung, die sich im zweiten Band der Jones'schen Freud-Biografie findet: »Eitingon [Max Eitingon; Anm. S.H.] war die erste Schwalbe des gewaltigen Besucherschwarms der späteren Jahre. Er blieb fast vierzehn Tage und nahm am 23. und 30. Januar an der Mittwochsitzung der kleinen Gruppe teil. Mit Freud verbrachte er drei oder vier Abende, und diese wurden auf langen Spaziergängen durch die Stadt mit persönlicher analytischer Arbeit ausgefüllt. So sah die

Das *Jahrbuch für psychoanalytische und psychopathologische Forschungen* (1909–1913) darf wiederum als die erste psychoanalytische und damit zugleich auch tiefenpsychologische Zeitschrift bezeichnet werden. Deren Herausgeberschaft teilte sich Freud mit Eugen Bleuler (1857–1939), welcher 1898 die Nachfolge Auguste Forels als Chef der Zürcher Psychiatrischen Universitätsklinik Burghölzli und Professor für Psychiatrie der dortigen Universität angetreten hatte.[417] Die Aufgabe des Redakteurs übernahm Carl Gustav Jung, der wenig später das Amt des ersten Präsidenten der Internationalen Psychoanalytischen Vereinigung bekleiden sollte.[418] Unter dem leicht veränderten Titel *Jahrbuch der Psychoanalyse: neue Folge des Jahrbuchs für psychoanalytische und psychopathologische Forschungen* wurde dieses Publikationsorgan bis zum Jahre 1914 weitergeführt, wobei Bleuler vor Erscheinen des letzten Jahrgangs als Editor zurücktrat und Karl Abraham (1877–1925) und Eduard Hitschmann (1871–1957) die Aufgabe Jungs übernahmen.

Das *Jahrbuch für psychoanalytische und psychopathologische Forschungen* erweist sich in zweierlei Hinsicht als besonders aufschlussreich: Auf der einen Seite wurden darin drei der ›großen Fallgeschichten‹ Freuds publiziert – in dieser prominenten Galerie fehlt neben dem »Bruchstück« einzig die erstmals im Jahre 1918 veröffentlichte Krankengeschichte um den Wolfsmann.[419] Auf der anderen

---

erste Lehranalyse aus! Ich erinnere mich an den schnellen Schritt und den raschen Gedankenflug solcher Spaziergänge. Schnelles Gehen pflegte Freuds Gedankengang anzuregen; aber für einen Begleiter, der lieber eine Pause eingeschaltet hätte, um das Gehörte zu verdauen, war es manchmal atemberaubend. Im Oktober 1909 verbrachte Eitingon wieder drei Wochen in Wien. Zweimal wöchentlich hatte er seinen Abendspaziergang mit Freud zur Fortsetzung seiner Lehranalyse.« Jones, Ernest: *Das Leben und Werk von Sigmund Freud*. Bd. II: 48f.

417 Vgl. Hell, Daniel: »Eugen Bleulers Herkunft, Kindheit und Jugend – Hintergrund für seine Lehre«. In: Hell, Daniel; Scharfetter, Christian; Möller, Arnulf (Hg.): *Eugen Bleuler. Leben und Werk*. Bern, Göttingen, Toronto, Seattle 2001: 19–27, hier 21. An dieser Stelle sei daran erinnert, dass Bleuler bereits im Jahre 1896 die *Studien über Hysterie* mit einer positiven Kritik bedachte.

418 Vgl. u.a. Jones, Ernest: *Das Leben und Werk von Sigmund Freud*. Bd. II: 91.

419 Freud, Sigmund: »Aus der Geschichte einer infantilen Neurose«. In: Freud, Sigmund: *Sammlung kleiner Schriften zur Neurosenlehre*. 4. Folge. Leipzig, Wien 1918: 578–717. Genau wie die Krankengeschichte um Dora wurde dieses Gattungsexemplar nicht nur von tiefenpsychologischer Seite gewürdigt. Eine sehr ausführliche wissenschaftstheoretische Studie wurde bereits im Jahre 1972 vorgelegt, und zwar Perrez, Meinrad: *Ist die Psychoanalyse eine Wissenschaft?* 2., überarb. u. erw. Aufl. Bern, Stuttgart, Wien 1979. Siehe ferner Grünbaum, Adolf: »Die Rolle der Fallstudienmethode in den Grundlagen der Psychoanalyse«. In: Grünbaum, Adolf (Hg.): *Kritische Betrachtungen zur Psychoanalyse. Adolf Grünbaums »Grundlagen« in der Diskussion*. Ins Deutsche übertr.

Seite finden sich in dieser ersten tiefenpsychologischen Fachzeitschrift etliche Gattungsexemplare, die von anderen Autoren verfasst worden sind. Wie im Folgenden lediglich kurz angerissen werden kann, bilden sie gemeinsam mit den

---

v. Christa Kolbert. Berlin, Heidelberg, New York u.a. 1991: 289–325, hier 320–323, Sulloway, Frank J.: »Reassessing Freud's case histories: The social construction of psychoanalysis«. In: *Isis* 82 (1991). H. 2: 245–275 sowie Fish, Stanley: »The Primal Scene of Persuasion«. In: Crews, Frederick C. (Hg.): *Unauthorized Freud. Doubters Confront a Legend*. New York 1998: 186–199. Einen gleichermaßen literaturwissenschaftlichen, wissenschaftstheoretischen/-historischen und psychoanalytischen Ansatz verfolgt Mahony, Patrick J.: *Cries of the Wolf Man*. New York 1984, wobei er, ähnlich wie in seiner Dora-Studie, eine äußerst kritische Haltung einnimmt. Auch liegen verschiedene literaturwissenschaftliche Arbeiten vor. So konstatiert Brooks mit Blick auf die Krankengeschichte aus dem Jahre 1918 Folgendes: »A nonfictional genre concerning a real person, the case history of the Wolf Man is radically allied to the fictional since its causes and connections depend on probabilistic constructions rather than authoritative facts, and on imaginary scenarios of lack and desire, and since the very language that it must work with, as both object and medium of its explanations, takes its form from histories of desire consubstantial with what cannot be. [...] Like the modernist novel, the case history of the Wolf Man shows up limits of storytelling while nonetheless insisting that the story must get told.« Brooks, Peter: *Reading fort he Plot*: 284f. Dem widerspricht wiederum Cohn, die einen deutlichen Kontrast zwischen dem »hyperomniscient novelistic discourse« einer Virginia Woolf und Freuds »nescient discourse« bemerkt. Cohn, Dorrit: »Freud's Case Histories«: 37–41, hier 39. Einen ganz anderen Ansatz verfolgt dagegen Keitel, welche die Krankengeschichte um den Wolfsmann einem »theoretischen Typ Psychopathographie« zuordnet. Keitel, Evelyne: *Psychopathographien. Die Vermittlung psychotischer Phänomene durch Literatur*. Heidelberg 1986: 91–104, 165–168. Diesem stellt sie einen »literarischen« und einen »epigonalen« an die Seite und hebt als gemeinsames Merkmal aller drei Psychopathografie-Typen hervor, dass sie »Lektüreprozesse vorzeichnen«, die »*strukturell* psychotischen Prozessen [ähneln]«: »Somit ermöglicht das Lesen von Psychopathographien dem Leser eine Erfahrungsdimension, die ihm im Leben verschlossen ist.« Ebd.: 170. Auch sei auf zwei weitere Werke aufmerksam gemacht. Das eine basiert auf Interviews, die mit dem Wolfsmann alias Sergius Pankejeff (1887–1979) geführt wurden, das andere beinhaltet eine von ihm eigens verfasste Darstellung sowie diejenige seiner späteren Psychoanalytikerin Ruth Mack Brunswick. Siehe Obholzer, Karin: *Gespräche mit dem Wolfsmann: eine Psychoanalyse und die Folgen*. Hamburg 1980 und Gardiner, Muriel (Hg.): *Der Wolfsmann vom Wolfsmann. Sigmund Freud berühmtester Fall. Erinnerungen, Berichte, Diagnose*. Mit d. Krankengeschichte d. Wolfsmannes v. Sigmund Freud, d. Nachtr. v. Ruth Mack Brunswick u. e. Vorw. v. Anna Freud. Mit Anm., e. Einl. u. zusätzl. Kap. vers. v. Muriel Gardiner. Akt. u. erw. Ausg. Frankfurt/M. 1982. Schließlich und endlich gilt es noch auf zwei jüngst erschienene, einander ergänzende Arbeiten hinzuweisen, welche die genannten Werke komplettieren, und zwar Weissberg,

Freud'schen Texten die sprichwörtliche Nachgeburt des nur wenige Jahre zuvor der Öffentlichkeit übergebenen »Bruchstücks einer Hysterie-Analyse«.

4.3.1 Die Freud'schen Beiträge

Die originale Krankengeschichte um den kleinen Hans mit dem Titel »Analyse der Phobie eines fünfjährigen Knaben« (GW VII: 241-377) ist im ersten Jahrgang des *Jahrbuchs* enthalten, und zwar gleich in initialer Position.[420] Die 135-seitige

---

Liliane: *The Wolf Man Paints!* Exhibition brochure. With Melanie Adley and Isabel Suchanek. Philadelphia 2010 sowie Weissberg, Liliane: »Patient and Painter: The Careers of Sergius Pankejeff«. In: *American Imago* 69 (2012). H. 2: 163-183. Ohne sie näher beleuchten zu wollen und können, wird in der vorliegenden Arbeit die Auffassung vertreten, dass Freuds Schrift »Aus der Geschichte einer infantilen Neurose« einen Beitrag zur Untergattung der tiefenpsychologischen Krankengeschichte darstellt. Ist doch genau wie mit Blick auf das »Bruchstück« das klassische Strukturschema der Krankengeschichte abzüglich einiger Modifizierungen erhalten geblieben. Und auch in diesem Falle möchte das textinterne Ich, das hinsichtlich der Seelengeschichte seines Patienten durchaus über ungewöhnliche epistemische Fähigkeiten verfügt, die eigenen Ausführungen als empirischen Beleg verstanden wissen: nämlich – und dies in entschiedener Abgrenzung zu den konkurrierenden Anschauungen Alfred Adlers und Carl Gustav Jungs – für seine psychoanalytische Theorie der Neurosen, der zufolge ebenjene Krankheitsformen ihre Wurzeln stets in der sexuellen Kindheitsgeschichte des Kranken haben.

420 Freud, S. [= Sigmund]: »Analyse der Phobie eines 5jährigen Knaben«. In: *Jahrbuch für psychoanalytische und psychopathologische Forschungen* 1 (1909): 1-109. Diese ›große Fallgeschichte‹ wurde allem Anschein nach von nicht-tiefenpsychologischer Seite kaum gewürdigt. Ein wissenschaftskritischer Beitrag liegt mit dem Artikel von Wolpe, Joseph; Rachman, Stanley: »A little Child shall mislead them«. In: Crews, Frederick C. (Hg.): *Unauthorized Freud. Doubters Confront a Legend.* New York 1998: 162-173 vor. Eine bemerkenswerte sprach- und literaturwissenschaftliche Studie hat Pörksen, Uwe: »Freuds ›Kleiner Hans‹ als linguistische Kriminalnovelle«. In: Pörksen, Uwe: *Wissenschaftssprache und Sprachkritik: Untersuchungen zu Geschichte und Gegenwart.* Tübingen 1994: 155-172 eingebracht. Nach eigener Aussage geht der Autor davon aus, dass der Text aufgrund seiner spezifischen Darbietung zwar »einer Novelle [ähnelt]«, aber eigentlich »eine Kriminalgeschichte [ist]«. Ebd.: 158. Während dem ersten Teil der Pörksen'schen These nach der hier vertretenen Auffassung deswegen zugestimmt werden kann, weil die präsentierte Geschichte im Grunde genommen tatsächlich um einen einzelnen Konflikt gestrickt ist und mit einem sehr überschaubaren Figurenpersonal auskommt, muss der zweite Teil dahingehend modifiziert werden, dass die »Analyse der Phobie eines fünfjährigen Knaben« eine

Abhandlung besteht aus drei Kapiteln, die mit »Einleitung«, »Krankengeschichte und Analyse« sowie »Epikrise« überschrieben sind. Die »Einleitung« umfasst zwei Teile. Innerhalb des ersten, der eine Kurzintroduktion bildet, wird der Rezipient unter einem vorherigen Hinweis auf die *Drei Abhandlungen zur Sexualtheorie* über den grundsätzlichen Zweck der nachstehenden Ausführungen informiert:

> *Sollte es denn unmöglich sein, unmittelbar am Kinde in aller Lebensfrische jene sexuellen Regungen und Wunschbildungen zu erfahren, die wir beim Gealterten mit soviel Mühe aus ihren Verschüttungen ausgraben, von denen wir noch überdies behaupten, daß sie konstitutionelles Gemeingut aller Menschen sind und sich beim Neurotiker nur verstärkt oder verzerrt zeigen?* (GW VII: 244)

Zweifelsohne ist in dieser formulierten Forschungsfrage die Zielsetzung der gesamten Abhandlung impliziert. Der zweite Teil liefert eine Darstellung der Prähistorie des »Kleinen Hans«, die unter Fokussierung des sexuellen Moments seine Entwicklung von knapp drei bis vierdreiviertel Jahren nachzeichnet.

Das zweite Kapitel steigt mit der Diagnosestellung ein: Der knapp fünfjährige Hans hat eine »nervöse Störung entwickelt«, die sich durch zwei Symptome manifestiert, nämlich durch die »Furcht, daß ihn auf der Straße ein Pferd beißen werde«, und »abendliche[n] Verstimmung« (GW VII: 258). Nach einer sehr übersichtlichen Präsentation der Vorgeschichte des Leidens wird die Verlaufs- und Behandlungsgeschichte dargeboten, innerhalb derer vor allem auch die vermittelst des psychoanalytischen Deutungsverfahrens konstruierte Seelengeschichte Hansens zur Darstellung gebracht wird. Dabei ist es niemand anders als der Vater des kleinen Patienten, der die nach circa zwei Monaten mit dessen Wiederherstellung endende Kur vornimmt.

Die »Epikrise« schließt drei Abschnitte ein. Innerhalb des ersten findet sich die Mitteilung, dass der kleine Patient in »seinem Verhältnisse zu Vater und Mutter aufs grellste und greifbarste alles [bestätigt], was ich in der ›Traumdeutung‹ und in der ›Sexualtheorie‹ über die Sexualbeziehungen der Kinder zu den Eltern behauptet habe. Er ist wirklich ein kleiner Ödipus« (GW VII: 345). Zu Beginn des zweiten ordnet der Erzähler Hansens neurotische Störung den »Angsthysterien« zu und wertet dieselben als »*die* Neurosen der Kinderzeit« (GW VII: 349; Hervorh. S.H.). Sodann erfolgt die restlose Aufklärung des Krankheitsfalles und zugleich wird der Nachweis geführt, dass dieser die psychoanalytische Neurosentheorie, der zufolge die Ursachen des Übels in der gestörten kindlichen

---

tiefenpsychologische Krankengeschichte *ist*, die sowohl der ästhetischen Literaturgattung der Novelle als auch derjenigen der Detektivgeschichte *ähnelt*.

Sexualentwicklung zu suchen sind, erhärtet. Im Rahmen des letzten Abschnittes stellt der Erzähler schließlich die Erkenntnisse der Psychoanalyse als für die Kindererziehung außerordentlich bedeutsame heraus.

Freilich zeichnet sich die Krankengeschichte um den kleinen Hans durch eine Besonderheit aus, denn in dieser treten streng genommen gleich zwei textinterne Ichs in Erscheinung: Das ›primäre Ich‹ weist aufgrund der Namensnennung im Texttitel auf das reale Referenzobjekt Sigmund Freud, der – und darüber informiert wiederum das Titelblatt der Zeitschrift – Professor der Universität Wien und fernerhin der Herausgeber des Publikationsorgans ist. Dieser Erzähler stellt sich selbst zu Beginn der »Einleitung« als Kurleiter vor und führt das späterhin auftretende ›sekundäre Ich‹, auf dessen »Notizen« die Abhandlung seiner Aussage nach basiert, als den väterlichen Behandler Hansens und einen »meine[r] nächsten Anhänger[n]« ein (GW VII: 243f.).[421] Und tatsächlich wird die eingangs herausgestellte Hierarchie die gesamte Verlaufs- und Behandlungsgeschichte hindurch dadurch betont, dass Hans und sein Vater immer wieder auf den – von einer einzigen Ausnahme abgesehen – stets abwesenden »Professor« zu sprechen kommen. Darüber hinaus spiegelt sie sich aber auch hinsichtlich der demonstrierten epistemischen Fähigkeiten beider Ichs wider, wofür die nachstehende Passage ein eindrückliches Beispiel liefert:

> *Ich:* »– *und hast dich wahrscheinlich gefürchtet, wie du einmal den großen Wiwimacher vom Pferde gesehen hast, aber davor brauchst du dich nicht zu fürchten. Große Tiere haben große Wiwimacher, kleine Tiere kleine Wiwimacher.«*
> *Hans:* »*Und alle Menschen haben einen Wiwimacher, und der Wiwimacher wächst mit mir mit, wenn ich größer werde; er ist ja angewachsen.«*
> »*Damit schloß das Gespräch [...].«*
> *Hansens letzte Trostrede wirft ein Licht auf die Situation und gestattet uns, die Behauptungen des Vaters ein wenig zu korrigieren. Es ist wahr, daß er bei den großen Tieren Angst hat, weil er an deren großen Wiwimacher denken muß, aber man kann eigentlich nicht sagen, daß er sich vor dem großen Wiwimacher selbst fürchtet. Die Vorstellung eines solchen war ihm früher entschieden lustbetont [...] Aus seiner Tröstung: Der Wiwimacher wächst mit mir, wenn ich größer werde, lässt sich schließen, daß er bei seinen Beobachtungen ständig verglichen hat und von der Größe seines eigenen Wiwimachers sehr unbefriedigt geblieben ist. An diesen Defekt erinnern ihn die großen Tiere, die ihm aus diesem Grunde unangenehm sind (GW VII: 270).*

---

[421] Die berechtigte Frage, weshalb er die Kur nicht selbst ausgeführt hat, wird mit der nachstehenden Erklärung kurzerhand im Keim erstickt: »Nur die Vereinigung der väterlichen und der ärztlichen Autorität in einer Person, das Zusammentreffen des zärtlichen Interesses mit dem wissenschaftlichen bei derselben, haben es in diesem einen Falle ermöglicht, von der Methode eine Anwendung zu machen, zu welcher sie sonst ungeeignet wäre« (GW VII: 243).

Ohne Frage weiß bereits das ›sekundäre Ich‹ erstaunlich gut über das Innenleben des kleinen Patienten Bescheid, doch die schlussendliche epistemische Autorität ist das der Behandlung fernbleibende ›primäre Ich‹, das den – von Hans mitnichten bestätigten – Wissensanspruch des ›sekundären Ich‹ wie selbstverständlich modifiziert. Und natürlich ist es auch der auf das Deutlichste einen auktorialen Gestus zeigende Erzähler erster Ordnung, welcher im Rahmen der »Epikrise« den Krankheitsfall vollständig erhellen und nebenher ein komplexes Beweisverfahren führen kann. Bleibt zu erwähnen, dass dieses ›primäre Ich‹ einen Dialog mit einem idealen Leser führt, der Züge von Hansens Vater erkennen lässt: Er ist ein ergebener Schüler, der sich allerdings noch in der Lernphase befindet.[422]

Auch die originale Krankengeschichte um den Rattenmann mit dem Titel »Bemerkungen über einen Fall von Zwangsneurose« (GW VII: 379–463) findet sich im Initialband des *Jahrbuchs*.[423] Den Auftakt des etwa 83 Seiten umfassenden Textes bildet ein unüberschriebener Prolog, der eine »Inhaltsangabe« der nachstehenden Abhandlung liefert, die »zweierlei« enthält, nämlich

erstens fragmentarische Mitteilungen aus der Krankengeschichte eines Falles von Zwangsneurose, welcher [...] zu den ziemlich schweren gezählt werden konnte, und dessen Behandlung durch etwa ein Jahr zunächst die völlige Herstellung der Persönlichkeit und

---

422 Vgl. zum Beispiel die folgenden beiden Kommentare: »Nun, wird der Praktiker sagen, nun ist alles klar. Das Kind masturbiert, daher also seine Angst. Gemach! Daß das Kind sich masturbatorisch Lustgefühle erzeugt, erklärt uns seine Angst keineswegs, macht sie vielmehr erst recht rätselhaft« (GW VII: 263) und »Die Analyse macht wenig Fortschritte; ihre Darstellung fürchte ich, wird dem Leser bald langweilig werden. Indes, es gibt in jeder Psychoanalyse solche dunklen Zeiten. Hans begibt sich jetzt bald auf ein von uns nicht in Erwartung gezogenes Gebiet« (GW VII: 289).
423 Freud, S. [= Sigmund]: »Bemerkungen über einen Fall von Zwangsneurose«. In: *Jahrbuch für psychoanalytische und psychopathologische Forschungen* 1 (1909): 357–421. Genau wie mit Blick auf die Krankengeschichte um den Wolfmann liegt hinsichtlich dieser ›großen Fallgeschichte‹ Freuds eine ausführliche wissenschaftstheoretische Arbeit vor. Siehe Sherwood, Michael: *The Logic of Explanation in Psychoanalysis*. New York 1969. Siehe ferner Grünbaum, Adolf: *Die Grundlagen der Psychoanalyse*: 404–429, Grünbaum, Adolf: »Die Rolle der Fallstudienmethode«: 292–320 sowie Sulloway, Frank J.: »Reassessing Freud's case histories«: 255–258. Eine gleichermaßen psychoanalytische, wissenschaftshistorische/-theoretische und literaturwissenschaftliche Arbeit – die zusammen mit den beiden zuvor erwähnten Werken über Dora und den Wolfsmann eine Trilogie bildet – hat Mahony, Patrick J.: *Freud and the Rat Man*. New Haven 1986 vorgelegt. Ein Vergleich zwischen der publizierten Krankengeschichte und den nach Freuds Tod aufgefundenen »Originalnotizen zu einem Fall von Zwangsneurose« (GW Nachtragsband: 509–569) wäre sicherlich sehr aufschlussreich, würde den Rahmen der vorliegenden Studie allerdings sprengen.

die Aufhebung ihrer Hemmungen erzielte. Zweitens aber in Anknüpfung an diesen und in Anlehnung an andere früher analysierte Fälle einzelne aphoristische Angaben über die Genese und den feineren Mechanismus der seelischen Zwangsvorgänge, durch welche meine im Jahre 1896 veröffentlichten ersten Darstellungen weitergeführt werden sollen (GW VII: 381).

Demnach charakterisiert das textinterne Ich die nachstehende Krankengeschichte in aller Deutlichkeit als Heilungsgeschichte. Und wenn es den zu präsentierenden Krankheitsfall in ostentativer Manier als einen besonders diffizilen bewertet, impliziert dies, dass es ihm um eine Demonstration der ungewöhnlichen Fruchtbarkeit seines Behandlungsverfahrens geht. Darüber hinaus soll die Darstellung aber noch dazu Anlass geben, seine 15 Jahre zuvor der Öffentlichkeit übermittelte Theorie der Zwangsneurose zu ergänzen.

Das sich anschließende Kapitel mit der Überschrift »Aus der Krankengeschichte« steigt mit einer übersichtlichen Anamnese-Darstellung und der Nennung der Symptome des jungen männlichen Patienten ein. Dieser leidet von Kindheit an, jedoch in verstärktem Maße seit vier Jahren, an Zwangsvorstellungen, die insbesondere den geliebten Vater und die Dame seines Herzens betreffen, wobei ebenfalls von Zwangsimpulsen die Rede ist. Der restliche Teil des ersten Kapitels markiert die Verlaufs- und Behandlungsgeschichte, die in sieben Abschnitte untergliedert ist, nämlich »a) Einleitung in die Behandlung«, »b) Die infantile Sexualität«, »c) Die große Zwangsbefürchtung«, »d) Die Einführung ins Verständnis der Kur«, »e) Einige Zwangsvorstellungen und deren Übersetzung«, »f) Die Krankheitsveranlassung« und »g) Der Vaterkomplex und die Lösung der Rattenidee«. Im Rahmen der Abschnitte a) bis d) werden die ersten sieben Sitzungen dargestellt und in Abschnitt b) reicht der Erzähler darüber hinaus die Diagnosestellung nach: »[e]ine vollständige Zwangsneurose« (GW VII: 388). In den restlichen drei Abschnitten der Verlaufs- und Behandlungsgeschichte ist die Chronologie indessen zugunsten einer ›thematischen‹ Darstellungsweise aufgegeben, wobei das gesamte Krankengeschichten-Segment nicht nur mit der Erhellung der primären Zwangsidee, sondern auch mit deren Aufhebung endet: »Mit der Lösung, die sich uns ergab, war das Rattendelirium beseitigt« (GW VII: 438). Durch diese abschließenden Worte entsteht der Eindruck, als habe der Patient die von dem textinternen Ich mittels des psychoanalytischen Deutungsverfahrens besorgte Konstruktion seiner gesamten Seelengeschichte bestätigt.

Das eine Art Epikrise bildende zweite Kapitel, welches übrigens erst in den späteren Auflagen den Titel »Zur Theorie« trägt, besteht aus den Abschnitten »a) Einige allgemeine Charaktere der Zwangsbildungen«, »b) Einige psychische Besonderheiten der Zwangskranken – ihr Verhältnis zur Realität, zum Aberglauben und zum Tod« und »c) Das Triebleben und die Ableitung von Zwang und

Zweifel«. Anders als in den prologischen Eingangsworten suggeriert, legt das textinterne Ich darin eine bereits erstaunlich ausgefeilte psychoanalytische Theorie der Zwangsneurose vor, wobei es fortwährend seinen soeben präsentierten Kasus des Rattenmannes als empirischen Beleg heranzieht. Auf diese Weise wird im Rahmen dieses zweiten Kapitels zugleich die schlussendliche Aufklärung des Krankheitsfalles dargeboten.[424]

Ebenso in dieser Krankengeschichte tritt ein textinternes Ich in Erscheinung, das epistemische Fähigkeiten aufzubieten hat, die jene eines empirischen Menschen auf das Deutlichste überschreiten. So ist es nicht nur imstande, die Seelengeschichte seines nicht besonders einsichtsvollen Zwangsneurotikers zu erhellen,[425] sondern es kann darüber hinaus auch ein eingehendes Charakterporträt einer ihm persönlich unbekannten Person präsentieren:

Der Vater unseres Patienten war nach allen Auskünften ein ganz vortrefflicher Mann. Er war vor der Heirat Unteroffizier gewesen und hatte eine aufrichtige soldatische Art sowie eine Vorliebe für derbe Ausdrücke als Niederschlag aus diesem Stücke seines Lebens behalten. Außer den Tugenden, die der Leichenstein an jedermann zu rühmen pflegt, zeichnete ihn ein herzlicher Humor und eine gütige Nachsicht gegen seine Mitmenschen aus; es steht gewiß nicht im Widerspruche mit diesem Charakter, stellt sich vielmehr als Ergänzung zu ihm dar, daß er jäh und heftig sein konnte, was den Kindern, solange sie klein und schlimm waren, gelegentlich zu sehr empfindlichen Züchtigungen verhalf. Als die Kinder heranwuchsen, wich er von anderen Vätern darin ab, daß er sich nicht zur unantastbaren Autorität emporheben wollte, sondern in gutmütiger Offenheit die kleinen Verfehlungen und Mißgeschicke seines Lebens ihrer Mitwisserschaft preisgab. Der Sohn

---

424 So konstatiert der Erzähler abschließend: »Das Charakteristische dieser Neurose [der Zwangsneurose; Anm. S.H.], das, was sie von der Hysterie unterscheidet, ist meines Erachtens nicht im Triebleben, sondern in den psychologischen Verhältnissen zu suchen. Ich kann meinen Patienten nicht verlassen, ohne dem Eindrucke Worte zu verleihen, daß er gleichsam in drei Persönlichkeiten verfallen war [...]. Sein Unbewußtes umschloss die frühzeitig unterdrückten, als leidenschaftlich und böse zu bezeichnenden Regungen; in seinem Normalzustande war er gut, lebensfroh, überlegen, klug und aufgeklärt, aber in einer dritten psychischen Organisation huldigte er dem Aberglauben und der Askese, so daß er zwei Überzeugungen haben und zweierlei Weltanschauungen vertreten konnte« (GW VII: 463).

425 Vgl. zum Beispiel die folgenden Ausführungen: »Er [der Patient; Anm. S.H.] ist erschüttert, ohne seinen Widerspruch aufzugeben, so daß ich den Streit mit der Bemerkung abbreche, die Idee vom Tode des Vaters sei ja in diesem Falle nicht zum ersten Male aufgetreten, sie stamme offenbar von früher her, und wir würden ihrer Herkunft einmal nachspüren müssen« (GW VII: 402f.), »Er gibt zu, daß dies alles ganz plausibel anzuhören ist, hat aber natürlich keine Spur von Überzeugung« (GW VII: 404) oder »Er bezweifelt aber, daß alle seine bösen Regungen von dieser Herkunft sind« (GW VII: 408).

übertrieb gewiß nicht, wenn er aussprach, sie hätten miteinander verkehrt wie die besten Freunde, bis auf einen einzigen Punkt (GW VII: 422).

Obgleich sich ja eigentlich nur der Rattenmann der rund einjährigen psychoanalytischen Behandlung unterzogen hat, liegt dem Erzähler ebenso die Seele des einstigen Erziehungsberechtigten seines Kranken wie ein offenes Buch vor Augen, in dem er offensichtlich ohne die leisesten Schwierigkeiten lesen kann. Dabei gilt es zu erwähnen, dass dieses sich zu einem auktorialen Subjekt aufschwingende textinterne Ich mit einem idealen Leser in einen Dialog tritt, der genau wie im Falle der Krankengeschichte um den kleinen Hans Züge eines der Psychoanalyse gegenüber aufgeschlossenen Lernenden trägt.[426]

---

426 Vgl. beispielsweise die nachstehenden Bemerkungen des Erzählers: »Man erwarte nicht, so bald zu hören, was ich zur Aufhellung dieser sonderbar unsinnigen Zwangsvorstellungen (von den Ratten) vorzubringen habe; die richtige psychoanalytische Technik heißt den Arzt seine Neugierde unterdrücken und läßt dem Patienten die freie Verfügung über die Reihenfolge der Themata in der Arbeit« (GW VII: 398) oder »Man lasse sich in dieser Aufgabe der Übersetzung niemals durch den Anschein der Unlösbarkeit beirren; die tollsten oder absonderlichsten Zwangsideen lassen sich durch gebührende Vertiefung lösen« (GW VII: 409). An dieser Stelle sei noch darauf hingewiesen, dass sich in einem Freud'schen Brief eine höchst interessante Bemerkung zur Krankengeschichte um den Rattenmann findet. So heißt es hier: »Nun zu mir. Meine verfügbare Energie ist außer für eines ziemlich aufgebraucht. [...] Dies eine ist eine Arbeit über den ›Rattenmann‹. Sie wird mir sehr schwer, übersteigt fast meine Darstellungskunst, wird außer den Nächsten wohl niemand zugänglich sein. Was für Pfuschereien sind unsere Reproduktionen, wie jämmerlich zerpflücken wir diese großen Kunstwerke der psychischen Natur! Leider wird die Arbeit auch wieder so umfangreich, das quillt unter den Händen, und alles ist noch zu knapp, unwahr durch Unvollständigkeit. Es ist ein Jammer!« Freuds Brief an Carl Gustav Jung vom 30.06.1909 (149 F) in Freud, Sigmund; Jung, C.G. [= Carl Gustav]: *Briefwechsel*. Hrsg. v. William McGuire u. Wolfgang Sauerländer. Frankfurt/M. 1974: 262f. Tatsächlich findet sich in ebenjenem *Briefwechsel* aber nicht nur ein Kommentar zur allgemeinen »Darstellungskunst« des besagten Freud'schen Gattungsexemplars und damit zugleich zu dessen wissenschaftlichem Status, sondern es lässt sich überdies eine implizite Stellungnahme zu dem der Krankengeschichte eingeschriebenen Typ des idealen Lesers und dessen beabsichtigter Wirkung auf den realen Rezipienten entdecken: »Sie sind der erste Kritiker des ›Rattenmannes‹, und, selbst unbefriedigt, habe ich ängstlich auf Ihr Urteil gelauert. Es freut mich also sehr, daß Sie ihn loben, ich weiß, daß die offenkundigen Unvollkommenheiten Ihnen auch nicht entgehen werden. Ich habe mir gesagt, daß ich seit dem Erscheinen des ›Jahrbuchs‹ die Darstellungsweise meiner Arbeiten ändern darf. Es gibt jetzt ein ψα Publikum, und ich darf für dieses schreiben und mir das jedesmalige Eingehen auf die elementaren Voraussetzungen und die Zurückweisung der primitivsten Einwendungen ersparen. Wenn jemand, der keine Vorbildung hat, nichts davon versteht, so kann

Das Original der dritten Freud'schen Krankengeschichte mit dem Titel »Psychoanalytische Bemerkungen über einen autobiographisch beschriebenen Fall von Paranoia (Dementia paranoides)« wurde im dritten Band des *Jahrbuchs* veröffentlicht.[427] Der rund 80 Seiten umfassende Text steigt mit einem unüberschriebenen Prolog ein, der eine recht sonderbare Offenbaung bereithält:

> *Ich halte es darum nicht für unstatthaft, analytische Deutungen an die Krankengeschichte eines Paranoikers (Dementia paranoides) zu knüpfen, den ich nie gesehen habe, der aber seine Krankengeschichte selbst beschrieben [...] hat. Es ist dies der ehemalige sächsische Senatspräsident Dr. jur. Daniel Paul Schreber, dessen »Denkwürdigkeiten eines Nervenkranken« im Jahre 1903 als Buch erschienen sind (GW VIII: 240f.).*[428]

Zwar hält sich der Erzähler hinsichtlich des Zwecks seiner Abhandlung vergleichsweise bedeckt. Wohl aber gibt er zu verstehen, dass er gewillt ist, eine eher ungewöhnliche Kostprobe seines ›analytischen Deutungsverfahrens‹ zu liefern.

Das sich anschließende erste Kapitel mit dem Titel »Krankengeschichte« bildet den Anamnese-Teil. Auf der einen Seite wird darin eine präzise Diagnose gestellt: »ein sexueller Verfolgungswahn hat sich dem Patienten nachträglich zum religiösen Größenwahn umgebildet« (GW VIII: 250f.). Andererseits findet sich gegen Ende dieses Segments eine sehr aufschlussreiche Bemerkung:

> *Wir werden in ihr [der überraschenden Sexualisierung der himmlischen Seligkeit; Anm. S.H.] aber auch den Anlaß finden, das Verhältnis unseres Patienten zur Erotik überhaupt,*

---

er das seinem Unverstand zuschreiben, wie wenn er ohne mehr als die vier Spezies gelernt zu haben, eine Abhandlung, in der mit Integralen gerechnet wird, in die Hand nimmt.« Freuds Brief an Jung vom 17.10.1909 (158 F) in ebd.: 280.

427 Freud, S. [= Sigmund]: »Psychoanalytische Bemerkungen über einen autobiographisch beschriebenen Fall von Paranoia (Dementia paranoides)«. In: *Jahrbuch für psychoanalytische und psychopathologische Forschungen* 3 (1911): 9–68, 588–590. Genau wie jene um den kleinen Hans wurde diese ›große Fallgeschichte‹ Freuds offensichtlich von nicht-tiefenpsychologischer resp. -psychiatrischer Seite nur in überaus spärlichem Maße gewürdigt. Als wissenschaftskritischer Beitrag sei erneut die Studie von Sulloway, Frank J.: »Reassessing Freud's case histories«: hier vor allem 252–255 genannt.

428 Zwei neue Ausgaben stammen aus dem Jahre 2003. Siehe Schreber, Daniel Paul: *Denkwürdigkeiten eines Nervenkranken: nebst Nachträgen und einem Anhang über die Frage: »Unter welchen Voraussetzungen darf eine für geisteskrank erachtete Person gegen ihren erklärten Willen in einer Heilanstalt festgehalten werden?«.* Faks. Neuaufl. d. Orig.-Ausg. v. 1903, um ein Personen- u. Sachreg. erg., hrsg. v. Gerd Busse. Gießen 2003 und Schreber, Daniel Paul: *Denkwürdigkeiten eines Nervenkranken: nebst Nachträgen und einem Anhang über die Frage: »Unter welchen Voraussetzungen darf eine für geisteskrank erachtete Person gegen ihren erklärten Willen in einer Heilanstalt festgehalten werden?«.* 2., erw. Aufl. Berlin 2003.

> zu den Fragen des sexuellen Genießens, der Prüfung zu unterziehen, denn wir Psychoanalytiker huldigen bis jetzt der Meinung, daß die Wurzeln jeder nervösen und psychischen Erkrankung vorzugsweise im Sexualleben zu finden seien [...]. Nach den bisher gegebenen Proben des Schreberschen Wahnes ist die Befürchtung, gerade diese paranoide Erkrankung könnte sich als der so lange gesuchte »negative Fall« herausstellen, in dem die Sexualität eine allzu geringe Rolle spiele, ohneweiters abzuweisen (GW VIII: 264).

Wenn der Schreber'sche Kasus als empirischer Beleg für die allgemeine psychoanalytische Theorie der sexuellen Genese seelischer Störungen ausgewiesen wird, reicht das textinterne Ich damit eine grundlegende Zielsetzung seiner Ausführungen nach.

Während innerhalb des »Deutungsversuche« überschriebenen zweiten Kapitels unter Aussparung der Darstellung eines gegenwärtigen Ausforschungs- und Behandlungsgeschehens ausschließlich die vermöge der psychoanalytischen Deutungstechnik konstruierte Seelengeschichte des fixierten Kranken präsentiert wird, bildet das dritte Kapitel mit dem Titel »Über den paranoischen Mechanismus« eine Art Epikrise. Darin stellt der Erzähler eine psychoanalytische Paranoiatheorie vor, der zufolge der paranoide Wahn das Ergebnis der »Abwehr einer homosexuellen Wunschphantasie« und die »schwache Stelle ihrer Entwicklung [die der Paranoiker; Anm. S.H.] in dem Stück zwischen Autoerotismus, Narzißmus und Homosexualität zu suchen ist« (GW VIII: 295ff.), wobei er dem soeben dargebotenen ›positiven Fall‹ des ehemaligen Senatspräsidenten Schreber nunmehr eine doppelte Beweislast auferlegt. Infolgedessen beinhaltet dieses Krankengeschichten-Segment insbesondere auch die schlussendliche Erhellung des Kasus.[429] Im Rahmen eines allerletzten Kapitels[430] sieht sich das textinterne Ich schließlich noch dazu in der Lage, eine der Schreber'schen »wahnhaften Behauptungen« als »mythologisch beziehungsreich zu erkennen« (GW VIII: 319).

Da ihr indisponierter Held nicht einmal mehr einer psychoanalytischen Kur unterzogen wird, erweist sich die Krankengeschichte um Schreber sicherlich als die hervorstechendste der Freud'schen *Jahrbuch*-Trilogie. So nimmt es

---

429 So heißt es im Ausgang des dritten Kapitels: »Die durch Verdichtung von Sonnenstrahlen, Nervenfasern und Samenfäden komponierten ›Gottesstrahlen‹ Schrebers sind eigentlich nichts anderes als die dinglich dargestellten, nach außen projizierten Libidobesetzungen und verleihen seinem Wahn eine auffällige Übereinstimmung mit unserer Theorie. [...] Ich kann aber das Zeugnis eines Freundes und Fachmannes dafür vorbringen, daß ich die Theorie der Paranoia entwickelt habe, ehe mir der Inhalt des Schreberschen Buches bekannt war« (GW VIII: 315).
430 Im Original ist dieses mit den Worten »Nachtrag zu dem autobiographisch beschriebenen Falle von Paranoia (Dementia paranoides)« überschrieben.

nicht wunder, dass das textinterne Ich gleich zu Beginn des Vorworts eine
wohlüberlegte Begründung für diesen ungewöhnlichen Sachverhalt bereithält:

> Die psychoanalytische Untersuchung der Paranoia wäre überhaupt unmöglich, wenn die
> Kranken nicht die Eigentümlichkeit besäßen, allerdings in entstellter Form, gerade das zu
> verraten, was die anderen Neurotiker als Geheimnis verbergen. Da die Paranoiker nicht
> zur Überwindung ihrer inneren Widerstände gezwungen werden können und ohnedies
> nur sagen, was sie sagen wollen, darf gerade bei dieser Affektion der schriftliche Bericht
> oder die gedruckte Krankengeschichte als Ersatz für die persönliche Bekanntschaft mit
> dem Kranken eintreten (GW VIII: 240).

Freilich lässt vorstehender Kommentar an das »Bruchstück« denken, denn auch in diesem liefert der Erzähler eine auf den ersten Blick nicht unplausibel klingende wissenschaftliche Erklärung für sein normdivergentes darstellerisches Vorgehen. Im hier zur Diskussion stehenden Falle entledigt er sich allerdings kurzerhand des ›lästigen‹ Umstands, aus dem für gewöhnlich ja keineswegs besonders einsichtsvollen Patienten die Bestätigung seiner mittels des psychoanalytischen Deutungsverfahrens bewerkstelligten Konstruktionen auf umständliche Weise herauspressen zu müssen. (Wenn er den Leser im Ausgang des Prologs übrigens expressis verbis dazu auffordert, sich vor der Rezeption seiner Darstellung »mit dem Buche [Schrebers; Anm. S.H.] wenigstens durch einmalige Lektüre vertraut zu machen« (GW VIII: 242), dann legt er Nachdruck auf die angebliche Überprüfbarkeit seiner nachstehenden Ausführungen.)

Tatsächlich fällt es dem textinternen Ich trotz der besonderen Umstände nicht über die Maßen schwer, die wahnhafte Rede seines fixierten Patienten zu dechiffrieren, wie das folgende Beispiel verdeutlicht:

> Endlich will ich in diesem Zusammenhang der Sonne gedenken, die ja durch ihre »Strahlen« zu so großer Bedeutung für den Ausdruck des Wahns geworden ist. Schreber hat zur Sonne ein ganz besonderes Verhältnis […]. Ich bin für die Eintönigkeit der psychoanalytischen Lösungen nicht verantwortlich, wenn ich geltend mache, daß die Sonne nichts anderes ist als ein sublimiertes Symbol des Vaters (GW VIII: 289).

Obwohl der Kranke, der als einziger dazu in der Lage wäre, diese keineswegs augenscheinliche Übersetzung zu verifizieren, als Gesprächspartner schlicht nicht zur Verfügung steht, trägt der Erzähler seine Behauptung mit dem Gestus absoluter Gewissheit vor, mit anderen Worten schwingt er sich auf das Deutlichste zu einem auktorialen Subjekt empor. Dabei tritt dieses Allwissenheit mimende textinterne Ich in einen Dialog mit einem zart konturierten idealen Leser, welcher der Psychoanalyse zwar grundsätzlich aufgeschlossen gegenübersteht, aber für ›unkonventionelles‹ Vorgehen sehr wohl Erklärungen verlangt, Erklärungen, die freilich leicht zu geben sind.[431]

Nach dieser kurzen Betrachtung der drei im *Jahrbuch* publizierten Freud'schen Krankengeschichten kann Folgendes festgehalten werden: Auf der einen Seite lassen die ersten beiden in tiefenstruktureller Hinsicht überaus deutliche Übereinstimmungen mit dem »Bruchstück einer Hysterie-Analyse« erkennen. Auch wenn sie des althergebrachten Status-praesens-Segments entbehren und ihre Verlaufs- und Behandlungsgeschichte zu einer stark erweiterten Anamnese-Version ausgebaut ist, die neben dem gegenwärtigen Ausforschungs- und Behandlungsgeschehens vor allem die konstruierte Seelengeschichte des jeweiligen Patienten zur Darstellung bringt, ist das klassische Strukturschema der Krankengeschichte in beiden Fällen konserviert. Indessen kann in Bezug auf das dritte Gattungsexemplar insofern von einer Mutation gesprochen werden, als in diesem Falle die Präsentation des gegenwärtigen Ausforschungs- und Behandlungsgeschehens zugunsten einer alleinigen Darstellung der konstruierten Seelengeschichte des Kranken aufgegeben ist. Es lässt sich also, anders ausgedrückt, der Wegfall einer Verlaufs- und Behandlungsgeschichte konstatieren. Ungeachtet dieser strukturellen Varianz stimmen alle drei die Marke von 80 Seiten überschreitenden Krankengeschichten mit dem »Bruchstück« aber auch darin überein, dass ihnen eine Funktionsbestimmung eingeschrieben ist, durch welche sie expressis verbis als theoretisch verwertbarer Empirieersatz ausgewiesen werden. Und nicht minder bedeutsam sind zu guter Letzt die enormen epistemischen Fähigkeiten aller drei Erzähler, die genau wie im Falle des textinternen Ich der Krankengeschichte um Dora jene eines empirischen Menschen bei Weitem übertreffen.

---

431 Zu Beginn des Kapitels »Deutungsversuche« wendet er sich wie folgt an seinen fiktiven Dialogpartner: »Ich verkenne nicht, daß es jedesmal eines guten Stückes Takt und Zurückhaltung bedarf, wenn man die typischen Fälle der Deutung in der psychoanalytischen Arbeit verläßt, und daß der Hörer oder Leser nur so weit mitgeht, als die von ihm gewonnene Vertrautheit mit der analytischen Technik ihm gestattet. […] Die richtigen Grenzen der Berechtigung der Deutung wird man erst nach vielerlei Versuchen und besserer Bekanntschaft mit dem Gegenstand abstecken können« (GW VIII: 271). Späterhin findet sich dann beispielsweise die nachstehende ›Unterhaltung‹: »Ich kann es mir denken, wie mißlich die Annahme erscheinen muß, daß eine Empfindung von Sympathie für einen Arzt bei einem Manne acht Jahre später plötzlich verstärkt hervorbrechen und zum Anlaß einer so schweren Störung werden kann. Ich meine aber […]. Ich denke, wir sträuben uns nicht weiter gegen die Annahme, daß der Anlaß der Erkrankung das Auftreten einer femininen (passiv homosexuellen) Wunschphantasie war, welche die Person des Arztes zu ihrem Objekte genommen hatte« (GW III: 281ff.).

Auf der anderen Seite gilt es aber ebenso auf einige Differenzen zwischen dem
»Bruchstück« und den drei Freud'schen Gattungsexemplaren des *Jahrbuchs* hinzuweisen. Sieht man nämlich einmal von jener weiter oben angeführten Bemerkung
ab, mit welcher der Erzähler der Krankengeschichte um den Senatspräsidenten
Schreber sein unkonventionelles darstellerisches Vorgehen begründet, ist das im
Hinblick auf das »Bruchstück« so bedeutsame Moment der motivierten gattungs-
und formspezifizierenden Metanarration in Bezug auf alle drei späteren Freud'schen
Gattungsexemplare praktisch ohne Belang. Des Weiteren muss konstatiert werden,
dass die Erzähler der drei in den Jahren 1909 und 1911 erschienenen Freud'schen
Krankengeschichten weit weniger Selbstdarstellung betreiben als das textinterne
Ich des anno 1905 publizierten »Bruchstücks«, genauso wie die von ihnen geleistete
Plausibilisierungsarbeit deutlich geringer ausfällt. Schließlich und endlich zeigt sich
noch eine weitere Differenz. So wenden sich alle drei zwar ganz offenkundig an einen idealen Leser, doch reicht dessen Bild in puncto Ausgestaltung nicht annähernd
an dasjenige Porträt heran, welches das textinterne Ich des »Bruchstücks« von seinem Wunschrezipienten entwirft, sodass von einem Leserrollenangebot, nicht jedoch von einer verführerischen Identifikationsofferte gesprochen werden kann.

4.3.2 Zu den Krankengeschichten anderer Autoren

Wie weiter oben bereits angemerkt, wurden in dem *Jahrbuch für psychoanalytische und psychopathologische Forschungen* nicht nur drei der berühmtesten
Freud'schen, sondern ebenso zahlreiche Krankengeschichten anderer Autoren
veröffentlicht. Die meisten dieser von der Forschung jedweder Provenienz offensichtlich schlicht übergangenen Gattungsexemplare finden sich in Abhandlungen, welche die Präsentation eines einzelnen Krankheitskasus zum Gegenstand
haben. Namentlich handelt es sich hierbei um die folgenden Texte:

- Binswanger, Ludwig: »Versuch einer Hysterieanalyse« (1909);
- Sadger, J. [= Isidor]: »Ein Fall von multipler Perversion mit hysterischen Absenzen« (1910);
- Riklin, F. [= Franz]: »Aus der Analyse einer Zwangsneurose« (1910);
- Binswanger, Ludwig: »Analyse einer hysterischen Phobie« (1911);
- Spielrein, S. [= Sabina]: »Über den psychologischen Inhalt eines Falles von Schizophrenie (Dementia praecox)« (1911);
- Jung, C.G. [= Carl Gustav]: »Wandlungen und Symbole der Libido. Beiträge zur Entwicklungsgeschichte des Denkens« (1911/12);
- Bjerre, Paul [= Poul Carl]: »Zur Radikalbehandlung der chronischen Paranoia« (1912);

- Nelken, Jan: »Analytische Beobachtungen über Phantasien eines Schizophrenen« (1912);
- Grebelskaja, Sch. [= Scheina]: »Psychologische Analyse eines Schizophrenen« (1912);
- Sadger, J. [= Isidor]: »Die Psychoanalyse eines Autoerotikers« (1913);
- Marcinowski, J. [= Jaroslaw]: »Die Heilung eines schweren Falles von Asthma durch Psychoanalyse« (1913).

Mit Ausnahme der Jung'schen Publikation, welche die Urfassung einer in Kapitel 7 in näheren Augenschein zu nehmenden, recht ungewöhnlichen tiefenpsychologischen Krankengeschichte bildet, seien sie im Nachstehenden kurz vorgestellt.

Das erste der beiden vorstehend aufgeführten Gattungsexemplare Binswangers ist im Initialband des *Jahrbuchs* enthalten.[432] Es umfasst ein Gesamtvolumen von 180 Seiten und ist in drei Hauptkapitel (»A. Vorgeschichte«, »B. Die Kur« und »C. Katamnese«) gegliedert, wobei das zweite seinerseits aus sieben Unterkapiteln besteht, die wiederum in einzelne überschriebene Abschnitte eingeteilt sind. In diesem umfassenden Hauptkapitel, welches die Verlaufs- und Behandlungsgeschichte bildet, kommt neben dem gegenwärtigen Kur- und Ausforschungsgeschehen vor allem auch die mittels des psychoanalytischen Deutungsverfahrens konstruierte Seelengeschichte der Patientin Irma zur Darstellung – das letzte Unterkapitel hält eine schlussendliche Aufklärung des Krankheitskasus bereit. Tatsächlich äußert sich der Erzähler im vorderen Teil dieses breiten Krankengeschichten-Segments in manifester Weise über den grundlegenden Zweck seiner Ausführungen, den er im Ausgang noch einmal deutlich unterstreicht.[433] Im

---

432 Binswanger, Ludwig: »Versuch einer Hysterieanalyse«. In: *Jahrbuch für psychoanalytische und psychopathologische Forschungen* 1 (1909): 174–318, 319–356. Eine spätere Krankengeschichte dieses Autors, der von 1914 bis 1919 Mitglied der Wiener Psychoanalytischen Vereinigung war (vgl. Mühlleitner, Elke: *Biographisches Lexikon der Psychoanalyse. Die Mitglieder der Psychologischen Mittwoch-Gesellschaft und der Wiener Psychoanalytischen Vereinigung 1902-1938*. Unter Mitarb. v. Johannes Rechmayr. Tübingen 1992: 46), wird in Kapitel 6 im Zentrum der Betrachtung stehen.

433 Vgl. zunächst: »Wir werden für unseren Fall die Ansicht Freuds als richtig erkennen, daß die Psychoneurosen ›auf sexuellen Triebkräften beruhen,‹ daß ›der Beitrag der Energie des Sexualtriebes der einzig konstante Anteil und die wichtigste Energiequelle der Neurose ist, sodaß das Sexualleben der betreffenden Personen sich entweder ausschließlich oder vorwiegend oder nur teilweise in diesen Symptomen äußert.‹« Binswanger, Ludwig: »Versuch einer Hysterieanalyse«: 229. Und später heißt es: »So sehr die Analyse auch Bruchstück geblieben ist, so glaube ich immerhin, daß sie als Illustration zu manchen Stücken der Freud'schen Theorien dienen kann und deren Brauchbarkeit erweist.« Ebd.: 351.

Rahmen des ungleich kürzeren Hauptkapitels »C. Katamnese« wird der Rezipient schließlich über Irmas in eine positive Richtung weisenden gesundheitlichen Werdegang nach der Kur unterrichtet.

In der Krankengeschichte kommt ein textinternes Ich zum Vorschein, das die Rede seiner sich über weite Strecken in einem »Dämmerzustand« befindenden Patientin ohne große Probleme dechiffrieren und auf diesem Wege tiefe Einblicke in ihr Innenleben geben kann.[434] Erstaunlicherweise dichtet es seinem idealen Leser, der durch Gebrauch des Pluralis Auctoris in Formulierungen wie »Wir ahnen aber auch schon den Grund ihrer ›Flucht in die Krankenheit‹«[435] oder »Sofort erkennen wir da ein ›Stück Sexualverdrängung‹«[436] als ein aufmerksam zuhörender, mit dem Gehörten fast ausnahmslos konform gehender Zunftgenosse mit psychoanalytischen Vorkenntnissen entworfen ist, an einer Stelle ethische Bedenken gegenüber dem psychoanalytischen Behandlungsverfahren und damit zugleich einen Charakterzug an, wobei ihm seine Skrupel selbstverständlich als vollkommen unbegründet erläutert werden können.[437]

Auch die erste, rund 80-seitige Sadger'sche Krankengeschichte[438] weist eine Kapiteleinteilung auf, die in diesem Falle allerdings recht ungewöhnlich ist, denn hinsichtlich der meisten der insgesamt 28 Kapitel fungiert ein Wort oder eine Wortgruppe aus dem Fließtext als Überschrift. Während die ersten beiden den Anamnese-Teil bilden, markiert das »Homosexualität« überschriebene dritte

---

434 Ein Exempel ist das nachstehende: »Frau Professor N. und Nero stellen die Symbole der Bulimie dar, die Bacchantin, Dr. Wu., die Südländer, die Medusa und der Bräutigam diejenigen der Sinnlichkeit, der Libido. [...] Man bekommt hier einen Begriff von der symptombildenden Arbeit des Komplexes. Wie im Traume projiziert er sich nach außen, in andere Personen, und läßt diese agieren wie Fremde, von denen der Kranke Freude und Leid erduldet, nicht wissend, daß es ein Gaukelspiel ist, daß er von sich selbst gequält oder getröstet wird.« Ebd.: 260f.
435 Ebd.: 226.
436 Ebd.: 230.
437 So beginnt besagter Passus wie folgt: »Mancher Leser wird nun den Kopf schütteln, einmal über die Kur selbst, die der geplagten Kranken zu all ihren Leiden noch ein neues hinzufügt, nämlich die Übertragung der Libido auf den Arzt mit all ihren Folgen, zweitens aber über die allzu breite Darstellung, die das Verhältnis zum Arzte hier findet. Dem sei entgegengehalten, daß [...].« Ebd.: 292.
438 Sadger, J. [= Isidor]: »Ein Fall von multipler Perversion mit hysterischen Absenzen«. In: *Jahrbuch für psychoanalytische und psychopathologische Forschungen* 2 (1910): 59–133. Isidor Sadger (1867–1942) war von 1906 bis 1933 Mitglied der Psychologischen Mittwoch-Gesellschaft resp. Wiener Psychoanalytischen Vereinigung. Vgl. Mühlleitner, Elke: *Biographisches Lexikon*: 282.

Kapitel den Beginn der Verlaufs- und Behandlungsgeschichte, die sich bis zu der »Schlußbetrachtung« erstreckt. Interessanterweise wird innerhalb dieses Krankengeschichten-Segments insbesondere die vermöge des psychoanalytischen Deutungsverfahrens konstruierte Seelengeschichte des namenlosen adligen Patienten zur Darstellung gebracht, wobei der Erzähler im Rahmen zweier stark theoretisch gefärbter Kapitel Teilzwecke der Abhandlung nachreicht.[439] Innerhalb der eine Art Kurzepikrise bildenden »Schlußbetrachtung« findet sich keine abschließende Aufklärung des Krankheitskasus, sondern der Erzähler rekapituliert lediglich den grundsätzlichen Nutzen seiner vorstehenden Ausführungen. So möchte er den soeben präsentieren Fall seines adligen Patienten vor allem auch als empirischen Beleg für die Fruchtbarkeit der psychoanalytischen Behandlungsmethode verstanden wissen.[440]

Noch entschiedener als jenes der zuvor vorgestellten Krankengeschichte schwingt sich dieses textinterne Ich zu einem auktorialen Subjekt auf, das dank seiner offensichtlich reichlich vorhandenen empirischen Psychoanalyseerfahrung stets um den wahren Sinn der von seinem Patienten geäußerten Fantasien weiß.[441] Dabei dichtet es seinem idealen Leser zwar keinen spezifischen Charakterzug an. Doch weist es ihn vermittels Formulierungen wie »Wollte ich alles erschöpfend erzählen, was in der Analyse vorgebracht wurde, so brauchte ich mindestens ebensoviel Raum, als ich schon beschrieb, und der Leser würde

---

439 Vgl. erstens: »Wir sind hier bei einem ganz neuen Punkte, der für die Genese der Inversion mir entscheidend dünkt: der Weg zur Homosexualität führt nämlich stets über den Narzismus, d.h. die Liebe zum eigenen Ich. Das konnte ich in all' meinen Fällen nachweisen und auch Freud hat mir dies über meine Frage von seinen Urningen bestätigen können.« Sadger, J.: »Ein Fall von multipler Perversion: 112. Darüber hinaus soll der Krankheitskasus des Grafen aber noch in anderer Hinsicht als empirischer Beleg dienen: »In meiner früheren Studie (vgl. Anmerkung 3 auf Seite 123) führte ich aus, daß sowohl die kurzen Sinneswirrungen, als die großen epileptoiden Ohnmachten nichts anderes darstellten als [...] ein Koitusäquivalent wie vielleicht die hysterischen Anfälle überhaupt. Das trifft auch im jetzigen Falle durchaus zu und ist für jede Einzelattaque im Speziellen nachweisbar.« Ebd.: 131.
440 Vgl. ebd.: 131f.
441 Vgl. beispielsweise den nachstehenden Kommentar: »Ich weiß von anderen Psychoanalysen, daß jenes ungeheure Membrum, welches unser Graf sich so sehr ersehnte und Rops [der belgische Maler Félicien Rops; Anm. S.H.] bildlich darstellte, nichts anderes ist als das Glied des Vaters [...]. Heißt doch der stete Wunsch jedes Knaben, groß zu sein, in erster Linie: so große Genitalien bekommen wie er sie immer am Vater bewunderte.« Ebd.: 104.

zweifellos in die Flucht geschlagen«[442] und durch Gebrauch des Pluralis Auctoris in Wendungen der Art »Wir sind gewohnt, daß die Perversionen irgendwo in die Neurose umschlagen« oder »Das ist auch bei unserm Patienten der Fall«[443] als einen mit dem Gehörten grundsätzlich einverstandenen Berufskollegen aus, der aufgrund gewisser Kenntnisse der Psychoanalyse kein näheres Eingehen ins Detail wünscht.

Die ebenfalls im zweiten Band des *Jahrbuchs* veröffentlichte, 66 Seiten umfassende Krankengeschichte Riklins[444] ist in sechs Kapitel (»Lebensgeschichte«, »Der Waschzwang«, »Inhalt des Museums. Inselphantasien«, »Über Elterngötzendienst und Kindergeneration«, »Der Kampf mit dem Schlafe« und »Das Ichrätsel«) eingeteilt, denen ein unbetitelter Prolog vorangestellt ist. In diesem äußert sich das textinterne Ich über den Sinn und Zweck seiner nachstehenden Ausführungen, wobei es sich ein vergleichsweise kleines Ziel steckt.[445] Während das zweite Kapitel mit der Überschrift »Lebensgeschichte« den Anamnese-Teil markiert, bilden die restlichen fünf die Verlaufs- und Behandlungsgeschichte, in welcher neben dem gegenwärtigen Kurgeschehen insbesondere die mittels der psychoanalytischen Deutungstechnik konstruierte Seelengeschichte des namenlosen Kranken präsentiert wird. Das Gattungsexemplar entbehrt einer Epikrise und so nimmt es nicht wunder, wenn dem Rezipienten eine schlussendliche Aufklärung des Krankheitskasus verwehrt wird.

Interessanterweise wendet sich das textinterne Ich der Riklin'schen Krankengeschichte im Anschluss an die Demonstration seiner ungewöhnlichen epistemischen Fähigkeiten[446] mit einem Anliegen an seinen als aufmerksam zuhörender

---

442 Ebd.: 99.
443 Ebd.: 115.
444 Riklin, F. [= Franz]: »Aus der Analyse einer Zwangsneurose«. In: *Jahrbuch für psychoanalytische und psychopathologische Forschungen* 2 (1910): 246–311. Franz Riklin war nicht nur der Sekretär des ersten Präsidenten der Internationalen Psychoanalytischen Vereinigung, sondern interessanterweise auch dessen Vetter. Vgl. Jones, Ernest: *Das Leben und Werk von Sigmund Freud*. Bd. II: 91 sowie Stern, Paul J.: *C.G. Jung. Prophet des Unbewußten. Eine Biographie*. München 1977: 155.
445 Vgl.: »Was mich dennoch zur Veröffentlichung bestimmt, ist der Fall an sich und eine Reihe von Gebilden, die wir trotz der Unfertigkeit der ganzen Analyse verstehen können. Ich hoffe, denn Fall später auch theoretisch vollständiger aufklären zu können.« Riklin, F.: »Aus der Analyse einer Zwangsneurose«: 246.
446 Vgl. zum Beispiel die folgende Übersetzung der Rede seines Patienten: »›[...] Wenn es [das Ichrätsel resp. die Frage, weshalb ich ich sei; Anm. S.H.] nicht bessert, muß ich doch auf die Insel, abgesondert für mich als einsamer Naturmensch!‹ (Also: Wenn mein Sexualproblem sich nicht löst, muß ich zurück ins Infantile!)« Ebd.: 309.

Zunftgenosse mit einschlägigen psychoanalytischen Vorkenntnissen entworfenen idealen Leser.[447] Nichtsdestoweniger gewinnt dessen Bild aber ähnlich wie im Falle des zuvor vorgestellten Gattungsexemplars keine sonderlich präzisen Konturen.

Die im dritten Band des *Jahrbuchs* publizierte zweite Binswanger'sche Krankengeschichte[448] umfasst zwar ziemlich genau 100 Seiten weniger als ihre Vorgängerin, doch lässt sie in Hinsicht auf ihre Kapiteleinteilung große Übereistimmungen mit dieser erkennen. Untergliedert ist sie in vier Hauptkapitel (»A. Krankengeschichte«, »B. Die Analyse«, »C. Epikrise« und »D. Katamnese«), wobei das zweite aus sechs und das dritte aus drei Unterkapiteln besteht. Während das den Anamnese-Teil bildende Kapitel »A. Krankengeschichte« interessanterweise mit einer kurzen Status-praesens-Darstellung abschließt, wird innerhalb der »B. Analyse« betitelten Verlaufs- und Behandlungsgeschichte gleichermaßen das gegenwärtige Kur- und Ausforschungsgeschehen wie die vermöge des psychoanalytischen Deutungsverfahrens konstruierte Seelengeschichte der Patientin Gerda dargeboten. Dagegen steigt das Kapitel »C. Epikrise« mit einer diagnostischen Erörterung ein, um in der Folge eine schlussendliche Aufklärung des Krankheitskasus zu liefern, wobei das textinterne Ich im Zuge seiner Ausführungen die Teilzwecke seiner Abhandlung nachreicht.[449] Im Rahmen des »D. Katamnese« betitelten Abschlusskapitels

---

447 »Ich schließe meine Ausführungen ab mit der Bitte, man möge bei der Unvollkommenheit der Darstellung die Schwierigkeit des Problems und die Unfertigkeit der Analyse berücksichtigen.« Ebd.: 311. Dass der ideale Leser in puncto Psychoanalyse tatsächlich über Vorwissen verfügt, geht auch besonders deutlich aus der Formulierung »Wir sind zwar mit dieser seltenen Art der Komplexe [...] aus der Psychologie des Unbewußten bereits bekannt« (ebd.: 301) hervor.

448 Binswanger, Ludwig: »Analyse einer hysterischen Phobie«. In: *Jahrbuch für psychoanalytische und psychopathologische Forschungen* 3 (1911): 228–308.

449 Vgl. erstens: »Durch diesen Fall sind mit aller Deutlichkeit die Worte Freuds illustriert, ›daß eine Phobie einen hysterischen Anfall zu ersparen bestimmt ist‹.« Ebd.: 283. Vgl. zweitens: »Nunmehr treten wir in das Gebiet der Phantasiebildungen ein, wo Stiefel und Absatz als Symbole auftreten. [...] Es wurde in der Analyse gezeigt, daß wir es hier mit einer infantilen Schwangerschafts- und Geburtstheorie zu tun haben, mit der ›Lumphtheorie‹ des kleinen Hans.« Ebd.: 287. Vgl. drittens: »Wir finden hier die so häufige Verquickung von Penis- und Kindphantasien, die wir aus der Bohrer- und Lumphphantasie des kleinen Hans, aus der Rattenphantasie von Freuds Zwangsneurotiker kennen.« Ebd.: 290. Vgl. viertens: »Wir finden hier den ›Familienroman‹ Gerdas, den Kernkomplex ihrer Neurose, finden alles, was in Freuds Traumdeutung und Sexualtheorie über das Verhältnis des Kindes zu den Eltern und den nachgeborenen Geschwistern schon lange behauptet [...] ist.« Ebd.: 292. Vgl. fünftens: »Es konnte deutlich nachgewiesen werden, daß in jeder ›Schicht‹ dem Symptom

wird der Rezipient zuletzt über den äußerst positiven gesundheitlichen Werdegang der Patientin nach dem Ausgang der Kur unterrichtet.

Dass das textinternen Ich dieser Krankengeschichte genauso problemlos wie jenes des früheren Binswanger'schen Gattungsexemplars den wahren Sinn der Rede seiner Patientin zu entschlüsseln weiß,[450] nimmt wenig wunder. Indessen erstaunt es sehr, wenn es sich gegenüber seinem mit dem Gehörten ausnahmslos einverstandenen idealen Leser[451] gleich mehrmalig für die angeblich ungewöhnliche Ausführlichkeit seiner Darbietung rechtfertigt.[452] Freilich kennzeichnet es ihn dadurch einmal mehr als einen Kenner der Psychoanalyse.

Die in dem dritten Band des *Jahrbuchs* publizierte, rund 70-seitige Krankengeschichte Spielreins[453] ist in insgesamt 13 überschriebene Teile untergliedert. Auf die

---

[der Absatzphobie; Anm. S.H.] eine bestimmte sinnvolle Bedeutung zukommt, und ferner, daß die verschiedenen Bedeutungen untereinander wieder in einem gewissen sinnvollen Zusammenhang stehen.« Ebd.: 299. Vgl. sechstens: »Ich kann es mir nicht versagen, den ganzen Passus [Jungs zur »infantilen Bruchfläche«; Anm. S.H.] hierherzusetzen, zur Illustrierung der Übereinstimmung in der Symbolik, sowie auch wegen des Inhaltes selbst, der durch unsere Analyse vollauf bestätigt wird.« Ebd.: 301.

450 Vgl. beispielsweise die nachstehende Übersetzung: »›Im Frühling sah alles noch gleich aus von außen, erst wenn man es abschnitt, sah man, ob noch Leben drin war. Wir sollten die frischen Zweige nicht abschneiden. Wir wurden auch angehalten, die Rosen richtig abzuschneiden, sonst verbluteten sie und ginge so viel Kraft fort. – Hauptsächlich wenn man dran reißt und es nicht ganz abkriegt, bleibt es hängen. Dann hat man es eigentlich getötet, verdorben, der Saft steigt dann nicht mehr nach oben. Mitnehmen konnte ich es nicht, weil es ganz fest saß! Sonst hätte ich's ins Wasser gesteckt. Ich hatte es zerstört, ohne Freude und Nutzen daran zu haben. Wenn so ein Zweig am nächsten Tag baumelte, dann hatte ich ein Schuldgefühl!‹ Deutliche Masturbationsphantasie mit auffallend ›männlichem‹ Charakter.« Ebd.: 250 und 250, Fn. 1.

451 Vg. etwa die Formulierungen »Bei dem so ausgesprochenen Exkrementalkomplex Gerdas wundern wir uns nicht« oder »Wir wissen ja aus mannigfacher Erfahrung«. Ebd.: 248.

452 Vgl. erstens: »Ich kann dem Leser die Umwege nicht ersparen, die dahin führten, liegt mir doch daran, nicht nur die Ergebnisse, sondern vor allem auch einigermaßen den Gang der Analyse zu vermitteln.« Ebd.: 238. Vgl zweitens: »Wenn der Leser vielleicht auch schon ermüdet sein mag, möchte ich das Material so ausführlich als möglich darstellen. [...] Die psychoanalytische Literatur leidet viel mehr an zu kurzen kasuistischen Arbeiten als an zu langen.« Ebd.: 274, Fn. 1.

453 Spielrein, S. [= Sabina]: »Über den psychologischen Inhalt eines Falles von Schizophrenie (Dementia praecox)«. In: *Jahrbuch für psychoanalytische und psychopathologische Forschungen* 3 (1911): 329–400. Ohne dass die Abhandlung als solche ausgewiesen wäre, handelt es sich um die Dissertationsschrift Sabina Spielreins (1885–1942), mit welcher sie an der Universität Zürich zum Dr. med. promoviert wurde. Die Betreuung der Arbeit übernahmen Bleuler und Jung – bei Letzterem

jeweils sehr kurzen Kapitel »Einleitung«, »Anamnese (aus der Krankengeschichte)« und »Status praesens« folgen neun weitere, welche keine Behandlungs-, wohl aber eine Verlaufsgeschichte im Sinne der Darstellung eines gegenwärtigen Ausforschungsgeschehens markieren. Darüber hinaus halten besagte neun Kapitel aber ebenfalls die mittels des psychoanalytischen Deutungsverfahrens konstruierte Seelengeschichte der namenlosen Patientin bereit. Im Rahmen des knappen Kapitels »Schlußbetrachtungen« präsentiert das textinterne Ich zu guter Letzt eine schlussendliche Aufklärung des Krankheitskasus, wobei es darin zugleich den grundlegenden Zweck seiner vorstehenden Ausführungen nachreicht.[454]

Genau wie die Erzähler der vorherigen Krankengeschichten verfügt das textinterne Ich dieses Gattungsexemplars über die Fähigkeit, die Rede seiner Patientin ohne große Schwierigkeiten zu dechiffrieren.[455] Allerdings sticht es insofern hervor, als es gleich zu Beginn ein vergleichsweise anschauliches Porträt seines idealen Lesers entwirft. So zeichnet sich sein Wunschrezipient nämlich durch eine kritische Grundhaltung aus, wenngleich er durchaus bereit ist, Glaubenskredite zu gewähren.[456] Tatsächlich verfügt dieser differenziert

---

hatte sie sich zuvor einer Analyse unterzogen, innerhalb derer sich allem Anschein nach etwas mehr als eine gewöhnliche Arzt-Patient-Beziehung entwickeln sollte. Von 1911 bis 1922 war sie Mitglied der Wiener Psychoanalytischen Vereinigung. Vgl. Spielrein, Sabina: *Tagebuch und Briefe. Die Frau zwischen Jung und Freud.* Hrsg. v. Traute Hensch. Veränd., um d. Nachwort v. Zvi Lothane u. d. Epilog v. Christa von Petersdorff erg. Neuaufl. Nachw. u. Epilog übers. v. Beate Thill. Gießen 2003 sowie Mühlleitner, Elke: *Biographisches Lexikon*: 308.

454 Vgl.: »Wenn Freud und Jung namentlich zunächst die neurotischen und Traumphänomene mit den Erscheinungen der Schizophrenie in Parallele gesetzt haben, so glaube ich durch eine phylogenetische Betrachtungsweise ein wesentliches Stück der Freud-Jungschen Auffassung hinzufügen zu können. [...] [W]ie im Traum ersetzt sie [die Schizophrenie; Anm. S.H.] die reale Außenwelt durch eine Innenwelt mit Realitätswert. Nun zeigt mein Material, daß diese Tiefen des Ich zum Teil aus ›Vorstellungen‹ bestehen, welche einer über das Individuum hinausreichenden Vergangenheit anzugehören scheinen. In diese Vergangenheit bringt Patientin ihr gegenwärtiges Erlebnis.« Spielrein, S.: »Über den psychologischen Inhalt«: 396ff.

455 Vgl. beispielweise die folgende Übersetzung: »Patientin gibt an, daß sie als Kind vielleicht das Bett genäßt habe. ›Wenn die Kinder Wasser lösen,‹ meint sie weiter, ›ist es eine Heilung der erkälteten oder geschlagenen Blase. [...]‹ Die erkältete (kranke) Blase vertritt hier das Sexualorgan [...].« Ebd.: 348.

456 »Ich möchte nur den Leser bitten, nicht aufgrund irgendeines Fragmentes Willkürlichkeit in meinen Schlüssen anzunehmen: es läßt sich nicht vermeiden, daß ich etwa, die ganze Analyse im Auge behaltend, mit einer Erklärung vorauseile; die Fortsetzung wird den Beweis für die Richtigkeit der ›Deutung‹ liefern.« Ebd.: 329.

urteilende ideale Leser aber nicht unweigerlich über eigene praktische Erfahrungen mit der Psychoanalyse.[457]

Das 53 Seiten umfassende Gattungsexemplar Bjerres[458] ist in die Kapitel »I. Einleitung, Übersicht und Diagnose des Falles«, »II. Die Behandlung« und »III. Diskussion des Falles und der Behandlung« eingeteilt. Das erste besteht aus einem Prolog, einem Anamnese-Teil sowie einer recht breiten Erörterung des Krankheitsbefundes. Das zweite markiert die Verlaufs- und Behandlungsgeschichte, die sich im Vergleich zu den bisher vorgestellten Gattungsexemplaren des *Jahrbuchs* insofern auszeichnet, als in dieser besonderes Augenmerk auf die Präsentation des gegenwärtigen Ausforschungs- und Behandlungsgeschehen gelegt wird; gleichwohl kommt innerhalb dieses Krankengeschichten-Segments aber ebenso die vermöge des psychoanalytischen Deutungsverfahrens konstruierte Seelengeschichte der namenlosen Patientin zur Darstellung. Innerhalb des dritten Kapitels, welches die Epikrise bildet, wird zunächst der grundlegende Zweck der gesamten Ausführungen herausgestellt[459] und sodann eine schlussendliche Aufklärung des Krankheitskasus geliefert.

Obgleich auch das in diesem Text in Erscheinung tretende textinterne Ich ohne größere Probleme dazu in der Lage ist, den wahren Sinn der Reden und Träume seiner Patientin zu entschlüsseln,[460] stellt es eingang ganz deutlich Freud

---

457 »Der psychoanalytisch erfahrene Leser kann sich«, so heißt es gegen Ende, »aus den möglichst genau angeführten Worten der Patientin selber Eindrücke sammeln und Einsichten gewinnen; für den nicht psychoanalytisch Geschulten versuche ich die vielerorts sich sozusagen von selbst ergebenden Symboldeutungen klarzulegen sowie auch deren sinnvollen Zusammenhang zu zeigen.« Ebd.: 396.

458 Bjerre, Paul [= Poul Carl]: »Zur Radikalbehandlung der chronischen Paranoia«. In: *Jahrbuch für psychoanalytische und psychopathologische Forschungen* 3 (1912): 795–847. Der schwedische Psychotherapeut Poul Carl Bjerre (1876–1964) war derjenige, der Lou Andreas-Salomé für die Psychoanalyse gewann. Vgl. Freud, Sigmund; Jung, C.G.: *Briefwechsel*: 420, Fn. 4.

459 Vgl. erstens: »Daß diese [die Ausforschung des Sexuallebens; Anm. S.H.] dem Arzte für gewöhnlich zur Notwendigkeit wird, scheint mir unzweifelhaft. In diesem Fall geschah es nicht, obwohl die Störungen des Sexuallebens deutlich im Vordergrunde der Krankheit stehen; ich zeige damit also, daß das therapeutische Ziel auch ohne die allseitige Analyse des Sexuallebens erreicht werden kann.« Ebd.: 830. Vgl. ferner: »Daß in diesem Falle ein Kausalzusammenhang zwischen der Krankheit und dem Komplex existiert, welcher sich allmählich während der Behandlung herausarbeitete und mit dessen vollständigem Bewußtwerden der Wahn verschwand, ist über allen Zweifel erhaben; es wird ex juvantibus bewiesen.« Ebd.: 831.

460 Vgl. beispielsweise die folgende Traumübersetzung: »›Ich stehe im Peristyl des Seminars, den Rücken gegen die Barriere. Diese bricht, und ich falle schwindelnd nach

als die unangefochtene ›Wissensautorität‹ heraus, was als ostentativer Gestus der Bescheidenheit gewertet werden darf.⁴⁶¹ Auffällig ist ferner, dass es sich kurz vor dem Übergang zum Anamnese-Teil recht ausführlich zu der Form seiner nachstehenden Ausführungen äußert und dabei deren Konstruktionscharakter zur Notwendigkeit erklärt.⁴⁶² Im Gegenzug verzichtet der Erzähler auf eine etwas gründlichere Porträtierung seines idealen Lesers, selbst wenn er keinerlei Zweifel über die ausgeprägten psychoanalytischen Vorkenntnisse ebenjenes Wunschrezipienten lässt.⁴⁶³

Die 58-seitige Nelken'sche Krankengeschichte⁴⁶⁴ weist drei Hauptkapitel (»A. Einleitung«, »B. Krankengeschichte« und »C. Die Psychoanalyse«) auf, wobei das letzte noch einmal in sieben Unterkapitel gegliedert ist. Während das zweite Hauptkapitel einen kurzen Anamnese-Teil markiert, bilden die ersten sechs Unterkapitel des dritten Hauptkapitels eine Verlaufsgeschichte, in der gleichermaßen das gegenwärtige Ausforschungsgeschehen wie die mittels der psychoanalytischen Deutungsmethode konstruierte Seelengeschichte des namenlosen Patienten präsentiert wird. Dagegen entspricht das »VII. Schlußbemerkungen« überschriebene letzte Unterkapitel dem charakteristischen Krankengeschichten-Segment

---

hinten. Im letzten Augenblick ergreife ich aber die wie eine Tür aufgeschlagenen Barrièrehälften und ziehe mich mit dem Arme wieder herauf, wo ich ohnmächtig in die Arme eines Weibes falle.‹ Das manifeste Material ist vom Seminar genommen. Hinter dem Fallen steht – was Patientin selbst herausfand – eine Turnbewegung, die sie als Kind sehr liebte, weil sie ein schönes schwindelndes Gefühl erzeugte. Kehrt man die Ordnung der einzelnen Elemente um, so entdeckt man leicht die Masturbationsprozedur, das Ergreifen der auseinander geklappten Schamlippen und den schwindelnden Orgasmus; und das in den Armen eines Weibes!« Ebd.: 836f.

461 Vgl.: »Leider habe ich vor dieser Behandlung nicht die Gelegenheit gehabt, die persönliche Bekanntschaft Prof. Freuds zu machen. Wenn ich durch seine mündlichen Mittteilungen ein tieferes Verständnis für seine Psychoanalyse erworben hätte, würde der wissenschaftliche Nebengewinn sicher reicher ausgefallen sein.« Ebd.: 796.

462 Vgl. den nachstehenden metanarrativen Kommentar: »Der Übersichtlichkeit wegen kann ich das Material nicht immer in der Ordnung darstellen, wie es mir zugeflossen ist. Ich habe es etwas arrangieren müssen […].« Ebd.: 795.

463 So heißt es etwa innerhalb der Epikrise: »Für die, welche Wert auf die Traumdeutung legen, wird vielleicht der folgende Traum […] als Beleg für Homosexualität dienen können.« Ebd.: 836.

464 Nelken, Jan: »Analytische Beobachtungen über Phantasien eines Schizophrenen«. In: *Jahrbuch für psychoanalytische und psychopathologische Forschungen* 4 (1912): 504–562. Jan Nelken war Psychiater am Burghölzli und Gründungsmitglied der Züricher Psychoanalytischen Vereinigung. Vgl. Freud, Sigmund; Jung, C.G.: *Briefwechsel*: 547, Fn. 3.

der Epikrise. In diesem liefert der Erzähler eine schlussendliche Aufklärung des Krankheitskasus, doch äußert er sich darin ebenfalls zum grundlegenden Zweck seiner Ausführungen.[465]

Ähnlich wie dasjenige der zuvor gesichteten Krankengeschichte kommt das textinterne Ich, welches die Reden seines Kranken problemlos dechiffrieren kann,[466] im Ausgang des »A Einleitung« überschriebenen Hauptkapitels auf die Form seiner nachstehenden Ausführungen zu sprechen, wobei es ebenfalls deren Konstruktionscharakter unterstreicht.[467] Darüber hinaus zeigt sich eine Parallele darin, dass es zwar kein sonderlich ausgestaltetes Bild seines idealen Lesers entwirft, aber nichtsdestoweniger Nachdruck auf die psychoanalytischen Vorkenntnisse seines Wunschrezipienten legt.[468]

Das Gattungsexemplar Grebelskajas[469] umfasst zwar nur 24 Seiten, weist aber gleichwohl eine Kapiteleinteilung auf (»Krankengeschichte«, »Status praesens bei

---

465 Vgl.: »Unser Fall scheint die Auffassung Jungs zu bestätigen, daß die psychopathologische Symbolik nichts anderes als die Symbolik der Prähistorie und der Antike ist. [...] Es müßte daher gefolgert werden, daß die Introversion ›regressiv individuelle Reminiszenzen (aus der individuellen Vorgangenheit [!]) aufgreift, woran zuerst spurweise, bei stärkerer Introversion jedoch ausgesprochene Züge archaischer Geistesartung auftreten, die unter Umständen bis zur Wiederbelebung einmal manifest gewesener Geistesprodukte gehen könnte‹.« Ebd.: 561.

466 Vgl. beispielsweise die nachstehende Übersetzung: »Patient berichtet folgendes: Zur Zeit der ersten Kreuzigung mußte ich einsteigen in eine Art von Kamin oder Wasserleitung, in einen engen Raum, immer aufwärts gegen den Himmel hinauf. Schließlich kam ich durch diesen Kamin auf eine Erdebene, wo gar nichts anderes als die Sonne war. Auf einer Seite der Ebene befand sich ein Meer und darauf ein Dampfschiff. Ich sank aber herunter, um den Kampf wieder aufzunehmen, um wieder zu steigen. Aus der Traumdeutung Freuds ist bekannt, daß das Steigen in einem engen Raum oder das Verweilen im Wasser eine Phantasie vom Intrauterinleben ist. Die Erde – (Erdebene) – ist ein bekanntes mythologisches Symbol für die Mutter (γῆπαμμήτειρα„ Terra mater), Patient versetzt sich also in dieser Phantasie in den Mutterleib, wo nur die Sonne – der Vater – leuchtet.« Ebd.: 556.

467 Vgl.: »Nachfolgend wird das Material meiner Arbeit in einer abgekürzten und geordneten Form wiedergegeben.« Ebd.: 505.

468 »Dem Leser sind«, so heißt es etwa im Ausgang der Ausführungen, »wahrscheinlich während der psychoanalytischen Darstellung die homosexuellen Phantasien des Patienten aufgefallen, sie sind aber im Vergleich zur ganzen Konstruktion des heterosexuellen Inzestes sehr blaß.« Ebd.: 560, Fn. 1.

469 Grebelskaja, Sch. [= Scheina]: »Psychologische Analyse eines Schizophrenen«. In: *Jahrbuch für psychoanalytische und psychopathologische Forschungen* 4 (1912): 116–140.

der Aufnahme«, »Analyse«, »Komplex der Sexualität«, »Größenideen«, »Neologismen«, »Somatische Halluzinationen«, »Urstoff oder Urseelentheorie« und »Zusammenfassung«). Die Kapitel drei bis acht markieren eine überschaubare Verlaufsgeschichte, in welcher neben dem gegenwärtigen Ausforschungsgeschehen vor allem die mittels des psychoanalytischen Deutungsverfahrens konstruierte Seelengeschichte der namenlosen Patientin zur Darstellung gebracht wird, wobei sich das textinterne Ich nebenher über einen Teilzweck seiner gesamten Ausführungen äußert.[470] Innerhalb des die Epikrise bildenenen Abschlusskapitels wird ein zweiter Teilzweck der Ausführungen nachgereicht[471] und eine schlussendliche Aufklärung des Krankheitskasus geliefert.

Nach allem nimmt es wenig wunder, wenn das textinterne Ich dieser Krankengeschichte um den wahren Sinn der von seinem Patienten zur Sprache gebrachten Fantasien weiß.[472] Und auch nicht allzu erstaunlich ist es, dass sein idealer Leser durch Gebrauch des Pluralis Auctoris in Formulierungen wie »Dr. Sch., den wir als die Personifizierung eines Teiles der Vaterimago erkannt haben«[473] oder »Aus anderen Analysen wissen wir«[474] als ein mit dem Gehörten grundsätzlich konform gehender Zunftgenosse mit einschlägigen psychoanalytischen Vorkenntnissen entworfen ist.

Die zweite im *Jahrbuch* veröffentlichte Krankengeschichte Sadgers[475] besteht aus 62 Seiten und lässt insofern an das erste Gattungsexemplar des Autors denken, als

---

470 Vgl.: »Durch die Materialien wird die von Freud und Ferenczi hervorgehobene Beziehung zwischen der Homosexualitätskomponente und dem Verfolgungswahn deutlich bestätigt.« Ebd.: 131.

471 Vgl.: »Wir finden bei ihm [dem Kranken; Anm. S.H.] denselben Mechanismus der Verdrängung und Verschiebung des Vaterkomplexes, wie sie Jung darstellt: ›der unterdrückte Affekt kommt an die Oberfläche, und zwar selten direkt, sondern gewöhnlich in der Form einer Verschiebung auf ein anderes Objekt‹ [...].« Ebd.: 138.

472 Vgl. zum Beispiel die folgende Übersetzung: »›Dr. Sch. wird mir immer nur als sein Geschlechtsorgan gezeigt. Sein Glied war ganz ausgedorrt und vertrocknet gezeigt, er ist auch schon sehr alt.‹ Wie alt ist er? ›80 Jahre, nein 50 oder 60 bloß.‹ Patient hat sich versprochen. Wie ich ihn darauf aufmerksam mache, sagt er, 80 beziehe sich auf seinen Vater; er muß immer denken, wie der alte Mann jetzt noch arbeiten und keine Hilfe vom Sohne haben kann. – Dieses Versprechen ist charakteristisch. Es deutet den verdrängten Komplex an, die Identifizierung des Dr. Sch. mit dem Vater. 80 ist nämlich annähernd das Alter seines Vaters.« Ebd.: 123.

473 Ebd.: 129.

474 Ebd.:

475 Sadger, J. [= Isidor]: »Die Psychoanalyse eines Autoerotikers«. In: *Jahrbuch für psychoanalytische und psychopathologische Forschungen* 5 (1913): 467-528.

sie ebenfalls über eine markante Kapiteleinteilung verfügt, so nämlich wiederum mehrheitlich ein Wort oder eine Wortgruppe aus dem Fließtext als Überschrift fungiert (»Einleitung und Anamnese«, »infantile Erotik«, »seine Familienverhältnisse«, »des Patienten Geschlechtsleben im allgemeinen«, »sexuellen Perversionen«, »sado-masochistischen Komplex«, »Fetischismus« sowie »Autoerotismus und Narzißmus«). Mit Ausnahme des ersten bilden alle Kapitel zusammen die Verlaufs- und Behandlungsgeschichte, in welcher genau wie mit Blick auf das erste Gattungsexemplar des Autors weniger das gegenwärtige Ausforschungs- und Kurgeschehen, sondern mehr die vermöge der psychoanalytischen Deutungstechnik konstruierte Seelengeschichte des namenlosen Patienten zur Darstellung gebracht wird; im Zuge dieser Ausführungen kommt das textinterne Ich dann auch auf die Teilzwecke seiner Krankengeschichte zu sprechen.[476] Obgleich die Abhandlung einer Epikrise (und damit zugleich einer schlussendlichen Aufklärung des Krankheitskasus) entbehrt, äußert sich der Erzähler ganz am Ende des letzten Kapitels sehr wohl über den Nutzen der von ihm durchgeführten psychoanalytischen Behandlung, indem er eine sehr bemerkenswerte wissenschaftliche Begründung für deren in diesem Falle mangelnde Wirkungskraft liefert.[477]

Dieses sich genau wie dasjenige des früheren Sadger'schen Gattungsexemplars zu einem auktorialen Subjekt aufschwingende textinterne Ich[478] sticht

---

476 Vgl. erstens: »Für die gleichgeschlechtlichen Ideale wies ich in früheren Arbeiten nach, daß da regelmäßig männliche und weibliche Geliebte der ersten Kindheit als Vorbilder dienen, die Eigenschaften der weiblichen Objekte ins Maskuline transskribiert [!] werden und endlich in den Typen zwei Grundpersonen stets wiederkehren: Die Mutter und das eigene Ich. Für all dies lassen sich bei unseren Patienten Beweise in großer Fülle erbringen.« Ebd.: 489. Vgl. zweitens: »Messen wir nun die bisherigen Ergebnisse an dem, was Freud von der Genese des Fetischismus aufdeckte, so finden wir bestätigt, daß hinter dem Interesse für die Kleidung sich das für die nackten Körperteile birgt, besonders für die Nates der eigenen Person wie seiner Mutter.« Ebd.: 520.
477 Vgl.: »Nicht der Fetischismus, […] auch nicht der Masochismus und die Homosexualität waren der eigentliche Kern seines Leidens, sondern wesentlich und in erster Linie die Selbstverliebtheit. […] Der Narzißmus bildet, wie ich heute weiß, die Grenze der therapeutischen Beeinflußbarkeit. Hätte ich zu Beginn der Psychoanalyse jenes Patienten dies schon gewußt, hätte ich die Kur überhaupt nicht begonnen oder bald abgebrochen. Ich kann für mich nur die Entschuldigung vorbringen, daß damals die Wissenschaft noch nicht so weit war.« Ebd.: 528.
478 Das nachstehende Exempel ist besonders eindrücklich: »Wir sind hier bei einem kritischen Punkte in des Kranken Leben: der ewig unerwiderten Liebe zu seiner Mutter. Ist doch sein ganzes Erdenwallen, ja, selbst seine Krankheit im Grunde nichts als ein stetes Ringen um deren Liebe, die ihm doch nimmer zuteil geworden!« Ebd.: 481.

aber auch in einem anderen Punkt hervor. So dichtet es seinem idealen Leser nach erstmaliger Anführung der Rede seines Patienten nämlich ein dieselbe betreffendes Gefühl der ungläubigen Verwunderung an, das ihm aber selbstverständlich als vollkommen unbegründet ausgeredet werden kann.[479] Ist er nach dieser anfänglichen Skepsis durch Verwendung des Pluralis Auctoris in Ausdrücken der Art »Konnten wir so eine wichtige Wurzel für den Autoflagellantismus aufdecken«[480] oder »Es stieß uns bereits zu wiederholten Malen die innige Verbindung von Masochismus und Fetischismus auf«[481] doch als ein aufmerksamer Zuhörer konstruiert, der mit dem Gehörten grundsätzlich einverstanden ist.

Die 91-seitige Krankengeschichte Marcinowskis[482] steigt zu guter Letzt mit einer klaren Formulierung der grundsätzlichen Zielsetzung der nachherigen Ausführungen ein,[483] die dem prologischen Kapitel »I. Vorbemerkungen« vorangestellt ist. Die Kapitel »II. Der große Asthmaanfall«, »III. Ein halbes Jahr später. Die Vorgeschichte des Asthmas und die infantile Schicht der Neurose« und »IV. Die Heilung« bilden die Verlaufs- und Behandlungsgeschichte, wobei das erstgenannte wiederum aus zahlreichen Unterkapiteln besteht. Während im Rahmen dieses Krankengeschichten-Segments nicht nur das gegenwärtige Kur- und Ausforschungsgeschehen dargestellt, sondern ebenso die mittels des psychoanalytischen Deutungsverfahrens konstruierte Seelengeschichte der namenlosen Kranken präsentiert wird, liefert das die Epikrise markierende Kapitel »Schlußbemerkungen und Zusammenfassung des Krankheitsbildes« eine abschließende Aufklärung des Krankheitsfalles.

Auch wenn es seinen ostentativen Gestus der Zurückhaltung keineswegs durchhält, zeigt sich dieses textinterne Ich, das übrigens mehrmalig die angebliche

---

479 »Mancher Leser wird finden, daß der Patient nach meiner Darstellung nicht nur ausnehmend gescheit ist, sondern auch durchaus im Jargon der Psychoanalyse spricht und sich die Theorie seiner Perversionen selber bildet. Das war nun keineswegs der Fall. Es hat nur den Anschein, weil […].« Ebd.: 467, Fn. 1.
480 Ebd.: 495.
481 Ebd.: 506.
482 Marcinowski, J. [= Jaroslav]: »Die Heilung eines schweren Falles von Asthma durch Psychoanalyse«. In: *Jahrbuch für psychoanalytische und psychopathologische Forschungen* 5 (1913): 529–620. Jaroslav Marcinowski war von 1919 bis 1925 Mitglied der Wiener Psychoanalytischen Vereinigung. Vgl. Mühlleitner, Elke: *Biographisches Lexikon*: 223.
483 Vgl.: »Ich beabsichtige mit diesen Zeilen den Satz zu begründen, daß Asthma eine reine Psychoneurose ist, ein hysterisches Konversionssymptom der Angsthysterie.« Marcinowski, J.: »Die Heilung«: 529.

Unkonstruiertheit seiner Ausführungen unterstreicht,[484] hinsichtlich der Demonstration seiner ungewöhnlichen epistemischen Fähigkeiten vergleichsweise sparsam.[485] Umso mehr erstaunt es, dass es dem Erzähler des »Bruchstücks« insofern besonders stark nacheifert, als es an einer Stelle seinem als Befürworter der psychoanalytischen Behandlungsmethode entworfenen idealen Leser[486] einen lector malevolus gegenüberstellt.[487]

Vorstehender Überblick dürfte deutlich gemacht haben, dass sich all diese im *Jahrbuch für psychoanalytische und psychopathologische Forschungen* publizierten Krankengeschichten genau wie die drei zuvor in kurzen Augenschein genommenen Gattungsexemplare Freuds tatsächlich als Abkömmlinge des »Bruchstücks einer Hysterie-Analyse« erweisen. Bereits auf den ersten Blick sticht ihre mitunter recht eigenwillige Kapiteleinteilung ins Auge, wobei unter Berücksichtigung ihrer Tiefenstruktur in keinem einzigen Falle von einer gänzlichen Auflösung des klassischen Strukturschemas der Krankengeschichte gesprochen werden kann. Viele dieser Gattungsexemplare sind gar, und dies wundert angesichts der ausnahmslos medizinischen Ausbildung ihrer Verfasser wenig,[488] in einem strengeren Maße an diesem orientiert als das »Bruchstück«. Hinsichtlich ihrer inneren Architektonik ist aber insbesondere von Bedeutung, dass sie ohne Ausnahme eine wesentliche Transformation ›mitgemacht‹ haben: Innerhalb des

---

484 Die folgenden Worte finden sich kurz vor der Präsentation der Verlaufs- und Behandlungsgeschichte: »Ich gliedere die Beschreibung vielleicht nicht sehr geschickt, wenn ich die zeitliche Aufeinanderfolge der Beobachtungsphasen beibehalte; aber gerade weil es der erste eingehend geschilderte Fall ist, glaube ich, daß ich so verfahren muß, um den sachlichen Wert des Materials für andere nicht zu verwischen.« Ebd.: 535. Vgl. ferner ebd.: 536 und 589.

485 Vgl. aber etwa die nachstehende Aussage: »Nun, ich habe noch niemals gefunden, daß ein Patient unter ›Verstehen‹ oder ›Nichtverstandenwerden‹ etwas anderes meint, als geliebt oder nicht geliebt zu werden. ›Verstehen‹ und ›Verständnis zeigen‹ dürfen wir glattweg mit ›Liebesbeweis‹ übersetzen. Es handelt sich hier nur um eine verschleiernde Umschreibung des vollen Begehrens [...].« Ebd.: 593.

486 Vgl. vor allem die Ausdrücke »denn hier ist der Punkt, auf dem wir uns mit unseren Gegnern nicht verständigen können« und »den subjektiven Äußerungen unserer geheilten Patienten«. Ebd.: 615f.

487 »Die Dinge die hier in meinem Protokoll verzeichnet sind, soll mal jemand versuchen seinen Kranken zu suggerieren; er wird zu sehr merkwürdigen Ergebnissen kommen.« Ebd.: 617.

488 Von zwei Ausnahmen (Spielrein und Grebelskaja) abgesehen, ist unter der Überschrift der Texte nicht nur der Name des Autors, sondern ebenso sein akademischer Titel resp. seine Dienstbezeichnung angegeben.

Herzstücks einer jeden einzelnen Krankengeschichte wird auch oder sogar vorzugsweise die mittels des psychoanalytischen Deutungsverfahrens konstruierte Seelengeschichte des jeweiligen Patienten zur Darstellung gebracht. Und genau diese Übereinstimmung steht mit einem weiteren gemeinsamen Merkmal in Zusammenhang: In jedem einzelnen Gattungsexemplar kommt ein textinternes Ich zum Vorschein, das dank des psychoanalytischen Rüstzeugs nicht nur vereinzelt, sondern im Grunde durchweg tiefe Einblicke in das Innenleben seines Patienten geben kann und somit über epistemische Fähigkeiten verfügt, die jene eines empirischen Menschen deutlich überschreiten, sodass in Bezug auf all diese Texte von der Durchsetzung einer verinnernden Darstellungsweise gesprochen werden kann. Schließlich ist all diesen Krankengeschichten expressis verbis eine Funktionsbestimmung eingeschrieben, durch die jede einzelne von ihnen als theoretisch verwertbarer Empirieersatz ausgewiesen wird, wobei kein einziges Mal von einer regelrechten Problematisierung des Gedankengebäudes der Psychoanalyse inklusive ihrer Therapietheorie gesprochen werden kann.

Ungeachtet dieser Übereinstimmungen gilt es aber ebenso einige wesentliche Unterschiede zwischen den vorstehend vorgestellten Krankengeschichten des *Jahrbuchs* und dem »Bruchstück einer Hysterie-Analyse« herauszustellen. So finden sich in einigen wenigen der soeben gesichteten Texte zwar formspezifizierende metanarrative Äußerungen, doch kann hierbei schwerlich von motivierter Metanarration gesprochen werden. Freilich halten sich die Erzähler dieser Krankengeschichten aber nicht nur in ihrer Rolle als narrative Vermittler weitgehend zurück. Denn im direkten Vergleich zum textinternen Ich des »Bruchstücks« üben sie sich zudem in puncto Selbstdarstellung in regelrechter Bescheidenheit, genauso wie die von ihnen betriebene Plausibilisierungsarbeit nachgerade spärlich erscheint. Zu guter Letzt zeigt sich eine eine weitere Differenz darin, dass jeder einzelne Erzähler zwar ein Bild seines idealen Lesers hervorbringt, dieses in keinem einzigen Falle aber auch nur annäherungsweise an jenes differenzierte Porträt heranreicht, welches das textinterne Ich des »Bruchstücks« von seinem Wunschrezipienten entwirft, weswegen von einer bestechenden Identifikationsofferte keine Rede sein kann.

5 Eine individualpsychologische Lossagung: Alfred Adlers *Die Kunst, eine Lebens- und Krankengeschichte zu lesen* (1928)

> *Dies Streben Adlers nach einem Platz an der Sonne hat indes auch eine Folge gehabt, welche die Psychoanalyse als wohltätig empfinden muß. Als ich nach dem Hervortreten der unvereinbaren wissenschaftlichen Gegensätze Adler zum Ausscheiden aus der Redaktion des Zentralblattes veranlaßte, verließ er auch die Vereinigung und gründete einen neuen Verein, der sich zuerst den geschmackvollen Namen »Verein für freie Psychoanalyse« beilegte. Allein die Menschen draußen, die der Analyse ferne stehen, sind offenbar so wenig geschickt, die Differenzen in den Anschauungen zweier Psychoanalytiker zu würdigen, wie wir Europäer, die Nuancen zu erkennen, welche zwei Chinesengesichter voneinander unterscheiden. Die »freie« Psychoanalyse blieb im Schatten der »offiziellen«, »orthodoxen« und wurde nur als Anhang an dieselbe abgehandelt. Da tat Adler den dankenswerten Schritt, die Verbindung mit der Psychoanalyse völlig zu lösen und seine Lehre als »Individualpsychologie« von ihr abzusondern. Es ist soviel Platz auf Gottes Erde und es ist gewiß berechtigt, daß sich jeder, der es vermag, ungehemmt auf ihr herumtummle, aber es ist nicht wünschenswert, daß man unter einem Dach zusammenwohnen bleibe, wenn man sich nicht mehr versteht und nicht mehr verträgt. Die »Individualpsychologie« Adlers ist jetzt eine der vielen psychologischen Richtungen, welche der Psychoanalyse gegnerisch sind (GW X: 95f.).*

Genau wie das Eingangszitat des letzten Kapitels entstammen vorstehende Worte der berühmt-berüchtigten Schrift »Zur Geschichte der psychoanalytischen Bewegung«, deren Original in dem anno 1914 erschienenen Nachtragsband des *Jahrbuchs für psychoanalytische und psychopathologische Forschungen* enthalten ist. Während Sigmund Freuds textinterner Repräsentant mit dem Arztphilosophen Janet und dem Physiologen Breuer allerdings noch vergleichsweise nachsichtig verfährt, weist er dem einstigen Gründungsmitglied der Psychologischen Mittwoch-Gesellschaft und ehemaligen Schriftleiter des *Zentralblatts für Psychoanalyse*[489] unter Einstreuung zahlreicher ironisch-euphemistischer Ausdrücke die Rolle des machthungrigen Abtrünnigen zu, die schließlich in jener des Feindes der Psychoanalyse kulminiert. So wird Adler nicht nur auf unmissverständliche Weise Hausverbot erteilt, sondern es darf von einer regelrechten Kriegserklärung

---

[489] Selbiges Publikationsorgan wurde dem *Jahrbuch für psychoanalytische und psychopathologische Forschungen* im Gründungsjahr der Internationalen Psychoanalytischen Vereinigung als weitere Fachzeitschrift an die Seite gestellt. Personellen Veränderungen und Titelwechseln zum Trotz blieb es bis zum Jahre 1937 bestehen.

seitens des Erzählers gesprochen werden, der auf diese Weise die Pose des unnachsichtigen Hausherrn mimt.

De facto war der promovierte Mediziner Alfred Adler (1870–1937) noch im Jahre 1910 von Freud höchstpersönlich für das Amt des Obmanns der Wiener Psychoanalytischen Vereinigung auserkoren worden,[490] doch dieses Amt sollte er nur für sehr kurze Zeit innehaben. Bereits anno 1911 trat er nach insgesamt neunjähriger Mitgliedschaft aus dem Kreise Freuds aus[491] und widmete sich fortan seinem Wiener »Verein für freie psychoanalytische Forschung«, den er wenige Monate vor seinem Abgang ins Leben gerufen hatte und welcher im Jahre 1913 in »Verein für Individualpsychologie« umgetauft wurde.[492] Damit begann die außeruniversitäre Institutionalisierungsgeschichte der Individualpsychologie als einer zweiten tiefenpsychologischen

---

490 Vgl. Jones, Ernest: *Das Leben und Werk von Sigmund Freud*. Bd. II: 91.
491 Handlbauer hat den Versuch unternommen, insbesondere anhand der bereits erwähnten *Protokolle der Wiener Psychoanalytischen Vereinigung* sowie neu aufgetauchter Briefe Freuds die genaueren Umstände des Adler'schen Abgangs zu rekonstruieren. Er kommt zu dem Ergebnis, dass die Ursachen für die Differenzen und den Bruch zwischen Adler und Freud vielschichtiger Art seien: Für wichtig hält er zunächst einmal ganz grundsätzlich das unterschiedliche Naturell beider Persönlichkeiten. Was die theoretischen Differenzen anbetrifft, so erachtet er die soziale Herkunft ihrer Patienten als einen bedeutsamen Aspekt. Ferner versteht er den Bruch als eine Folge der Institutionalisierung der psychoanalytischen Bewegung, die sozusagen durch ihren verstärkten Druck nach innen Dissidententum geradezu herausfordern musste. Den wesentlichsten Grund sieht er allerdings schlicht und einfach in den divergenten theoretischen sowie therapeutisch-praktischen Anschauungen Adlers und Freuds (vgl. Handlbauer, Bernhard: *Die Freud-Adler-Kontroverse*: 161–184). Überdies gelangt er zu dem Resultat, dass die »Initiative zum Bruch […] nach allen verfügbaren Quellen eindeutig von Freud« ausgegangen sei, wobei er abschließend festhält: »Adlers Beiträge in den *Protokollen* und manche seiner frühen Aufsätze zeigen, daß er sich mehrere Jahre als Schüler Freuds verstand und dessen Auffassungen weitgehend teilte, daß er sich also in größerer Nähe zur psychoanalytischen Theorie und Praxis befand, als er später zugeben wollte. Natürlich war Adler aber bereits bevor er Freud kennenlernte ein eigenständiger Denker, der sich vor allem mit sozialmedizinischen Fragen beschäftigte. Seine Hinwendung zur Erziehung, zur Psychotherapie und den Neurosen hingegen geschah unter den unmittelbaren Eindrücken der Diskussionen in Freuds ›Mittwoch-Gesellschaft‹. Hier stand er zunächst stark unter Freuds Einfluß und entwickelte in der Folge sein eigenes System im Widerstreit und in der schrittweisen Abgrenzung zu den Auffassungen Freuds.« Ebd.: 174, 188f. Mit dieser Einschätzung widerspricht Handlbauer u.a. Ellenberger, dem zufolge Adler keineswegs ein »›Abweichler von der Psychoanalyse‹« gewesen ist. Ellenberger, Henri F.: *Die Entdeckung des Unbewußten*:766.
492 Vgl. Bruder-Bezzel, Almuth: *Geschichte der Individualpsychologie*. 2., neu bearb. Aufl. Göttingen 1999: 35ff.

Schule, die schon ab 1914 mit einem eigenen Publikationsorgan aufwarten konnte, nämlich der *Zeitschrift für Individualpsychologie*, welche wenig später den imposanteren Titel *Internationale Zeitschrift für Individualpsychologie* erhielt.[493]

Anders als mit Blick auf die Freud'schen kann hinsichtlich der zahlreichen Adler'schen Schriften nur schwer von einem umfassenden Krankengeschichten-Œuvre gesprochen werden. Die frühe, noch in der Zeit seiner Mitgliedschaft in der Psychologischen Mittwoch-Gesellschaft publizierte *Studie über die Minderwertigkeit von Organen* (1907)[494], das ein Jahr nach seinem Austritt aus der Wiener Psychoanalytischen Vereinigung ebenfalls als Monografie veröffentlichte Buch *Der nervöse Charakter* (1912)[495], »das grundlegende individualpsychologische Werk Adlers«[496], oder die spätere, zunächst in englischer Sprache erschienene Arbeit mit dem Titel *Problems of neurosis: a book of case-histories* (1929)[497] dürfen als repräsentativ angesehen werden: Alle drei Schriften sind mit umfangreichem kasuistischen Material in Form von unzähligen Krankenbeispielen angereichert, doch eine umfassendere Krankengeschichte ist nicht auffindbar.[498] Gleichwohl entbehrt aber auch das Adler'sche Œuvre einer solchen nicht. Sie liegt mit der monografischen Schrift *Die Technik der Individualpsychologie: Erster Teil: Die Kunst, eine Lebens- und Krankengeschichte zu lesen* vor, welche erstmalig im Jahre 1928 erschienen ist[499] und bereits ein Jahr später ins Englische übersetzt wurde.[500] Unterhalb der

---

493 *Zeitschrift für Individualpsychologie.* München, Basel 1914–1916 sowie *Internationale Zeitschrift für Individualpsychologie: Arbeiten aus dem Gebiete der Psychotherapie, Psychologie und Pädagogik.* München bzw. Wien, Leipzig 1923–1951.
494 Adler, Alfred: *Studie über Minderwertigkeit von Organen.* Berlin, Wien 1907.
495 Adler, Alfred: *Über den nervösen Charakter. Grundzüge einer vergleichenden Individualpsychologie und Psychotherapie.* Wiesbaden 1912.
496 Handlbauer, Bernhard: *Die Entstehungsgeschichte der Individualpsychologie Alfred Adlers.* Wien, Salzburg 1984: 219.
497 Adler, Alfred: *Problems of neurosis: a book of case-histories.* With a prefatory essay by F.G. Crookshank. Edited by Philippe Mairet. London 1929.
498 Vgl. ebenso Rattner: »Auch würde man sich gerne wünschen, von dem genialen Praktiker der Psychotherapie Adler einige sehr ausführliche Falldarstellungen zu besitzen. An kurzen Fallbeschreibungen haben wir keinen Mangel […].« Rattner, Josef: *Klassiker der Psychoanalyse.* 2. Aufl. Weinheim 1995: 64.
499 Adler, Alfred: *Die Technik der Individualpsychologie. Erster Teil: Die Kunst, eine Lebens- und Krankengeschichte zu lesen.* München 1928.
500 Adler, Alfred: *The Case of Miss R. The Interpretation of a Life Story.* Translated by Eleanore and Friedrich Jensen. New York 1929. Das »Bruchstück« ist übrigens erst 20 Jahre nach der deutschen Erstveröffentlichung erstmalig in englischer Sprache

Überschrift ist der Name ihres Autors mit »Dr. Alfred Adler in Wien« angegeben und tatsächlich hat das reale Referenzobjekt dieses Gattungsexemplars keine universitäre Stelle inne. Zwar bewarb sich Adler, der im Jahre 1911 seine Allgemeinordination zugunsten einer nervenärztlichen Praxis aufgegeben hatte,[501] anno 1912 mit seinem weiter oben genannten ›individualpsychologischen Hauptwerk‹ um den Titel eines Privatdozenten an der medizinischen Fakultät der Universität Wien, doch wurde sein Ersuchen aufgrund des negativen Gutachtens des Psychiatrieprofessors Julius Wagner-Jauregg (1857–1940) drei Jahre später einstimmig abgelehnt.[502] Diese Niederlage konnte seiner jungen tiefenpsychologischen Schule aber offensichtlich keinen Abbruch tun, denn allein bis zum Jahre 1927 erblickten acht neue Vereine (München, Nürnberg, Dresden, Berlin, Frankfurt, Heidelberg, Hamburg und Hannover) das Licht der Welt, die eine gewisse Zeit als »Sektionen des Internationalen Vereins für Individualpsychologie« gewertet wurden, bis sich 1931 herausstellte, dass dieser formell gar nicht existierte.[503] In Wien konnten Interessenten ab 1926 Diplome erwerben, wobei Ärzte ein anderes Zertifikat erhielten als ihre nicht-medizinischen Mitstreiter (Erziehungsberater, Pädagogen etc.). Bereits ein Jahr darauf wurde in Berlin das erste individualpsychologische Lehrinstitut eröffnet. Die Ausbildung, deren Dauer von dem Beruf des Anwärters abhing, umfasste in ihrer Vollversion drei Trimester und bestand nicht nur aus dem Besuch von theoretischen und praktischen Kursen sowie der Anfertigung einer wissenschaftlichen Arbeit, sondern es war darüber hinaus – und spätestens hierin wird deutlich, welches Ausbildungssystem Pate gestanden hatte – eine Lehranalyse vorgeschrieben.[504] Just in dieser Frühphase des Professionalisierungsprozesses der Individualpsychologie publizierte Adler, der 1924 zum Professor am Pädagogischen Institut der Stadt Wien ernannt worden war, drei Jahre später seine nervenärztliche Praxis geschlossen hatte und fortan von den Einkünften aus seinen internationalen Vortragsreisen lebte,[505] seine einzige ausführliche Krankengeschichte.

---

     erschienen. Siehe Freud, Sigmund: »Fragment of an Analysis of a Case of Hysteria«. In: Freud, Sigmund: *Collected Papers*. Vol. 3: *Case Histories*. Authorized translation by Alix and James Strachey. London 1925: 13–146.
501 Vgl. Handlbauer, Bernhard: *Die Entstehungsgeschichte der Individualpsychologie*: 23f.
502 Vgl. ebd.: 103–106 und Bruder-Bezzel, Almuth: *Geschichte der Individualpsychologie*: 38.
503 Vgl. ebd.: 85.
504 Vgl. ebd.: 100f. sowie Handlbauer, Bernhard: *Die Entstehungsgeschichte der Individualpsychologie*:156–160.
505 Vgl. ebd.: 26.

Wie im Nachstehenden darzulegen sein wird, darf mit Blick auf die 23 Jahre nach dem »Bruchstück einer Hysterie-Analyse« publizierte Schrift *Die Kunst, eine Lebens- und Krankengeschichte zu lesen* von einem in vielerlei Hinsicht bemerkenswerten Beitrag zur Untergattung der tiefenpsychologischen Krankengeschichte gesprochen werden. Dieses offenbar nicht nur von literaturwissenschaftlicher Seite vollkommen unerforschte Adler'sche Gattungsexemplar gilt es nun einer eingehenderen Textanalyse zu unterziehen.[506]

5.1 Der Wegfall klassischer Strukturelemente und die parallelisierende Darstellung von Anamnese und Seelengeschichte

Die über 130 Seiten umfassende Krankengeschichte[507] besteht aus insgesamt zwölf Abschnitten (»I. Kapitel« bis »XII. Kapitel«), denen ein kurzes, explizit als solches überschriebenes »Vorwort« vorangestellt ist.[508] Was ihren rein äußeren Aufbau anbelangt, so lassen sich also keine grundsätzlichen Divergenzen mit den bisher gesichteten Nachfahren des Prototyps der tiefenpsychologischen Krankengeschichte feststellen, doch ein kurzer Blick in den Inhalt

---

506 Tatsächlich ist Adlers Œuvre von literaturwissenschaftlicher Seite nicht gänzlich ignoriert worden, doch liegt den wenigen eingebrachten Studien ein gänzlich anderer Blickwinkel zugrunde als der vorliegenden Arbeit. Für eine systematische Darstellung der literaturpsychologischen ›Erkenntnisse‹ Adlers und seiner Schüler siehe Hoefele, Joachim Bernd: *Individualpsychologie und Literatur. Zur Literaturästhetik Alfred Adlers und seiner Schule*. Frankfurt/M., Bern, New York 1986 (= Literatur und Psychologie Bd. 15). Zur Bedeutung der individualpsychologischen Literaturinterpretation (Dichter- und Werkinterpretation) innerhalb der Literaturwissenschaft siehe Schimmer, Leopold: *Individualpsychologische Literaturinterpretation. Alfred Adlers Individualpsychologie und ihr Beitrag für die Literaturwissenschaft*. Frankfurt/M., Berlin, Bern u.a. 2001 (= Deutsche Sprache und Literatur Bd. 1813). Lediglich ein kurzes Unterkapitel (ebd.: 91–98) ist dem Stil des Autors Adler gewidmet. Zum Stellenwert der Adler'schen Individualpsychologie für die Interpretation von Volksprosatexten (Märchen, Schwank und Sage) siehe Rieken, Bernd: »Die Individualpsychologie Alfred Adlers und die Erzählforschung«. In: *Fabula. Zeitschrift für Erzählforschung* 45 (2004): 1–31.
507 Adler, Alfred: *Die Technik der Individualpsychologie. Erster Teil: Die Kunst, eine Lebens- und Krankengeschichte zu lesen*. Mit e. Einf. v. Prof. Dr. Dr. h. c. Wolfgang Metzger. Frankfurt/M. 1974; im Folgenden zitiert unter KLK, alle Seitenangaben im Text beziehen sich auf diese Ausgabe.
508 Während sich in den späteren Ausgaben ein Inhaltsverzeichnis findet, entbehrt das Original eines solchen Überblicks.

der Kapitel lässt bereits erahnen, dass dieser Eindruck trügt. Anders als die im *Jahrbuch* publizierten Gattungsexemplare ist der Adler'sche Text, welcher übrigens keinerlei Fußnoten aufzubieten hat, nämlich nur noch in einem sehr geringen Maße an dem althergebrachten Strukturschema der Krankengeschichte orientiert. Da er mit diesen jedoch ein wesentliches tiefenstrukturelles Element gemeinsam hat, kann er im Hinblick auf seine innere Architektonik ohne besondere Schwierigkeiten als Abkömmling des »Bruchstücks einer Hysterie-Analyse« identifiziert werden.

Innerhalb des mit eineinhalb Seiten überschaubaren »Vorworts« kommt das textinterne Ich zum einen auf den grundsätzlichen Sinn und Zweck seiner Ausführungen zu sprechen, der darin besteht, den »Einblick in die Werkstätte der Individualpsychologie namhaft zu erweitern« (KLK: 13). Ganz konkret soll aufgezeigt werden,

> *daß die Grundanschauungen der Individualpsychologie nur das Werkzeug darstellen – wie wir überzeugt sind, das beste Werkzeug heutzutage – um zum Verständnis des Werdens eines Menschen durchzudringen, seinen Lebensstil, dessen Grundlagen und Einheit zu erkennen und damit auch die Fehler in seiner Struktur*

und »daß die schöpferische Gestaltungskraft und Erziehungskunst des Individualpsychologen in der Behandlung den eigentlichen Wert der Individualpsychologie ausmachen und unentbehrlich sind« (KLK: 14). Zum anderen geht der Erzähler auf eine Besonderheit seiner nachstehenden Ausführungen ein, denn seiner Aussage nach handelt es sich hierbei um »die Deutung einer Lebensbeschreibung«, die »mir ein Zufall in die Hände gespielt [hat]«: »Ich kenne weder die Verfasserin, noch weiß ich, wie viel etwa daran gearbeitet wurde. Ein mir persönlich bekannter Wiener Schriftsteller überbrachte sie mir als interessante Leistung eines begabten Mädchens« (KLK: 14f.). Obgleich kein Literaturhinweis gegeben wird, da es sich offensichtlich um eine unpublizierte »Lebensbeschreibung« handelt, lässt diese Ankündigung zweifelsohne an Freuds Krankengeschichte um den Senatspräsidenten Schreber denken, denn schließlich steht in deren Zentrum ebenfalls ein fixierter, dem textinternen Ich persönlich unbekannter Kranker.

Die sich dem »Vorwort« anschließenden zwölf Kapitel sind unterschiedlicher Länge. Von dem gewissermaßen eine zweite Kurzeinleitung bildenden Auftakt des ersten Abschnittes einmal abgesehen, markieren sie eine Einheit, der ein geradezu bestechend simples Schema zugrunde liegt: Auf einen in Anführungszeichen gesetzten Passus aus der »Lebensbeschreibung« der fixierten Kranken,[509]

---

[509] In den späteren Ausgaben sind jene Textabschnitte zusätzlich kursiviert.

dessen Umfang zwischen einem Satz und mehreren Seiten variiert, folgt eine ebenfalls mehr oder weniger umfassende Stellungnahme des Erzählers.

Was die sogenannte »Lebensbeschreibung« anbelangt, so handelt es sich in der Tat um eine in zahllose Partikel zerlegte autobiografische Erzählung, die allem Anschein nach von Anfang bis Ende chronologisch wiedergegeben ist und folglich ebenso als geschlossener Binnentext gelesen werden könnte. Insofern erscheint es durchaus angebracht, im Hinblick auf diesen ›Text im Text‹ von einer manifesten Ich-Erzählerin zweiter Ordnung zu sprechen. Klarerl, die Tochter eines kleinen Schneiders, schildert ihre Vita angefangen von ihren frühesten Kindheitserinnerungen bis hin zu dem Tod ihres Vaters kurz vor ihrem 18. Geburtstag. Aufgrund ihrer Abneigung gegen Speisen wird sie von der Mutter, die eine ältere Tochter aus erster Ehe hat und mit Klarerls Vater ohne Trauschein zusammenlebt, fünf Jahre gestillt. In ihrer frühesten Kindheit ist sie häufig krank und wird ein ganzes Jahr lang von Keuchhusten befallen. Von klein auf leidet Klarerl, die, als sie etwas größer wird, mit im elterlichen Bett schläft, unter Ängsten und mit fünf Jahren stellt sich der Drang ein, Gott und die Eltern zu beschimpfen, welcher sich bis zu ihrer Einschulung erhält. Bereits mit sechs oder sieben Jahren hat sie Schwierigkeiten, einzuschlafen. Auch während der frühen Schulzeit (erste Bürgerschule) ist die zu Obstipation neigende Klarerl keine gute Esserin. Der Haussegen wird zudem durch die ständigen Streitereien der geliebten Eltern getrübt, die sie nur schwer ertragen kann, wobei ihre Sorge vor allem dem des Öfteren mit Suizid drohenden Vater gilt.

Mit zehn Jahren verwandelt sich das einstige strebsame Mädchen in eine faule Schülerin, was den lediglich um ihre Gesundheit besorgten Vater aber nicht bekümmert. Ein nicht unwichtiges Ereignis in seinem Leben markiert die sexuelle Aufklärung. Während der späteren Schulzeit (zweite Bürgerschule) erachtet Klarerl ihren Körper als fehlerhaft. Von Jungen wenig entzückt, gibt sie sich autoerotischer Gelüste hin und beichtet ihre Handlungen im Nachhinein stets ihrem verständnisvollen Vater. Mit 14 Jahren keimen erneut die *»zwanghaften Beschimpfungen gegen Eltern und Gott«* (KLK: 83) auf und zur selben Zeit beginnt ihr Interesse an Männern aufzuleben. Weil sich deren Komplimente auf ihre Augen beziehen, möchte sie diese schonen und so wird sie schließlich drei Monate hindurch von der panischen Furcht beherrscht, ihr Augenlicht zu verlieren. Wiederum durch Komplimente verursacht, gilt die nächste, ebenfalls mehrere Monate andauernde *»krankhafte Sorge«* (KLK: 99) ihren Zähnen, die nach einer Begegnung mit einem Lupus-Kranken der ein Jahr lang anhaltenden panischen Furcht weicht, sich mit diesem Leiden zu infizieren. Auch der Umzug in ein eigenes Bett ist mit starken Ängsten verbunden.

Ein Jahr nach Abschluss der zweiten Bürgerschule fängt Klarerl einen einjährigen Handelskurs an. Die junge Frau leidet zeitweilig unter einer ausgeprägten Angst vor Spiegeln, deren Bruch ihr großes Unglück bedeutet. Zwei Liebesanträge werden von ihr abgelehnt. Nach Beendigung der Ausbildung tritt sie eine Stelle in einem Büro an, doch der um ihre Gesundheit besorgte Vater reicht bereits nach einem Tag die Kündigung ein. Etwa zeitgleich erhält sie bei einem Rendezvous mit einem Marineoffizier ihren ersten Kuss, reagiert auf dessen wiederholte Heiratswerbung aber nicht. Auf zwei weitere misslungene Stellenantritte folgt eine neuerliche Angstperiode, die mit Todeswünschen einhergeht und nicht nur ihr eigenes, sondern auch das Leben ihrer Angehörigen massiv beeinträchtigt: Zu der abergläubischen Furcht, durch Berührung eines Kanaldeckels zum Jungferndasein verurteilt zu werden, gesellt sich die Angst vor Tramwagen, Gassen und ganzen Vierteln bis hin zu Menschen, die diese ›verbotenen Orte‹ betreten haben und damit zugleich vor den von ihnen berührten Gegenständen. In der Folge wird sie nachts von Albträumen geplagt, aus denen sie mit einem schlechten Gewissen gegenüber den Eltern erwacht, welches aber sogleich verfliegt. Kurz vor Klarerls 18. Geburtstag kann der Vater aufgrund eines schweren Herzleidens nicht mehr arbeiten. Als sich sein Ableben ankündigt, vollziehen die Eltern die Trauung, um den Status ihrer Tochter zu sichern. Nach dem Tod des Vaters wird die trauernde junge Frau erneut von Albträumen geplagt. An dieser Stelle bricht die Schilderung plötzlich ab.

Vorstehende Zusammenfassung dürfte deutlich gemacht haben, dass die manifeste Ich-Erzählerin zweiter Ordnung im Rahmen ihrer »Lebensbeschreibung« ganz besonderes Augenmerk auf den Aspekt der eigenen Kränklichkeit legt, weshalb sich ihre autobiografische Erzählung allem voran als eine Leidensgeschichte erweist. Von daher erscheint es durchaus angebracht, diesen Binnentext als einen ausführlichen Anamnese-Teil zu werten.

Im Gegensatz zu der in zerstückelter Form präsentierten »Lebensbeschreibung« Klarerls kann hinsichtlich der Erläuterungen des Erzählers erster Ordnung allerdings nur bedingt von einer autonom lesbaren Darstellung gesprochen werden, denn er unterzieht die Schilderung der ihm persönlich unbekannten Kranken Stück für Stück einer individualpsychologischen Betrachtung. Zwar sind dieselben nicht durchweg ›exegetischer‹ Natur.[510] So stellt das textinterne Ich bereits gegen Ende des zweiten Kapitels eine Diagnose (»Das ist die volle

---

510 Gleichwohl konvergiert der Text als Gesamtkomposition bis zu einem gewissen Grad mit der Literaturgattung ›Kommentar‹. Wird dieser von Lohfink doch als »kontinuierliche Auslegung eines ganzen Buches in darlegender Sprache« definiert. Lohfink, Gerhard: »Kommentar als Gattung«. In: *Bibel und Leben* 15 (1974): 1–16, hier 8.

Rechtfertigung des Zwangsneurotikers« KLK: 24), genauso wie es innerhalb des zwölften Kapitels in aller Kürze auf die angezeigte Behandlung eingeht (»Findet sich, wie in diesem Falle, daß die seelische Spannung infolge der übergroßen Begehrlichkeit des Patienten erhöht ist, so ist der ganze Lebensstil in Angriff zu nehmen und zu ändern. Dies kann nur dadurch geschehen, daß man sein Gemeinschaftsgefühl stärkt« KLK: 148). Doch nichtsdestoweniger halten die Erläuterungen des Erzählers erster Ordnung allem voran eine zweite Version des Anamnese-Teils in Form einer konstruierten Seelengeschichte Klarerls bereit. Im Gegensatz zu der »geheimen Geschichte« Doras ist diese aufgrund einer vergleichsweise überschaubaren Anzahl von durchgeführten Deutungsoperationen allerdings weniger komplex, weshalb ihre Zusammenfassung keine besonderen Schwierigkeiten bereitet: Nach Aussage des textinternen Ich ist Klarerl als besonders »verzärteltes Kind« aufgewachsen und hat deswegen ein »schweres Minderwertigkeitsgefühl« (KLK: 21) entwickelt, das sie durch das Ringen um Aufmerksamkeit sowie das Streben nach Geltung und Macht zu kompensieren sucht. In der ersten Periode ihres Lebens ist sie außergewöhnlich stark an ihre Erzeugerin gebunden, weshalb sie es als überaus schmerzlich empfindet, der Mutterbrust Lebewohl zu sagen. Späterhin übernimmt vor allem der Vater die Rolle des Verzärtelnden. Aufgrund seiner Nachgiebigkeit kann Klarerl, die stets danach trachtet, eine Führungsposition einzunehmen und sämtliche Situationen zu vereiteln sucht, die nicht in ihr »System« (KLK: 70) passen, alles durchsetzen, was sie möchte. So ist ihr fortwährendes Streben nach Überlegenheit innerhalb der Familie durchweg von Erfolg gekrönt. Als ihr Lebensweg mit fortschreitendem Alter immer mehr in Richtung der außerfamiliären Gemeinschaft weist und die drei »Lebensfrage[n]« »Gesellschaft«, »Beruf« und »Liebe« (KLK: 86) näher rücken, geht Klarerl dazu über, sich in zunehmendem Maße gegen neue Situationen zu sträuben. Um weiterhin ihr Ziel zu erreichen, eine Vormachtstellung zu genießen, strebt sie danach, innerhalb der alten Situationen zu verbleiben. Als fruchtbares Mittel zur Durchsetzung dieses Vorhabens erweist sich die sie von ihren »aufgegebenen Pflichten« (KLK: 114) befreiende Neurose, deren Intensität nun eine deutlich wahrnehmbare Steigerung erfährt. Allem voran der Vater, aber ebenso die Mutter sowie ihre ältere Halbschwester werden in den Strudel ihrer Zwangsideen gezogen und verhelfen ihr dadurch zu einem Gefühl der Überlegenheit. Der Tod des Vaters stellt insofern einen schweren Verlust für die junge Frau dar, als er »zeitlebens das Piedestal [war], auf dem sie ihren Triumph aufgebaut hatte« (KLK: 149).

Nach vorstehender Betrachtung des äußeren Aufbaus und der inneren Architektonik der *Kunst, eine Lebens- und Krankengeschichte zu lesen* kann festgehalten werden, dass in Adlers Gattungsexemplar nur noch zwei Komponenten des klassischen Strukturschemas der Krankengeschichte konserviert sind, nämlich die Diagnosestellung auf der einen und der charakteristische Anamnese-Teil auf der anderen Seite. Nicht nur entbehrt es wie Freuds »Psychoanalytische Bemerkungen über einen autobiographisch beschriebenen Fall von Paranoia« eines Status-praesens-Segments sowie einer Verlaufs- und Behandlungsgeschichte und damit zugleich der Darstellung eines gegenwärtigen Ausforschungs- und Kurgeschehens, sondern darüber hinaus lässt sich ebenso ein Wegfall der Epikrise konstatieren. Im Gegenzug wartet Adlers Gattungsexemplar, dem an vorderster Stelle eine klare Funktionsbestimmung eingeschrieben ist, mit einer konstruierten Seelengeschichte der fixierten Kranken Klarerl auf, sodass es mit Blick auf seine Tiefenstruktur durchaus der Untergattung der tiefenpsychologischen Krankengeschichte zugeordnet werden darf. Anders als dies bezüglich aller zuvor in Augenschein genommenen Nachfahren des »Bruchstücks« einschließlich der Krankengeschichte um Schreber der Fall ist, ist selbiges tiefenstrukturelle Segment allerdings zwischen den in einzelne Partikel zerlegten ausführlichen Anamnese-Teil geschaltet, mit anderen Worten kann von einer parallelisierenden Darstellung von Krankheits- bzw. Krankenvorgeschichte und Seelengeschichte gesprochen werden.

5.2 Wie die *Kunst, eine Lebens- und Krankengeschichte zu lesen* zu rezipieren ist – eine vorangestellte Lektüreanleitung mit Begründung der gewählten Darstellungsform

Obgleich dem Aspekt der motivierten gattungs- bzw. formspezifizierenden Metanarration im Hinblick auf das »Bruchstück einer Hysterie-Analyse« summa summarum sicherlich eine größere Bedeutung zukommt, spielt er auch im Rahmen des in puncto Darstellungsform recht ungewöhnlichen Adler'schen Gattungsexemplars eine nicht ganz unwesentliche Rolle. Und tatsächlich erscheint es ebenso in diesem Falle angebracht, von einem starken Hervortreten des textinternen Ich bzw. des Erzählers erster Ordnung als narrativer Vermittler zu sprechen. Zwar bezieht dieser nicht auf explizite Weise Stellung zur Gattungszugehörigkeit seiner Abhandlung und geht als textinterner Repräsentant des außertextlichen realen Referenzobjektes und Autors Alfred Adler folglich auch nicht expressis verbis einen Krankengeschichten-Kontrakt ein, wohl aber finden sich durchaus aufschlussreiche Äußerungen zu der Form seiner Ausführungen.

Wie bereits weiter oben angeklungen sein dürfte, nutzt ebenfalls der Erzähler des Adler'schen Gattungsexemplars das der paratextuellen Ebene angehörende »Vorwort«, um Mitteilungen bezüglich der Gestalt seiner nachstehenden Ausführungen zu machen. So bezeichnet er diese nicht nur als »Deutung einer Lebensbeschreibung«, sondern er charakterisiert sie darüber hinaus als »improvisiert und ganz als Roharbeit geschaffen« (KLK: 13). Da er in Hinsicht auf seine Darstellung also das Moment der Spontanität und mangelnden Formvollendung hervorhebt, möchte er sie offensichtlich weniger als das Produkt eines langen und aufwendigen Schreib- und Konstruktionsprozesses, sondern mehr als eine Art verschriftlichte ›Kopfgeburt‹ verstanden wissen.

Einen ersten Hinweis darauf, weshalb das textinterne Ich diesen Aspekt mit allem Nachdruck unterstreicht, gibt es mit der folgenden, ebenfalls im »Vorwort« enthaltenen Bemerkung: »In der Wiener Sektion des ›Internationalen Vereins für Individualpsychologie‹ habe ich im Laufe von etwa acht Vorlesungen Stück für Stück der Lebensgeschichte vorgelesen und in der vorliegenden Weise zusammenzufassen getrachtet« (KLK: 14). Zunächst einmal liefert dieser metanarrative Kommentar dem Rezpienten zumindest indirekt einen Vorblick auf die ihn erwartende unkonventionelle Darstellungsweise. Darüber hinaus wird ihm aber ebenfalls eine interessante Information bezüglich des Nachstehenden zugespielt, denn den Worten des Erzählers nach zu urteilen handelt es hierbei um die schriftliche Niederlegung einer ganzen Vortragsreihe. Wenn das textinterne Ich nun seine Ausführungen weiter oben mit den Attributen »improvisiert« und »ganz als Roharbeit geschaffen« belegt, sucht es also augenscheinlich darzulegen, dass besagte Vorträge keinerlei Transformationen unterzogen worden sind und seine »Deutung einer Lebensbeschreibung« folglich keine überarbeitete Version, sondern eine naturgetreue Verschriftlichung der »etwa acht Vorlesungen« ist.

Im Eingangsparagraph des ersten Kapitels, der, wie weiter oben bereits angemerkt, eine Art zweite Kurzeinleitung bildet, wird das textinterne Ich schließlich noch eindeutiger:

Was ich mir vorgenommen habe – Ihnen eine Lebensgeschichte samt Erörterung vorzulesen –, ist nicht leicht. Es ist nichts Überlegtes, Vorbereitetes – ich will es versuchen, vor der Öffentlichkeit so vorzugehen, wie in meinem Sprechzimmer, wie mit meinen Patienten. […] Wenn ich einen kleinen Bruchteil einer großen Krankheitsgeschichte vornehme, dann muß ich kommentieren, manches ausschalten, manches Neue hinzufügen. Das ist die Kunst der Individualpsychologie. Der Vorteil dieser Arbeit ist, daß ich diese Krankengeschichte nicht kenne (KLK: 15).

Dieser der eigentlichen Krankengeschichte vorangestellte metanarrative Passus ist wenigstens in zweierlei Hinsicht aufschlussreich: Auf der einen Seite äußert sich das textinterne Ich eingehender zu seinem konkreten darstellerischen Vorgehen, weswegen es durchaus gerechtfertigt ist, in Bezug auf die obigen Worte von einem regelrechten Manual zu sprechen. Während es im »Vorwort« nämlich noch schlicht von der »Deutung einer Lebensbeschreibung« spricht, ist hier von einer »Lebensgeschichte« einerseits und einer »Erörterung« andererseits die Rede. Was die »Lebensgeschichte« anbelangt, so wird sie, erinnert sei auch an den Titel der Abhandlung, noch im selben Atemzug als »Krankheitsgeschichte« bzw. »Krankengeschichte« apostrophiert. (Dass die Begriffe hier weniger im Sinne der Gattungsbezeichnung, sondern mehr in der Bedeutung von ›Anamnesebericht‹ verwendet werden, ist offenkundig.) Diese »Krankheitsgeschichte« resp. »Krankengeschichte« beabsichtigt der Erzähler nun aber nicht sofort in voller Länge zu präsentieren, vielmehr möchte er stets nur »einen kleinen Bruchteil« derselben vorbringen und einer »Erörterung« unterziehen, wobei er auch in diesem Falle konkreter wird: »ich [muß] kommentieren, manches ausschalten, Neues hinzufügen«.

Auf der anderen Seite lässt das textinterne Ich ebenfalls den Grund für sein ungewöhnliches darstellerisches Vorgehen durchblicken. Handelt es sich hinsichtlich seiner nachstehenden Ausführungen doch nicht bloß um die naturgetreue Verschriftlichung irgendeiner Vortragsreihe, sondern sozusagen um jene eines im Rahmen von mehreren Vorlesungen durchgeführten Experiments: Sein außertextliches reales Referenzobjekt Alfred Adler hat – jedenfalls wird diese Information dem Rezipienten zugespielt – seinen Hörern eine ihm unbekannte »Krankengeschichte« stückchenweise vorgelesen und vor aller Augen unüberlegt und unvorbereitet die individualpsychologische Deutungskunst zur Anwendung gebracht, und zwar genau so »wie in meinem Sprechzimmer, wie mit meinen Patienten«. Allem Anschein nach möchte der Erzähler seine »improvisiert und ganz als Roharbeit geschaffen[en]« Ausführungen also als legitimen Ersatz für die naturgetreue Verschriftlichung eines real stattgefundenen Ausforschungs- und Behandlungsgeschehens verstanden wissen, der einen quasi-authentischen »Einblick in die Werkstätte der Individualpsychologie« ermöglicht.

Somit darf abschließend bemerkt werden, dass das Moment der Metanarration innerhalb der *Kunst, eine Lebens- und Krankengeschichte zu lesen* in der Tat von Belang ist. Legt der Erzähler eingangs doch eine regelrechte Gebrauchsanweisung für seine nachherigen Ausführungen vor, die zugleich Aufklärung darüber verschafft, welche tiefere Bewandnis es mit der von ihm gewählten Darstellungsform hat. Und weil seinen Worten weniger der Gestus der Rechtfertigung, sondern eher jener der Selbstbestimmung unterlegt ist, lassen sie sich durchaus als Ausdruck seiner Gestaltungsmacht werten. Anders als im Falle des textinternen Ich des »Bruchstücks« kann allerdings nicht von dem expliziten Eingehen eines Krankengeschichten-Kontraktes oder einer kritischen Auseinandersetzung mit Gattungskonventionen gesprochen werden.

5.3 Ein Szientismuskritiker und unprätentiöser Spiritus Rector mit individualpsychologischem Tiefblick

De facto lässt das textinterne Ich der Adler'schen Krankengeschichte aber nicht nur in Bezug auf sein Hervortreten als gestalterisch selbstbewusster narrativer Vermittler an dasjenige des »Bruchstücks einer Hysterie-Analyse« denken, denn genau wie dieses exponiert es sich ebenfalls als eine mit individuellen Zügen ausgestattete Persönlichkeit. Während sich der Erzähler der Krankengeschichte um Dora allerdings in ostentativer Manier als ein von der weithin verkennenden medizinischen Wissenschaftsgemeinde enthobener Reformer und Individualist präsentiert, führt sich jener des Adler'schen Gattungsexemplars als unprätentiöser Spiritus Rector einer sich im Aufschwung befindenden Schule vor, die sich – wie schon die Bezeichnung »Individualpsychologie« impliziert – jedoch weniger als Teil der medizinischen, sondern mehr als Gruppierung innerhalb der psychologischen Wissenschaftsgemeinde versteht. Darüber hinaus hat er nicht nur mit dem textinternen Ich des »Bruchstücks«, sondern auch mit den Erzählern der gesichteten Gattungsexemplare des *Jahrbuchs für psychoanalytische und psychopathologische Forschungen* ein wesentliches Merkmal gemein: Was das Innenleben Klarerls betrifft, so verfügt er durchweg über ungewöhnliche epistemische Fähigkeiten. Und genau wie im Falle der Krankengeschichte um den Senatspräsidenten Schreber ist dies insofern besonders bemerkenswert, als ihm seine fixierte Patientin als Gesprächspartnerin in persona bekanntlich nicht zur Verfügung steht. Interessanterweise erachtet er es im Gegensatz zu dem textinternen Ich der Freud'schen Krankengeschichte aus dem Jahre 1911 offensichtlich aber nicht für notwendig, eine explizite Erklärung für diesen keineswegs selbstverständlichen Umstand zu geben.

Die Basis für das Bildnis des genügsamen Lehrmeisters wird bereits im Initialsatz des »Vorworts« gelegt, welcher da lautet: »Oft und oft trat die Aufforderung an mich heran, die Grundzüge der Technik individualpsychologischer Behandlung, wie ich sie seit mehr als 20 Jahren übe, den weitesten psychiatrischen und pädagogischen Kreisen auseinanderzusetzen« (KLK: 13). Innerhalb der vorstehenden Eingangsäußerung wird dem Rezipienten nicht nur ein erster deutlicher Hinweis auf den unmittelbar im Anschluss ganz konkret mitgeteilten grundsätzlichen Sinn und Zweck der gesamten Abhandlung gegeben, denn bei genauerer Betrachtung erweist sie sich auch in anderer Hinsicht als bedeutungspotent. So führt sich der Erzähler unter Verwendung einer gleichermaßen schlichten wie wirkungsmächtigen Geminatio nämlich als ein praktisch sehr versierter Behandler ein, der sich vor Anfragen von lernwilligen Interessierten bezüglich eines von ihm angeblich vor mehr als zwei Dezennien entwickelten Kurverfahrens kaum retten kann. Auf diese Weise stilisiert sich das textinterne Ich von Anbeginn zum Initiator einer Behandlungstechnik, die dermaßen verheißungsvoll zu sein scheint, dass sie »den weitesten psychiatrischen und pädagogischen Kreisen« einfach nicht vorenthalten werden darf. Diese Einschätzung wird allerdings keineswegs schlicht als die eigene, sondern vielmehr als diejenige all jener Personen ausgegeben, welche in einem Zeitraum von mehreren Jahrzehnten mit dem von ihm generierten Kurverfahren in Berührung gekommen sind. Nur aufgrund der angeblich durchweg positiven Resonanz seitens einer anwachsenden Gruppe von Anhängern hat der Erzähler allmählich die »Berechtigung des Verlangens« erkannt und schließlich den Entschluss gefasst, sich diesem allseits geäußerten innigen Wunsch »nicht [zu] entziehen« (KLK: 13). Wenn er in demonstrativer Manier das »Verlangen[s]« und damit zugleich das positive Urteil eines Kollektivs als das ausschlaggebende Moment für die Publikation seiner Krankengeschichte präsentiert, dann darf von einem ostentativen Gestus der Bescheidenheit gesprochen werden.

Dass sich das textinterne Ich weniger als Individualist, sondern mehr als erfahrenster Kopf einer Gruppierung verstanden wissen möchte, unterstreicht es überdies mit dem deutlichen Hinweis auf das Vorhandensein »zahlreiche[r] individualpsychologische[r] Beratungsstellen für schwererziehbare Kinder«, in denen »diese Technik [...] bis zu einem gewissen Grade gezeigt und gelehrt« (KLK: 13) werden kann, und, wie weiter oben bereits angeklungen, das Bestehen eines »›Internationalen Vereins für Individualpsychologie‹« (KLK: 14), eines Vereins, der bekanntlich real gar nicht existierte. Durch diese ausdrücklichen Erwähnungen unterstreicht der Erzähler, dass die von ihm auf den Weg gebrachte »Individualpsychologie« nicht bloß das – möglicherweise aberwitzige – Projekt eines Einzelnen, sondern im Gegenteil das Unternehmen einer internationalen Gemeinschaft von Gleichgesinnten ist. Und in der Tat dürften diese für die Rezeption der nachstehenden Krankengeschichte ja eigentlich gänzlich redundanten Informationen in einem nicht ganz unwesentlichen Maße Auswirkungen auf die Meinungsbildung des Lesers haben, welcher sich auf diese Weise weniger mit den Ansichten eines einzelnen, vielleicht irrenden Individuums, sondern mehr mit den Überzeugungen einer offenbar zu einer stattlichen Formation herangewachsenen Gruppierung konfrontiert sieht.

Tatsächlich zeichnet sich das textinterne Ich innerhalb des »Vorworts« aber nicht nur als bescheidener Anführer einer weltweiten Bewegung, denn bei genauerer Betrachtung geht es ebenso auf die Entwicklungsgeschichte der von ihm generierten Technik ein und fügt seinem Selbstporträt auf diese Weise weitere bedeutsame Pinselstriche hinzu. So äußert es sich zu seinem Kurverfahren wie folgt: »[D]iese Kunst der Behandlung ist […] sicherlich jedem zugänglich, dessen eigenes Leben der tieferen Einsicht in den Zusammenhang menschlichen Geschehens nicht entbehrt. Dem common sense wird sie sich stets erschließen« (KLK: 13). Auf den ersten Blick hat es den Anschein, als würde der Erzähler mit den vorstehenden Worten ›lediglich‹ das Bild eines bestimmten Lesertyps konturieren,[511] de facto sagen sie aber noch viel mehr, erzählen in gewisser Hinsicht gar eine kleine Geschichte: Dem Augenschein nach war es zunächst einmal keine andere als seine eigene Vita, die er als unerträgliches Rätsel empfand. Der Versuch, dieses zu lösen, entpuppte sich allerdings nicht als ein hoch komplexes Unterfangen, das eines überdurchschnittlichen Denkvermögens bzw. abstrakt-spekulativen Expertenverstands bedurfte. Vielmehr war es der »common sense« resp. gesunde Menschenverstand, welcher ihm nicht nur die »tiefere[n] Einsicht« in das eigene Lebensänigma, sondern darüber hinaus ganz generell »in den Zusammenhang menschlichen Geschehens« und damit zugleich die Kreierung einer von nahezu jedermann erlernbaren Behandlungstechnik ermöglichte. Dadurch distanziert sich das textinterne Ich zumindest indirekt vom Typus des im sprichwörtlichen Elfenbeinturm sitzenden ›homo scientificus‹, der aufgrund seines hoch theoretischen Gelehrtenwissens den Blick für die eher augenfällige lebensweltliche Wirklichkeit verloren hat.

Wie bereits weiter oben angeklungen, versäumt es der Erzähler nicht, den der eigentlichen Krankengeschichte vorangestellten Paratext ebenfalls zu nutzen, um sich eingehender hinsichtlich der von ihm auf den Weg gebrachten »Individualpsychologie« zu äußern. Während er im Rahmen der Eingangsbemerkung noch ganz förmlich von der »Technik individualpsychologischer Behandlung« spricht, verwendet er kurz darauf die Bezeichnungen »Kunstgattung« bzw. »Kunst der Behandlung« (KLK: 13). Genauso wenig wie er gewillt ist, in der Rolle des ›einäugigen‹ Wissenschaftlers zu glänzen, möchte er offensichtlich sein Kurverfahren als ein rein szientistisches Instrument verstanden wissen, das dem Anwender jegliche Form der »schöpferischen Gestaltungskraft« (KLK: 14) verbietet. Gerade diese nämlich macht – und zwar gemeinsam mit der »Erziehungskunst« – nicht nur »den eigentlichen Wert der Individualpsychologie aus«, sondern ist darüber hinaus sogar »unentbehrlich«, um »zum Verständnis des Werdens eines Menschen durchdringen, seinen Lebensstil, dessen Grundlagen und Einheit zu erkennen und damit auch die Fehler in seiner Struktur« (KLK: 14). Mit anderen Worten wird jede Psychologie, die sich in dieser Hinsicht inz Abstinenz übt bzw. selbst beschneidet, als eine ›erkenntisfeindliche‹ abqualifiziert, die aufgrund

---

511 Auf diesen Aspekt wird später genauer eingegangen.

überholter Annahmen den notwendigen epistemischen Schlüssel zur Einsicht in die Entstehung einer ›fehlstrukturierten‹ Seele verweigert.

Was wiederum die Theorie resp. »die Grundanschauungen der Individualpsychologie« betrifft, so beeilt sich das textinterne Ich klarzustellen, dass sie »*nur das Werkzeug darstellen*« (KLK: 14), es betont also ausdrücklich deren rein heuristischen Charakter. Gleichwohl lässt es aber verlauten, dass es sich hierbei nicht um irgendein, sondern um »das beste Werkzeug heutzutage« (KLK: 14) handelt. Das heißt: Sowohl in methodisch-therapeutischer wie in theoretischer Hinsicht spricht es der von ihm auf den Weg gebrachten und von zahlreichen Schülern begeistert aufgenommenen Individualpsychologie gegenüber allen anderen den Status des aktuell gültigen Paradigmas der Psycho(patho)logie zu.

Im Eingang des ersten Kapitels resp. innerhalb des der eigentlichen Krankengeschichte vorangestellten Kurzprologs macht der Erzähler dann noch einmal unmissverständlich deutlich, welche Art von Instrument er mit seiner »Technik individualpsychologischer Behandlung« geschaffen hat, nämlich ein »Verfahren«, das weder »der Wissenschaft« noch »der Kunst entrückt[es] ist« (KLK: 15). Auf diese Weise wird dem Selbstbildnis des bescheidenen Initiators einer erfolgreichen psychologischen Schule und ›Szientismuskritikers‹ der Pinselstrich der bemerkenswerten, gleichsam ›dualen‹ Wissenspotenz hinzugefügt.

Weil das textinterne Ich darauf verzichtet, ein real stattgefundenes Ausforschungs- und Behandlungsgeschehen zur Darstellung zu bringen, sich für seine Krankengeschichte also keine ihm persönlich bekannte, sondern eine fixierte Patientin als Protagonistin wählt, fällt ihm die dank seiner gleichermaßen wissenschaftlichen wie künstlerischen individualpsychologischen Technik scheinbar leicht zu meisternde Aufgabe zu, auf der Basis der ihm vorliegenden »Lebensbeschreibung« die Entwicklung ihrer ›fehlstrukturierten‹ resp. zwangsneurotischen Persönlichkeit im Alleingang zu eruieren. Und was auf den ersten Blick als Arbeiten unter erschwerten Bedingungen (miss)verstanden werden könnte, erweist sich insofern als ultimativer Vorteil, als es sich auf diese Weise naturgemäß nicht mit dem Problem konfrontiert sieht, sich von der ›persönlich anwesenden‹ Kranken seine erhobenen Wissensansprüche ›expressis verbis‹ bestätigen lassen zu müssen.

Zunächst einmal darf festgestellt werden, dass sich der Erzähler über weite Strecken als ›Simultanübersetzer‹ der Rede seiner fixierten Patientin in Szene setzt, wovon neben vielen anderen die nachstehende Aussage, welche Teil eines umfassenderen Kommentars zu einem recht ausgedehnten Auszug aus der Klarerl'schen »Lebensbeschreibung« ist, beredtes Zeugnis ablegt: »Auch hier wieder Parallelismus von Bewußtem und Unbewußtem. Im Unbewußten das Streben nach Überlegenheit auf billige Weise, wie immer bei verzärtelnden Kindern. Im Bewußten bloß Abneigung gegen den Schmutz anderer« (KLK: 143).

Freilich wurde dieses Beispiel nicht ohne Grund ausgewählt, denn das einen auktorialen Habitus an den Tag legende textinterne Ich liefert nicht nur eine Übersetzung, sondern es legt darüber hinaus auch noch einmal ausdrücklich eine Erklärung dafür vor, weshalb sein individualpsychologisches Verfahren kein hoch theoretisches Gelehrtenwissen, sondern gesunden Menschenverstand zur Voraussetzung hat: Seinen Worten nach besteht zwischen »Bewußtem« und »Unbewußtem« keine grundsätzliche Divergenz, vielmehr zeichnen sich beide Seelenbereiche durch eine prinzipielle, augenscheinliche Wesensgleichheit aus.

Tatsächlich beschränkt sich der Erzähler allerdings ganz und gar nicht darauf, sich über weiteste Strecken zu einem auktorialen Subjekt aufzuschwingen, denn er leistet darüber hinaus auch maßgebliche Plausibilisierungsarbeit, um seine durchaus disputable Konstruktion der Klarerl'schen Seelengeschichte, innerhalb welcher er übrigens wie selbstverständlich auch das Innenleben ihres Vaters ausleuchtet,[512] evident erscheinen zu lassen. Zwar kann ähnlich wie mit Blick auf das »Bruchstück« von einer systematischen Plausibilisierungsstrategie gesprochen werden, nichtsdestoweniger erscheint es in diesem Falle aber angebracht, unter Vernachlässigung der Chronologie ihres Gebrauchs zwischen konstant zum Einsatz kommenden Plausibilisierungstechniken einerseits und eher sporadisch verwendeten andererseits zu differenzieren.

Die grundsätzliche und zweifelsohne zu der ersten Kategorie gehörende Plausibilisierungstechnik macht verständlich, weshalb das textinterne Ich im Eingang des ersten Kapitels und damit unmittelbar vor der Darreichung der eigentlichen Krankengeschichte das Moment seiner Unkenntnis der Klarerl'schen »Lebensbeschreibung« betont und innerhalb des »Vorworts« seine Ausführungen mit Nachdruck als naturgetreue Verschriftlichung einer Vorlesungsreihe verstanden wissen möchte, die vor der Publikation keinerlei Nachbearbeitungen bzw. verfälschenden Beschönigungen unterzogen worden ist – zweifelsohne Behauptungen, die der Rezipient nicht überprüfen, sondern lediglich glauben kann. So besteht sie darin, Prognosen hinsichtlich des Werdegangs oder Verhaltens der fixierten Patientin zu liefern, wobei zumindest zwischen zwei verschiedenen Typen unterschieden werden muss. Eine erste Gruppe bilden jene vergleichsweise ›kleinen‹ Vorausdeutungen, die keiner ausdrücklichen Konstatierung ihrer Verifikation seitens des textinternen Ich bedürfen. Ein diesbezügliches Exempel ist das nachstehende:

> »Im H.-Park lernte ich die Minna kennen. Ihr Vater war Zahlmarkör in einem Stadtkaffeehaus. Sie lud mich zu sich ein. Sie hatte ein eigenes Kinderzimmer, eine Menge

---

512 Vgl. u.a. die folgende Äußerung des textinternen Ich: »Aus dieser Szene allein dürfen wir entnehmen, daß der Vater ein weicher Mensch gewesen ist. So spricht kein Tyrann« (KLK: 43).

Spielsachen, ein Kinderservice, eine kleine Kredenz, sogar Puppengeschirr; und immer Geld zum Naschen.« *(KLK: 53)*

Im Anschluss an diesen recht überschaubaren Auszug aus der »Lebensbeschreibung« Klarerls findet sich der folgende Kommentar des Erzählers: »Wir können ahnen, was dabei herauskommt. Sie mit den elenden zwei Räumen, das Mädchen mit der noblen Wohnung, das gibt Schwierigkeiten. Sie wird es kaum über sich bringen, das Mädchen einzuladen. Sie wird lügen müssen« (KLK: 53). Nach vorstehender Kurzeinschaltung lässt er erneut die fixierte Patientin zu Wort kommen:

»Nun bedrückte mich folgendes: die Minna wartete schon darauf, von mir eingeladen zu werden. Ich genierte mich aber vor ihr, weil wir bloß Zimmer und Küche hatten, ebenerdig wohnten und auch nicht so schön eingerichtet waren wie sie. Als sie wieder einmal vor unserem Haus stand, sagte ich zu ihr: ›Schau im ersten Stock droben, dort ist unsere Wohnung. Der ganze erste Stock gehört uns. Den Schlüssel dazu hebt aber die Mutter auf. Parterre haben wir auch ein Zimmer, da ist aber nur wenig Platz.‹ Und sie blickte neugierig hinauf. Ich wußte immer eine andere Ausrede […].« *(KLK: 53)*

Da Klarerl wie angekündigt darüber berichtet, gegenüber ihrer wohlhabenden Freundin bezüglich der eigenen familiären Wohnverhältnisse nicht bei der Wahrheit geblieben zu sein, liest der Rezipient ihre Worte verständlicherweise als Bestätigung für den zuvor erhobenen Wissensanspruch des textinternen Ich. Solche kleinen sich erfüllenden ›Prophetien‹, bezüglich derer es freilich tatsächlich nicht mehr als des ›gesunden Menschenverstands‹ bedarf, sind selbstverständlich bestens dazu geeignet, das enorme epistemische Potenzial der individualpsychologischen Technik zu veranschaulichen und zugleich wird auf diese Weise demonstriert, wie einfach es ist, den Charakter eines Menschen wie das sprichwörtlich offene Buch »zu lesen«.

Darüber hinaus lässt sich aber auch noch eine weitere Gruppe von Vorausdeutungen ausmachen. Dabei handelt es sich um solche, die späterhin expressis verbis als von der Patientin beglaubigte ausgegeben werden. Im Eingang des achten Kapitels, im Rahmen dessen vorzugsweise das Thema der Klarerl'schen Sexualaufklärung im Zentrum der Betrachtung steht, meldet sich das textinterne Ich beispielsweise mit folgendem Kommentar zu Wort:

Sie können sich vorstellen, daß ein Mädchen mit solchem brennenden Ehrgeiz dem Liebes- und Eheproblem mit abwehrender Haltung gegenübersteht. Sie wird mit Anstrengung auszuweichen trachten. Sie wird so erscheinen, wie wenn sich jemand die Aufgabe gesetzt hätte, sich einen Lebenskreis zu sichern, wo die Liebe und Ehe ausgeschaltet ist (KLK: 71).

Auf diese Prognose folgen vier weitere Auszüge aus der »Lebensbeschreibung« und ebenso viele eher nebensächliche Stellungnahmen des Erzählers, bevor sich der nachstehende ›verwertbare‹ autobiografische Passus findet:

> »Sie [die Schulkollegin mit dem dicken medizinischen Buch; Anm. S.H.] lud mich zu sich. Wir packten das Buch in Zeitungspapier, ich trug es mit Herzklopfen zu mir und verbarg es unter einem Kasten. Nach dem Essen holte ich es hervor und setzte mich in eine Ecke. Die Eltern waren gerade sehr beschäftigt und achteten nicht auf mich. Ich las in grenzenloser Erregung. Nun hatte ich es schwarz auf weiß und konnte nicht mehr anders, als an den Geschlechtsakt zu glauben. Aber noch immer hielt ich meine Eltern für unfähig, so etwas zu tun. Und ich nahm mir vor, niemals zu heiraten.« *(KLK: 72f.)*

Unmittelbar im Anschluss stellt das textinterne Ich mit dem Gestus auktorialer Gewissheit den Bezug zu seiner weiter oben gelieferten Vorausdeutung her: »Sie sehen, wie wir hier die Bestätigung für das bekommen, was wir erwarteten, so daß wir genau und exakt nach dem bisher entwickelten Lebensstil vorgehen und Schlüsse ziehen können« (KLK: 73). Da der Rezipient durch die zuvor ins Feld geführte Prognose geschickt dahin gelenkt wurde, die Äußerungen der fixierten Patientin ganz gezielt auf etwaige Affirmative zu prüfen, ist er dazu geneigt, die Abschlussbemerkung *(Und ich nahm mir vor, niemals zu heiraten)* aus dem Gesamtzusammenhang (Schilderung der Sexualaufklärung während der Grundschulzeit) zu schälen und diese im Einklang mit dem epistemisch potenten Erzähler als Verifikation seines erhobenen Wissensanspruchs (Abwehr des »Eheproblems«) zu werten.

Eine zweite häufig zum Einsatz kommende Plausibilisierungstechnik ist insofern von entscheidender Bedeutung, als sie in besonders engem Zusammenhang mit der grundlegenden Funktion der gesamten Abhandlung betrachtet werden muss. So besteht sie darin, zeitgenössische konkurrierende Theorien, und zwar allen voran die Freud'sche Psychoanalyse, aber auch die Analytische Psychologie C.G. Jungs, zu problematisieren. Ein Exempel findet sich bereits im Rahmen des initialen Kapitels, das mit dem folgenden kurzen Auszug aus der Klarerl'schen »Lebensbeschreibung« anhebt: »*»Der Kohlenhändler fragte mich, wen ich heiraten werde. Immer sagte ich: den Vater.«*« (KLK: 19). Direkt im Anschluss wendet sich das textinterne Ich mit einem bemerkenswerten Kommentar zu Wort:

> *Es könnte einer auf die Idee kommen, darin ein inzestuöses Verhalten zu erblicken. Wenn man aber sieht, wie dieses Kind lange Jahre nichts von sexuellen Beziehungen weiß und nichts wissen will und sich dagegen wehrt, in einer Umgebung, die sich nicht so ablehnend gegen den Mann verhält, so kann man sagen: der Heiratsgedanke ist nur möglich, weil in dieser Beziehung zum Vater etwas Asexuelles ist (KLK: 19).*

Auch wenn er in diesem Falle weder den Terminus ›Psychoanalyse‹ noch den Namen ›Freud‹ explizit erwähnt, spielt der sich auktorial gebende Erzähler zweifelsohne auf dessen berühmtes Konzept des »Ödipuskomplexes« (GW VIII: 73)[513], den »Kernkomplex einer jeden Neurose« (GW VIII: 50), an, das er zumindest im Hinblick auf seine fixierte Patientin als inadäquat verstanden wissen möchte.[514] Nach einem weiteren kurzen autobiografischen Passus geht er dann einen Schritt weiter:

> »Den Vater liebte ich sehr, ich war sogar eifersüchtig auf ihn.«
> *Wenn Eifersucht immer nur der Ausfluß von Erotik wäre, dann wären wir geschlagen. Es gibt aber auch Eifersucht aus Machtbegier (KLK: 19).*

In vorstehender Anmerkung stellt das textinterne Ich zwar implizit, im Grunde aber doch ganz unverhohlen dem psychoanalytischen Theorem die der Nietzsche'schen Philosophie entlehnte individualpsychologische Grundanschauung des »*Wille[ns] zur Macht*«[515] des Nervösen entgegen. Tatsächlich wird es im Anschluss an einen neuerlichen Auszug aus der »Lebensbeschreibung« aber noch deutlicher:

> »Wenn die Mutter den Vater liebkoste, warf ich mich oft dazwischen, streichelte sein Haar, streifte ihm die Hemdärmel in die Höhe und küßte seine Arme.«
> *Wer glaubt, daß dies Erotik ist, bleibe dabei stehen. Unsere Erklärung ist die einzige psychologische, die rein auf sexuelle Erwägung gestellte ein Mißgriff (KLK: 19).*

Interessanterweise legitimiert der Erzähler seinen weiter oben erhobenen Wissensanspruch, und zwar die angeblich hinter der Eifersucht auf den Vater durchschimmernde »Machtbegier« Klarerls, weniger durch das – ohnehin fragwürdige – empirische Material. Vielmehr rechtfertigt er diesen, indem er die naheliegende psychoanalytische Erklärung ganz im Gegenteil zu der eigenen als vollkommen absurd aburteilt. Zweifelsohne kann weder die eine noch die andere Explikation auf der Grundlage der Äußerung der fixierten Patientin verifiziert

---

513 Diese Bezeichnung findet sich erstmalig in der ursprünglich im zweiten Band des *Jahrbuchs* publizierten Schrift »Über einen besonderen Typus der Objektwahl beim Manne« (1910).
514 Innerhalb des achten Kapitels nennt er übrigens das sprichwörtliche Kind beim Namen: »Wenn einer glauben würde, es handle sich um Neid, um den Ödipus-Komplex, würde er die wundervolle Einheit, die sich hier zeigt, zerstören« (KLK: 73). Vgl. auch KLK: 48.
515 Adler, Alfred: Über den nervösen Charakter (1912). Grundzüge einer vergleichenden Individualpsychologie und Psychotherapie. Hrsg. v. Karl Heinz Witte, Almuth Bruder-Bezzel u. Rolf Kühn unter Mitarb. v. Michael Hubenstorf. 2., korrigierte Aufl. Göttingen 2008 (= *Alfred Adler Studienausgabe* Bd. 2): 62. Auch im Rahmen der Krankengeschichte spricht der Erzähler späterhin explizit vom »Wille[n] zur Macht« (KLK: 73).

werden, mit anderen Worten sind beide gleichermaßen rein hypothetischer Natur. Da dem Rezpienten aber auf geschickte Weise die angebliche Entscheidung zwischen ›psychologisch‹ und ›unpsychologisch‹, also implizit zwischen ›richtig‹ und ›falsch‹ aufoktroyiert wird, ist er nichtsdestoweniger dazu geneigt, dem textinternen Ich zuzustimmen und dessen erhobenen Wissensanspruch als rechtmäßig zu akzeptieren.

De facto belässt es das textinterne Ich aber mitnichten bei dem einmaligen Gebrauch dieser Technik, denn es lassen sich noch zahlreiche weitere Textpassagen finden, innerhalb derer es zum Zwecke der Plausibilisierung seiner individualpsychologischen Seelengeschichten-Konstruktion Basisannahmen des Freud'schen, gelegentlich aber auch Theoreme des Jung'schen Gedankengebäudes zum epistemischen Problem erhebt, wobei es insbesondere das Erstere im unvorteilhaften Lichte der *Verkenntnis* erstrahlen lässt. So ist beispielsweise im Hinblick auf das psychoanalytische Konzept des Schuldgefühls expressis verbis vom »Irrtum der Freud'schen Schule« (KLK: 26) und späterhin von der »Unhaltbarkeit der Freud'schen Auffassung« (KLK: 85)[516], bezüglich der Vorstellung einer polymorph-perversen Anlage des Kindes von einem Verbleiben auf der »Oberfläche« (KLK: 51) oder in puncto Wunschtheorie des Traums von »einer schablonenhaften, insinuierenden Psychologie« (KLK: 145) die Rede. Im augenscheinlichen Kontrast dazu wird die Individualpsychologie als ein von der verheißungsvollen Aura wahrer Erkenntnis umgebenes Gedankengebäude präsentiert, was sich in Formulierungen wie »eine Bemerkung, die nur individualpsychologisch durchschaut werden kann« (KLK: 44), »Die individualpsychologische Annahme ist richtiger« (KLK: 51), »Als Individualpsychologen sehen wir es besser« (KLK: 66) oder »Aus dem Zusammenhang ergibt sich die Überlegenheit der individualpsychologischen Interpretation« (KLK: 123) niederschlägt. Durch dieses fortwährende Rekurrieren auf den angeblichen Antagonismus zwischen der ›verkennenden Psychoanalyse‹ einerseits und der ›erkennenden Individualpsychologie‹ andererseits lässt das textinterne Ich zudem keinerlei Zweifel darüber aufkommen, welches Gedankengebäude es als »das beste Werkzeug heutzutage« verstanden wissen möchte.

---

516 Übrigens rekurriert der Erzähler jeweils noch im gleichen Atemzug auf Nietzsche als ›psychologisch-philosophische‹ Autorität: »Diese Gewissensbisse sind so aufzufassen, wie sie Nietzsche beurteilt: ›Gewissensbisse sind unanständig.‹« (KLK: 26) Und später heißt es dann: »Nietzsche hat recht, wenn er sagt: Gewissensbisse sind unanständig« (KLK: 85). – Freilich verzichtet er in beiden Fällen darauf, die Quelle des Zitats, nämlich ein Aphorismus aus dem 1889 erschienenen Werk *Götzen-Dämmerung oder Wie man mit dem Hammer philosophiert*, anzugeben.

Eine zwar überaus sparsam bediente, dafür aber umso wirkungsmächtigere Plausibilisierungstechnik besteht darin, zuweilen eine Art Kurzresümee der bislang eruierten Klarerl'schen Seelengeschichte zu liefern, wie dies beispielsweise im Eingang des achten Kapitels geschieht:

> *Beim Durchfliegen dieser Geschichte ist es uns bisher anstandslos gelungen, jeden Zug auf einen gemeinsamen Nenner zu bringen. Es handelt sich um ein verzärteltes Kind, das immer Haupt, immer führend sein will, das alle Situationen ausschalten will, die nicht in sein System gehören (KLK: 70).*

Was vorstehende Worte anbelangt, so darf durchaus von einem erzählerischen Kunstgriff gespeochen werden. Nur weil das textinterne Ich seine Worte mit dem Gestus der auktorialen Gewissheit vorträgt, wird der Rezipient dahin gelenkt, mögliche eigene Zweifel beiseite zu schieben und den auf den ersten Blick vergleichsweise unspektakulär wirkenden, tatsächlich aber die gesamte bisherige Konstruktion betreffenden Wissensanspruch als einwandfrei anzuerkennen.

Eine weitere eher selten verwendete Plausibilisierungstechnik des Erzählers, welche zu der zuvor erläuterten gewissermaßen in einem komplementären Verhältnis steht, ist das gelegentlich in ostentativer Manier erfolgende Abrücken von der Haltung der Allwissenheit. Als besonders eindrückliches Exempel darf eine Passage aus dem zehnten Kapitel gelten. Der entsprechende Auszug aus der Klarerl'schen »Lebensbeschreibung« lautet wie folgt:

> »So schnell wollte ich mich aber aus dem langgewohnten Ehebett nicht hinausbugsieren lassen. Einige Zeit blieb ich noch – als Übergang – neben der Mutter liegen. Dann erst verstand ich mich dazu, mich mit der Neuerung zu befreunden. Allmählich schwand nun der Lupuswahn, der mich über ein Jahr geplagt hatte.« *(KLK: 106)*

Anders als es für gewöhnlich der Fall ist, meldet das textinterne Ich in Hinsicht auf die ›wahre‹ Bedeutung der vorstehenden Worte seiner fixierten Kranken Zweifel an:

> *Was das mit dem Alleinliegen zu tun hat, ist nicht ganz klar. Es könnte sein, daß zwischen beiden eine Verwandtschaft besteht. Wir haben bis jetzt angenommen, daß der Lupuswahn sich gegen jede Beziehung zu Männern richtet, daß das Liebesproblem sie schreckt, sie mit derartigen Bewegungen erfüllt, in denen wir sie herumzappeln sehen. Sie schläft allein, sie betont, der Lupuswahn schwinde. Vielleicht hat sie folgende Erleichterung: man kann allein bleiben! Ich weiß nicht, ob wir eine Bestätigung finden. Ich will diesen Weg tastend gehen, abwarten, ob ich eine Bestätigung finde (KLK: 106f.).*

Mit diesem geradezu demonstrativen Hinweis auf die Schranken der eigenen epistemischen Fähigkeiten (»nicht ganz klar«, »Es könnte sein«, »Vielleicht«, »Ich weiß nicht«, »Ich will diesen Weg tastend gehen, abwarten«) sendet der Erzähler ein wirkungskräftiges Signal der Besonnenheit. In angemessener Dosierung ausgestrahlt, ist es bestens dazu geeignet, das Vertrauen des Rezipienten in seine grundsätzliche Wahrheitsmächtigkeit nachhaltig zu stärken.

Um seine Konstruktion der Klarerl'schen Seelengeschichte plausibel erscheinen zu lassen, greift das textinterne Ich neben anderen, die hier nicht näher erläutert werden sollen, gelegentlich auch auf die bereits aus dem »Bruchstück« wohlbekannte Technik zurück, von ihm formulierte Wissensansprüche weniger auf der Grundlage des empirischen Materials, sondern eher durch eingeschobene theoretische Erläuterungen zu legitimieren. Dieselbe kommt zum Beispiel zu Beginn des elften Kapitels zum Einsatz, das mit dem nachstehenden Passus aus der autobiografischen Erzählung einsteigt:

»Der Vater hatte ein Nähkörbchen aus geflochtenem Stroh, worin unter anderem ein paar Taschenspiegel waren. Aus Furcht, die zu zerbrechen, mußte ich stets darauf achten, mit dem Körbchen nicht in Berührung zu kommen. Da entschloß sich der Vater, die Spiegel dem Mann zu verkaufen, der uns die Tuchabfälle abnahm.« *(KLK: 114)*

Im Anschluss an diese überschaubare Äußerung der fixierten Kranken findet sich ein ausgesprochen ausgedehnter Kommentar des Erzählers, dessen Mittelteil im Folgenden wiedergegeben sei:

Ein weit verbreiteter Aberglaube spielt mit demselben Rettungsversuch, glückliche Liebe und Ehe davon abhängig zu machen, ob man einen Spiegel zerbrochen hat. Ein fremder tückischer Zauber hat die Entscheidung zu treffen. Nicht mehr der Zauber der eigenen Persönlichkeit. Ist sie nicht die erste im Wettbewerb der Liebe, dann ist der zerbrochene Spiegel schuld, und ihre Überlegenheit ist nicht angetastet. Wer einen Spiegel zerbricht, kann sieben Jahre nicht heiraten, so oder ähnlich lautet der Aberglaube. Da wäre sie nun der Entscheidung enthoben, ob sie ›die Erste im ganzen Land‹ ist; könnte aber weiter daran glauben. Wie alle verzärtelten Kinder sucht sie einen erleichterten Weg für ihren Endsieg (KLK: 115).

Rein faktisch gesehen ist die Klarerl'sche Schilderung nichts anderes als eine sehr nüchterne Beschreibung der Umstände ihrer Spiegelfurcht, die jeglicher näherer Erläuterungen entbehrt. Nichtsdestoweniger schützt das sich als Kenner des Mystizismus zu erkennen gebende textinterne Ich vor, um deren keineswegs augenscheinliche tiefere Bedeutung – nämlich die angebliche Aufrechterhaltung ihres durch den »Wettbewerb der Liebe« gefährdeten Gefühls der »Überlegenheit« – zu wissen. Offenbar ist es sich über die (Toll-)Kühnheit seiner Behauptung aber im Klaren, denn es schickt gleich »[z]wei allgemeine Bemerkungen« (KLK: 115) hinterher, die Einblick in die individualpsychologische Theorie psychischer Störungen geben, der zufolge im Falle von Neurose, Psychose und Perversion »nicht Liebe im common sense zu finden ist, sondern, weil nicht dem Gemeinschaftsgefühl zugehörig, Sexualtrieb im Dienst des Machtstrebens auf der allgemein unnützlichen Seite des Lebens« (KLK: 116). Ferner hebt das textinterne Ich hervor,

»daß diese üble Verwendung des Liebeslebens allenthalben auf Schwierigkeiten stößt, weshalb »man immer anläßlich des Liebesproblems in der Bewegung des Neurotikers die zögernde Attitüde, das Haltmachen, Davonlaufen oder den anfänglichen heftigen Ansturm gefolgt von einem raschen Ende wahrnehmen können [wird]« (KLK: 116). Im Ausgang seiner Ausführungen heißt es schließlich: »Das Spiel mit dem Spiegelzauber zeigt uns die zögernde Attitüde des Mädchens. Bricht ein Spiegel, dann trägt dies Ereignis die Schuld, falls sie nicht siegreich ist, und ihre Überheblichkeit ist gerettet« (KLK: 116). Auf diese Weise wird der zuvor erhobene Wissensanspruch nicht durch weiteres erhärtendes empirisches Material, sondern rein theoretisch legitimiert.

Als Ergebnis der vorstehenden Untersuchung des Erzählers der Adler'schen Krankengeschichte aus dem Jahre 1928 kann Folgendes festgehalten werden: Sowohl in puncto Selbstdarstellung als auch in Bezug auf seine demonstrierten epistemischen Fähigkeiten gemahnt das als ›szientismus-kritischer‹ Anführer einer arrivierten psychologischen Schule in Erscheinung tretende textinterne Ich an dasjenige des Prototyps der tiefenpsychologischen Krankengeschichte. Genau wie dieses weiß es um das – angeblich geradezu augenfällige – Innenleben seiner fixierten Kranken, wobei es den eigenen empirisch unmöglichen Tiefblick durch seine eigens entwickelte, scheinbar gleichermaßen wissenschaftliche wie künstlerische individualpsychologische Behandlungstechnik legitimiert und im Zuge der Präsentation seiner Seelengeschichte mit diversen Plausibilisierungstechniken operiert.

5.4 Der schwer zu greifende lector benevolus und die identifikatorische Diskrepanz zwischen dem idealen Leser und dem lector malevolus

Wie bereits durchgeschimmert sein dürfte, zeigt Adlers *Die Kunst, eine Lebens- und Krankengeschichte zu lesen* aber ebenfalls in anderer Hinsicht besonders starke Anklänge an das »Bruchstück einer Hysterie-Analyse«. So sind dieser Krankengeschichte nämlich ungleich deutlicher als den Gattungsexemplaren des *Jahrbuchs* Lesertypen eingeschrieben, und zwar nicht nur ein idealer Leser und ein lector malevolus, sondern darüber hinaus auch ein lector benevolus. Weil das textinterne Ich auf der einen Seite ein wenig verheißungsvolles Bild des lector malevolus und ein wesentlich vorteilhafteres Porträt seines idealen Lesers entwirft, auf der anderen Seite die Konturen des lector benevolus jedoch nur grob andeutet, kann ähnlich wie im Falle der Krankengeschichte um Dora von zwei Leserrollenangeboten, aber nur von einer annehmbaren Identifikationsofferte gesprochen werden.

Tatsächlich sind innerhalb des paratextuellen »Vortworts« gleich alle drei Lesertypen präsent. Wer zur Kategorie des lector benevolus zählt, darüber gibt der bereits weiter oben angeführte Initialsatz »Oft und oft trat die Aufforderung an mich heran [...]« (KLK: 13) Aufschluss. So handelt es sich um jenen Leser, der längst mit der individualpsychologischen Behandlungstechnik in Berührung gekommen ist, diese als der weitesten Beachtung und Verbreitung würdig erachtet und folglich gemeinsam mit dem textinternen Ich die offensichtlich große Gruppe derer umfasst, die es späterhin mit den Worten »Wir Individualpsychologen« (KLK: 24, 28 oder 59) apostrophiert. Freilich erfährt der reale Rezipient im Rahmen des »Vorworts« nicht viel mehr von ihm, als dass er von Anbeginn die Auffassungen des Erzählers teilt, wodurch allenfalls auf sehr indirekte Weise eine Wesensverwandtschaft zwischen beiden, also dem textinternen Ich und dem lector benevolus, angedeutet ist. Somit kann in Bezug auf besagten textinternen Lesertyp nur sehr bedingt von einem Leserrollenangebot und noch viel weniger von einer Idetifikationsofferte gesprochen werden.

Weitaus kräftigere Züge trägt zweifelsohne der lector malevolus, wie der folgende Kommentar des Erzählers verdeutlicht:

Daß es sich dabei [im Hinblick auf die Technik individualpsychologischer Behandlung; Anm. S.H.] um eine Kunstgattung handelt, die freilich dem Kunstlosen als eigenartig, fremd, vielleicht trickhaft wie jede Kunst erscheint, dürfte wohl auch in Terminologie, psychologischen Vorurteilen und simpleren Vorstellungen Befangenen ahnungsvoll aufgehen (KLK: 13).

Demnach schließt der lector malevolus auf der einen Seite den »Kunstlosen« ein, dem – und zwar im augenscheinlichen Kontrast zum Selbstbild des textinternen Ich – der Zugang zu jeglicher Art kreativen Schaffens verwehrt ist und der folglich über keinerlei Verständnis hinsichtlich einer Vielzahl menschlicher Kulturprodukte verfügt. Aufgrund seiner Begrenztheit neigt er gar dazu, das freilich nur für ihn Unergründliche als Täuschung (»trickhaft«) zu verwerfen. Auf der anderen Seite werden namentlich die »Befangenen« genannt, die ob ihrer engstirnigen Voreingenommenheit allem Psychologischen gegenüber nicht nur eine grundsätzlich ablehnende Haltung einnehmen, sondern angesichts solcher Sichtweisen regelrecht von einem irrationalen Gefühl des Unbehagens (»ahnungsvoll«) ergriffen werden.

Bei dieser Charakterisierung lässt es der Erzähler aber nicht bewenden, denn er schickt wenig später eine nicht minder interessante Bemerkung hinterher: »[E]s scheint mir, daß sie [die Kunst der Behandlung; Anm. S.H.] ewig verschlossen bleibt jenen, die von vornherein dem Ziele einer Verwerfung nachstreben, oder die uns eine Unfehlbarkeitsabsicht andichten wollen« (KLK: 13). Dieser zweite textinterne Lesertyp umfasst also fernerhin – und dies lässt unweigerlich an das »Bruchstück« denken – die unverbesserlichen Skeptiker, die von Anbeginn die

Bereitschaft verweigern, sich neuen Erkenntnissen gegenüber aufgeschlossen zu zeigen, sowie jene unmoralischen Verleumder, die nicht davor zurückschrecken, im Hinblick auf die Fürsprecher der individualpsychologischen Behandlungstechnik falsche Unterstellungen in Umlauf zu bringen. Da dem lector malevolus also ausnahmslos unvorteilhafte Wesensmerkmale zugeschrieben werden, dürfte der reale Rezipient dazu tendieren, dieses Leserrollenangebot für sich abzulehnen.

Mit dem idealen Leser hält das »Vorwort« aber noch ein weiteres, eher unaufdringlich ins Feld geführtes Leserrollenangebot bereit. Was diesen letzten Typ der weiter oben genannten ›Lesertypentrias‹ anbelangt, so ist ebenfalls der Einführungssatz von entscheidender Bedeutung, denn schließlich äußert sich das textinterne Ich in diesem durchaus zu seinem Zielpublikum. Wurde es seiner Aussage nach doch dazu ersucht, die von ihm ins Leben gerufene individualpsychologische Behandlungstechnik nicht irgendwem, sondern »den weitesten psychiatrischen und pädagogischen Kreisen« (KLK: 13) auseinanderzusetzen. Demnach speist sich seine ideale Leserschaft aus zwei – weder damals noch heute unmittelbar miteinander verwandten – Tätigkeitsbereichen: Sein Wunschrezipient entstammt entweder jener medizinischen Fachdisziplin, deren Gegenstandsgebiet kurz gesagt die seelischen Erkrankungen sind, oder aber er ist Mitglied derjenigen Fachgemeinschaft, die sich grob formuliert mit den Themen Bildung und Erziehung beschäftigt. Wenn der Erzähler den Begriff »weitesten« verwendet, so möchte er augenscheinlich zum Ausdruck bringen, für wie überflüssig er in diesem Zusammenhang eine Hierarchisierung nach Profession oder Qualifikation erachtet, mit anderen Worten findet er seinen idealen Leser gleichermaßen in dem – im weitesten Sinne – humanistisch resp. philanthropisch gesinnten Ordinarius wie Nicht-Akademiker.

Wie bereits im vorherigen Unterkapitel angeklungen sein dürfte, belässt es der Erzähler aber nicht bei dieser Skizzierung. Innerhalb jenes bereits weiter oben zitierten Passus des »Vorworts«, in dessen Rahmen er die Entwicklungsgeschichte der von ihm generierten Behandlungstechnik andeutet und auf diese Weise sein präsentiertes Selbstbildnis um bedeutsame Details ergänzt, fügt er nämlich zugleich dem Porträt seines Wunschrezipienten die entscheidenden Pinselstriche hinzu. So ist seine Behandlungskunst »jedem zugänglich, dessen eigenes Leben der tieferen Einsicht in den Zusammenhang menschlichen Geschehens nicht entbehrt« (KLK: 13). Genau wie das textinterne Ich gehört sein idealer Leser also zur Gruppe derer, die nicht davor zurückschrecken, zum Zwecke der Erkenntniserweiterung zunächst einmal auf sich selbst und ihre Vita den prüfenden Blick der Selbstbetrachtung zu werfen, bevor sie – das Allgemeinwohl im Sinne – ihre tätige Aufmerksamkeit einem Anderen zuwenden.

Zu guter Letzt muss der ideale Leser aber auch noch eine Anforderung erfüllen, die vollkommen unabhängig von dem (Aus-)Bildungsgrad eines Menschen zu sehen ist: Er muss über »common sense« (KLK: 13), also weniger (wissenschaftliches) Spezial-, sondern mehr (vortheoretisches) Alltagswissen verfügen. Somit lässt sich als Zwischenfazit festhalten, dass das textinterne Ich innerhalb des »Vorworts« mit einem Lesertyp kokettiert, in welchem er sich in gewisser Hinsicht selbst porträtiert. Weil der angedeutete lector benevolus wenig Identifikationsfläche bietet und der präsentierte lector malevolus im Gegensatz zum idealen Leser in einem unvorteilhaften Licht erstrahlt, wird der reale Rezipient dahin gelenkt, den nachstehenden Worten des Erzählers unter Zurückhaltung gegebenenfalls vorhandener theoretischer Vorurteile zu folgen.

Tatsächlich schenkt das textinterne Ich innerhalb der eigentlichen Krankengeschichte allen drei Lesertypen Beachtung. Zwar verschwimmen die Konturen zwischen dem lector benevolus und dem idealen Leser passager, doch lassen sie sich durchaus voneinander differenzieren. Geradezu originell ist die Art und Weise, wie es bisweilen mit dem lector benevolus – dem »Kenner« (KLK: 81) – kommuniziert. Ein diesbezüglich schönes Beispiel lässt sich bereits im Eingang des ersten Kapitels entdecken. Dort findet sich der folgende Auszug aus der »Lebensbeschreibung« der fixierten Kranken: »›*Ich hatte auch nie Appetit, konnte nichts zu mir nehmen. Ich konnte den Speisen keinen Geschmack abgewinnen, kaute an den Bissen herum, als wären sie Papier oder Gras.*‹« (KLK: 16) Unmittelbar im Anschluss meldet sich der Erzähler mit einem sehr knappen, aber dennoch höchst bemerkenswerten Kommentar zu Wort: »Alle Patienten sprechen so, als ob sie unsere Vorlesungen gehört, unsere Bücher gelesen hätten« (KLK: 16). Hier wendet er sich unverkennbar dem fiktiven lector benevolus zu, den er regelrecht zum eingeweihten Komplizen stilisiert, der aufgrund seines ›Insiderwissens‹ keiner weiteren Erklärung bezüglich der das individualpsychologische Gedankengebäude angeblich in manifester Weise verifizierenden Äußerung der Kranken bedarf. Ganz anders als dieser dürfte der reale Rezipient mit der Klarerl'schen Bemerkung allerdings wenig anfangen können, den Grund für diesen Umstand in seiner mangelnden Informiertheit suchen und von daher dazu geneigt sein, sie trotz seines fehlenden Verständnisses als ›gewichtiges‹ Indiz für die Richtigkeit der individualpsychologischen Theorie zu bewerten.

Ein ganz ähnliches Exempel findet sich denn auch innerhalb des siebten Kapitels, wobei dieses Mal die Stellungnahme des textinternen Ich kurzerhand zwischen den autobiografischen Passus geschaltet ist:

»Ich spielte mich« …
Sie spricht, als ob sie bei uns gelernt hätte.

»ja gern auf Höheres hinaus, ließ auch nur ungern verlauten, daß mein Vater Schneider sei. Früher einmal, wenn ich nach seinem Beruf gefragt wurde, hatte ich meist geantwortet: Feuerwehrinspektor.« *(KLK: 61)*

Auch in diesem Falle kommuniziert der Erzähler sozusagen über die Köpfe der anderen Lesertypen hinweg mit dem bereits eingeweihten und von daher in epistemischer Hinsicht auf gleicher Augenhöhe stehenden lector benevolus. So verzichtet er abermals auf eine nähere Erläuterung hinsichtlich der von ihm angedeuteten angeblichen Übereinstimmung zwischen der eigenen Theorie und dem empirischen Material. Und auf diese Weise wird der reale Rezipient erneut dazu motiviert, die Äußerung der fixierten Patientin als entscheidenden Beleg für die Richtigkeit des individualpsychologischen Gedankengebäudes zu nehmen.

Doch nicht nur den lector benevolus, sondern auch seinen ›Gegenpart‹ resp. den konstruierten Typ des lector malevolus behält das textinterne Ich im Zuge seiner Präsentation der eigentlichen Krankengeschichte im Blick. Zunächst sei ein Beispiel vorgestellt, welches innerhalb des sechsten Kapitels zu entdecken ist und mit dem nachstehenden Ausschnitt aus der Klarerl'schen »Lebensbeschreibung« einsetzt: »*›Nun konnte er [der Vater; Anm. S.H.] einige Wochen nicht arbeiten und mußte täglich den Arzt aufsuchen. Damals ging er viel mit mir aus. Ich schämte mich aber mit ihm allein zu sein, ich wollte, daß auch die Mutter dabei sei.‹*« (KLK: 48) Der nachfolgende Kommentar des Erzählers ist insofern besonders aufschlussreich, als er in diesem ein regelrechtes Lesertypenspiel in Szene setzt:

> *Das ist eine interessante Bemerkung. Es ist klar, daß das Kind gegenüber der Mutter ein Schuldgefühl hat. Es war ihr gelungen, die Mutter zu verdrängen, daher das Schuldgefühl. Wir haben gesehen, wie dieses Mädchen unter allen Umständen die Überlegene sein will, auch der Mutter gegenüber. Wenn einer daran zweifelt, daß aus einer solchen Haltung ein Schuldgefühl entsteht, daß sie aus Machtgier allein der Mutter den Platz streitig macht, kann man nicht weiter diskutieren. – Andere Autoren würden sagen: so ein Schuldgefühl kann nur aus dem Ödipus-Komplex entstehen, weil dieses Mädchen, wenn man es abgeschwächt sagt, den Vater libidinös verlangt oder von ihm ein Kind haben will, was nicht mehr sehr abgeschwächt ist. Da muß man ihnen gegenüber sagen: es ist eine traurige Sache, denn bei anderen heißt es, daß die Mädchen keinen Ödipus-Komplex haben. Hier ist der Moment, wo der, der sich mit Machtbeziehungen noch nicht auskennt, es so sehen könnte, wie wenn das Mädchen etwas haben wollte, aber zurückschreckt (KLK: 48).*

Der erste Kommunikationspartner ist der ideale Leser. So wird dem realen Rezipienten durch den Pluralis Auctoris resp. die umsichtig gewählte Formulierung »Wir haben gesehen« ein Einvernehmen zwischen ebenjenem und dem textinternen Ich bezüglich des von dem Letzeren erhobenen Wissensanspruchs angezeigt. In der Folge wendet es sich jedoch keineswegs wieder seiner fixierten Kranken zu, denn an ihrer statt rückt der uneinsichtige lector malevolus in das Zentrum seiner Aufmerksamkeit, den es auf durchaus geschickte Weise in seine Schranken zu weisen versteht. Nicht nur wird ihm kurzerhand – und hierbei handelt es sich wohl eher um eine Autodiagnose – eine ›Diskussionsunfähigkeit‹ bescheinigt, sondern der Erzähler kompromittiert ihn überdies, indem er das ihm angedichtete psychoanalytische Theorie*denken* als blinde, realitätsferne Theorie*hörigkeit* entlarvt.[517] Gewissermaßen als ob nichts vorgefallen wäre, wendet er sich nach seinem unvermuteten ›Feldzug‹ wieder dem idealen Leser zu, indem es ihn in einem eher sanftmütigen Ton über die Ursache des Missgriffs der »Befangenen« – nämlich deren ungenügendes Wissen über »Machtbeziehungen« – aufklärt. Durch diese kurze, aber gleichwohl wirkungsmächtige Inszenierung wird dem realen Rezipienten noch einmal vor Augen geführt, welche Leserrolle es aus Gründen der mangelnden Attraktivität unbedingt auszuschlagen gilt.

Ein weiteres erwähnenswertes Exempel für einen Dialog des textinternen Ich mit dem fiktiven lector malevolus, der an einer Stelle übrigens expressis verbis als »übelerfahrene[r] Gegner« (KLK: 59) apostrophiert wird, ist im Rahmen des siebten Kapitels auszumachen und steht mit den folgenden zwei Passagen aus der autobiografischen Erzählung in Zusammenhang:

> »Unter uns [Klarerl und ihrer Freundin Tilde; Anm. S.H.] war oft die Rede von einem Freund des Heinrich, der sehr hübsch, aber auch sehr arrogant sei und sich aus Mädeln nichts mache.«
> [...]
> »Das imponierte mir, und ich bat die Tilde, mir seine Bekanntschaft zu vermitteln. Als sie ihm von mir sprach, soll er gesagt haben, er werde sich halt das Madel anschaun.« *(KLK: 58)*

Während der zwischengeschaltete Kommentar des Erzählers eher unbedeutender Natur ist, erweist sich die beiden Auszügen nachgestellte Stellungnahme als umso aufschlussreicher:

> *Ich weiß nicht, ob Sie alle mit mir empfinden, wie in diesen Äußerungen, Erinnerungen, das Mädchen eine untergeordnete Rolle spielt. Es bedarf keiner langen Erklärung, der*

---

[517] An dieser Stelle sei auf einen weiteren Kommentar des textinternen Ich aufmerksam gemacht, welcher sich als Attacke auf den uneinsichtigen lector malevolus erweist. So dekuvriert er dessen »tiefschürfende[n] Hypothesen« als realitätsferne Mutmaßungen und stellt diesen noch einmal ausdrücklich den »common sense« (KLK: 95) entgegen.

> Hinweis darauf, daß der Junge sich aus Mädeln nichts mache, genügt, d.h. »wir sind verurteilt auf die Buben zu warten«. Seine Ausdrucksweise ist herablassend, sie wird von dem Mädchen verstanden, aufgefaßt und festgehalten. Wer diesen tiefen Unterton nicht heraushört, wer nicht so musikalisch ist, das entnehmen zu können, mit dem kann man nicht diskutieren, wer das übersehen könnte, der wird nicht mit uns gehen wollen (KLK: 58).

Während das textinterne Ich seine Eingangsworte an den – nicht gänzlich unkritischen – idealen Leser richtet, rückt im Anschluss an die Erhebung seines Wissensanspruchs wiederum der fiktive lector malevolus in sein Blickfeld. Dieses Mal wird die ihm untergeschobene ›Diskussionsunfähigkeit‹ allerdings nicht mit seiner Theoriehörigkeit, sondern mit seinem unmusikalischen Wesen in Verbindung gebracht, mit anderen Worten handelt es sich hierbei um einen Seitenhieb auf die im »Vorwort« erwähnte Gruppe der beschränkten »Kunstlosen«. Und anstatt sich mit diesen ›kulturellen Mängelwesen‹ zu identifizieren, wird der reale Rezipient eher dazu geneigt sein, »mit uns«, also dem Erzähler und dem idealen Leser, »gehen zu wollen«.

Bisher könnte der Eindruck erweckt worden sein, als wäre der ideale Leser fast ausnahmslos als passiver Opportunist entworfen. Dies stimmt aber nur sehr bedingt. Zunächst einmal darf festgestellt werden, dass durch die Verwendung des Pluralis Auctoris in Wendungen der Art »Wir sehen« (KLK: 26), »Wir erinnern uns« (KLK: 32) oder »Hier finden wir die Bestätigung« (KLK: 80) und durch den Gebrauch von Ausdrücken wie »Sie sehen« (KLK: 78), »Sie erinnern sich« (KLK: 81) oder »Da haben Sie nun einen weiteren Beleg« (KLK: 112) dem realen Leser das Bestehen einer Koalition zwischen dem textinternen Ich und seinem Wunschrezipienten signalisiert wird, innerhalb derer für gewöhnlich ein unausgesprochenes Einvernehmen besteht. Und in der Tat trägt der ideale Leser mitunter Züge eines lernwilligen Schülers, was sich beispielsweise in den Formulierungen »Ein richtiger Psychologe kann anfangen, wo er will, er muß immer zu demselben Ergebnis kommen, er muß den durchgreifenden Faden finden, der alle Symptome durchläuft« (KLK: 32) oder »Wenn Sie derartige Symptome durchleuchten wollen, dann müssen sie mit der Fangfrage der Individualpsychologie vorgehen« (KLK: 87) niederschlägt, die zweifelsohne dozierenden Charakters sind. Gleichwohl ist der ideale Leser aber nicht nur als stummer Empfänger gezeichnet, denn er darf ebenfalls als aktiv partizipierender Gesprächspartner glänzen. So wird ihm immer mal wieder eine Frage in den Mund gelegt, die allerdings nie die Qualität eines regelrecht kritischen Einwands erreicht. Ein erstes Beispiel findet sich bereits zu Beginn des zweiten Kapitels, welches mit einem Ausschnitt aus der Klarerl'schen »Lebensbeschreibung« einsteigt, in dem sich die fixierte Kranke zu ihrer frühen Kindheit äußert: »›Ein Jahr lang hatte ich Keuchhusten, sechs Monate im Zunehmen, sechs Monate *im Abnehmen.*‹« (KLK: 21) Der sich anschließende Kommentar des Erzählers ist insofern erhellend, als in diesem eine weitere Konturierung des idealen Lesers erfolgt:

> *Wer das hört und ein wenig medizinisch geschult ist, der kann durchaus die Hochschätzung einer Krankheit entnehmen. Ein Keuchhusten wird nicht 12 Monate dauern; die Krankheit wird ehrfurchtsvoll beschrieben. Wir müssen auch in Berücksichtigung ziehen, wie Kranksein auf ein verzärteltes Kind wirkt. Verzärtelte Kinder lieben das Kranksein, sie schätzen es, weil sie in dieser Krankheit noch mehr verzärtelt werden als zuvor. Wir erwarten, daß diese Tatsache stark hervortritt. Warum ein solches Kind eine solche Situation schätzt? Es ist leicht zu ersehen: ein jedes verzärteltes Kind hat ein schweres Minderwertigkeitsgefühl. Dieses System (Kind ... Mutter) ist für unser gesellschaftliches Leben unangebracht (KLK: 21).*

Folglich ist der Wunschrezipient zwar nicht unweigerlich ein ausgebildeter Arzt, nichtsdestoweniger ist er auf dem Gebiet der Heilkunde aber kein vollkommener Laie, sondern bringt in dieser Hinsicht zumindest gewisse Grundkenntnisse mit. Des Weiteren gehört er zur Gattung derer, die sich im Falle einer auftretenden Unklarheit nicht den Mund verbieten, sondern ganz im Gegenteil ihren Verstehensdrang durch gezieltes Nachfragen befriedigen. Wenn sich das textinterne Ich nach seinem selbstverständlich gerne gewährten Nachtrag sowie einer belehrenden Abschlussbemerkung wieder der autobiografischen Erzählung zuwendet, so zeigt er damit das Ende des Klärungsbedarfs seitens des idealen Lesers an. Und solcherart wird ebenfalls der reale Rezipient dazu ermuntert, die eigenen Unklarheiten als erledigt zu betrachten.

De facto jubelt der Erzähler dem idealen Leser aber nicht nur offenbar mühelos aus der Welt zu schaffende Fragen unter, sondern ihm werden auch Gefühle des Zweifels angedichtet. Von besonderer Bedeutung in dieser Hinsicht ist das recht ausladende zwölfte Kapitel, in dem sich zwei aneinandergehängte Auszüge aus der »Lebensbeschreibung« finden, innerhalb derer die fixierte Kranke den Ausgang ihres allerersten, bekanntlich wenig erfolgreichen Arbeitstages schildert:

> »Wir waren gerade mit dem Essen fertig, da läutete es. Die Mutter und die Lina [Klarerls Halbschwester] liefen hinaus. Ich hörte aus dem Zimmer her eine mir unbekannte Männerstimme. Die Lina kam in die Küche zurück. Es war der Freund des [um sie werbenden; Anm. S.H.] Marineoffiziers.«
> »Ich erschrak. Ich fühlte mich nicht in der Verfassung, auch nur zwei Worte mit ihm zu wechseln. Ich bat meine Schwester, vorzuschützen, ich sei ausgegangen. Einesteils tat es mir zwar leid. Da ich aber von dem Durchfall am Nachmittag noch sehr hergenommen war, fürchtete ich, einen schlechten Eindruck zu machen. Und dann war mir ja auch die ganze Sache höchst peinlich.« *(KLK: 126)*

In der Folge setzt das textinterne Ich zu einer durchaus bemerkenswerten Ansprache an:

> *Ausreißen vor der Liebes- und Ehefrage. Wir dürfen nicht darüber erstaunen oder wankend werden, wenn wir wahrnehmen, daß einer sein Ziel (in diesem Falle zögernde Attitüde gegenüber der Liebesfrage) auch mit richtigen Gründen zu erreichen trachtet. Oft stellen sie sich wie ein Alibi ein, oder es geschehen Dinge, die so gewertet werden, daß sie als gewichtige Gegengründe erscheinen. Wenn wir uns unserer Sache gewiß sind, dann interessieren uns die Gegengründe nicht allzusehr. Wir vermissen die Bewegungen, die zur Lösung der Liebesfrage führen oder wie Kleist sagt:*
> *»Schlaget zu, das Weltgericht frägt nach Euren Gründen nicht!« (KLK: 126)*

Selbstverständlich ist der Erzähler bestens darauf vorbereitet, seinem ob der Klarerl'schen Worte augenscheinlich ›kritisch fühlenden‹ Wunschrezipienten darzulegen, weshalb die ihm eigens untergeschobenen Gemütsbewegungen des ›Erstaunens‹ und ›Wankens‹ zwar nachvollziehbar sind, in diesem Falle aber sozusagen als das Resultat einer kurzzeitig fehl- resp. wider die ›Gewissheit‹ geleiteten Intuition betrachtet und von daher ignoriert werden müssen. Indem er sich im Anschluss an das – freilich etwas abgewandelte und in einen völlig neuen Kontext eingefügte – Zitat aus Kleists Ode *Germania an ihre Kinder* (1813) wieder der fixierten Kranken zuwendet, wird dem realen Rezipienten angezeigt, dass der ideale Leser seine temporäre Gefühlskonfusion überwunden hat. Und auf diese Weise wird ebenfalls der Erstere dahin gelenkt (und hier erscheint es durchaus legitim, den Ausdruck des textinternen Ich zu bedienen), seine eigene »zögernde Attitüde« aufzugeben.

Abschließend darf festgehalten werden, dass dem mehr als 20 Jahre nach dem Prototyp der tiefenpsychologischen Krankengeschichte publizierten Gattungsexemplar *Die Kunst, eine Lebens- und Krankengeschichte zu lesen* mit dem lector benevolus, dem lector malevolus sowie dem idealen Leser eine bemerkenswerte, wirkungsmächtige Trias von Lesertypen eingeschrieben ist. Während der lector benevolus im Grunde genommen lediglich als bedingungsloser Sympathisant der Individualpsychologie entworfen ist und von daher kaum Identifikationsfläche bietet, kann in Hinsicht auf den lector malevolus und den idealen Leser von konträren Leserrollenangeboten gesprochen werden. Aufgrund der bereits im »Vorwort« in die Wege geleiteten und späterhin mehrmals untermauerten Gegenüberstellung der Charaktereigenschaften ›voreingenommen-unkreativ-theoriehörig-unbelehrbar‹ einerseits und der Wesensmerkmale ›selbstprüferisch-freidenkend-verstehenswillig-belehrbar‹ andererseits stellt sich allerdings nur der ideale Leser als eine annehmbare Identifikationsofferte heraus. Insofern wird ähnlich wie im Falle des »Bruchstücks« auf den außertextlichen realen Rezipienten während seiner Lektüre in erheblicher Weise Einfluss genommen.

5.5 Epilog

Anno 1929 und damit ein Jahr nach Erscheinen seiner einzigen ausführlicheren Krankengeschichte erhielt Alfred Adler eine Gastprofessur an der Columbia University in New York; drei Jahre darauf bekam er von dem dortigen Long Island College of Medicine das Angebot, einen Lehrstuhl für Medizinische Psychologie zu übernehmen. In der gleichen Periode nahm er in der nordamerikanischen Metropole die Eröffnung einer neuen psychotherapeutischen Praxis sowie einer Erziehungsberatungsstelle in Angriff.[518] Und nur wenig Zeit musste vergehen, bis mit dem *International Journal of Individual Psychology* schließlich das erste englischsprachige individualpsychologische Publikationsorgan ins Leben gerufen wurde, dessen Herausgabe Adler gemeinsam mit seiner Tochter Alexandra übernahm und welches unter zahlreichen Titeländerungen sowie personeller Wechsel bis in die Gegenwart besteht.[519] – Allerdings sollte er die im Jahre 1954 ›nachgeholte‹ reguläre Gründung einer »International Association of Individual Psychology« nicht mehr miterleben.[520]

---

518 Vgl. Handlbauer, Bernhard: *Die Entstehungsgeschichte der Individualpsychologie*: 27 sowie Hoffman, Edward: *Alfred Adler. Ein Leben für die Individualpsychologie*. Mit einem Vorw. v. Kurt A. Adler. Aus dem Amerik. v. Eva Spur. München, Basel 1997: 282.
519 *International Journal of Individual Psychology*. Chicago 1935–1937, *Individual Psychology News*. Chicago 1940–1941, *American Journal of Individual Psychology*. Chicago 1952–1956, *Journal of Individual Psychology*. Austin/Tex. 1957–1981, *Individual Psychology: The Journal of Adlerian Theory, Research & Practice*. Austin/Tex. 1982–1997 sowie *The Journal of Individual Psychology*. Austin/Tex. 1998–2012.
520 Vgl. Bruder-Bezzel, Almuth: *Geschichte der Individualpsychologie*: 249.

6 Die daseinsanalytische Abnabelung des Ludwig Binswanger: »Der Fall Ellen West. Eine anthropologisch-klinische Studie« (1944/45)

> *Die nächsten vier Briefe aus dem Jahre 1909 beziehen sich auf meinen »Versuch einer Hysterieanalyse«. Sie sind nicht nur in sachlicher Hinsicht von Interesse, sondern werfen bereits Licht auf die sich durch Jahrzehnte gleich bleibende Art unserer Freundschaft, eine Freundschaft, in der von seiten Freuds schonungslose Kritik und Aufrichtigkeit, von meiner Seite die Bemühung um die Bewahrung eines eigenen Urteils und das Ausbleiben von Empfindlichkeit oder Beleidigtsein zusammentrafen.*[521]

Vorstehende Zeilen aus Ludwig Binswangers *Erinnerungen an Sigmund Freud* (1956)[522] wurden der Öffentlichkeit etwa ein halbes Jahrhundert nach Erscheinen

---

521 Binswanger, Ludwig: *Erinnerungen an Sigmund Freud*. Bern 1956: 23.
522 Dieses ›Hybrid‹ zwischen Biografie und Autobiografie, das laut dem knappen Vorwort »in viel geringerem Maße als viele andere Erinnerungen von wissenschaftlichem Interesse« ist, erweist sich insofern als besonders erhellend, als es sich fast durchweg um eine Art kommentierten Briefwechsel handelt. Mittlerweile liegt auch längst die erhalten gebliebene Korrespondenz zwischen Sigmund Freud und Ludwig Binswanger in extenso vor. Siehe Freud, Sigmund; Binswanger, Ludwig: *Briefwechsel 1908–1938*. Hrsg. v. Gerhard Fichtner. Frankfurt/M. 1992. Der Vollständigkeit halber sei auch noch auf zwei ›komplementäre‹ Binswanger'sche Schriften hingewiesen, die *eher* »von wissenschaftlichem Interesse« sind, nämlich zum einen auf Binswanger, Ludwig: »Freuds Auffassung des Menschen im Lichte der Anthropologie. (Erweiterter) Festvortrag, gehalten zur Feier des 80. Geburtstags von Sigmund Freud im Akadem. Verein für medizin. Psychologie in Wien am 7 Mai 1936«. In: *Nederlandsch tijdschrift voor psychologie en hare grensgebieden* 4 (1936). H. 5/6: 266–301. Wie aus dem Untertitel dieser Erstveröffentlichung ersichtlich, geht die Abhandlung auf eine Jubiläumsrede zurück – der andere Orator war übrigens Thomas Mann (»Freud und die Zukunft«). Zum anderen sei eine Schrift genannt, die ebenfalls auf einem Festvortrag basiert und sich als Erweiterung oder besser Komplettierung der früheren erweist, und zwar Binswanger, Ludwig: »Mein Weg zu Freud«. In: Adorno, Theodor W.; Dirks, Walter (Hg.): *Freud in der Gegenwart. Ein Vortragszyklus der Universitäten Frankfurt und Heidelberg zum hundertsten Geburtstag*. Frankfurt/M. 1957 (= *Frankfurter Beiträge zur Soziologie* Bd. 6): 207–227 bzw. Binswanger, Ludwig: »Mein Weg zu Freud«. In: Binswanger, Ludwig: *Der Mensch in der Psychiatrie*. Pfullingen 1957: 37–61. Dieser »Weg« wird von dem textinternen Ich als ein fünfstufiger beschrieben, angefangen mit einer Etappe des »Lernens« über eine Periode der »*Erprobung* des Gelernten«, der »methodologischen Auseinandersetzung der Psychoanalyse und ihrer Begrifflichkeit« sowie »der

seines ›psychoanalytischen Gesellenstücks‹ und mehr als eineinhalb Dezennien nach Freuds Tod vorgelegt. Zweifelsohne zeichnet das textinterne Ich mit diesen wenigen Pinselstrichen das Bild einer eher bemerkenswerten »Freundschaft«: Während es Freud die Rolle des überaus strengen, doch geradlinigen Lehrmeisters zuweist, glänzt es selbst in derjenigen des ungewöhnlich langmütigen Schülers, der sich von Anbeginn Autarkie auf die Fahnen geschrieben hat. Tatsächlich kann mit Blick auf die weiter oben in aller Kürze vorgestellten Krankengeschichten »Versuch einer Hysterieanalyse« und »Analyse einer hysterischen Phobie« aber nur sehr eingeschränkt von der »Bewahrung eines eigenen Urteils« gesprochen werden.

Der in eine Psychiater-Dynastie hineingeborene Ludwig Binswanger (1881–1966) absolvierte nach seinem Medizinstudium ein Assistenzjahr an der von Bleuler geleiteten Zürcher Psychiatrischen Universitätsklinik Burghölzli. Sein Doktorvater war deren Oberarzt C.G. Jung, mit dem er anno 1907 nach Wien reiste, um Freud einen Besuch abzustatten, im Zuge dessen er erstmalig einem Treffen der Psychologischen Mittwoch-Gesellschaft beiwohnte.[523] Im selben Jahr wurde er Sekundant an der Psychiatrischen Klinik in Jena, deren Direktor sein Onkel Otto Binswanger war.[524] Anno 1908 folgte eine dritte praktische Ausbildungsphase, die er an der Klinik Bellevue im schweizerischen Kreuzlingen absolvierte, welche 1857 von seinem Großvater Ludwig Binswanger (der Ältere) ins Leben gerufen worden war und bei seinem Amtsantritt von seinem Vater Robert Binswanger geleitet wurde.[525] Nach dessen unerwartetem Tod übernahm

---

»Auseinandersetzung mit dem dieser Methode und dieser Begrifflichkeit zugrunde liegenden *Verstehenshorizont* des Menschen im Sinne des *homo natura*, des Menschen als reinem Naturwesen« bis hin zu einer Phase, in welcher die »anthropologische Kritik seines homo natura […] durch eine ontologische Besinnung, eine Besinnung auf *Freuds* Verständnis des *Seins als Natur* erweitert und vertieft werden muß«. Ebd.: 37f., 51ff. Bleibt zu bemerken, dass umgekehrt der Name Ludwig Binswanger innerhalb der Freud'schen *Gesammelten Werke* nur ein einziges Mal Erwähnung findet. So heißt es im Rahmen der bereits mehrfach zitierten Abhandlung »Zur Geschichte der psychoanalytischen Bewegung« schlicht: »[N]ur wenige Anstalten, wie die von Binswanger in Kreuzlingen (auf Schweizer Boden), Marcinowski in Holstein, haben sich ihr [der Psychoanalyse; Anm. S.H.] eröffnet« (GW X: 74).

523 Binswanger, Ludwig: *Erinnerungen*: 9ff.
524 Vgl. Herzog, Max: *Weltentwürfe. Ludwig Binswangers phänomenologische Psychologie*. Berlin, New York 1994 (= *Phänomenologisch-psychologische Forschungen* Bd. 17): 15 sowie Laugwitz, Christian: *Ludwig Binswanger und Sigmund Freud. Persönliche Beziehung und sachliche Divergenz*. Diss. Würzburg 1986: 8.
525 Vgl. Herzog, Max: *Weltentwürfe*: 12ff.

Ludwig Binswanger (der Jüngere) bereits 1910 die Klinikleitung[526] – und just im selben Jahr wurde er zum Präsidenten der frisch angegliederten Zürcher Sektion der Internationalen Psychoanalytischen Vereinigung ernannt,[527] die als sogenannte »Gesellschaft für Freudsche Forschungen« unter Vorsitz Bleulers schon seit 1907 bestanden hatte.[528] Schon vier Jahre nach ihrem Beitritt trat die Zürcher Gruppe aus der Dachgesellschaft wieder aus und Binswanger in die Wiener Psychoanalytische Vereinigung ein.[529] In den *Erinnerungen* heißt es diesbezüglich:

> *Ich nehme das Wichtigste voraus: den mit fünfzehn gegen eine Stimme beschlossenen Austritt der Zürcher Gruppe aus der Internationalen Vereinigung. Ich teile diesen Beschluß Freud unterm 22. Juli 1914 mit, hinzufügend, ich wisse nicht, ob diese eine Stimme die meinige sei, da ich nicht an der Sitzung teilnehmen konnte, aber Maeder, dem Vorsitzenden, telephonisch mitgeteilt hatte, daß ich* gegen *die Lostrennung stimmte. Einer der Beweggründe der Zürcher sei »die Gefährdung der freien Forschung«. Ich hoffe, daß schon mein Beispiel zeigt, wie es mit dieser Begründung stand. Ich frug Freud zugleich um Rat, ob ich nun der Wiener oder Berliner Gruppe beitreten könne.*[530]

Hinsichtlich dieser Worte darf durchaus von einem geschickten selbstdarstellerischen Schachzug des textinternen Repräsentanten Ludwig Binswangers gesprochen werden: Indem dieser die Internationale Psychoanalytische Vereinigung und damit naturgemäß allen voran Freud selbst unter Verweis auf das eigene »Beispiel« von dem – vonseiten der Zürcher angeblich vollkommen zu Unrecht erhobenen – Verdacht der institutionsinternen Repression befreit, kann er sich nicht nur als bedingungslos loyaler Gefährte, sondern darüber hinaus ebenso als absoluter Freigeist in Szene setzen.

---

526 Vgl. ebd. und Laugwitz, Christian: *Ludwig Binswanger und Sigmund Freud*: 8. Während sich über dem Titel seines 1909 publizierten ›psychoanalytischen Gesellenstücks‹ übrigens die Angabe »Aus der psychiatrischen Klinik in Jena (Geh. Rat Prof. Dr. O. Binswanger)« findet und der Autorenname mit »Dr. med. Ludwig Binswanger (gew. Assistenzarzt der Klinik)« angegeben ist, steht unterhalb des Titels seines zwei Jahre später veröffentlichten ›psychoanalytischen Zweitlingswerks‹ schlicht »Von Dr. med. Ludwig Binswanger (Kreuzlingen)«. Binswanger, Ludwig: »Versuch einer Hysterieanalyse«: 174 sowie Binswanger, Ludwig: »Analyse einer hysterischen Phobie«: 228.
527 Vgl. Jones, Ernest: *Das Leben und Werk von Sigmund Freud*. Bd. II: 94 und Laugwitz, Christian: *Ludwig Binswanger und Sigmund Freud*: 10.
528 Vgl. Jung, C.G. [= Carl Gustav]: »IX. b) Deutsche Schweiz« [Nachrichten. Der gegenwärtige Stand der angewandten Psychologie in den einzelnen Kulturländern]. In: *Zeitschrift für angewandte Psychologie und psychologische Sammelforschung* 1 (1908): 469f., hier 470.
529 Vgl. Fußnote 432.
530 Binswanger, Ludwig: *Erinnerungen*: 69.

Anders als Alfred Adler darf Ludwig Binswanger durchaus als produktiver Krankengeschichten-Autor gelten, mit anderen Worten bilden seine beiden 1909 und 1911 im *Jahrbuch für psychoanalytische und psychopathologische Forschungen* publizierten Gattungsexemplare lediglich den Auftakt. Tatsächlich sollten jedoch mehr als drei Dezennien vergehen (Freud starb bekanntlich anno 1939), bis er der Öffentlichkeit binnen verhältnismäßig kurzer Zeit gleich eine ganze Serie von Krankengeschichten vorlegte, und zwar:

- »Der Fall Ellen West. Eine anthropologisch-klinische Studie« (1944/45);
- »Wahnsinn als lebensgeschichtliches Phänomen und als Geisteskrankheit. (Der Fall Ilse)« (1945);
- »Studien zum Schizophrenieproblem. Der Fall Jürgen Zünd« (1946/47);
- »Studien zum Schizophrenieproblem. Der Fall Lola Voß« (1949) sowie
- »Studien zum Schizophrenieproblem. Der Fall Suzanne Urban« (1952).

Im Gegensatz zu den beiden frühen wurden alle fünf späteren Gattungsexemplare erstmalig in einem psychiatrisch-neurologischen Publikationsorgan veröffentlicht. Während die zweite Krankengeschichte genau wie das Original des »Bruchstücks« in der *Monatsschrift für Psychiatrie und Neurologie* erschienen ist,[531] haben die restlichen vier Gattungsexemplare Eingang in das bis heute bestehende *Schweizer Archiv für Neurologie und Psychiatrie* gefunden.[532] Als eine Art Pentalogie wurden sie wenig später dann auch unter dem Titel *Schizophrenie* publiziert.[533]

Sicherlich wäre es unangebracht, allen fünf Krankengeschichten die gleiche Bedeutung beizumessen. Wird das die obige Liste anführende Gattungsexemplar in Binswangers ebenfalls im *Schweizer Archiv* veröffentlicher Abhandlung »Über die daseinsanalytische Forschungsrichtung in der Psychiatrie« (1946), die darüber hinaus auch Eingang in den ein Jahr später erschienenen ersten Band

---

531 Binswanger, Ludwig: »Wahnsinn als lebensgeschichtliches Phänomen und als Geisteskrankheit. (Der Fall Ilse)«. In: *Monatsschrift für Psychiatrie und Neurologie* 110 (1945): 129-160.
532 Binswanger, Ludwig: »Der Fall Ellen West. Eine anthropologisch-klinische Studie«. In: *Schweizer Archiv für Neurologie und Psychiatrie* 53 (1944): 255-277, 54 (1944): 69-117, 330-360, 55 (1945): 16-40, Binswanger, Ludwig: »Studien zum Schizophrenieproblem. Der Fall Jürgen Zünd«. In: *Schweizer Archiv für Neurologie und Psychiatrie* 56 (1946): 191-220, 58 (1947): 1-43, 59 (1947): 21-36, Binswanger, Ludwig: »Studien zum Schizophrenieproblem. Der Fall Lola Voß«. In: *Schweizer Archiv für Neurologie und Psychiatrie* 63 (1949): 29-97 und Binswanger, Ludwig: »Studien zum Schizophrenieproblem. Der Fall Suzanne Urban«. In: *Schweizer Archiv für Neurologie und Psychiatrie* 69 (1952): 36-77, 70 (1952): 1-32, 71 (1952): 57-96.
533 Binswanger, Ludwig: *Schizophrenie*. Pfullingen 1957.

seiner *Ausgewählten Vorträge und Aufsätze* gefunden hat, doch expressis verbis als »Paradigma für die Daseinsanalyse in der Psychiatrie«[534] angepriesen. Schon von daher nimmt es wenig wunder, wenn Ellenberger den »Fall Ellen West« als »Modellfall«[535] apostrophiert und Seidman mit Blick auf diese Krankengeschichte von »Binswanger's most famous case history« spricht: »The case history tremendously furthered the popularity and prestige of existential psychiatry throughout the world, and is internationally hailed as a masterpiece.«[536]

Die unter dem Titel der Erstpublikation zu findende Autorangabe »Ludwig Binswanger (Kreuzlingen)«[537] verweist auf den über 60-jährigen Direktor der Privatklinik Bellevue. Dieser war seit 1919 nicht mehr Mitglied der Wiener Gruppe, sondern fortan Angehöriger der neu gegründeten Schweizer Sektion der Internationalen Psychoanalytischen Vereinigung, wobei er Freuds Bitte, deren Präsidentschaft zu übernehmen,[538] kein zweites Mal nachkommen sollte.[539] Zwar hatte er der Öffentlichkeit anno 1922 eine *Einführung in die Probleme der allgemeinen Psychologie* und genau 20 Jahre später das maßgeblich von Martin Heideggers *Sein und Zeit* (1927) beeinflusste Werk *Grundformen und Erkenntnis menschlichen Daseins* vorgelegt,[540] aber allem Anschein nach niemals den Versuch unternommen, eine universitäre Laufbahn einzuschlagen.

Gewiss hat die Krankengeschichte um Ellen West nicht annähernd so viel Forschungsliteratur wie das »Bruchstück einer Hysterie-Analyse« hervorgebracht, doch darf diese durchaus als mannigfaltig bezeichnet werden. Eine Vorrangstellung

---

534 Vgl. Binswanger, Ludwig: »Über die daseinsanalytische Forschungsrichtung in der Psychiatrie«. In: *Schweizer Archiv für Neurologie und Psychiatrie* 56/57 (1946): 209–235, hier 222 bzw. Binswanger, Ludwig: »Über die daseinsanalytische Forschungsrichtung in der Psychiatrie«. In: Binswanger, Ludwig: *Ausgewählte Vorträge und Aufsätze*. Bd. 1: *Zur phänomenologischen Anthropologie*. Bern 1947: 190–217, hier 203.
535 Ellenberger, Henri F.: *Die Entdeckung des Unbewußten*: 1165.
536 Seidman, Bradley: *Absent At The Creation. The Existential Psychiatry of Ludwig Binswanger*. New York 1983: 45.
537 Binswanger. Ludwig: »Der Fall Ellen West«: 255.
538 Vgl. Freuds Brief vom 16.02.1919 (119 F) in Freud, Sigmund; Binswanger, Ludwig: *Briefwechsel*: 163.
539 In den *Erinnerungen* liest sich dies wie folgt: »Der neu gegründeten Schweizer Gruppe bin ich natürlich beigetreten. Ich gehöre ihr wie gesagt heute noch an. Deren Leitung zu übernehmen, war mit aus örtlichen, zeitlichen und sachlichen Gründen zu meinem eigenen Leidwesen unmöglich.« Binswanger, Ludwig: *Erinnerungen*: 80.
540 Binswanger, Ludwig: *Einführung in die Probleme der allgemeinen Psychologie*. Berlin 1922 bzw. Binswanger, Ludwig: *Grundformen und Erkenntnis menschlichen Daseins*. Zürich 1942.

nehmen sicherlich auch hier jene Beiträge ein, die den Versuch einer Retrodiagnose bzw. -analyse des Leidens der Suizidentin Ellen West wagen.[541] Darüber hinaus liegen aber ebenfalls genderorientierte[542], wissenschaftstheoretische[543] und wissenschaftshistorische Arbeiten[544] wie auch Studien mit einem multiperspektivischen Ansatz vor – und tatsächlich findet sich zumindest eine genuin literaturwissenschaftlich angelegte Arbeit.[545] In ihrer vielseitigen Studie »Writing ›The Case of

---

541 Nur zwei neuere Beispiele seien genannt, nämlich Libbrecht, Katrien: »The Diagnostic Value(s) of the historical case-study of Ellen West«. In: Hirschmüller, Albrecht (Hg.): *Ellen West – Eine Patientin Ludwig Binswangers zwischen Kreativität und destruktivem Leiden.* Heidelberg 2003: 129–147 sowie Günter, Michael: »›Was bedeutet das furchtbare Gefühl der Leere?‹ Ellen Wests Erkrankung: Polymorphe Form der Schizophrenia simplex oder Borderline-Persönlichkeitsstörung«. In: Hirschmüller, Albrecht (Hg.): *Ellen West – Eine Patientin Ludwig Binswangers zwischen Kreativität und destruktivem Leiden.* Heidelberg 2003: 181–196.

542 In dieser Hinsicht hervorgetan hat sich insbesondere Studer, von der gleich zwei Studien vorliegen, nämlich Studer, Liliane: »Ellen West ca. 1890– ca. 1924. ›Das Leben lastet wie eine Wolke auf mir‹«. In: Duda, Sybille; Pusch, Luise F. (Hg.): *WahnsinnsFrauen.* Frankfurt/M. 1992: 226–254 und Studer, Liliane: »Schriftstellerin oder Anorektikerin? Ellen West im Spannungsfeld von Wünschen und gesellschaftlichen Erwartungen«. In: Hirschmüller, Albrecht (Hg.): *Ellen West. Eine Patientin Ludwig Binswangers zwischen Kreativität und destruktivem Leiden. Neue Forschungsergebnisse.* Heidelberg 2003: 149–170.

543 Siehe Burstow, Bonnie: »A Critique of Binswanger's Existential Analysis«. In: *Review of Existential Psychology & Psychiatry* 17 (1980/81). H. 2/3: 245–252 sowie Akavia, Naamah: »Binswanger's Theory of Therapy: The Philosophical and Historical Context of ›The Case of Ellen West‹«. In: Hirschmüller, Albrecht (Hg.): *Ellen West. Eine Patientin Ludwig Binswangers zwischen Kreativität und destruktivem Leiden. Neue Forschungsergebnisse.* Heidelberg 2003: 111–127.

544 Siehe insbesondere Hirschmüller, Albrecht: »Ludwig Binswangers Fall ›Ellen West‹: Zum Verhältnis von Diagnostik und Übertragung«. In: *Luzifer-Amor. Zeitschrift zur Geschichte der Psychoanalyse* 15 (29). H. 29: 18–76 und Hirschmüller, Albrecht: »Ellen West: Drei Therapien und ihr Versagen«. In: Hirschmüller, Albrecht (Hg.): *Ellen West. Eine Patientin Ludwig Binswangers zwischen Kreativität und destruktivem Leiden. Neue Forschungsergebnisse.* Heidelberg 2003: 13–78. Die zweite Abhandlung stellt eine lediglich leicht überarbeitete Fassung der ersten dar. Zusätzliches historisches Quellenmaterial zum »Fall Ellen West« hält ein Werk bereit, welches erst vor kürzerer Zeit erschienen ist, nämlich Akavia, Naamah; Hirschmüller, Albrecht (Hg.): *Ellen West: Gedichte, Prosatexte, Tagebücher, Krankengeschichte. Mit einer Einleitung v. A. Hirschmüller u. einem Essay v. N. Akavia.* Kröning 2007.

545 Diese magere literaturwissenschaftliche Ausbeute darf übrigens für das gesamte Binswanger'sche Œuvre als symptomatisch gelten, denn allem Anschein nach liegt

Ellen West‹: Clinical Knowledge and Historical Representation«, die eine Erweiterung ihrer früheren Arbeit »Repräsentieren und Intervenieren«[546] darstellt, kommt Akavia unter anderem auf die Textstruktur der Binswanger'schen »case-histories« zu sprechen. Ihrer Aussage nach zeichnen sich diese gegenüber anderen durch die Präsentation einer philosophisch fundierten Analyse des Daseinsmodus seiner Patienten aus, wobei sie Binswanger bezüglich seiner »generic deviation« Inkonsequenz vorwirft: »Whereas Freud's case-histories were self-dramatizing discourses, and whereas both Luria and Sacks [...] appear as characters in the narratives they spin, Binswanger«, so Akavia weiter, »all but disappears from the case of Ellen West, remaining in the relatively safe position of the omniscient yet invisible author.«[547] Laut Akavia ist »Der Fall Ellen West« ein komplexes Textkonstrukt, das

---

lediglich eine einzige weitere Studie vor. So konzentriert sich Rusterholz auf Binswangers Schrift »Traum und Existenz« (1930), zu deren anno 1954 erschienener französischer Übersetzung Michel Foucault eine ausführliche Einleitung beigesteuert hat. Wie aus seinen Ausführungen unschwer hervorgeht, erachtet er sowohl den Binwanger'schen Text selbst als auch den Foucault'schen Prolog für eine künftige Literaturgeschichte des Traums als maßgeblich. Siehe Rusterholz, Peter: »Ludwig Binswanger – Michel Foucault: *Traum und Existenz* und ihre Bedeutung für die Interpretation der Traumdichtung«. In: *Colloquium Helveticum* 21 (1995): 65–81.

546 Akavia, Naamah: »Repräsentieren und Intervenieren: Der Fall *Ellen West* und seine Geschichten« [aus dem Englischen übersetzt von Ernst Falzeder]. In: Hirschmüller, Albrecht (Hg.): *Ellen West. Eine Patientin Ludwig Binswangers zwischen Kreativität und destruktivem Leiden. Neue Forschungsergebnisse.* Heidelberg 2003: 191–223.

547 Akavia, Naamah: »Writing ›The Case of Ellen West‹: Clinical Knowledge and Historical Representation«. In: *Science in Context* 21 (2008). H. 1: 119–144, hier 139. Akavia spielt im Rahmen ihrer Äußerung einerseits auf zwei Werke des russischen Neuro(psycho)logen Aleksandr Romanovič Lurija an, welche in den Jahren 1968 und 1971 erschienen sind. In seiner anno 1982 publizierten Autobiografie lässt sich bezüglich beider Folgendes lesen: »Meine Versuche, die Tradition der romantischen Wissenschaft wiederzubeleben, kamen in zwei kleinen Büchern zum Ausdruck: ›Kleines Porträt eines großen Gedächtnisses‹ und ›Der Mann, dessen Welt in Scherben ging‹ (Lurija 1991). Mit ihnen wollte ich die von Walter Pater in den ›Imaginären Porträts‹ von 1887 gelegte Fährte wieder aufnehmen, nur daß meine ›Helden‹ keine imaginären Personen waren.« Lurija, Alexandr R.: *Romantische Wissenschaft. Forschungen im Grenzbezirk von Seele und Gehirn.* Mit einem Essay v. Oliver Sacks. Übertragen und mit Anmerkungen versehen von Alexandre Métraux. Reinbek bei Hamburg 1993: 182. Was andererseits den Hinweis auf den britischen Neurologen Oliver Sacks anbetrifft, so sei an dieser Stelle bemerkt, dass dieser allen voran für sein in zahlreiche Sprachen übersetztes Werk *The Man who mistook his wife for a hat and other clinical tales* (1985) zu Berühmtheit gelangt. In einem kurz darauf veröffentlichten Artikel des Autors heißt es diesbzüglich: »Such tales are ›clinical‹ insofar

aus drei Deutungssträngen besteht, nämlich einer von der Patientin in ihren Tagebüchern und Briefen komponierten Interpretation, einer psychiatrischen Deutung, welche der durch ihren Ehemann unterstützte Binswanger während ihres Klinikaufenthalts vermittelst der Diagnose »Schizophrenie« gab, und einem von Binswanger mehr als 20 Jahre nach Behandlungsende retrospektiv angebotenen Narrativ. Dabei beantwortet Akavia die Frage nach der Natur ihrer eigenen Konstruktion wie folgt: »As I presented it, ›The Case of Ellen‹ is a text that simulates a therapeutic narrative, but that serves Binswanger as a type of ›cover story‹. It supplies Binswanger, in hindsight, with a justification for his actions [...] by employing the plot-structure and the thematic of tragedy [...].«[548] Dabei lässt es Akavia aber nicht bewenden, denn sie schließt mit einem nicht weniger bemerkenswerten Fazit: »I have depicted ›The Case of Ellen West‹ and the process of its composition as a type of *Bildungsroman*, the case-history serving as a developmental-formative vehicle: emotionally for Binswanger himself, and professionally for the discipline of *Daseinsanalyse*.«[549]

In dem Kapitel »The Elusive Patient and her Ventriloquist Therapist« ihrer literaturwissenschaftlichen Studie *Just Talk* zieht Furst einen Vergleich zwischen dem Schreibmodus der Krankengeschichte um Ellen West und jenem der Gattungsexemplare Freuds. Ihrer Aussage nach folgen Binswanger und Freud dem »prototype of the detective investigation, with the patient's disturbance forming the equivalent to the crime as the point of departure«, wobei »Freud looks backward temporally into the patient's life« und »Binswanger moves more in a laterally direction into the patient's *Eigenwelt*, *Mitwelt*, and *Umwelt*«[550]. Das Resultat der Einteilung des »Falls Ellen West« in vier Abschnitte mit jeweiliger Untersuchung des gleichen Materials aus einem anderen Blickwinkel sei indessen ein Perspektivismus, der an Faulkners Roman *Absalom, Absalom!* oder den japanischen Film *Rashomon* denken lasse,

---

as they have a factual, clinical basis, and lend themselves to a clinical or medical analysis. And they are ›tales‹ insofar as they have a subject – and a theme – neither of which is possessed by a description or case history. Whether or not they may be considered a literary genre must depend on one's definition of ›literature‹, and is not a question I feel competent to explore.« Sacks, Oliver: »Clinical Tales«. In: *Literature and Medicine* 5 (1986): 16–23, hier 16. Schon hier kündigt sich an, dass der Vergleich zwischen den Werken beider Autoren und den zweifelsfrei als Krankengeschichten identifizierbaren Schriften Freuds hinkt oder zumindest nicht unproblematisch ist.

548 Akavia, Naamah: »Writing ›The Case of Ellen West‹«: 142.
549 Ebd.
550 Furst, Lilian R.: »The Elusive Patient and Her Ventriloquist Therapist. Ludwig Binswanger's ›The Case of Ellen West‹«. In: Furst, Lilian R.: *Just Talk. Narratives of Psychotherapy*. Lexington/Kent. 1999: 193–209, hier 197f.

doch sei diese Parallelsetzung deswegen nicht ganz passend, »because the controlling narrator in each of the sections […] is in fact Binswanger himself, although he assumes and incorporates others' voices and viewpoints after the manner of a ventriloquist«[551]. Laut Furst fungiert Binswanger innerhalb des ersten Abschnitts durchweg als Filter der Rede Ellen Wests, um sich im Rahmen des zweiten als Deuter der Worte seiner zum Schweigen verurteilten Patientin zu betätigen: »This profound inequality of talk between the partners make ›The Case of Ellen West‹ a very uneven duet.«[552] Tatsächlich kommt Furst gegen Ende ihrer Ausführungen noch auf die Funktion der im Zentrum ihrer Betrachtung stehenden Krankengeschichte zu sprechen, indem sie dem ›Induktionisten‹ Freud den ›Deduktionisten‹ Binswanger gegenüberstellt: »Freud is essentially pragmatic, whereas Binswanger is intent on the illustration of preconceived ideas. So the analysis of Ellen West is an ›exemplification‹ of a priori formulated tenets rather than an open-minded clinical study.«[553]

Sicherlich kann angesichts der bisherigen Ergebnisse der vorliegenden Untersuchung beiden Autorinnen nicht in allen Punkten zugestimmt werden. Nichtsdestoweniger erweisen sich ihre Studien aber als hervorragende Basis für das im Nachstehenden in Angriff zu nehmende Unterfangen einer textanalytischen Betrachtung der Binswanger'schen Krankengeschichte aus dem Jahre 1944/45. Wie zu zeigen sein wird, darf der »Fall Ellen West« als ein nicht minder interessantes Exemplum der tiefenpsychologischen Krankengeschichte gelten als der zuvor in Augenschein genommene Gattungsbeitrag Alfred Adlers.

6.1 Die Wiederannäherung an das klassische Strukturschema unter Aufnahme einer ›maskierten‹ Seelengeschichte einerseits und eines sonderbaren Elementes andererseits

Binswangers kasuistische Darstellung[554] umfasst ein Gesamtvolumen von knapp 140 Seiten. Wie bereits aus der dem Text vorangestellten Übersicht hervorgeht, ist dieser in vier Hauptkapitel (»A. Bericht«, »B. Daseinsanalyse«,

---

551 Ebd.: 199.
552 Ebd.
553 Ebd.: 207.
554 Binswanger, Ludwig: »Der Fall Ellen West«. In: Binswanger, Ludwig: *Ausgewählte Werke*. Bd. 4: *Der Mensch in der Psychiatrie*. Hrsg. u. bearb. v. Alice Holzhey-Kunz. Heidelberg 1994: 73–209; im Folgenden zitiert unter FEW, alle Seitenangaben im Text beziehen sich auf diese Ausgabe.

»C. Daseinsanalyse und Psychoanalyse«, »D. Psychopathologisch-klinische Analyse«) untergliedert, de facto findet sich im Ausgang der Abhandlung aber noch ein »Schlusswort« überschriebenes Segment.[555] Anders als das »Bruchstück einer Hysterie-Analyse« und *Die Kunst, eine Lebens- und Krankengeschichte zu lesen* entbehrt »Der Fall Ellen West« eines Vorworts oder irgendeiner anderen Form von Einführungsteil. Im Gegenzug ist dieses Gattungsexemplar aber im Vergleich zu demjenigen Adlers in einem stärkeren Maße an dem klassischen Strukturschema der Krankengeschichte orientiert. Ungeachtet dieser Differenzen haben sie aber ein essenzielles tiefenstrukturelles Element gemein, weshalb sich der eine wie der andere als Abkömmling des Prototyps der tiefenpsychologischen Krankengeschichte erweist.

Das erste Hauptkapitel des eine Vielzahl von Fußnoten aufbietenden Textes besteht aus vier Teilen recht unterschiedlicher Länge. Diese bilden eine Einheit, auch wenn der dritte in mancher Hinsicht einen Sonderfall darstellt. Innerhalb des rund einseitigen Unterkapitels »I. Die Abstammung« skizziert das textinterne Ich die familiäre Prähistorie der Patientin, deren jüdische Verwandtschaft[556] sich allem Anschein nach mitunter aus Nervösen (Mutter, jüngerer Bruder), Depressiven (Vater), Suizidenten (zwei Onkel), Asketen (Onkel), Opfern von Schlaganfällen (zwei Onkel), Manisch-Depressiven (unter anderem die Urgroßmutter) und leicht Nervösen (mehrere Großtanten) speist.

Im Rahmen des etwa 22-seitigen Unterkapitels »II. Die Lebens- und Krankheitsgeschichte« schildert der Erzähler Ellen Wests Vita, angefangen von ihrem ersten bis hin zu ihrem 33. Lebensjahr, wobei er die ersten anderthalb Dezennien auf weniger als einer Seite abhandelt und als Quelle seiner Ausführungen mündliche Mitteilungen der Patientin wie ihrer Erzeuger angibt: »Nach eigenen Angaben und denen ihrer Eltern« (FEW: 74). Was den restlichen Teil anbelangt, so sind in diesen immer wieder durch Anführungszeichen markierte Zitate eingefügt, die mitunter eine ganze Seiten füllen. Als deren Quellen werden Ellens Tagebücher und Briefe, ein von ihr niedergelegtes »Reiterlied« (FEW: 81), eine Äußerung ihres alten Kindermädchens, die Aussage eines Arztes, Stellungnahmen ihres zweiten Psychoanalytikers, Mitteilungen ihres Ehemanns, eine von ihr

---

555 Während im Original direkt unterhalb des Titels und Autornamens der »Inhalt« der Abhandlung grundrissartig aufgeführt ist, wurde diese Kurzübersicht in späteren Ausgaben in ein umfassendes Inhaltsverzeichnis umgewandelt, mit anderen Worten um die Angabe sämtlicher Unterkapitel sowie der Seitenzahlen ergänzt.

556 Der Erzähler betont dies, indem er Ellen West als die »einzige Tochter eines von ihr über alles geliebten und verehrten jüdischen Vaters« vorstellt und die »ebenfalls jüdische[r] Abstammung« (FEW: 73) ihrer Mutter erwähnt.

verfasste »›Geschichte einer Neurose‹« (FEW: 93) sowie eine Bemerkung ihres ersten Psychoanalytikers genannt – in nicht wenigen Fällen fehlt allerdings eine solche Angabe: Während die von jeher eigensinnige (seit ihrem neunten Monat verweigert sie Milch) und späterhin zudem sehr ehrgeizige Ellen schon in ihrer Kindheit zeitweilig ein Gefühl der Leere befällt, manifestiert sich bei ihr mit 17 Jahren bereits eine »ausgesprochene Stimmungslabilität« (FEW: 75). In ihrem 18. Jahr trachtet sie nach Ruhm und es »*entsteht jetzt in ihr der Wunsch, zart und ätherisch zu sein, wie es die Freundinnen sind*« (FEW: 76). Während einer Reise verlobt sich die nunmehr 20-Jährige, löst ihr Eheversprechen dem Vater zuliebe aber wieder auf – kurz darauf meldet sich eine Furcht, »*und zwar die Angst vor dem Dickwerden*« (FEW: 78). Mit 21 Jahren wird die depressiv gestimmte Ellen von der Vorstellung des Zunehmens gequält, sie empfindet sich als geringwertig und fürchtet sich vor allem. Zwar kehrt der Lebensmut zurück, doch Furcht und Ausweglosigkeit leben in ihr fort. Im Anschluss an eine Schaffensphase bricht sie nach ihrem 23. Geburtstag zusammen, gleichzeitig hat sie eine unerfreuliche Liebesgeschichte und achtet genau auf ihr Gewicht. Zur Furcht vor dem Zunehmen gesellt sich nun »*ein gesteigertes Verlangen nach dem Essen*« (FEW: 81). Noch in ihrem 23. Jahr beginnt Ellen kurzzeitig ein Studium. Sie verlobt sich mit einem Studenten, doch die Eltern drängen sie zu einer vorläufigen Trennung. Während einer Reise wird bei ihr die Basedow'sche Krankheit diagnostiziert und der nunmehr 25-Jährigen eine lange Bettruhe verordnet. Bei ihrer Rückkehr wiegt sie 150 Pfund – wenig später wird die Verlobung gelöst. Trotz der »›offenen Wunde‹« (FEW: 83) geht sie eine Liaison mit einem Vetter ein, den sie nach 24 Monaten heiratet. Um ihren 29. Geburtstag herum wird der fastenden Ellen eine Fehlgeburt bescheinigt und zu guter Ernährung geraten. In den nächsten Jahren steigert sie jedoch die Dosis ihrer Abführmittel mit dem Resultat einer verfallsbedingten Arbeitsunfähigkeit bei gleichzeitiger Heiterkeit. Gleichwohl beginnt sie mit 32 Jahren eine Psychoanalyse, während derer bei der ›Diätenden‹ »der *lästige Zwang* auf[tritt], *fortwährend ans Essen denken zu müssen*« (FEW: 86). Nach ihrem 33. Geburtstag wird die Therapie beendet. Anstatt jedoch dem von einem Internisten gegebenen Rat eines Klinikaufenthaltes zu folgen, beginnt Ellen eine zweite Psychoanalyse. Es folgt eine Serie von Suizidversuchen und die Übersiedelung in eine Klinik. Nachdem sich ihr Befinden nach einer anfänglichen Besserung wieder verschlechtert, wird »*Kraepelin*[557] konsultiert, der eine

---

557 Wie bereits an früherer Stelle angemerkt, stammt von Emil Kraepelin (1856–1926) ein sehr bedeutendes Psychiatrie-Lehrbuch. In erster Auflage ist es unter dem Titel *Compendium der Psychiatrie. Zum Gebrauche für Studirende und Aerzte* (1883) erschienen.

Melancholie diagnostiziert« (FEW: 94). Während der Internist eine Verlängerung des Klinikaufenthaltes für notwendig erachtet, plädiert der zweite Psychoanalytiker für eine Beendigung. Daraufhin bricht Ellen die Hospitalisierung ab und führt die Psychoanalyse weiter, bis der Internist zwei Monate später deren Fortsetzung untersagt und »zur Übersiedelung in die Kuranstalt Bellevue in Kreuzlingen [rät]« (FEW: 96).

Innerhalb des etwa achtseitigen Unterkapitels »III. Der Aufenthalt in der Kuranstalt Bellevue vom 14. Januar bis 30. März 19..« skizziert der Erzähler weitere zweieinhalb Monate von Ellens Entwicklung. Der Darstellung liegt eine protokollarische Struktur zugrunde, wobei sich vor dem Notat vom »14. Januar« eine Art Kurzanamnese (als Quellen werden das Überweisungsschreiben des Internisten sowie ein ausführlicher Bericht des zweiten Psychoanalytikers genannt), zwischen den Eintragungen vom »16. Januar« und »21. Januar« ein kurzer Status-praesens-Teil und im Anschluss an das Notat vom »21. März« ein Passus mit den Eingangsworten »Auf meinen Wunsch stellt der Mann der Patientin folgendes über das Thema *Suizid* zusammen« (FEW: 102) findet. Auch in diesem dritten Teil sind immer mal wieder durch Anführungszeichen kenntlich gemachte Zitate eingefügt, bei welchen es sich nur partiell um mündliche Mitteilungen Ellens handelt; in einigen Fällen wird ein Brief oder ihr Tagebuch, in anderen keine Quelle angegeben. Der Bericht des textinternen Ich über ihren Werdegang in der Klinik Bellevue ist schnell zusammengefasst: Die Patientin hegt von Anbeginn den innigen Wunsch, ihrem Leben ein Ende zu setzen. Als die Suiziddrohungen ernster werden, der Erzähler die Di agnose »*schizophrene Psychose*« mit geringer Aussicht auf Besserung stellt und den Ehemann mit der Alternative geschlossene Abteilung oder Entlassung konfrontiert, wird ein »Dreierkonsilium [...] unter Zuziehung von Prof. *Bleuler* einerseits, einem der der *Kraepelin-Bleulerschen* Lehre von der Schizophrenie fernerstehenden, ausländischen Psychiater anderseits« (FEW: 103) anberaumt. Auch wenn der Letztere den Befund »*psychopathische Konstitution*« vorzieht, schließen sich beide der Unheilbarkeitsprognose an: »Wir kamen daher zu dem Schluß, dem Drang der Patientin nach Entlassung zu entsprechen« (FEW: 104). Noch am selben Tag tritt die Kranke zusammen mit ihrem Mann die Heimreise an.

Das nur eine halbe Seite füllende Unterkapitel »IV. Der Tod« ist schließlich der Darstellung der letzten Lebenstage Ellens gewidmet: Nach zwei sehr qualvollen Tagen im Kreise ihrer Familie erscheint sie am dritten wie verwandelt. Sie isst zum ersten Mal nach 13 Jahren unbeschwert, geht spazieren, liest amüsiert und verfasst Briefe. Am Abend nimmt sie Gift zu sich und ist tags darauf gestorben. Die Ausführungen enden mit dem folgenden, eine Quellenangabe entbehrenden Zitat: »›Sie sah aus, wie nie im Leben – ruhig und glücklich und friedlich.‹« (FEW: 105)

Vorstehender Abriss dürfte deutlich gemacht haben, dass das erste Hauptkapitel letztlich nichts anderes als ein sehr ausführlicher Anamnese-Teil mit abschließendem Epilog über den Suizid der Patientin darstellt. Zwar zeigt das dritte Unterkapitel – welches ein kurzes Status-praesens-Segment sowie eine erste Diagnosestellung bereithält – gewisse Ähnlichkeiten mit einer Behandlung- und Verlaufsgeschichte, doch dieser Eindruck trügt, da von der Darstellung eines eigentlichen Therapiegeschehens nicht die Rede sein kann. Was diesen Sonderteil betrifft, so erscheint das Akavia'sche Urteil »vorgetäuschtes Behandlungsnarrativ« also in der Tat recht treffend.

Anders als es hinsichtlich der Krankengeschichte als Gesamtkomposition der Fall ist, geht das textinterne Ich in dem »B. Daseinsanalyse« betitelten zweiten Hauptkapitel keineswegs in medias res, denn hier findet sich zu Beginn eine rund zweiseitige »*Einleitung*«, innerhalb derer es interessanterweise nicht nur auf das Nach-, sondern auch auf das Vorstehende zu sprechen kommt. Und die dem Prolog angehängte Fußnote hält denn auch einen ersten Hinweis auf den grundsätzlichen Sinn und Zweck der gesamten Abhandlung bereit, wenn es darin heißt: »In dieser und den weiteren Studien wird die Betrachtungs- und Arbeitsweise meiner Studien Über Ideenflucht auf die Untersuchung nicht manisch-depressiver Psychosen ausgedehnt« (FEW: 107, Fn. 1).[558]

Erst im Anschluss erfolgt die rund 48 Seiten umfassende Präsentation dessen, was das textinterne Ich »die *Analyse des Daseins* einer menschlichen Individualität« (FEW: 105) nennt, sich bei genauerer Betrachtung jedoch als eine Spielart jenes tiefenstrukturellen Elementes erweist, das als wesentliches Charakteristikum der tiefenpsychologischen Krankengeschichte gelten darf: nämlich einer konstruierten Seelengeschichte. Freilich wird ebenjener Sachverhalt schon allein durch die manifeste Dreiteilung dieses zweiten Abschnittes in »I. Welt«, »II. Zeit« und »III. Ewigkeit« verschleiert, die ihm einen (existenz)philosophischen Anstrich verleiht.

---

558 Selbige Fußnote findet sich in der als Zeitschriftenartikel publizierten Originalversion als Titelanhang, wobei hier die Formulierung »in dieser und weiteren Studien« gewählt wurde. Siehe Binswanger, Ludwig: »Der Fall Ellen West«: 255, Fn. 1. Die genannte Arbeit mit dem Titel »Über Ideenflucht« ist übrigens erstmalig im Jahre 1931/32 im *Schweizer Archiv* erschienen. Zwar ist sie kasuistischen Charakters, doch es ließe sich darüber streiten, ob hinsichtlich der in ihr präsentierten »Studien« tatsächlich von Krankengeschichten gesprochen werden kann. Vgl. Binswanger, Ludwig: »Über Ideenflucht«. In: Binswanger, Ludwig: *Ausgewählte Werke*. Bd. 1: *Formen mißglückten Daseins*. Hrsg. v. Max Herzog. Heidelberg 1992: 1–231.

Obgleich eine Zusammenfassung der überaus komplexen Ausführungen des Erzählers ein diffiziles Unterfangen darstellt, sei im Folgenden der Versuch gewagt: Laut seiner Aussage zeigt sich bereits in Ellens früher Eigenwilligkeit bezüglich der Nahrungsaufnahme ein »›Trennungsstrich‹ zwischen leiblicher Eigenwelt und Umwelt« (FEW: 107) und schon kurz darauf kann von einem Aufbau der »Eigenwelt« gesprochen werden, der in »schroffer Opposition zur Mitwelt« (FEW: 107) erfolgt. Ihr Selbst ist zwar ein negativ von der »Mitwelt« her bestimmtes »unselbstständiges, uneigentliches und unfreies, mit einem Wort trotzig-heftiges Selbst«, gleichwohl wird ihr Dasein auch von ihm selbst »›entleert‹« (FEW: 108). Der anfängliche Eigensinn wandelt sich schließlich in Ehrgeiz um, was Aufenthaltslosigkeit und Unruhe des Daseins bedeutet; ihre Strebsamkeit erweist sich denn auch als eigentlicher Motor ihrer philanthropischen Attitüde. Ellens Dasein kann in der »praktische[n] Welt« resp. »Welt auf der Erde« aber keine Wurzeln schlagen und pendelt von daher vor allem zwischen »*Schweben und Fliegen in der Luft*« bzw. der »ätherischen Welt« der höchsten Wünsche und Ideale und »*Eingeschlossensein in und unter der Erde*« bzw. der »Grabeswelt« der beschwerenden Begierde (FEW: 111ff.). Der mit 18 Jahren entstehende Wunsch nach Zartheit sowie Ätherhaftigkeit und ihr sich durch seine »kompakte Raumerfüllung« dagegen widersetzender Leib bedeuten eine »Zuspitzung und Fixierung zweier Welten auf eine ›verstiegene‹ Konfliktsituation« (FEW: 114). Einzig im Tod erscheint eine Vereinigung beider Welten möglich, wobei Ellens Todessehnsucht kein Verlangen nach Verenden und Modern ist. In einem »geheimen Ahnen von liebender Begegnung und Heimat, von der Möglichkeit also des *Über*-die-Welt-*hinaus*-Seins«, sehnt sie sich nach einer Harmonisierung durch ein »Zurück ins *Nichts*« (FEW: 115). Mit der Furcht vor dem Zunehmen und dem Wunsch des Dünnseins verlagert sich der Konflikt schließlich von dem Makro- auf den Mikrokosmos, sein »materiale[s] Gewand« ist nunmehr »leiblich-seelischer Art« – und von jetzt ab bewegt sich der »›Weg‹ dieser Lebensgeschichte« im »*Kreis*« (FEW: 118f.). Während der entstehende Essensdrang nur ein Merkmal der »Kreisbewegung des gesamten Daseins ist«, erweist sich das spätere Denkenmüssen an das Essen als Signum der »bevorstehenden Kapitulation der ätherischen Welt« (FEW: 125f.). Essen bedeutet für Ellen von nun an den Zwang, das Loch bzw. den Bauch füllen zu müssen und zuzunehmen – und zugleich die aufoktroyierte Absage an »das ätherische Ideal«, von dem aus gesehen sich das leibliche Vollsein als »(erlebter) Inbegriff der (geistigen) Leere« erweist: »*der Kreis ist geschlossen*« (FEW: 127). So ist es eine »Tatsache, daß das Dasein im Falle Ellen West *reif geworden war für seinen Tod*, m.a.W. daß der Tod, *dieser Tod, die notwendige Erfüllung des Lebenssinnes dieses Daseins war*« (FEW: 133).

Vollends erschließt sich dies vermöge des Einblicks in die Zeitlichkeit von Ellens Dasein. Die Zeitlichkeit der »ätherischen Welt« ist aufgrund des von jeder Gewesenheit unabhängigen Entwurfs eines »*phantastischen* Selbst« eine »Zukunft ›leerer Möglichkeiten‹« (FEW: 142). Im Gegensatz dazu zeichnet sich die Zeitlichkeit der »Gruftwelt« durch eine »Übermacht der uneigentlichen, weil unzukünftigen, stets gegenwärtigen *Vergangenheit*« (FEW: 143) aus. Sowohl die Welt als auch die Existenz sind von einem Stillstand betroffen – alles dreht sich nur noch um das Essen resp. Fressen. Was dagegen die Zeitlichkeit der »Welt der Praxis« betrifft, so handelt es sich um eine des »*Verfallenseins* an die Welt« (FEW: 147), weder kann von einer Zeitlichkeit des umsichtigen Besorgens noch von einer des theoretischen Entdeckens oder künstlerischen Gestaltens die Rede sein. Vielmehr zeigt Ellen ein »*Ausfüllenmüssen* der Zeit«, das wiederum nur ein deutliches Merkmal ihres Bedürfnisses ist, »*die existentielle Leere auszufüllen*« (FEW: 148).

Da das Dasein im Fall Ellen Wests im Grunde ausnahmslos als einzelnes beansprucht wird, kann die Liebe, welche »das Dasein als duales beansprucht, d.h. in den Daseinsmöglichkeiten der Ewigkeit, der heimatlichen Geborgenheit, der Unschuld und der wahren Bildung« (FEW: 152), nicht durchbrechen. Erst im Angesicht des »Nichtseins« vermag sie im Sein zu stehen, also mit Contenance über die »Endlichkeit des Seins« zu triumphieren: »Das aber ist nur möglich, wo das Dasein sich als Gestalt dieses Seins, als vergänglicher Zug ewigen Gestaltwandelns, weiß oder ahnt. Dieses Wissen oder Ahnen aber ist das Wissen oder Ahnen der Liebe« (FEW: 153).

Wie bereits sein Titel »C. Daseinsanalyse und Psychoanalyse« impliziert, konzentriert sich das textinterne Ich innerhalb des rund 15-seitigen dritten Hauptkapitels auf einen Vergleich zwischen Psychoanalyse und Daseinsanalyse, wobei es sich bei seiner kontrastierenden Darstellung »beide[r] so heterogenen wissenschaftlichen Bestrebungen« (FEW: 168) vor allem der Frage nach deren Verhältnis im speziellen Fall Ellen Wests widmet. Als Ausgangspunkt seiner Betrachtung wählt es sich jene »von dem zweiten Analytiker aufgestellten ›Gleichungen‹«, welche bereits innerhalb der dem dritten Unterkapitel des ersten Hauptkapitels vorangestellten Kurzanamnese Erwähnung finden, nämlich: »A. schlank = geistig; dick = jüdisch, bürgerlich. B. Essen = Befruchtet- und Schwangerwerden« (FEW: 155).

Auch wenn sich hier keine Überschrift findet, erweist sich der Auftakt des rund 40-seitigen letzten Hauptkapitels »D. Psychopathologisch-klinische Analyse« als eine Art Einleitung, innerhalb derer sich der Erzähler zunächst eingehender zur grundsätzlichen Zielsetzung seiner Abhandlung äußert. So

> [k]ommt es uns in dieser Studie doch nicht nur darauf an, einen kasuistischen Beitrag zur Lehre von der Schizophrenie zu liefern, sondern an Hand des Falles zu zeigen, wie vielgestaltig, ja disparat die Gesichtspunkte und Methoden sind, von denen aus und mit denen der geisteskranke Mensch ins Auge gefaßt und wissenschaftlich untersucht werden kann und muss (FEW: 169).

In der Folge kommt er sowohl auf seine vorherigen Ausführungen wie auch auf das zu sprechen, was den Rezipienten im Nachstehenden erwartet.

Erst danach präsentiert das textinterne Ich seine eigentliche »psychopathologisch-klinische Analyse«, die in acht Unterkapitel untergliedert ist und unweigerlich an die betrachtete Charcot'sche Krankengeschichte denken lässt. So handelt es sich hierbei nämlich um eine sehr breite Darstellung der Diagnosestellung, bei welcher ein überaus ausgeklügeltes Ausschlussverfahren zur Anwendung kommt. Auf diese Weise lässt sich schließlich der bei Ellen West »schon auf daseinsanalytischem Wege« erbrachte »Nachweis« eines »schizophrenen Prozeß[es]« bzw. einer »ausgesprochenen ›Knickung‹ ihrer Lebenslinie« ebenso »auf symptomatologisch-klinischem Wege erbringen« – die genaue Diagnose lautet »polymorphe[n] Form der Schizophrenia simplex« (FEW: 200). Überlegungen zu modernen Heilmethoden runden das Kapitel ab, deren Anwendung nach Ansicht des Erzählers aber lediglich »einen *Aufschub* der Katastrophe« (FEW: 207) hätte herbeiführen können.

Das rund zweiseitige »Schlusswort« bildet zu guter Letzt eine Kurzepikrise. In einem ersten Schritt äußert sich das textinterne Ich erneut zum Sinn und Zweck seiner Gesamtausführungen. So hat sein »Versuch[s], das Schizophrenieproblem auch von der anthropologischen Seite her aufzuhellen«, zu folgendem Ergebnis geführt:

> [E]s ist uns gerade gelungen […], durch das Gewirre und die Verschwommenheit der Symptomatologie hindurch die fortschreitende Einengung, Entmächtigung und Verweltlichung, psychopathologisch ausgedrückt, die Entleerung *der Persönlichkeit im Sinne des schizophrenen Prozesses Schritt für Schritt zu verfolgen und nachzuweisen (FEW: 207).

In einem zweiten und allerletzten Schritt geht es schlussendlich eingehender auf die – von ihm postulierte – nosologische Einheit der »polymorphen Form der Schizophrenia simplex« (FEW: 209) ein.

Nach vorstehender Betrachtung des äußeren Aufbaus und der inneren Architektonik des Binswanger'schen Gattungsexemplars kann konstatiert werden, dass in »Der Fall Ellen West« tatsächlich viele Bestandteile des klassischen Strukturschemas der Krankengeschichte erhalten geblieben sind, wenn auch partiell in modifizierter Form. Freilich entbehrt es – und darin ähnelt es sowohl Freuds »Psychoanalytischen Bemerkungen über einen autobiographisch beschriebenen

Fall von Paranoia« als auch der Adler'schen Krankengeschichte – der Darstellung eines wahrhaftigen gegenwärtigen Therapie- und Ausforschungsgeschehens resp. einer eigentlichen Behandlungs- und Verlaufsgeschichte. Stattdessen finden sich aber ein ausführlicher, auch noch den Selbstmord der Patientin in den Blick nehmender Anamnese-Teil (in den ein kurzes Status-praesens-Segment sowie eine erste Bestimmung des Krankheitsbefundes eingeschaltet sind), eine sehr breite Darstellung der Diagnosestellung sowie eine knappe epikritische Bemerkung. Darüber hinaus hält die Abhandlung – der späterhin eine sie als theoretisch verwertbaren Empirieersatz ausweisende Funktionsbestimmung eingeschrieben ist – noch zwei weitere Komponenten bereit, nämlich zum einen eine kontrastierende Darstellung der »wissenschaftlichen Bestrebungen« Psychoanalyse und Daseinsanalyse und zum anderen eine im philosophischen Gewand daherkommende, höchst tragisch anmutende Seelengeschichte der dem textinternen Ich zwar persönlich bekannten, insgesamt gesehen wohl aber eher fixierten Kranken.

6.2 Über die Notwendigkeit, dem Leser während seiner Lektüre Rezeptionshilfe zu leisten oder: Gestalt ist nicht gleich Gestalt – und auch nicht gleich Fall

Was mit Rücksicht auf den Aspekt der Metanarration bereits hinsichtlich des Adler'schen Gattungsexemplars festgestellt werden konnte, darf interessanterweise nicht minder für den über 15 Jahre später erschienenen »Fall Ellen West« gelten: Ebenso hier zeigt sich der textinterne Repräsentant des außertextlichen Referenzobjektes und Autors Ludwig Binswanger vermittelst bemerkenswerter Äußerungen zu deren Form in manifester Weise als narrativer Vermittler der von ihm dargebotenen Krankengeschichte, selbst wenn er auf klare gattungsspezifizierende Stellungnahmen und damit zugleich auf den expliziten Abschluss eines Krankengeschichten-Kontraktes verzichtet.

Metanarrative Bemerkungen dieser Art sind der Krankengeschichte zwar nicht vorangestellt, wohl aber findet sich ein erster Kommentar bereits innerhalb des breiten Anamnese-Teils, genauer im Ausgang des bekanntlich eine Sonderstellung einnehmenden dritten Unterkapitels des ersten Hauptkapitels. Als das textinterne Ich auf das angesichts des verschlechterten Zustands der im Klinikum Bellevue hospitalisierten Patientin einberufene »Dreierkonsilium« zu sprechen kommt, lässt es Folgendes verlauten: »Den beiden Herren [Prof. Bleuler und dem ausländischem Psychiater; Anm. S.H.] wurde die ausführliche Anamnese, die in Abschnitt II im Auszug wiedergegeben, sowie unsere Krg. vor dem Konsilium zur Einsicht übergeben« (FEW: 104). Vorstehende Äußerung ist zumindest in zweierlei Hinsicht aufschlussreich: Auf der einen Seite wird dem Rezipienten die durchaus bemerkenswerte Information zugespielt, dass es sich bezüglich des »Die Lebens- und Krankengeschichte« überschriebenen Unterkapitels lediglich um das Exzerpt einer umfassenderen schriftlich niedergelegten Anamnese-Darstellung handelt. Auf der anderen Seite bezeichnet der Erzähler das nur auf den ersten Blick als Behandlungs- und Verlaufsgeschichte daherkommende dritte Unterkapitel explizit als »Krg.«. Da es sich hierbei zweifelsohne um eine Abkürzung der Bezeichnung ›Kranken-‹ bzw. ›Krankheitsgeschichte‹ handelt, macht er eigenhändig auf dessen Zugehörigkeit zum Segment der Anamnese und damit implizit auch auf den etwas irreführenden Titel des zweiten Unterkapitels aufmerksam.

Bei dieser formspezifizierenden metanarrativen Anmerkung lässt es das textinterne Ich aber nicht bewenden, wovon die »*Einleitung*« des zweiten Hauptkapitels beredtes Zeugnis ablegt. In dieser nämlich legt es ein Manual für die ersten zwei Teile seiner Krankengeschichte vor. Bereits deren Eingangsworte erweisen sich in dieser Hinsicht als bedeutungsvoll:

In dem hier vorgelegten Bericht *ist zusammengefaßt, was wir von der menschlichen Individualität, der wir den Namen Ellen West gegeben haben, auf Grund glaubwürdiger autobiographischer und biographischer Dokumente und Zeugnisse wissen. Dieses Wissen ist rein historischer Art, weswegen wir das Gesamt der ihm zugrunde liegenden* Tatsachen *oder* Daten *als die (innere und äußere)* Lebensgeschichte *dieser Individualität bezeichnen (FEW: 105).*

In einem ersten Schritt geht der Erzähler noch einmal in aller Deutlichkeit auf die Beschaffenheit und damit indirekt auch auf die Produktionsbedingungen des von ihm dargereichten »*Bericht[s]*« ein. So basiert dieser ihm zufolge zwar auf Selbstaussagen Ellen Wests sowie mündlichen Mitteilungen ihres Umfelds, doch dessen Grundlage bilden vor allem »glaubwürdige[r] autobiographische[r] und biographische[r] Dokumente«, mit anderen Worten Schriftstücke. Auffällig hierbei ist die Selbstverständlichkeit, mit welcher er das gesamte, höchst heterogene Schriftgut Ellen Wests – werden innerhalb des »*Bericht[s]*« neben ihren Tagebüchern und Briefen doch ebenso zahlreiche Gedichte, ein von ihr verfasstes »Reiterlied« sowie eine Prosaschrift mit dem Titel »Geschichte einer Neurose« als Quellen angegeben – unter die Kategorie ›schriftliche Selbstzeugnisse‹ fasst. Wenn das textinterne Ich dessen ungeachtet in einem zweiten Schritt das »Gesamt der ihm zugrunde liegenden *Tatsachen* oder *Daten*« als »(innere und äußere) *Lebensgeschichte*« apostrophiert und im selben Atemzug von »Wissen […] historischer Art« spricht, dann möchte es seinen vierteiligen »*Bericht*« nunmehr ganz offensichtlich als regelrechte Biografie, und zwar im Sinne einer

Literaturgattung der Geschichtswissenschaft, verstanden wissen. Tatsächlich geht es aber noch einen Schritt weiter, denn es schickt sich sogleich an, die methodischen resp. erkenntnistheoretischen Probleme der historisch-wissenschaftlichen Biografie zu thematisieren. So ist es seiner Aussage nach zwar die »Aufgabe der Geschichts*wissenschaft*, die persönlichen Urteile zu prüfen, zu vergleichen, auf ihre Grundperspektiven zurückzuführen und auf die Stufe einer wissenschaftlich gesicherten Perspektive überzuführen«, doch »wird, wie schon *Ranke* sich ausdrückte, ›die Historie immer umgeschrieben‹« (FEW: 105).[559] Auf diese Weise bringt der Erzähler ganz unmissverständlich zum Ausdruck, dass er die biografische Geschichtsschreibung ganz grundsätzlich epistemologischen Grenzen unterworfen sieht.

Erst nach diesen retrospektiven Erläuterungen zum voranstehenden ersten richtet das textinterne Ich sein Augenmerk ebenfalls auf den nachfolgenden zweiten Teil seiner Krankengeschichte. Den Auftakt macht eine Bemerkung, welche auf den ersten Blick als eine Art Geständnis daherkommt: »Auch die *Analyse* des *Daseins* einer menschlichen Individualität hält sich an historische Daten« (FEW: 105). Tatsächlich hebt es aber fast unverzüglich zu einem bemerkenswerten Vergleich zwischen seinem »*Bericht*« und jenen Ausführungen an, die den Rezipienten im Anschluss an die »*Einleitung*« erwarten:

> *An Stelle der eindrucks- und urteilsmäßig aufgebauten historischen Gestalt tritt hier die phänomenologisch ausgelegte und analysierte* Daseinsgestalt. *Da diese Gestalt aber nicht das ganze Leben hindurch dieselbe bleibt, sondern Wandlungen durchmacht, kann die Daseinsanalyse nicht rein systematisch verfahren, sondern muß sie sich, wie wir im folgenden sehen werden, streng an die lebensgeschichtlichen Daten halten (FEW: 106).*

Demnach weist es darauf hin, dass zwischen beiden Teilen seiner Krankengeschichte ein gravierender Unterschied besteht: nämlich dass die innerhalb des ersten Teils dargebotene »historische[n] Gestalt« Ellen West als eine auf subjektiven ›Eindrücken‹ und ›Urteilen‹ basierende Komposition zu betrachten ist, hingegen im Rahmen des zweiten Teils die »*Daseinsgestalt*« Ellen West präsentiert wird, und zwar vermittelst ›phänomenologischer‹, also rein schauender ›Auslegung‹ und ›Analyse‹. Und anders als im Hinblick auf die »historische[n] Gestalt«

---

559 Diese viel zitierte Äußerung findet sich übrigens in den sogenannten »Tagebüchern« des Historikers Leopold von Ranke, und zwar als Auftakt eines Aphorismus. Die korrekte Formulierung lautet wie folgt: »Die Historie wird immer umgeschrieben; was schon bemerkt.« Ranke, Leopold von: *Aus Werk und Nachlass*. Hrsg. v. Walther Peter Fuchs u. Theodor Schieder. Bd. 1: *Tagebücher*. Hrsg. v. Walther Peter Fuchs. München, Wien 1964: 241.

ist die biografische Darstellungsweise hier nicht das Ziel, sondern lediglich der notwendigerweise zu beschreitende methodische Weg.

De facto hat der Erzähler das letzte formspezifizierende metanarrative Wort aber noch nicht gesprochen. Von daher gilt es zum Schluss, den Blick auf den prologartigen Eingang des vierten Hauptkapitels zu richten, denn hier legt er ein zweites Manual vor, und zwar dieses Mal für den »Psychopathologisch-klinische Analyse« überschriebenen letzten Teil seiner Ausführungen. Interessanterweise kommt auch dabei das – innerhalb der gesamten Abhandlung immer wieder gerne verwendete – Mittel des Vergleichs zum Einsatz: »[A]n Stelle der phänomenologischen Interpretation [tritt] die *Diagnose*, die genaue naturwissenschaftliche Untersuchung und Sammlung der Krankheitssymptome und ihre Einreihung in bereits bekannte Symptom-Arten und Gattungen« (FEW: 171). Und wenig später heißt es schließlich: »An Stelle der historischen und der Daseinsgestalt Ellen West beschäftigen wir uns jetzt erst mit dem *Fall* Ellen West« (FEW: 173). Damit ist also das darstellerische Programm zumindest annäherungsweise komplett: Was den ersten Streckenabschnitt seiner Krankengeschichte betrifft, so weist das textinterne Ich von Neuem darauf hin, dass sich dieser der Präsentation der »historischen Gestalt Ellen West« widmet. Der zweite dagegen beschäftigt sich seiner Aussage nach mit der Darstellung der »Daseinsgestalt Ellen West«, wobei es ihm offensichtlich zweckdienlich erscheint, in dieser Hinsicht noch einmal etwas genauer zu werden, denn es spricht explizit von einer »phänomenologischen Interpretation«. Gegenstand des nachstehenden Teils ist ihm zufolge wiederum die »*Diagnose*« bzw. »die genaue naturwissenschaftliche Untersuchung und Sammlung der Krankheitssymptome und ihre Einreihung in bereits bekannte Symptom-Arten und Gattungen«[560]. Und daraus ergibt sich der Umstand, dass im Rahmen dieses Schlussteils zu guter Letzt der »*Fall* Ellen West« zur Darstellung gebracht wird. Insofern erweist sich die zweite der oben zitierten Äußerungen des Erzählers übrigens nicht zuletzt als eine nachgereichte Stellungnahme zum Titel der gesamten Abhandlung.

Zusammenfassend darf Folgendes festgehalten werden: Zwar kann in Bezug auf die metanarrativen Äußerungen des textinternen Ich weniger von dem expliziten Eingehen eines Krankengeschichten-Kontraktes oder einer Auseinandersetzung mit Gattungskonventionen gesprochen werden. Wohl aber wird dem Rezipienten im Zuge der Ausführungen mehrmals ein Manual an die Hand gegeben, das ihn

---

560 Zweifelsohne handelt es sich hierbei um eine Beschreibung, die sich vor allem auch im Hinblick auf das Herzstück der vorgestellten Charcot'schen Krankengeschichte als höchst zutreffend erweist.

entweder rück- oder auch vorblickend mit dem Darstellungsprogramm dieses ungewöhnlichen Gattungsexemplars vertraut macht. Dabei ist auffällig, dass der Erzähler besonderen Nachdruck auf die seiner Aussage nach verschiedenartige ›Gestalt‹ der einzelnen vier Teile seiner Krankengeschichte legt. Ferner sei daran erinnert, dass er mit dem Hinweis auf das Vorhandensein einer umfassenderen schriftlich niedergelegten Anamnese-Darstellung zumindest indirekt seine Gestaltungsmacht über die eigenen Ausführungen zum Ausdruck bringt.

6.3 Ein psychiatrisch-anthropologischer Grenzgänger mit daseinsanalytischem Tiefblick

Was den textinternen Repräsentanten des außertextlichen realen Referenzobjektes und Autors Ludwig Binswanger anbelangt, so kann dem Akavia'schen Urteil – »Binswanger all but disappears from the case of Ellen West, remaining in the relatively safe position of the omniscient yet invisible author« – nur bedingt zugestimmt werden. Sicher hat es auf den ersten Blick tatsächlich den Anschein, als würde sich dieser unsichtbar machen, doch bei genauerer Betrachtung darf in Bezug auf ihn dasselbe gelten wie in Hinsicht auf das textinterne Ich des »Bruchstücks« oder jenes des Adler'schen Gattungsexemplars: Nicht nur tritt er deutlich wahrnehmbar als narrativer Vermittler in Erscheinung, sondern er zeigt sich zugleich als eine mit individuellen Zügen ausgestaltete Persönlichkeit. Genauer führt sich der Erzähler sowohl als Angehöriger der psychiatrisch-psychopathologischen Wissenschaftsgemeinde als auch als Vertreter der (philosophischen) Anthropologie vor, der seine ärztliche Tätigkeit mit äußerster Gewissenhaftigkeit verrichtet, als lautere Wissenschaftspersönlichkeit mit zukunftsweisendem Menschenbild gelten darf und zu guter Letzt über ausgesprochen reiche klinische Erfahrung verfügt. So erstaunt es nach allem wenig, wenn auch er – und auf diesen Aspekt hat Akavia vollkommen zu Recht hingewiesen – in Betreff des Innenlebens seiner Patientin bzw. der »Daseinsgestalt« Ellen West mit erstaunlichen epistemischen Fähigkeiten aufwartet. Anders als das textinterne Ich des Adler'schen Gattungsexemplars liefert er aber zumindest indirekt Antworten auf die Frage, weshalb die ›Heldin‹ seiner Krankengeschichte vorzugsweise eine fixierte Patientin ist, etwa wenn er ganz am Ende seiner Ausführungen auf die »gute Selbstbeobachtungs- und Selbstschilderungsgabe der intelligenten Kranken« sowie »das Vorliegen eines genügenden, sich über 17 Jahre hinstreckenden Beobachtungsmaterials« (FEW: 208) hinweist.

Während mit Blick auf das »Bruchstück« sowie *Die Kunst, eine Lebens- und Krankengeschichte zu lesen* das Bild des Erzählers bekanntlich vorzugsweise innerhalb des jeweiligen »Vorworts« errichtet wird, kann in Bezug auf den »Fall Ellen West« von einer schrittweisen Selbstporträtierung des textinternen Ich gesprochen werden. Was den Anamnese-Teil bzw. das erste Hauptkapitel angeht, so hält sich der Erzähler in der Tat über weite Strecken im Hintergrund, weshalb sein plötzliches Hervortreten im Ausgang des dritten Unterkapitels umso deutlicher ins Auge sticht. So heißt es dort:

> *Ich mußte den Ehemann vor die Alternative stellen, die Einwilligung zur Verbringung seiner Frau auf die geschlossene Abteilung zu geben oder die Anstalt mit ihr zu verlassen. [...] Da ich auf Grund der Anamnese und der eigenen Beobachtungen die Diagnose einer fortschreitenden schizophrenen Psychose (Schizophrenie simplex) stellen musste, konnte ich dem Mann nur sehr wenig Aussichten machen. [...] Da klar war, daß die Entlassung aus der Anstalt den sicheren Suizid bedeutete, mußte ich dem Manne im Hinblick auf seine Verantwortung raten, sich nicht auf mein Urteil allein zu stützen – so sicher ich meiner Sache war – sondern ein Dreierkonsilium zu veranstalten, unter Zuziehung von Prof. Bleuler einerseits, einem der Kraepelin-Bleulerschen Lehre von der Schizophrenie fernstehenden, ausländischen Psychiater anderseits (FEW: 103).*

Zweifelsohne weist sich das textinterne Ich mit diesen Worten in aller Deutlichkeit die Rolle des überaus pflichtbewussten Mediziners zu, der dem nächsten Angehörigen seiner Kranken angesichts einer höchst delikaten Entscheidung insofern in ethisch vorbildlicher Weise zur Seite steht, als er ihn nicht nur unaufgefordert auf die Hinterfragbarkeit seines eigenen ›sicheren Urteils‹ hinweist, sondern darüber hinaus ausdrücklich für die Einholung zweier verschiedener psychiatrischer Expertenmeinungen plädiert. (Freilich erweist sich die vorstehende Schilderung im Endeffekt als mehr oder weniger geschickter Versuch, von der eigenen Verantwortung für den nicht vereitelten Selbstmord Ellen Wests abzulenken.)

Innerhalb jenes Hauptkapitels, in dem die ›philosophisierte‹ Seelengeschichte Ellen Wests zur Darstellung kommt, werden diesem Selbstporträt weitere Pinselstriche hinzugefügt. Wenn der Erzähler nämlich einerseits Formulierungen wie »Der Anthropologe, für den diese Ungeschiedenheit [die von Selbst und Leib; Anm. S.H.] eine Selbstverständlichkeit ist, steht hier vor keinem Rätsel und keinem Problem« oder »Daß im übrigen die Leiblichkeit [...] ein solches Übergewicht in diesem Dasein erlangt, ist für den Anthropologen kein psychophysisches Problem [...], sondern [...] ein existenzielles Problem« (FEW: 119) verwendet, anderseits dagegen die Ausdrücke »wir in der Psychopathologie« (145) oder »wir als Psychiater« (FEW: 150) gebraucht, dann präsentiert er sich als wissenschaftlicher bzw. disziplinärer Grenzgänger, der als solcher – um mit den Worten des textinternen Ich zu reden – eine ›Doppelexistenz‹ resp. ein ›doppeltes Dasein‹ führt.

Das bisherige Bildnis wird nun im Rahmen des ungewöhnlichen dritten Hauptkapitels »B. Daseinsanalyse und Psychoanalyse« um weitere entscheidende Komponenten erweitert. Um dies zu bewerkstelligen, bedient sich der Erzähler hier eines sehr eleganten selbstdarstellerischen Winkelzuges, welcher an die eingangs zitierten *Erinnerungen* denken lässt: Indem er Freud eine ganz bestimmte Rolle zuweist, gelingt es ihm, sich selbst in einem vorteilhaften Licht erstrahlen zu lassen. In dieser Hinsicht von Bedeutung ist zunächst einmal der Eingang des besagten Hauptkapitels. Während das textinterne Ich vorerst ausschließlich von der »Psychoanalyse« spricht, richtet es den Fokus wenig später zugleich auf den Menschen ›hinter der Wissenschaft‹:

> *Jene Bevorzugung [die der Psychoanalyse für die ätherische Welt; Anm. S.H.] hat ihren Grund darin, daß das Wünschen (das »Lustprinzip«) die eigentliche Bedeutungsrichtung ist, in die* Freud *den Menschen einspannt. Das hängt wieder auf engste zusammen mit* Freuds *Anthropologie, d.h. mit seiner* Idee *vom Menschen. Während die Daseinsanalyse mit keiner anderen Betrachtung an das menschliche Dasein herantritt als mit der unbestreitbaren Feststellung, daß der Mensch in der Welt ist, Welt hat und sich zugleich über die Welt hinaus sehnt, tritt* Freud *an den Menschen heran mit der (sensualistisch-hedonistischen) Idee vom Naturmenschen, dem homo natura, wie sie in meinem Wiener Festvortrag dargestellt wurde (FEW: 154).*

De facto lässt es der Erzähler dabei aber nicht bewenden, denn er setzt seine Ausführungen in der folgenden Weise fort:

> *Der derart rekonstruierte Mensch ist »im Grunde« ein getriebenes oder Triebwesen, seine Natur ist Triebhaftigkeit. Wenn es sich dabei in erster Linie um libidinöse Triebhaftigkeit handelt, so deswegen, weil die Sexualität von* Freud *durchaus als die eigentliche geschichtsbildende* Macht *innerhalb der individuellen Lebensgeschichte betrachtet wird, ganz im Gegensatz zur Daseinsanalyse. Da die psychische Repräsentanz der Triebhaftigkeit im* Wunsch *gesehen wird, gelangt die ätherische Welt oder Wunschwelt zu ihrer einzigartigen Bedeutung in diesem Menschenbild, das, wie bekannt, schließlich so weit reduziert wird, bis es in das theoretische Schema eines »Apparates« psychischer Mechanismen aufgeht. In der Herausarbeitung der Funktionsweisen dieses Apparates, seiner phylogenetischen und ontogenetischen, unter dem Primat der Sexualität stehenden Naturgeschichte und seines Reagierens auf lebensgeschichtliche Um- und besonders Mitweltfaktoren erblicke ich mit* Freud *selbst die eigentliche Leistung der Psychoanalyse, ihre eigentliche Genialität, die aber, wie die meisten genialen Leistungen, nur so lange wissenschaftlich fruchtbar ist, als sie in ihrer Einseitigkeit erkannt und gewürdigt wird (FEW: 154f.).*

Tatsächlich hat das textinterne Ich seinen Diskurs aber noch immer nicht zum Abschluss gebracht, wovon der Ausgang des dritten Hauptkapitels beredtes Zeugnis ablegt. So kann im Hinblick auf die nachstehende Äußerung gewissermaßen von einem nachgereichten Finale gesprochen werden: »Da *Freud* sein

Menschenbild von der Neurose hergenommen, sein eigenes vorbildliches Sein dabei völlig außer acht lassend, mußte sich sein Blick, ohnedies der Blick des Naturforschers, notwendigerweise auf das unausweichliche Seinmüssen richten« (FEW: 169). Wie die vorstehenden Auszüge deutlich gemacht haben dürften, weist der Erzähler Freud kurzerhand die Rolle des Laureaten zu, hingegen er selbst den Part des durchaus kritischen Laudators übernimmt. Und auf diese Weise kann er seinem Selbstporträt gleich eine ganze Reihe von Pinselstrichen hinzufügen: Erstens führt er sich als ein Gelehrter vor, der Freuds Denkweise und damit zugleich die Genese von dessen gesamtem Lebenswerk von Grund auf zu durchleuchten vermag; mit dem eingeschobenen kurzen Hinweis auf »meine[n] Wiener Festvortrag« kann er sich überdies als anerkannte Persönlichkeit in Szene setzen, wird doch in aller Regel nicht jedermann mit einer solch ehrenvollen Aufgabe betraut. Zweitens präsentiert er sich insofern als integrer ›homo scientificus‹, als er sich nicht davor scheut, die wissenschaftliche Leistung eines anderen coram publico mit dem Attribut »Genialität« zu versehen und diesem postum ein »vorbildliches Sein« zu bescheinigen. Wenn er Freuds Menschenbild – und folglich auch dessen Theorie – als höchst reduktionistisch entlarven zu können meint und es auf diese Weise in eine Aura der Antiquiertheit hüllt, dann weist er drittens auf die angeblich ungemeine Progressivität seines eigenen Menschenbildes hin.

Das vierte Hauptkapitel erweist sich in selbstdarstellerischer Hinsicht schließlich als eine Art Exposition für das »Schlusswort«. Während sich das textinterne Ich innerhalb dieses vierten Teils seiner Krankengeschichte nämlich darauf beschränkt, zahlreiche kleine Fingerzeige wie »Oft richtete sich bei meinen eigenen Fällen« (FEW: 182), »wie ich sie auch bei meinen eigenen Kranken häufig beobachten konnte« (FEW: 206) oder »Ich weiß aus Erfahrung« (FEW: 207) zu geben, setzt es im Rahmen des »Schlussworts« tatsächlich zu einer autobiografischen Schilderung an, deren Eingangsworte wie folgt lauten:

> *Schon seit Beginn meiner psychiatrischen Tätigkeit an der hiesigen Anstalt war es mir unmöglich, mit den drei Hauptformen der Schizophrenie diagnostisch auszukommen; auch die Einführung der vierten Form, der Dementia praecox simplex, schien mir anfangs zur Einordnung und Einteilung meiner Fälle nicht zu genügen. Es schien mir unerläßlich, eine Anzahl durchaus nicht selten zur Beobachtung gelangender Fälle [...] unter einer besonderen Rubrik unterzubringen, der Rubrik der* polymorphen Form *der Schizophrenie. Ich sah jedoch bald ein, daß diese Fälle rein klinisch doch der Schizophrenia simplex zuzurechnen seien (FEW: 208f.).*

Auch wenn der Erzähler darauf verzichtet, seine genaue Position innerhalb der »hiesigen Anstalt« expressis verbis anzugeben, setzt er den Rezipienten mit allem Nachdruck darüber in Kenntnis, dass er auf eine sehr lange Laufbahn als psychiatrischer Kliniker zurückblicken kann und folglich eine überaus reichhaltige diagnostische Erfahrung sammeln konnte – späterhin geht er im Zuge seiner Rückschau gar dazu über, Zahlen sprechen zu lassen: »Bei strenger Fassung des Begriffs dieser polymorphen Form [...] machen diese Fälle unter meinen Schizophrenen ca. 5% aus, bei weiterer Fassung [...] ca. 10%« (FEW: 209). Solcherart wird dem Bildnis im Ausgang der Krankengeschichte also eine weitere wesentliche Komponente hinzugefügt.

Zwar verzichtet das textinterne Ich auf eine initiale Erläuterung und enthält sich ebenso innerhalb des ersten Hauptkapitels jedweder Äußerung, wohl aber nutzt es allem voran die »*Einleitung*« des zweiten, um eingehender auf die sogenannte »Daseinsanalyse« zu sprechen zu kommen. Zunächst heißt es hier: »Sehen wir uns gar [...] genötigt, eine menschliche Individualität [...] auf ihr *gesamtes* Dasein hin zu analysieren, so muß die gesamte Lebensgeschichte so ausführlich wie nur immer möglich vor uns ausgebreitet liegen« (FEW: 106). Damit ist also sozusagen der erste methodische Schritt zur Durchführung einer Daseinsanalyse aufgezeigt – und indirekt auch die Frage beantwortet, weshalb es sich für seine Krankengeschichte eine überwiegend fixierte Patientin auserkoren hat. Was den zweiten Schritt anbelangt, so »lassen wir jetzt alle Urteile *über* die betr. Individualität [...], vor allem auch unsere eigenen, soweit wie immer möglich aus dem Spiel, um unbeirrt von ihnen den Blick auf die *Daseinsformen* zu richten, in denen die betr. Individualität in der Welt ist« (FEW: 106). Mit vorstehender Explikation wird die daseinsanalytische Methode zweifelsohne als eine vorurteilslose, nicht-theoriegeleitete Methode charakterisiert, die sich durch absolute Objektivität auszeichnet. Nichtsdestoweniger sieht sich der Erzähler aber augenscheinlich dazu genötigt, den von ihm verwendeten Terminus »*Daseinsformen*« unter Verweis auf zwei frühere Schriften zu konkretisieren, denn er spricht wenig später von »Formen des In-der-Welt-Seins und Über-die-Welt-hinaus-Seins« (FEW: 106). Genauer betreffen diese Formen »in gestalthafter, nur phänomenologisch zu gliedernder Einheit der *Welt*, ›in‹ der ein faktisches Dasein als dieses ›lebt‹«, dreierlei, nämlich »die Formen des *In*-Seins in der jeweiligen Welt, des diesem In-Sein entsprechenden *Selbst* und der über die endliche Welt hinaus seienden, in *Heimat* und *Ewigkeit* geborgenen, liebenden *Wirheit*« (FEW: 106). Da er ausdrücklich auf den rein »phänomenologisch[en]« Charakter der von ihm postulierten ›Daseinsformentrias‹ hinweist, scheint die daseinsanalytische Methode also nach wie vor über den Verdacht der Theorieabhängigkeit erhaben. Und was nun wiederum das praktische Prozedere angeht, so lässt das textinterne Ich den Rezipienten mit Blick auf das konkrete Beispiel Ellen West wissen, dass »wir das Problem der Daseinsformen [...] von den Formen der Welt aus [aufrollen], in der sie ›lebt‹« – und da »Welt immer nicht nur das

Was bedeutet, in dem ein Dasein existiert, sondern zugleich das Wie und Wer seines Existierens, ergeben sich die Formen des Wie und Wer, des Inseins und Selbstseins, aus der Charakterisierung der jeweiligen Welten ›ganz von selbst‹« (FEW: 106). Nach Aussage des Erzählers ist die daseinsanalytische Methode also insofern über jeden epistemologischen Zweifel erhaben, als durch ihre Anwendung ein »Dasein« unweigerlich erschlossen bzw. erkannt werden *muss*. Nachdem er anschließend noch in aller Kürze auf den Terminus »Welt« eingeht und diesen in die Trias »Um-, Mit- und Eigenwelt« (FEW: 106) teilt, hebt er zu guter Letzt zu seinem großen aufklärerischen Finale an:

> *Daseinsanalyse darf nicht verwechselt werden mit der Daseinsanalytik im Sinne* Heideggers; *die erstere ist eine ontisch-anthropologische, an faktischem menschlichem Dasein durchgeführte phänomenologische Hermeneutik, die letztere eine ontologische, auf das als Dasein verstandene Sein gerichtete phänomenologische Hermeneutik. Die Ähnlichkeit des Ausdrucks rechtfertigt sich dadurch, daß die anthropologische oder Daseinsanalyse sich durchweg auf die von der Daseinsanalytik erstmals herausgearbeitete Struktur des Daseins als In-der-Welt-Sein stützt, sich also hinsichtlich ihrer wissenschaftlichen Struktur und ihrer Methode allen Ernstes die »neuen Anstöße« zunutze macht, die aus der ontologischen Problematik entspringen (FEW: 107).*

Indem das textinterne Ich die »Daseinsanalyse« von der Heidegger'schen »Daseinsanalytik« abgrenzt, liefert es dem Rezipienten zunächst noch einmal eine mehr oder weniger klare Definition: Offensichtlich möchte es die Erstere als eine pragmatisch-empirische, die letztere hingegen als abstrakt-spekulative Auslegungsmethode von Erscheinungen verstanden wissen. Doch damit ist es nicht genug, denn es preist die »Daseinsanalyse« ferner als eine neuartige szientifische Disziplin und Technik an, welche die von der »Daseinsanalytik« jüngst aufgeworfene »*ontologische* Problematik« ernst nimmt und deren angebotenen Lösungsversuche für ihre praktisch-anthropologischen Zwecke in innovativer Weise aufgreift. Hierdurch fügt der Erzähler seinem sich im Laufe seiner Ausführungen sukzessive zu einem exzeptionellen Wissenschaftlerporträt verdichtenden Selbstbild bereits zu Beginn des zweiten Hauptkapitels den Pinselstrich einer beeindruckenden, weil ›höchst progressiven‹ Wissenspotenz hinzu.

Tatsächlich zeigt das textinterne Ich mit Blick auf sein – ob der progressistischen daseinsanalytischen Methode angeblich geradezu zum Erfolg verurteiltes – Unterfangen, die sich ›wandelnde Daseinsgestalt‹ seiner verstorbenen Patientin anhand des ihm vorliegenden, »sich über 17 Jahre hinstreckenden Beobachtungsmaterials« in Eigeninitiative zu durch*schauen*, wenig Schwierigkeiten. Bereits der Beginn des ersten Unterkapitels des zweiten Hauptkapitels mag hierfür als Exempel dienen. So weiß es die mit neun Monaten einsetzende Milchverweigerung seiner Kranken wie folgt zu erhellen: »Es handelt sich hier um eine Eigenart der ›sinnlichen Kommunikation‹, und zwar nicht etwa im Sinne eines ›Reflexes‹, sondern eines ›Verhaltens zur Welt‹. Auch in der sinnlichen Kommunikation leben wir als uns mit der Umwelt Einigende oder Trennende« (FEW: 107). Und wenig später ist denn auch explizit von »dieser *um*weltlichen Opposition« (FEW: 107) die Rede. Zweifelsohne trägt der Erzähler seine Worte nicht nur mit dem Gestus der Belehrung, sondern auch mit jenem der epistemischen Omnipotenz vor – und diese Haltung der Allwissenheit hält er den gesamten »B. Daseinsanalyse« betitelten Teil seiner Krankengeschichte hindurch aufrecht. Wie bereits durchgeschimmert sein dürfte, lässt er es damit aber nicht genug sein, denn er bedient sich überdies unterschiedlichster Techniken, um seine durchaus anfechtbare ›philosophisierte‹ Seelengeschichte plausibel erscheinen zu lassen. Während im Hinblick auf *Die Kunst, eine Lebens- und Krankengeschichte zu lesen* allerdings unter weitgehender Vernachlässigung der Reihenfolge zwischen kontinuierlich zum Einsatz gebrachten und eher sporadisch verwendeten Plausibilisierungstechniken differenziert werden konnte, ist es in Bezug auf das Binswanger'sche Gattungsexemplar unerlässlich, ähnlich wie im Falle des »Bruchstücks« das Augenmerk vermehrt auf die Chronologie ihres Gebrauchs zu richten.

Zunächst sei ein kurzer Blick auf das »I. Die Abstammung« überschriebene Unterkapitel des ersten Teils der Krankengeschichte geworfen, welches bekanntlich die initiale Stellung des gesamten Textes einnimmt. Mit Rücksicht auf den Habitus des textinternen Ich entpuppt sich dieses interessanterweise als das genaue Gegenstück zu dem die ›philosophisierte‹ Seelengeschichte offerierenden zweiten Teil. Wenn es sich darin nämlich zahlreicher Formulierungen wie »Der 66 Jahre alte *Vater* wird [...] geschildert«, »Der *Vater des Vaters* soll [...] gewesen sein«, »Die Mutter dieser Frau, also eine *Urgroßmutter der Patientin väterlicherseits*, soll [...] gewesen sein« oder »Die *Mutter* von Ellen West [...] soll [...] sein« (FEW: 73f.) bedient, dann gibt es seinen erzählerischen Einstand, indem es in geradezu ostentativer Manier die Rolle des Allwissenden resp. Wahrheitsbürgen ablehnt. Auf diese Weise sendet es zu Anfang seiner Ausführungen ein wirkungsmächtiges Signal der Besonnenheit.

Was wiederum die nächsten drei Unterkapitel betrifft, so wird das Augenmerk des Rezipienten zwangsläufig auf jene kontinuierlich eingeschalteten Passagen gelenkt, welche durch Anführungszeichen als Zitate kenntlich gemacht sind. Zwar finden sich in nicht wenigen Fällen Quellenangaben wie »Aus dem Tagebuch: [...]« (FEW: 79), »Ihr altes Kindermädchen bemerkt schon jetzt [...]« (FEW: 82), »Nach Abschluß dieses Wintersemesters heißt es in einem Gedicht, betitelt Frühlingsstimmungen: [...]« (FEW: 82), »Ein andermal schreibt Ellen dem Mann: [...]« (FEW: 87) oder »Der erste Analytiker nennt [...] ihr Verhalten

[...]« (FEW: 103). Gleichwohl entsteht während der Lektüre unweigerlich der Eindruck, als handele es sich um unmittelbare Äußerungen Ellen Wests und ihres Umfelds zum Berichteten, ja sogar, als seien sie die eigentlichen Berichterstatter. Dass es aber naturgemäß kein anderer als der Erzähler ist, dem in der Position des selektierenden Zensors die Entscheidung darüber obliegt, wer was in welchem Moment ›mitteilen‹ darf, wird hier durch den Umstand seiner weithin durchgehaltenen Hintergrundstellung verschleiert. So kann er den Rezipienten im Zuge seiner geschickten Kompilation gewissermaßen inkognito auf seine unmittelbar im Anschluss dargebotene »Daseinsanalyse« einstimmen.

Innerhalb der ›philosophisierten‹ Seelengeschichte selbst kommen nun verschiedenste Plausibilisierungstechniken zum Einsatz, die allerdings mitunter auf sehr komplexe Weise ineinander verwoben sind und von daher nicht im Einzelnen besprochen werden können. So mag ein Textauszug aus dem »I. Welt« überschriebenen Unterkapitel, innerhalb dessen sich das textinterne Ich einer überschaubaren Anzahl an Verfahren bedient, als Exempel genügen. Nachdem es sich eingehender über Ellen Wests »›Drang‹ nach *sozialer* Betätigung« ausgelassen hat, fährt es in der folgenden Weise fort:

In der Praxis, im alltäglichen, vor- und außerberuflichen (familiären, kameradschaftlichen, spielenden, sportlichen) und beruflichen Handeln richtet sich das Dasein auf der Erde ein, *schafft es sich seinen »Lebensraum«, seine Ausrichtungsmöglichkeiten und ineins damit sein »praktisches Selbst«. »Werden wir durchs Praktische doch unseres eigenen Daseins erst recht gewiß«, lesen wir schon in den »Bekenntnissen einer schönen Seele«. Wer mit beiden Füßen fest auf der Erde steht, weiß, wo er steht, wohin er geht und wer er selbst (»im praktischen Leben«) ist. Ein solches Stehen, Gehen und Wissen nennen wir Schreiten, nämlich ein um sich selbst, seinen Standpunkt und sein Ziel wissendes »Wandern von einem Ort zum andern«. Wir haben dieses Schreiten mit einem alten philosophischen Fachausdruck als die diskursive Grundform des Daseins bezeichnet und analysiert.*

Im Dasein Ellen Wests erfährt diese Grundform bedeutsame Abwandlungen. Das Dasein steht hier nicht »mit beiden Füßen auf der Erde«, d.h. weder sein Selbststand noch seine Ausrichtungsmöglichkeiten vermögen Wurzeln zu fassen in der Praxis. Das Dasein bewegt sich hier nur mühsam, ja krampfhaft auf der Erde; das Auf-der-Erde-Stehen wird ihm dauernd streitig gemacht durch ein Schweben und Fliegen in der Luft und ein Eingeschlossensein in und unter der Erde. Diese beiden Ausrichtungsmöglichkeiten oder Richtungen des Daseins und die in ihnen erschlossenen Welten liegen klar zutage in Ellens Gedichten, Tagebuchnotizen, Briefen und mündlichen Äußerungen (FEW: 111f.).

Aus diesem wie selbstverständlich mit allgemeinen Erläuterungen einsetzenden Passus lassen sich zumindest drei unterschiedliche Plausibilisierungstechniken herausdestillieren, die in solcher oder auch anderer Weise die gesamte ›philosophisierte‹ Seelengeschichte hindurch Verwendung finden:

Erstens rekurriert der Erzähler zum Zwecke der Abschwächung seines auktorialen Gestus auf eine allgemein anerkannte (Wissens-)Autorität; wenn er hier wohl nicht von ungefähr aus dem sechsten Buch jenes Werkes zitiert, das für gewöhnlich als bedeutendstes und prägendes Paradigma des Bildungsromans gilt, nämlich *Wilhelm Meisters Lehrjahre* (1795/96), so beruft er sich in diesem Falle auf niemand anderen als Goethe. Aufgrund dieser durchaus geschickten Vorbereitung ist der Rezipient dazu geneigt, über seinen nächsten Schritt hinwegzusehen. Obgleich er innerhalb der »*Einleitung*« des zweiten Hauptkapitels bekanntlich mit allem Nachdruck auf die Theorie*ferne* der daseinsanalytischen Methode hinweist, macht er den Rezipienten zweitens mit einem an anderer Stelle eingehender erörterten Theorem (»*Schreiten*« als »*diskursive Grundform*«) vertraut. Dieses nun bildet die Basis für seinen anschließend ganz konkret im Hinblick auf Ellen West erhobenen Wissensanspruch (»Im Dasein Ellen Wests erfährt diese Grundform bedeutsame Abwandlungen« usw.), wobei er sich hierbei aus guten Gründen einer höchst bildhaften, die Imagination des Rezipienten anregenden Sprache bedient (»krampfhaft *auf der Erde*«, »*Schweben* und *Fliegen in der Luft* und *ein Eingeschlossensein in* und *unter der Erde*«). So wird der soeben formulierte Wissensanspruch drittens – und dies wundert angesichts der vorherigen Charakterisierung der daseinsanalytischen Methode als einer ›ontisch-anthropologisch-*phänomenologischen* Hermeneutik‹ wenig – mit einem Hinweis auf die im wahrsten Sinne des Wortes augenscheinliche Evidenz (»liegen klar zutage«) der Ellen'schen ›Selbstzeugnisse‹ verbunden. Und weil er diese innerhalb seines »Berichts« so sorgfältig zusammengestellt, um nicht zu sagen arrangiert hat, geht er im Zuge seiner weiteren Ausführungen gar dazu über, den Rezipienten durch Angabe der jeweiligen Seitenzahl in schöner Regelmäßigkeit zum eigenen Nachlesen einzuladen.

Maßgebliche Plausibilisierungsarbeit leistet das textinterne Ich aber nicht nur vor und während, sondern vor allem auch im Anschluss an seine Präsentation der »Daseinsgestalt Ellen West«, wovon insbesondere das bemerkenswerte dritte Hauptkapitel beredtes Zeugnis ablegt. Darin nämlich wird die innerhalb des Adler'schen Gattungsexemplars mehrfach angewandte Technik, die ›klassische‹ Psychoanalyse zu problematisieren, kurzerhand zum umfassenden Prinzip erhoben. Zwar schützt der Erzähler eingangs vor, lediglich das »Verhältnis von Daseinsanalyse und Psychoanalyse in unserm speziellen Fall« (FEW: 155) klären zu wollen, doch hierbei handelt es sich – wie es sich schon im Zuge seiner bezeichnenden Laudatio auf Freud ankündigt – um eine eher euphemistische Beschreibung des tatsächlichen Sachverhalts. Verdeutlicht sei dies anhand eines Beispiels, das sich gleich zu Beginn der Ausführungen findet. Das textinterne Ich schickt sich an, näher auf die »beiden psychoanalytischen Gleichungen A: *schlank = höherer geistiger* (weicher, blonder, arischer) *Typus, dick = bürgerlich-jüdischer Typus*« (FEW: 155) einzugehen, indem es Folgendes verlauten lässt:

> [D]iese Gleichungen [sind] nicht zu verstehen aus einer direkten Beziehung der beiden Seiten zueinander, sondern nur aus der Gemeinsamkeit der Welten, denen beide Glieder der Gleichung zugehören, und zwar aus ihrer Zugehörigkeit zur ätherischen Welt in der ersten, zur Gruftwelt in der zweiten Gleichung. Wir dürfen daher nicht etwa sagen, schlank »bedeute« den höheren, dick den jüdischen Typus. Die Daseinsanalyse zeigt, daß hier kein einseitiges Bedeutungs- oder symbolisches Verhältnis von einem Glied der Gleichung zum andern vorliegt, sondern eine beiden Gliedern aufgrund ihrer Zugehörigkeit zu derselben weltlichen Bedeutsamkeit zukommende gemeinsame Bedeutung, die Bedeutung des leichten Ätherischen in der ersten, die des schweren Bedrückenden in der zweiten Gleichung (FEW: 155f.).

De facto lässt es der Erzähler aber mitnichten damit genug sein, der ›falschen‹ psychoanalytischen die ›richtige‹ daseinsanalytische Lesart der beiden – sich auf das Individuum Ellen West beziehenden – Gleichungen gegenüberzustellen. So macht er sich nämlich sogleich daran, darzulegen, worauf sich das differente Verständnis gründet:

> Nur wenn man im Menschsein von vornherein ein Primat der Sensationen oder »Empfindungen« voraussetzt, kann es hier zu einer »symbolischen« Beziehung zwischen den einzelnen Gliedern der Gleichung als solchen kommen. Die Daseinsanalyse weiß aber nichts von einem solchen, einer rein philosophischen und psychologischen Theorie zuliebe hypothetisch angenommenen Primat, wie ihr Empfindungen überhaupt nichts Erstes und nichts Letztes sind. Für sie stehen die Ablehnung der Mitwelt und die Ablehnung der Dickheit auf derselben Ebene »nebeneinander« (FEW: 156).

Ganz offenkundig sucht das textinterne Ich also zum Ausdruck zu bringen, dass die psychoanalytische Lesart der beiden Gleichungen als das Resultat einseitig voreingenommenen, theoriegeleiteten Denkens erachtet werden muss, hingegen die daseinsanalytische Lesart als das Ergebnis eines absolut vorurteilslosen, neutralen Standpunktes gewertet werden darf. Freilich ist die eine wie die andere rein spekulativer Natur, wie sich ja auch die Gleichungen selbst als höchst fragwürdige Bildungen erweisen.[561] Da dem Rezipienten jedoch auf findige Weise die angebliche Entscheidung zwischen ›psychoanalytisch = hypothetisch = falsch‹ und ›daseinsanalytisch = sachlich = richtig‹ aufoktroyiert wird, ist dieser dennoch

---

561 Zur Geschichte des Stereotyps ›dick = jüdisch‹ siehe Gilman, Sander L.: »Obesity, the Jews and psychoanalysis: on shaping the category of obesity«. In: *History of Psychiatry* 17 (2006). H. 1: 55–66.

dazu geneigt, dem Erzähler zuzustimmen und dessen Wissensanspruch als unabwendbar anzuerkennen.

Tatsächlich lässt das textinterne Ich aber auch in der Folge keine Gelegenheit aus, um den Antagonismus zwischen der ›tendenziösen Psychoanalyse‹ und der ›objektiven Daseinsanalyse‹ herauszustellen, wovon unter anderem die folgenden Passagen zeugen:

> *Nur wenn man das Menschsein unter dem Primat der Sexualtheorie betrachtet, kann man zu einer solchen Deutung gelangen. Die Daseinsanalyse geht aber nicht mit einer Theorie an das Menschsein heran, sondern betrachtet es »theoretisch« vorurteilslos«* (FEW: 161).
>
> *Beide Behauptungen, die von der symbolischen Bedeutung wie die von der infantilen Sexualtheorie, sind ja nur möglich, wo die Libido als der Grundzug und Motor des Daseins hypothetisch angenommen wird. Die Daseinsanalyse lässt sich aber nicht auf Hypothesen ein* (FEW: 166).
>
> *Folgt man dieser Methode [der der Traumdeutung; Anm. S.H.], so konstruiert man »hinter« der bewußten Persönlichkeit eine »unbewußte« zweite* Person, *was daseinsanalytisch sicher nicht erlaubt ist«* (FEW: 167).

Auf der einen Seite sind periodische Einstreuungen dieser Art in hervorragender Weise dazu prädestiniert, die zuvor dargebotene ›philosophisierte‹ Seelengeschichte Ellen Wests plausibel erscheinen zu lassen. Auf der anderen Seite werfen sie zugleich Licht auf die grundlegende Funktion der gesamten Abhandlung. So lässt der Erzähler den Rezipienten schließlich mit schöner Regelmäßigkeit wissen, dass »diese beiden so heterogenen wissenschaftlichen Bestrebungen« angeblich gerade bezüglich ihres epistemologischen Status nicht verschiedenartiger sein könnten.

Innerhalb des »D. Psychopathologisch-klinische Analyse« betitelten letzten Hauptkapitels der Krankengeschichte setzt das textinterne Ich schließlich seine Plausibilisierungsarbeit fort, wobei sich in dieser Hinsicht dessen prologartiger Eingang als besonders bedeutsam erweist. Anstatt sich nämlich sogleich »den rein klinischen Problemen« zuzuwenden, nimmt es sich hier die wirkungsmächtige Freiheit heraus, die ›philosophisierte‹ Seelengeschichte resp. »*das Ergebnis der daseinsanalytischen Interpretation*« (FEW: 169) einer Rekapitulation zu unterziehen. So setzt sein für den Rezipienten eher unverhofft kommendes Resümee, innerhalb dessen es sich von Neuem einer höchst bildhaften Sprache bedient, wie folgt ein:

> *Die daseinsanalytische Erfassung unseres Falles gipfelte in der Feststellung, daß wir es mit einer Daseinsgestalt zu tun haben, deren Welt immer mehr die Form der Leere oder des Loches annimmt und deren gesamte Daseinsform nur beschrieben werden kann als ein Leer- oder Lochsein (FEW: 169).*

Nur weil der Erzähler seine Worte mit dem Gestus der absoluten Gewissheit vorträgt, wird der etwas überrumpelte Rezipient dahin gelenkt, etwaige eigene Zweifel zurückzuhalten und den Wissensanspruch, der nicht weniger als die Gesamtkonstruktion von Ellens »Daseinsgestalt« tangiert, als rechtmäßig zu akzeptieren. Um die Wirkungsmacht seiner Zusammen*schau* aber noch einmal deutlich zu potenzieren, fügt er dieser noch eine aufschlussreiche Abschlussbemerkung hinzu:

> *Lassen wir das Ergebnis der Daseinsanalyse an unserem Auge vorüberziehen, so wird ohne weiteres ersichtlich, wie radikal der* Reduktionsprozeß *ist, dessen sich die naturwissenschaftlich-klinische Methode bedienen muß, um an Stelle des Gesamtphänomens einer solchen existenziellen Umwandlung von einem* Krankheitsprozeß *sprechen und denselben auf den »Organismus« und den Bau und die Funktionsweisen des Gehirns projizieren zu können (FEW: 171).*

Offenkundig plausibilisiert das textinterne Ich seine Darbietung »des Gesamtphänomens einer solchen existenziellen Umwandlung«, indem es »die naturwissenschaftlich-klinische Methode« ganz im Gegensatz zu der daseinsanalytischen als eine höchst reduktionistische, also den komplexen Zusammenhängen mitnichten gerecht werdende wissenschaftliche Vorgehensweise aburteilt.

Nach diesem Fingerzeig nimmt es dann auch wenig wunder, wenn sich der Erzähler noch im Rahmen des ›Prologs‹ eingehender »über die *Psychopathologie* und ihr Verhältnis zur *Daseinsanalyse*« äußert:

> *Wie die Schulpsychologie, so steht auch die Psychopathologie der Daseinsanalyse insofern diametral gegenüber, als beide die Existenz vergegenständlichen und zu einem unpersönlichen vorhandenen Etwas, genannt Psyche, machen. Damit verfehlen aber beide von Anfang an den Logos der Psyche im Ursinne dieses Wortes vollständig. [...] Wie wir gerade aus der Darstellung des Falles Ellen West sehen, handelt es sich hier um eine ungeheure Vereinfachung, Umdeutung und Reduzierung des menschlichen Daseins auf die Kategorien der Naturwissenschaft. All dies nimmt die Psychopathologie aber in Kauf, um den »Anschluß« an die Biologie zu finden, die wie gesagt allein den Begriff der Krankheit im medizinischen Sinne und die Möglichkeit einer medizinischen Diagnose und kausalen Therapie verbürgt (FEW: 172).*

Unmittelbar bevor es sich eigens der »psychopathologisch-klinischen Aufgabe« (FEW: 173) zuwendet, wird der Rezipient noch einmal ganz ausdrücklich darauf aufmerksam gemacht, dass die im nächsten Streckenabschnitt der Krankengeschichte zum Einsatz kommende Vorgehensweise der im Rahmen des zweiten Teilstücks verwendeten daseinsanalytischen Methode in erkenntnistheoretischer Hinsicht angeblich vollkommen unterlegen ist. Macht doch einzig der von der »medizinischen *Diagnose*« abhängige therapeutische Aspekt ihren Gebrauch unentbehrlich. Und wie angeklungen, lässt der Erzähler auch innerhalb seiner sich anschließenden Darbietung nur wenige Gelegenheiten aus, um von Neuem an die ›diametrale Gegenüberstellung‹ von Daseinsanalyse und Psychopathologie zu erinnern.

Als Resultat der vorausgehenden Betrachtung des Erzählers der Binswanger'schen Krankengeschichte aus dem Jahre 1944/45 darf Folgendes konstatiert werden: Sowohl in Bezug auf seine deutlich erkennbare Präsenz als individuelle Persönlichkeit als auch hinsichtlich seiner illustrierten epistemischen Fähigkeiten erinnert das sich sukzessive als außergewöhnlicher Grenzgänger zwischen der psychopathologischen und der anthropologischen ›Welt‹ zu erkennen gebende textinterne Ich an dasjenige des »Bruchstücks« wie auch jenes der Adler'schen Krankengeschichte. Wie diese weiß es in außerordentlicher Weise über das Innenleben oder besser die »Daseinsgestalt« seiner vorzugsweise fixierten Kranken Bescheid, wobei es seinen empirisch unmöglichen Tiefblick durch seine angeblich streng objektive daseinsanalytische Methode legitimiert. Da es vor, während und nach der Darbietung seiner ›philosophisierten‹ Seelengeschichte zudem vielfältige Plausibilisierungsarbeit leistet, ist es ihnen im Gegensatz zu den Erzählern der Gattungsexemplare des *Jahrbuchs* aber auch noch in anderer Hinsicht ebenbürtig.

6.4 Der ideale Leser oder ein Identifikationsangebot, das der Rezipient (fast) nicht ablehnen kann

Tatsächlich zeigt der »Fall Ellen West« aber auch in Bezug auf einen weiteren Gesichtspunkt eine besonders enge Verwandtschaft mit den Krankengeschichten um Dora und Klarerl. So ist ihm nämlich in markanterer Weise als den Gattungsexemplaren des *Jahrbuchs* ein idealer Leser eingeschrieben. Tatsächlich verzichtet das textinterne Ich darauf, seinem Wunschrezipienten weitere Lesertypen an die Seite zu stellen. Stattdessen lässt es im Zuge seiner Ausführungen aber ein umso vorteilhafteres Porträt seines idealen Leser entstehen, sodass nicht nur von einem Leserrollenangebot, sondern darüber hinaus auch von einer für den außertextlichen realen Rezipienten überaus attraktiven Identifikationsofferte gesprochen werden kann.

Was bereits in Bezug auf den Erzähler festgestellt werden konnte, darf in noch stärkerem Maße für den idealen Leser gelten: Dessen Bild bleibt über weite Strecken, nämlich den ganzen ersten Streckenabschnitt der Krankengeschichte hindurch, vollkommen verschwommen und gewinnt erst im Rahmen des zweiten Hauptkapitels langsam an Konturen. Von entscheidender Bedeutung in dieser Hinsicht ist zunächst einmal die »*Einleitung*«, wobei den eigentlichen Ausgangspunkt eine Bemerkung des textinternen Ich bildet, die bereits weiter oben in Auszügen aufgeführt wurde und im Folgenden vollständig wiedergegeben sei:

> *Im Gegensatz aber zur Herausarbeitung der Rufgestalt einer Individualität in historisch-wissenschaftlicher Perspektive, lassen wir jetzt alle Urteile* über *die betr. Individualität, mögen sie nun vom moralischen, ästhetischen, sozialen, medizinischen oder sonst einem Stand- oder Gesichtspunkt aus erfolgen, vor allem auch unsere eigenen, soweit wie immer möglich aus dem Spiel, um unbeirrt von ihnen den Blick auf die* Daseinsformen *zu richten, in denen die betr. Individualität in der Welt ist (FEW: 106).*

Auf den allerersten Blick hat es den Anschein, als bezöge sich der Erzähler mit den vorstehenden Worten lediglich auf die von ihm auf den Weg gebrachte daseinsanalytische Methode. De facto sagen sie aber noch viel mehr, denn im Endeffekt äußert er sich ebenfalls zu seinem Wunschrezipienten. Anders als der in Vorurteilen unterschiedlichster Couleur gefangene Durchschnittsmensch gehört der ideale Leser nämlich zu der sicherlich eher überschaubaren Gruppe derer, die im Angesicht einer konkreten »Individualität« dazu in der Lage sind, sich über sich selbst zu erheben und denen es auf diese Weise gelingt, ihr eigenes Wertesystem bzw. Menschenbild von einem Moment auf den anderen nahezu in Gänze zu verwerfen. Dies bedeutet nun aber keineswegs, dass er nicht über ein ganz spezielles Vorwissen verfügen sollte:

> *Wo wir von Daseinsformen sprechen, sprechen wir von Formen des In-der-Welt-Seins und Über-die-Welt-hinaus-Seins, wie wir sie schon in den Studien über Ideenflucht im Auge gehabt und in der Schrift über Grundformen und Erkenntnis menschlichen Daseins systematisch herausgearbeitet haben (FEW: 106).*

Wie sich dieser noch im selben Atemzug hervorgebrachten Äußerung entnehmen lässt, hat der fiktive ideale Leser bereits im Vorfeld beide genannten Werke zur Hand genommen und diese einer aufmerksamen Lektüre unterzogen. Und wenn das textinterne Ich schließlich im Ausgang der »*Einleitung*« mit allem Nachdruck darauf hinweist, dass »Daseinsanalyse« bloß nicht »mit der Daseinsanalytik im Sinne *Heideggers* [verwechselt werden darf]« (FEW: 107), dann ist der Wunschrezipient zumindest bis zu einem gewissen Grad mit Heideggers Werk bzw. konkret mit dessen Abhandlung *Sein und Zeit* vertraut.

Innerhalb der Darstellung der ›philosophisierten‹ Seelengeschichte geschieht nun zweierlei: Auf der einen Seite wird dem bisher konstruierten Bildnis des idealen Lesers ein ganz neuer Pinselstrich hinzugefügt, auf der anderen Seite kann von einer noch klareren Herausarbeitung einzelner bereits angeschnittener Züge gesprochen werden. Was den ersten Punkt betrifft, so lässt der Erzähler keinerlei Zweifel darüber aufkommen, aus welchem Tätigkeitsbereich sich sein Zielpublikum speist. Durch Formulierungen der Art »Es wird zum besseren Verständnis der uns anvertrauten Kranken immer mehr unsere Aufgabe sein müssen« (FEW: 138), »Das bedeutet aber wieder nichts anderes, als was wir in der Psychopathologie [...] als ein Absinken von der ›geistigen‹ Höhe auf ein tieferes Niveau bezeichnen« (FEW: 145), »Was wir als Psychiater ›von außen‹ beurteilen und registrieren« (FEW: 150) oder »die Welt unserer Kranken« (FEW: 151, Fn. 46) äußert er sich schließlich nicht nur zu seiner eigenen Profession, sondern er weist überdies seinen Wunschrezipienten als Mitglied der psychiatrisch-psychopathologischen Berufsgemeinschaft und damit als einen Fachmann aus, der als solcher gewisse epistemische Voraussetzungen mitbringt.

Freilich wird der ideale Leser aber mitnichten – und damit sei näher auf den zweiten Punkt eingegangen – als ein einäugiger Spezialist im Sinne des sprichwörtlichen Fach*idioten* entworfen. Wenn das textinterne Ich nämlich Einschübe wie »lesen wir schon in den ›Bekenntnissen einer schönen Seele‹« (FEW: 112) oder »man denke an die Rede vom Leib als *Fessel* und *Kerker* der Seele in *Platons Phaidon*« (FEW: 117) gebraucht, so rekurriert es zwar einerseits zu Plausibilisierungszwecken auf anerkannte (Wissens-)Autoritäten. Andererseits charakterisiert es auf diese Weise aber zugleich seinen idealen Leser als einen regelrechten Bildungsmenschen, der nicht nur zufällig Heideggers *Sein und Zeit* zur Kenntnis genommen hat, sondern dessen nicht-fachliche Lektüre insgesamt als weitläufig bezeichnet werden darf.

Damit lässt es der Erzähler aber nicht genug sein, denn zu guter Letzt stellt er, und zwar ganz am Ende der ›philosophisierten‹ Seelengeschichte, auch noch ein weiteres innerhalb der »*Einleitung*« angerissenes Wesensmerkmal des Wunschrezipienten noch deutlicher heraus. Als er mit Rücksicht auf die »Daseinsgestalt« Ellen West auf den »duale[n] Modus« resp. die »Liebe« (FEW: 152) zu sprechen kommt, wendet er seine Aufmerksamkeit für einen kurzen Moment von der Kranken ab, indem er die folgende aufschlussreiche Bemerkung macht: »Aber schon dem Leser des Berichts muß Ellen West nicht nur als Objekt des Interesses gegenübergestanden, sondern auch als Du begegnet sein« (FEW: 153). Offenkundig gehört der ideale Leser also zur Gattung jener, die einem Patienten zwar in jedweder Hinsicht vorurteilslos, dafür aber mit einem Höchstmaß an aufrichtiger Zuneigung entgegengehen und die insofern dazu imstande sind, in diesem nicht nur ein »Objekt des Interesses«, sondern vor allem auch ein grundsätzlich liebenswertes Subjekt resp. Gegenüber zu erkennen.

Bereits im Zuge dieser sukzessiven Porträtierung wird dem realen Rezipienten durch den Gebrauch des Pluralis Auctoris in Formulierungen wie »Wiederum sehen wir einen Versuch der Harmonisierung [...] vor uns, [...] vor dem uns schwindelt« (FEW: 120), »wie wir sahen« (FEW: 125) oder »Wir wundern uns nicht mehr, wenn wir hören« (FEW: 127) signalisiert, dass das textinterne

Ich mit seinem Wunschrezipienten eine Allianz bildet, innerhalb derer ein unausgesprochenes rationales wie emotionales Einvernehmen hinsichtlich des Dargestellten herrscht. So wundert es denn auch wenig, wenn der ideale Leser fast durchweg deutliche Züge eines lernwilligen Lehrlings trägt. Dies spiegelt sich nicht nur in den im Eingang dieses Kapitels aufgeführten Worten des Erzählers, sondern auch in zahlreichen dozierenden Redewendungen der Art »Es ist von größtem Interesse und für unsere Untersuchung sehr wichtig, genau zu verfolgen« (FEW: 113), »Wichtig ist aber wiederum« (FEW: 123), »Daran erkennen wir« (FEW: 135), »Wenn wir von Zeitlichkeit sprechen, meinen wir *nicht*« (FEW: 140) oder »Vielmehr ist es der Sinn unseres Unternehmens« (FEW: 141) wider. Doch auch wenn der ideale Leser innerhalb dieses zweiten wie übrigens auch im Rahmen des dritten Streckenabschnitts der Krankengeschichte ausnahmslos in der Haltung des folgsam aufnehmenden Schülers verbleibt, darf er sich späterhin ebenfalls von einer ganz anderen Seite zeigen. Ein erstes Beispiel findet sich im Mittelteil des letzten, psychopathologisch-klinischen Hauptkapitels und steht mit der folgenden Bemerkung in Zusammenhang: »Wenn Ellen West also *nicht* an einer *Sucht* im *klinischen* Sinne leidet, so fällt ihre ›Lebensform‹ doch unter die psychopathologische Kategorie der *Süchtigkeit*« (FEW: 190). Tatsächlich lässt es das textinterne Ich aber nicht damit genug sein, seinen Wissensanspruch vorzubringen, denn es beruft sich sogleich auf »*v. Gebsattel*, der schon in einer früheren Arbeit […] grundlegende Betrachtungen über Süchtigkeit angestellt hat, um sie in seiner letzten Arbeit noch weiter auszubauen« (FEW: 190). Nachdem der Erzähler nun ausführlich aus besagter Studie zitiert, meldet er sich schließlich mit einer bemerkenswerten Äußerung zurück, mit welcher er das Thema »Süchtigkeit« dann auch ausklingen lässt: »Wer durch unsere eigenen Ausführungen sich noch nicht darüber klar geworden ist, daß die Daseinsform im Falle Ellen West alle Kennzeichen des ›süchtigen‹ In-der-Welt-seins zeigt, muß durch diese Schilderung überzeugt werden« (FEW: 191). Auf diese Weise wird dem realen Rezipienten angezeigt, dass der ideale Leser den erhobenen Wissensanspruch des textinternen Ich im ersten Moment nicht als einwandfrei anerkennen konnte, aber durch die Rekurrierung auf eine zweite Forschungsposition zu guter Letzt doch von seinem Zweifel befreit ist. Und von daher ist denn auch der reale Rezipient dazu geneigt, seine potenziell kritische Haltung aufzugeben und dem Erzähler zuzustimmen.

Ein weitaus imposanteres Exempel für den idealen Leser in der Rolle des einsichtsfähigen Aporetikers, das freilich schon allein aufgrund seiner Position als Kulminationspunkt gewertet werden darf, lässt sich allerdings ganz am Ende der Krankengeschichte entdecken. So steigt das »Schlusswort« mit Worten ein, die hinsichtlich des aktuell zu untersuchenden Textaspekts von maßgeblicher Bedeutung sind:

> *Es mag manchem Fachkollegen auffällig, ja abwegig erscheinen, daß wir an die Spitze unseres Versuchs, das Schizophrenieproblem auch von der anthropologischen Seite her aufzuhellen, einen Fall stellen, der »keinen intellektuellen Defekt«, keine schizophrenen Sekundärsymptome wie Wahnideen und Halluzinationen, Sperrungen, Stereotypien zeigt und außerdem eine Menge anscheinend nichtschizophrener Züge aufweist und überdies eine vorwiegend manisch-depressive Heredität zeigt. Diesen Bedenken möchte ich mit der Feststellung begegnen, daß es uns gerade gelungen ist, durch das Gewirre und die Verschwommenheit der Symptomatologie hindurch die fortschreitende Einengung, Entmächtigung und Verweltlichung, psychopathologisch ausgedrückt, die Entleerung der Persönlichkeit im Sinne des schizophrenen Prozesses Schritt für Schritt zu verfolgen und nachzuweisen (FEW: 207).*

Diese dem idealen Leser wohlweislich im Ausgang der Ausführungen angedichtete Grundskepsis gegenüber dem Präsentierten bietet dem naturgemäß bestens vorbereiteten Erzähler abschließend die beste Gelegenheit, dem realen Rezipienten noch einmal in aller Eindrücklichkeit den eigentlichen Sinn und Zweck des gesamten dargestellten Unternehmens sowie dessen angeblich höchst erfreuliches Ergebnis auseinanderzusetzen. Wenn er schließlich durch die Beendigung seiner Ausführungen – innerhalb derer er seinem Bildnis bekanntlich einen letzten entscheidenden Pinselstrich hinzufügt – signalisiert, dass der ideale Leser von seinen »Bedenken« befreit ist, so wird ebenfalls der reale Rezipient dazu ermuntert, mögliche eigene Zweifel als erledigt und das wissenschaftliche Unternehmen als überaus geglückt zu betrachten.

Zusammenfassend lässt sich demnach festhalten, dass die Binswanger'sche Krankengeschichte mit dem konstruierten Typ des idealen Lesers tatsächlich ein markantes Leserrollenangebot bereithält. Während sich die Konturen des Wunschrezipienten innerhalb des zweiten Hauptkapitels sukzessive zu einem eindrucksvollen, dem Bildnis des Erzählers durchaus ähnelnden Porträt verdichten, wird den Eigenschaften ›vorurteilslos-warmherzig-hochgebildet-aufnahmebereit‹ gegen das Ende hin auch noch das Merkmalduo ›kritisch-einsichtsfähig‹ an die Seite gestellt. Somit stellt der Text mit dem idealen Leser tatsächlich eine Identifikationsofferte zur Verfügung, deren Attraktivität sich der außertextliche reale Rezipient zumindest zum Schluss nur mit Mühe entziehen kann.

6.5 Epilog

Anno 1956 und damit rund ein Dezennium nach dem erstmaligen Erscheinen der Krankengeschichte um Ellen West im Jahre 1944/45 erhielt der unterdes zum

Mitglied der Spanischen Nationalakademie für Medizin, zum Ehrenmitglied der Schweizerischen Gesellschaft für Psychiatrie sowie zum Ehrenmitglied der Deutschen Gesellschaft für Neurologie und Psychiatrie avancierte Ludwig Binswanger die Internationale Kraepelin-Medaille.[562] Nur wenige Jahre nach seinem anno 1966 erfolgten Tod rief der Schweizer Ordinarius Medard Boss – »der im weiteren Sinne des Wortes ein Schüler von Binswanger genannt werden kann«[563] und nicht nur seit 1946 eine Freundschaft mit Martin Heidegger pflegte,[564] sondern denselben darüber hinaus für sein ›eigenes‹ Unternehmen gewinnen konnte[565] – das Zürcher Daseinsanalytische Institut für Psychotherapie und Psychosomatik ins Leben.[566] Zwei weitere Dezennien vergingen, bis 1991 die »Internationale Vereinigung für Daseinsanalyse« das Licht der Welt erblickte.[567] Und schließlich gingen noch vier zusätzliche Jahre ins Land, bis das sich in stärkerem Maße auf »den eigentliche[n] Begründer der Daseinsanalyse«[568] berufende Österreichische Institut für Psychotherapie, Psychosomatik und Grundlagenforschung in Wien seinen Betrieb aufnehmen konnte.[569] Natürlich erstaunt es wenig, wenn beide Ausbildungsstätten ihren Anwärtern als initialen Punkt die Absolvierung einer Lehranalyse vorschreiben.[570] So bleibt nur noch zu erwähnen, dass sich selbstverständlich auch diese tiefenpsychologische Schule ganz eigene Publikationsorgane wie die Zeitschrift resp. das Jahrbuch *Daseinsanalyse* geschaffen hat.[571]

---

562 Vgl. Rattner, Josef: *Klassiker der Psychoanalyse*: 632.
563 Ebd.
564 Vgl. ebd.: 701.
565 Beredtes Zeugnis dafür liefern allem voran die Protokolle der sogenannten Zollikoner Seminare. Siehe Heidegger, Martin: *Zollikoner Seminare: Protokolle – Zwiegespräche – Briefe*. Hrsg. v. Medard Boss. 3., um Register erg. Aufl. Frankfurt/M. 2006.
566 Vgl. Schopf, Gerlinde Angelika: »Zur Wirkungsgeschichte Sigmund Freuds. Ludwig Binswanger und das Daseinsanalytische Institut in Wien«. In: *Luzifer-Amor. Zeitschrift zur Geschichte der Psychoanalyse* 15 (2002). H. 29: 123–147, hier 123.
567 Vgl. ebd.: 130.
568 Ebd.
569 Vgl. ebd.: 130, 139.
570 Vgl. ebd.: 137 sowie Condrau, Gion: »Die Rolle der Lehranalyse in der Daseinsanalyse«. In: Frühmann, Renate; Petzold, Hilarion (Hg.): *Lehrjahre der Seele. Lehranalyse, Selbsterfahrung, Eigentherapie in den psychoanalytischen Schulen*. Paderborn 1994: 171–181, hier 171.
571 *Daseinsanalyse. Phänomenologische Anthropologie und Psychotherapie*. Zürich 1984–1998 bzw. *Daseinsanalyse. Jahrbuch für phänomenologische Anthropologie und Psychotherapie: offizielles Organ Internationale Vereinigung für Daseinsanalyse*. Wien 2000–2012.

7 Eine analytisch-psychologische Emanzipation mit Prähistorie: Carl Gustav Jungs *Symbole der Wandlung. Analyse des Vorspiels zu einer Schizophrenie* (1952)

Ich wollte also mich ebenso in den Hintergrund rücken wie die Stadt, von der die Psychoanalyse ausgegangen war. Auch war ich nicht mehr jugendlich, sah einen langen Weg vor mir und empfand es als drückend, daß mir in so späten Jahren die Verpflichtung, Führer zu sein, zugefallen war. Ein Oberhaupt, meinte ich aber, müsse es geben. Ich wußte zu genau, welche Irrtümer auf jeden lauerten, der die Beschäftigung mit der Analyse unternahm, und hoffte, man könnte viele derselben ersparen, wenn man eine Autorität aufrichtete, die zur Unterweisung und Abmahnung bereit sei. Eine solche Autorität war zunächst mir zugefallen infolge des uneinbringlichen Vorsprunges einer etwa 15jährigen Erfahrung. Es lag mir also daran, diese Autorität auf einen jüngeren Mann zu übertragen, der nach meinem Ausscheiden wie selbstverständlich mein Ersatz werden sollte. Dies konnte nur C.G. Jung sein, denn Bleuler war mein Altersgenosse, für Jung sprachen aber seine hervorragende Begabung, die Beiträge zur Analyse, die er bereits geleistet hatte, seine unabhängige Stellung und der Eindruck von sicherer Energie, den sein Wesen machte. Er schien überdies bereit, in freundschaftliche Beziehungen zu mir zu treten und mir zuliebe Rassenvorurteile aufzugeben, die er sich bis dahin gestattet hatte. Ich ahnte damals nicht, daß die Wahl trotz aller aufgezählten Vorzüge eine sehr unglückliche war, daß sie eine Person getroffen hatte, welche, unfähig, die Autorität eines anderen zu ertragen, noch weniger geeignet war, selbst eine Autorität zu bilden, und deren Energie in der rücksichtslosen Verfolgung der eigenen Interessen aufging (GW X: 85).

Nicht zufällig lassen vorstehende Worte an jenen Passus denken, welcher der Untersuchung des Adler'schen Gattungsbeitrags vorangestellt ist, denn sie entstammen nicht nur derselben Schrift, sondern obendrein dem gleichen Kapitel. So steigt der dritte und letzte Streckenabschnitt von Freuds »Zur Geschichte der psychoanalytischen Bewegung« mit einem Motto ein, das – und dies wundert angesichts seiner Herkunft aus einem Goethe'schen Spruchgedicht[572] wenig – an Keck- wie Unverblümtheit nicht viel zu wünschen übrig lässt: »Mach es kurz! Am Jüngsten Tag ist's nur ein Furz« (GW X: 84). Tatsächlich hält der textinterne Repräsentant Sigmund Freuds in der Folge ein, was das Motto verheißt: Während im Hinblick auf die ersten beiden Kapitel noch von mehr oder minder scharfen Zwischentönen gesprochen werden kann, ist seine Rede im dritten Teil regelrecht von bissiger Polemik durchtränkt. So verzichtet er auf lange Vorreden

---

572 Dieses findet sich in dem neunten Buch der sogenannten *Zahmen Xenien*.

oder Abschweifungen, um sich ganz auf des ›Pudels Kern‹ zu konzentrieren. Der Angriff auf den einstigen Präsidenten der Internationalen Psychoanalytischen Vereinigung und Redakteur des *Jahrbuchs für psychoanalytische und psychopathologische Forschungen* erfolgt allerdings weniger unter Einnahme einer ironisch-distanzierten Haltung, sondern es wird vielmehr ein theatralisch anmutender Gestus angeschlagen. Anders als Adler, dem der Erzähler bekanntlich den eher schlichten Part des Abtrünnigen zuweist, der sich aufgrund seiner Machtgier in einen Feind der Psychoanalyse verwandelt, darf Jung in einer etwas individueller ausgestalteten Rolle ›glänzen‹. Dieser nämlich verkörpert offenkundig den aus eigenem Verschulden in Ungnade gefallenen »Kronprinzen«[573], der sich die volle Gunst des von jeher wenig regierungswilligen und zudem gealterten Königs durch Verstellung erschleicht und zu guter Letzt all dessen Hoffnungen auf eine verantwortungsbewusste Regentschaft seines selbst auserkorenen Thronfolgers auf das Bitterste enttäuscht.[574]

Nachdem Carl Gustav Jung (1875–1961) sein medizinisches Staatsexamen bestanden hatte, ging er Ende 1900 von Basel nach Zürich, um eine Volontärstelle am Burghölzli anzutreten.[575] Seine Dissertation betreute Eugen Bleuler, zu dessen erstem Assistenten er ein halbes Dezennium später avancierte.[576] Nicht nur wurde er zum Oberarzt der Psychiatrischen Universitätsklinik ernannt, sondern nachdem er durch die Fertigstellung einer Habilitationsschrift die Venia Legendi für das Fach Psychiatrie erworben hatte, konnte er ebenfalls mit einer Tätigkeit als Privatdozent an der dortigen Universität beginnen.[577] Im Anschluss an sein erstes persönliches Zusammenkommen mit Freud in Wien, im Zuge dessen er genau wie sein Begleiter Ludwig Binswanger einem Treffen der Psychologischen Mittwoch-Gesellschaft beiwohnte,[578] beteiligte er sich anno 1907 an der Gründung der von Bleuler angeführten Zürcher Gesellschaft für Freud'sche

---

573 Brief Freuds an Jung vom 16.04.1909 (139 F) in Freud, Sigmund; Jung, C.G.: *Briefwechsel*: 241.
574 Obgleich jener ›metaphorische‹ Begriff, unter welchem das reale außertextliche Referenzobjekt in die Geschichte der Psychoanalyse eingegangen ist, in die berühmt-berüchtigte Publikation aus dem Jahre 1914 keine Aufnahme findet, ist eine ›Bildunfähigkeit‹ des Rezipienten nahezu auszuschließen.
575 Vgl. Wehr, Gerhard: *Carl Gustav Jung. Leben – Werk – Wirkung*. München 1985: 75 und Bair, Deirdre: *C.G. Jung. Eine Biographie*. Aus d. Amerik. v. Michael Müller. München 2005: 83.
576 Ebd.: 92 sowie Wehr, Gerhard: *Carl Gustav Jung*: 78.
577 Ebd.: 81.
578 Vgl. Bair, Deirdre: *C.G. Jung*: 167ff. sowie Wehr, Gerhard: *Carl Gustav Jung*: 99.

Forschungen.[579] Im übernächsten Jahr gab er seine Stelle als Oberarzt am Burghölzli auf, um neben seiner Dozentur an der Universität Zürich als praktizierender Psychiater im nahen Küsnacht tätig zu sein.[580] Den anno 1910 angetretenen Posten als Präsident der Internationalen Psychoanalytischen Vereinigung sollte Jung schließlich weniger als ein halbes Dezennium innehaben: Nachdem er bereits im Vorfeld als Redakteur des *Jahrbuchs* zurückgetreten war,[581] legte er anno 1914 zunächst sein Amt und späterhin zusammen mit der unterdes angegliederten Schweizer Ortsgruppe seine Mitgliedschaft nieder.[582] Noch im selben Jahr wurde die Züricher Psychoanalytische Vereinigung in »Verein für Analytische Psychologie« umgetauft – mit Jung als seinem ersten Präsidenten.[583] Auf diese Weise nahm, und dies lange vor der Organisierung der daseinsanalytischen Bewegung, die außeruniversitäre Institutionalisierungsgeschichte der Analytischen Psychologie als einer dritten tiefenpsychologischen Schule ihren Anfang.

Zwar wäre es im Hinblick auf das Jung'sche Œuvre übertrieben, von einem umfangreichen Krankengeschichten-Werk à la Freud zu sprechen, nichtsdestoweniger darf dieses aber durchaus als mannigfaltig bezeichnet werden. Den Ausgangspunkt markiert allem Anschein nach der anno 1902 im ersten Band des *Journals für Psychologie und Neurologie* veröffentlichte »Fall von hysterischem Stupor bei einer Untersuchungsgefangenen«[584], welcher nicht nur an die gesichteten Krankengeschichten Charcots und Janets, sondern ebenso an die ersten beiden Gattungsexemplare der *Studien über Hysterie* denken lässt. Eine zweite Krankengeschichte mit dem Titel »Psychoanalyse und Assoziationsexperiment«

---

579 Vgl. Jungs Brief an Freud vom 25.09.1907 (47 J) in Freud, Sigmund; Jung, C.G.: *Briefwechsel*: 99.
580 Vgl. Bair, Deirdre: *C.G. Jung*: 226f.
581 Vgl. die folgende Mitteilung: »Ich habe mich genötigt gesehen, als Redakteur des Jahrbuches zu demissionieren. Die Gründe für meine Demission sind persönlicher Natur, weshalb ich eine öffentliche Diskussion verschmähe. C.G. Jung.« Jung, C.G. [= Carl Gustav]: »Erklärung der Redaktion«. In: *Jahrbuch für psychoanalytische und psychopathologische Forschungen* 5 (1913): 757.
582 Vgl. Jones, Ernest: *Das Leben und Werk von Sigmund Freud*. Bd. II: 132.
583 Vgl. Kirsch, Thomas B.: *C.G. Jung und seine Nachfolger. Die internationale Entwicklung der Analytischen Psychologie*. Aus d. Amerik. v. Regine Strotbek. Gießen 2007: 29 sowie Bair, Deirdre: *C.G. Jung*: 369.
584 Jung, C.G. [= Carl Gustav]: »Ein Fall von hysterischem Stupor bei einer Untersuchungsgefangenen«. In: *Journal für Psychologie und Neurologie* 1 (1902). H. 3: 110–122. Das *Journal für Psychologie und Neurologie* ist übrigens das Folgeorgan der *Zeitschrift für Hypnotismus*.

ist drei Jahre später in ebenjenem Fachblatt erschienen[585] und wurde anno 1906 in den ersten Band des von Jung herausgegebenen zweibändigen Werkes *Diagnostische Assoziationsstudien* aufgenommen. Obgleich sich bei diesem Gattungsexemplar vor der Präsentation der Verlaufs- und Behandlungsgeschichte ein Segment findet, in welchem die Auswertung eines Assoziationsexperiments[586] zur Darstellung gebracht wird, ließe es sich ohne Schwierigkeiten in die Reihe jener direkter Nachfahren des Prototyps der tiefenpsychologischen Krankengeschichte einordnen, die in Kapitel 4.3.2 in aller Kürze vorgestellt wurden. So steigt es denn auch mit dem folgenden bemerkenswerten Passus ein:

> *Es ist nicht leicht mit zwei Worten zu sagen, worin die Freudsche Hysterielehre und psychoanalytische Methode besteht. Nomenklatur und Auffassung Freuds sind noch im Fluß – erfreulicherweise, möchte ich sagen. Denn trotz der erstaunlichen Fortschritte, welche die Erkenntnis der Hysterie dank den Freudschen Arbeiten in den letzten Jahren gemacht hat, ist weder Freud, noch sind es wir, die wir ihm nachfolgen, am Ende der Erkenntnis angelangt. So darf man sich nicht wundern, wenn Freud in seiner neuesten Publikation über Hysterie seine in den Studien über Hysterie festgelegte Nomenklatur zum größten Teil wieder verlassen und dafür eine Reihe anderer und passenderer Ausdrücke eingesetzt hat.*[587]

Nicht nur stellt sich das textinterne Ich gleich zu Beginn seiner Ausführungen expressis verbis als Anhänger Freuds vor, sondern es gibt sich darüber hinaus ebenfalls als aufmerksamer Leser der *Studien* wie vor allem des »Bruchstücks einer Hysterie-Analyse« zu erkennen.[588]

---

585 Jung, C.G. [= Carl Gustav]: »Diagnostische Assoziationsstudien. VI. Beitrag. Psychoanalyse und Assoziationsexperiment«. In: *Journal für Psychologie und Neurologie* 7 (1905). H. 1/2: 1–24.

586 Der von Francis Galton stammende Assoziationstest war offenbar von Wilhelm Wundt und Emil Kraepelin zu Bleuler und von diesem schließlich zu Jung gelangt. Vgl. Schott, Heinz; Tölle, Rainer: *Geschichte der Psychiatrie. Krankheitslehren – Irrwege – Behandlungsformen.* München 2006: 139.

587 Jung, C.G [= Carl Gustav].: »Diagnostische Assoziationsstudien. VI. Beitrag. Psychoanalyse und Assoziationsexperiment«. In: Jung, C.G. (Hg.): *Diagnostische Assoziationsstudien. Beiträge zur experimentellen Psychopathologie.* Bd. 1. Leipzig 1906: 258–281, hier 258.

588 Dass mit der »neuesten Publikation über Hysterie« kein anderer Text als das »Bruchstück« gemeint ist, wird spätestens durch die angehängte Fußnote deutlich. Übrigens handelt es sich hinsichtlich des ersten Bandes der *Diagnostischen Assoziationsstudien* ganz offenkundig um jenes Werk, welches die Korrespondenz zwischen Jung und Freud einleitete. So heißt es in Freuds erstem Brief vom 11.04.2006 (1 F): »Geehrter Herr Kollege Wärmsten Dank für die Zusendung Ihrer ›Diagnostischen

Auch eine dritte Jung'sche Krankengeschichte mit dem Titel »Analyse eines Falles von paranoider Demenz, als Paradigma«, die zwar streng genommen nur das letzte Kapitel seiner Studie *Über die Psychologie der Dementia praecox* (1907) bildet, aber dennoch die gesamte Beweislast der vorangehenden theoretischen Erörterungen zu tragen hat, darf im weiteren Sinne als naher Abkömmling des »Bruchstücks« gelten.[589] Etwas anders verhält es sich dagegen im Hinblick auf ein weiteres Gattungsexemplar, dessen Urfassung der Öffentlichkeit sozusagen in mehreren Etappen vorgelegt wurde: Während ihr vergleichsweise überschaubarer erster Teil anno 1911 im dritten Band des *Jahrbuchs* erschienen ist, hat ihr ausladender zweiter Teil erst ein Jahr später Eingang in den vierten Band ebenjener Zeitschrift gefunden.[590] Ebenfalls anno 1912 wurden beide Teile schließlich gemeinsam in Form eines separaten Sonderdrucks veröffentlicht.

Zweifelsohne ruft die insgesamt rund 400 Seiten umfassende Schrift nur schwerlich Assoziationen zur Literaturgattung der Krankengeschichte hervor. Dies mag bis zu einem gewissen Grad schon allein mit der Wahl ihres Titels zusammenhängen: Weder der Haupttitel *Wandlungen und Symbole der Libido* noch der Untertitel *Beiträge zur Entwicklungsgeschichte des Denkens* enthält irgendeinen Hinweis auf eine kasuistische Darstellung. Darüber hinaus lassen ihr äußerer Aufbau und ihre innere Architektonik, und hierbei dürfte es sich fraglos um den entscheidenderen Aspekt handeln, fast keinerlei Übereinstimmungen mit dem althergebrachten Strukturschema erkennen. So wird dem Rezipienten

---

Assoziationsstudien‹, die ich aus Ungeduld bereits in meinen Besitz gebracht hatte. Ihre letzte Arbeit, ›Psychoanalyse und Assoziationsexperiment‹, hat mich natürlich am meisten erfreut, da Sie, auf Erfahrung sich stützend, dafür eingetreten sind, daß ich nichts anderes als Wahres aus den bisher nicht betretenen Gebieten unserer Disziplin berichtet habe.« Freud, Sigmund; Jung, C.G.: *Briefwechsel*: 3.

589 Der Erzähler selbst beschreibt seine Ausforschungsmethode zu Beginn der Verlaufsgeschichte wie folgt: »Ich sah ein, daß die direkte Befragung zu nichts führt, ebenso wie bei der Hysterie, wenn man direkt nach der Entstehung der Symptome fragt. Ich wandte darum das Mittel an, welches man bei Hysterie auch mit Nutzen verwendet: ich ließ mir sämtliche Einfälle zu einem Reizwort angeben; auf diese Weise konnte man den Inhalt eines Begriffes nach allen Seiten ausassoziieren und lernte so seine verschiedenen Beziehungen kennen. Als Reizworte nahm ich die Neologismen, von denen bei Pat. viele Dutzende existieren.« Jung, C.G. [= Carl Gustav]: »Analyse eines Falles von paranoider Demenz, als Paradigma«. In: Jung, C.G.: Über die Psychologie der Dementia praecox. Ein Versuch. Halle/S. 1907: 116–178, hier 130.

590 Jung, C.G. [=Carl Gustav]: »Wandlungen und Symbole der Libido. Beiträge zur Entwicklungsgeschichte des Denkens«. In: *Jahrbuch für psychoanalytische und psychopathologische Forschungen* 3 (1911): 120–227, 4 (1912): 162–464.

erst nach einem langen Teilstück, nämlich ganz am Ende eines ausführlichen, vorzugsweise theoretischen Kapitels, das sich an eine überschaubare »Einleitung« anschließt, eine wesentliche Information an die Hand gegeben:

> Die Probleme, die uns die einfache Erzählung des Abbé Oegger vor Augen geführt hat, begegnen uns wieder, wenn wir uns anschicken, Phantasien zu untersuchen, die diesmal ihre Existenz einer ausschließlich unbewußten Arbeit verdanken. Wir verdanken das Material, dessen wir uns in den folgenden Kapiteln bedienen werden, der verdienstvollen Publikation einer amerikanischen Dame, Miß Frank Miller, die unter dem Titel: »Quelques faits d'imagination créatrice subconsciente« einige unbewußt dichterisch geformte Phantasien im V. Bande der Archives de Psychologie (1906) der Öffentlichkeit zugänglich gemacht hat.[591]

Tatsächlich wird die durch diesen Passus wie auch die Überschrift des darauffolgenden Kapitels (»III. Vorbereitende Materialien zur Analyse der Miller'schen Phantasien«) geschürte Erwartung des Rezipienten aber nur sehr bedingt erfüllt, denn nur »von Zeit zu Zeit wird er«, wie Ellenberger es ausdrückt, »zu Miss Miller zurückgeführt«[592].

Im Jahre 1925 erschien eine unveränderte zweite Auflage der *Wandlungen und Symbole der Libido*, eine leicht überarbeitete dritte folgte anno 1938.[593] Genau 40 Jahre nach der ersten Buchpublikation wurde der Öffentlichkeit schließlich eine stark modifizierte Version der Urfassung vorgelegt, welche den neuen Titel *Symbole der Wandlung. Analyse des Vorspiels zu einer Schizophrenie* trägt und auf ein Gesamtvolumen von beinahe 800 Seiten angewachsen ist.[594] Der oberhalb des Titels aufgeführte Autorname verweist auf den knapp 80-jährigen Carl Gustav Jung. Dieser hatte sich anno 1914 von seinem Amt als Privatdozent der Universität Zürich zurückgezogen,[595] um zwei Dezennien später Titularprofessor für Psychologie an der Eidgenössischen Technischen Hochschule Zürich zu werden.[596] Kurz nachdem er seine Lehrtätigkeit krankheitsbedingt hatte aufgeben müssen,

---

591 Jung, C.G. [= Carl Gustav]: *Wandlungen und Symbole der Libido. Beiträge zur Entwicklungsgeschichte des Denkens*. Leipzig, Wien 1912: 35
592 Ellenberger, Henri F.: *Die Entdeckung des Unbewußten*: 934.
593 Jung, C.G. [= Carl Gustav]: *Wandlungen und Symbole der Libido. Beiträge zur Entwicklungsgeschichte des Denkens*. 2. Aufl. Leipzig [u.a.] 1925 resp. Jung, C.G.: *Wandlungen und Symbole der Libido. Beiträge zur Entwicklungsgeschichte des Denkens*. 3. Aufl. Leipzig, Wien 1938.
594 Jung, C.G. [= Carl Gustav]: *Symbole der Wandlung. Analyse des Vorspiels zu einer Schizophrenie*. Mit 300 Illustr., ausgew. u. zusammengest. v. Dr. Jolande Jacobi. 4., umgearb. Aufl. v. »Wandlungen und Symbole der Libido«. Zürich 1952.
595 Vgl. Ellenberger, Henri F.: *Die Entdeckung des Unbewußten*: 897.
596 Vgl. ebd.: 905 sowie Wehr, Gerhard: *Carl Gustav Jung*: 286.

erfolgte zu guter Letzt im Jahre 1943 seine Ernennung zum ordentlichen Professor für medizinische Psychologie und Psychotherapie an der Universität Basel, obgleich es aufgrund seines Gesundheitszustands bei der Ehre bleiben sollte.[597] Unterdessen konnte die außeruniversitäre Institutionalisierung der Analytischen Psychologie eine recht ansehnliche Entwicklung verzeichnen. Anno 1916 war der Züricher Verein für Analytische Psychologie in den ersten sogenannten »Psychologischen Club« eingegliedert worden,[598] wobei bis zum Jahre 1939 weitere acht Einrichtungen (London, New York, Basel, Rom, Paris, Berlin, München und San Francisco) folgen sollten.[599] Und nachdem bereits kurz zuvor in London und San Francisco Ausbildungsinstitute für Analytische Psychologie ihren Betrieb aufgenommen hatten, erblickte anno 1948 das bis heute bestehende Züricher C.G. Jung-Institut das Licht der Welt – welches seinen Anwärtern übrigens schon damals die Absolvierung einer Lehranalyse abverlangte.[600] Genau in dieser bereits vorangeschrittenen Phase des Professionalisierungsprozesses der Analytischen Psychologie veröffentlichte Jung eine ›verwandelte‹ Fassung seines einst so wenig den Konventionen der Kasuistik entsprechenden Textes.

Wandlungen und Symbole der Libido resp. *Symbole der Wandlung* und das Zerwürfnis zwischen Freud und Jung werden innerhalb der Forschungsliteratur jedweder Provenienz für gewöhnlich in ein und demselben Atemzug genannt.[601]

---

597 Vgl. ebd.: 302 und Ellenberger, Henri F.: *Die Entdeckung des Unbewußten*: 905.
598 Vgl. Kirsch, Thomas B.: *C.G. Jung und seine Nachfolger*: 29.
599 Vgl. ebd.: 65.
600 Vgl. ebd.: 46ff.
601 Mit Blick auf die ›realhistorische‹ Freud-Jung-Kontroverse kann man sich dem nachstehenden Urteil Bairs nur anschließen: »Die Artikel über den Bruch zwischen ihnen [Freud und Jung; Anm. S.H.] vermehren sich geradezu exzeptionell, da die Parteigänger des einen Mannes und seiner Theorien immer wieder versuchen, dem jeweils anderen die Schuld daran zuzuschreiben. Es gibt nur wenige Fakten zu dem Fall, und diese sind allgemein bekannt und eigentlich eindeutig, dennoch sind der Interpretationen viele, und sie sind meist von vorgefassten Meinungen beeinflusst und häufig ›einseitig und humorlos‹.« Bair, Deirdre: *C.G. Jung*: 147. Tatsächlich dürfte sich der schon vor geraumer Zeit publizierte *Briefwechsel* zwischen Freud und Jung nach wie vor als die erhellendste Lektüre erweisen, wobei es konkret die Briefe vom 14.11.1911 bis zum 09.12.1912 (311 F bis 334 F) sind, in denen der Inhalt des ›brisanten‹ zweiten Teils der *Wandlungen und Symbole der Libido* mal mehr, mal weniger direkt ausdiskutiert wird. Freud, Sigmund; Jung, C.G.: *Briefwechsel*: 553–592. Eine in dieser Hinsicht gänzlich problematische Lektüre stellt dagegen Jungs ›Autobiografie‹ dar. Siehe Jung, C.G. [= Carl Gustav]: *Erinnerungen, Träume, Gedanken*. Aufgez. u. hrsg. v. Aniela Jaffé. Mit 25 Tafeln. Zürich, Stuttgart 1962.

Umso mehr erstaunt es angesichts der vielfach angenommenen ›Sprengkraft‹ dieser Schrift(en), dass bis heute offenbar nur wenige Studien vorliegen, die sich ausschließlich oder zumindest akzentuierend mit ihr/ihnen auseinandersetzen. Eine Ausnahme stellt die literaturwissenschaftliche Arbeit von Dierks dar, der die *Wandlungen und Symbole der Libido* und Thomas Manns *Tod in Venedig* (1912) einer vergleichenden Betrachtung unterzieht. Seiner Aussage nach reagieren beide Texte auf eine im Deckmantel der »Dekadenz« auftretende Kulturkrise, um sie zu überwinden. Laut Dierks opfert ein jeder der beiden Protagonisten dazu einen Stellvertreter: »[F]ür C.G. Jung stirbt der mythische Sonnenheros und verheisst Wiedergeburt, für Thomas Mann geht der Dekadenzheld Aschenbach unter und beschließt das ›nervöse Zeitalter‹.«[602] Mit der Entdeckung des beziehungsreichen Mythos finden Jung und Mann, davon ist der Autor angesichts beider Texte offenbar überzeugt, auf ein und denselben Pfad, der »aus der Krise der auslaufenden Moderne hinausführt«[603].

Eine weitere Ausnahme bilden der erste und der dritte Teil der literaturwissenschaftlichen Jung-Trilogie von Bishop. In seiner ersten Studie zu Jungs Nietzsche-Rezeption widmet er zwei Kapitel den *Wandlungen und Symbolen der Libido*,[604] die als detaillierter Kommentar der publizierten Visionen Frank Millers dargeboten würden, wobei die Beziehung zwischen dem Originaltext und Jungs Kommentar mit jener vergleichbar sei, die zwischen dem *Zarathustra*-Aphorismus und dem ihn interpretierenden dritten Essay von Nietzsches *Zur Genealogie der Moral* besteht. Im Anschluss an seine Untersuchung kommt Bishop – für den *Wandlungen und Symbole der Libido* offenbar eine Doppelbewegung (weg von Freud hin zu Nietzsche) markiert – zu dem Ergebnis, dass Jung trotz des Fehlens jeglicher direkter Hinweise im Text vor oder während der Abfassung seines Werkes Nietzsches *Die Geburt der Tragödie* zur Kenntnis genommen haben müsse. Während die zahlreichen direkten Erwähnungen Nietzsche'scher Schriften weniger substanzieller als illustrativer und anekdotenhafter Natur seien, müsse *Wandlungen und Symbole der Libido* als ein Text gewertet werden, der mit den Grundgedanken der Tragödienschrift durchtränkt ist und viele intellektuelle Quellen mit ihr teilt. So habe Jung den großen Einfluss Nietzsches auf sein erstes

---

602 Dierks, Manfred: »Opfergänge: C.G. Jung und Thomas Mann: ›Der Tod in Venedig‹ und ›Wandlungen und Symbole der Libido‹«. In: Sprecher, Thomas (Hg.): *Dass Unbewußte in Zürich: Literatur und Tiefenpsychologie um 1900. Sigmund Freud, Thomas Mann und C.G. Jung.* Zürich 2000: 109–127, hier 124.
603 Ebd.: 125.
604 Bishop, Paul: *The Dionysian self. C.G. Jung's reception of Nietzsche.* Berlin, New York 1995 (= *Monographien und Texte zur Nietzsche-Forschung* Bd. 30): 87–113.

bedeutendes Werk absichtlich oder unabsichtlich zu verwischen versucht: »As a result, the presence of Nietzsche's Dionysos in *Wandlungen und Symbole der Libido* is hidden by the wealth of learned allusions and obscure references, but it is still a presence which cannot be ignored.«[605]

In seiner dritten Studie zu Jungs Rezeption Goethes und Schillers kommt Bishop innerhalb zweier Kapitel noch einmal ausführlicher auf die *Wandlungen und Symbole der Libido* zu sprechen.[606] Nach einem vorherigen Hinweis auf Jungs ›besonderes‹ Verhältnis zu Goethe[607] und dessen frühe *Faust*-Lektüre stellt der Autor im Hinblick auf die *Wandlungen und Symbole der Libido* eine »Rückkehr« zu *Faust* wie auch ein intensiviertes Interesse an diesem Text heraus, wobei er am Ende seiner neuerlichen Untersuchung der Jung'schen Schrift zu dreierlei Ergebnissen gelangt: Erstens könne die zentrale Botschaft der *Wandlungen und Symbole der Libido* einfach und exakt in jener Vorschrift aus Goethes Gedicht *Selige Sehnsucht* zusammengefasst werden, welche »stirb und werde!« lautet. Zweitens lasse sich Jungs (psychologisches) Konzept der Regression vermittelst Goethes (ethischer) Vorstellung der Entsagung verstehen. Und als drittes Fazit hält er schlussendlich fest: »Indeed, seen in (these insinuated) terms of aesthetics, the message of the entire book is the importance of imagination (or, as Jung terms it, fantasy).«[608]

Als eine nächste Ausnahme sei zu guter Letzt auf die wissenschaftshistorische Arbeit von Shamdasani aufmerksam gemacht, in welcher das Augenmerk nicht nur auf die *Wandlungen und Symbole der Libido*, sondern vor allem auch auf die *Symbole der Wandlung* gelegt wird. Interessanterweise schickt der Autor seinen Ausführungen eine Bemerkung voraus, die sich in Anbetracht der zuvor aufgeführten literaturwissenschaftlichen Studien[609] als eine Art Vorahnung verstehen ließe: »It is astonishing that Frank Miller, as if buried under the landslide of the violent eruption of the text(s), has not been significant in any study to date – despite

---

605 Ebd.: 113.
606 Bishop, Paul: *Analytical Psychology and German Classical Aesthetics: Goethe, Schiller, and Jung.* Bd. 1: *The Development of the Personality.* London, New York 2008: 54–70. In seiner zweiten Studie zu Jungs Rezeption Immanuel Kants geht Bishop nur in aller Kürze auf die »Wandlungen und Symbole« ein. Siehe Bishop, Paul: *Synchronicity and Intellectual Intuition in Kant, Swedenborg, and Jung.* Lewiston/NY, Queenston/Ontario 2000.
607 Es handelt sich hierbei um die Legende, Jungs Großvater sei ein unehelicher Sohn Goethes gewesen. Vgl. z.B. Bair, Deirdre: *C.G. Jung*: 17.
608 Bishop, Paul: *Analytical Psychology.* Bd. 1: 70.
609 Für eine Übersicht über die neuere literaturwissenschaftliche Forschungsliteratur zum Œuvre Jungs, welcher im Jahre 1932 den ersten Literaturpreis der Stadt Zürich erhielt (vgl. Bair, Deirdre: *C.G. Jung*: 568), siehe Bishop, Paul: *Analytical Psychology.* Bd. 1: 6f.

the fact that she provoked the longest case study [...] in the collection of Jung's works.«[610] Nachdem er sich solcherart zur Gattungszugehörigkeit ›beider Texte‹ geäußert hat,[611] kommt Shamdasani in einem ersten Schritt auf die von ihm zutage geförderten Quellen über die historische Person Frank Millers zu sprechen. Anhand dieser porträtiert er sie als eine kluge, emanzipierte und kreative Frau, die einst sehr gelobte »Kostüm-Vorlesungen« in den Vereinigten Staaten hielt, irgendwann in einem Zustand nervöser Erschöpfung unwissentlich und unfreiwillig in eine psychiatrische Anstalt eingeliefert wurde, um die verfehlte Diagnose »›Psychopathic personality, with hypomanic traits‹«[612] zu erhalten und schließlich nach einer Woche in die Obhut ihrer Tante mit der Auflage gegeben zu werden, sie solle sie in eine private Klinik bringen. In einem zweiten Schritt stellt er einen Vergleich zwischen dem/n Jung'schen Text(en) und der Publikation Frank Millers an. Dabei gelangt er zu dem Schluss, »that the sway and gather of his reading of her fantasies belong to his rhetorical mode of instruction, rather than being of any referential import to her fate«: »The schizophrenia in the 1952 version is a rhetorical trope, serving to display the fate and fatality of one's relation to the imaginal.«[613]

Angesichts dieser kurz vorgestellten Studien darf zunächst einmal Folgendes festgehalten werden: Während die Fokussierung auf die Urfassung *Wandlungen und Symbole der Libido* augenscheinlich eine weitgehende Ausklammerung der Gattungsfrage der Jung'schen Schrift(en) evoziert, ändert sich dies offenkundig, sobald die Spätfassung *Symbole der Wandlung* mit in den Blick gerät. Im Nachstehenden soll das textanalytische Augenmerk nun auf die weitaus bekanntere Version aus dem Jahre 1952 gelegt werden,[614] wobei hier die These vertreten

---

610 Shamdasani, Sonu: »A woman called Frank«. In: *Spring: a journal of archetype and culture* 50 (1990): 26–56, hier 27.
611 In dieselbe Richtung geht übrigens auch die Einschätzung Thomés, der im Hinblick auf die *Symbole der Wandlung* von einer »Jungschen Krankengeschichte« bzw. einer »überdimensionale[n] ›Krankengeschichte‹« spricht. Vgl. Thomé, Horst: »Freud als Erzähler«: 472 sowie Thomé, Horst: *Autonomes Ich und ›Inneres Ausland‹. Studien über Realismus, Tiefenpsychologie und Psychiatrie in deutschen Erzähltexten (1848–1914)*. Tübingen 1993: 271f. Es ist bedauerlich, dass Rowland in ihrer Arbeit zum Schriftsteller C.G. Jung, innerhalb derer sie bezüglich einer ganzen Reihe seiner Schriften die Gattungsfrage stellt und dabei zu bemerkenswerten Ergebnissen gelangt, *Wandlungen und Symbole der Libido* resp. *Symbole der Wandlung* außer Acht lässt. Siehe Rowland, Susan: *Jung as a Writer*. Hove, New York 2005.
612 Shamdasani, Sonu: »A woman called Frank«: 31.
613 Ebd.: 52.
614 Es ist diese Fassung, deren Übersetzung zunächst in Jungs *Collected Works* aufgenommen wurde und die kurz darauf Eingang in seine *Gesammelten Werke* gefunden

wird, dass es sich bei der Urfassung um einen ›latenten‹ und bei der Spätfassung um einen gleichermaßen ›manifesten‹ wie exzeptionellen Beitrag zur Untergattung der tiefenpsychologischen Krankengeschichte handelt.

7.1 Der Wegfall klassischer und die Aufnahme außerordentlicher Strukturelemente nebst einer Interpolation von Anamnese, ›Selbstausforschung‹ und Seelengeschichte

Wie schon aus ihrem vorangestellten Inhaltsverzeichnis hervorgeht, besteht die opulente Jung'sche Schrift[615] nach wie vor aus zwei Teilen mit jeweils eigener Einleitung. Der erste Streckenabschnitt umfasst fünf, der zweite neun Kapitel,[616] wobei dasjenige mit der Überschrift »IX. SCHLUSSWORT« den Ausklang beider Teile bildet. Was den rein äußeren Aufbau des Textes betrifft, so lassen sich bislang also keine allzu großen Auffälligkeiten ausmachen, und doch erweisen sich die *Symbole der Wandlung* allein in dieser Hinsicht als außergewöhnliches Gattungsexemplar. Verglichen mit allen bisher untersuchten Krankengeschichten inklusive des ebenfalls in monografischer Form erschienenen Adler'schen Gattungsexemplars darf nämlich von einer erheblichen Ausweitung des paratextuellen Moments gesprochen werden. So steigt Jungs Werk nicht nur mit dem erwähnten ›voll funktionstüchtigen‹ Inhaltsverzeichnis ein, sondern es klingt auch mit einem Index aus.[617] Doch damit nicht genug: *Symbole der Wandlung* wartet darüber hinaus mit etlichen Abbildungen, rund 800 Fußnoten unterschiedlichster Länge,

---

hat. Die Urfassung ist sowohl in deutscher wie in englischer Sprache erst wieder seit 1991 allgemein zugänglich.

615 Aus Gründen der besseren Zugänglichkeit wird die Spätfassung im Folgenden nach den *Gesammelten Werken* zitiert, und zwar unter der eigenen Sigle SW. Siehe Jung, C.G. [= Carl Gustav]: *Symbole der Wandlung. Analyse des Vorspiels zu einer Schizophrenie*. 6. Aufl. Olten, Freiburg/Br. 1991 (= *Gesammelte Werke* Bd. 5). Alle Seitenangaben im Text beziehen sich auf diese Ausgabe, welche nur deshalb weniger umfangreich als jene aus dem Jahre 1952 ist, weil zahlreiche Abbildungen getilgt wurden.

616 In der Ausgabe von 1952 finden sich lediglich acht Abschnitte, was daran liegt, dass in der Fassung der *Gesammelten Werke* das ursprünglich sehr umfangreiche Kapitel »VII. Das Opfer« in die Kapitel »VII. Die zweifache Mutter« und »VIII. Das Opfer« aufgesplittet wurde.

617 Hierbei handelt es sich in der Ausgabe von 1952 lediglich um eine Kurzversion jenes ausführlichen Anhangs, den der fünfte Band der *Gesammelten Werke* aufzubieten hat.

einem Motto sowie drei Vorreden auf. Umso mehr überrascht es angesichts dieses ungewöhnlichen äußeren Erscheinungsbildes, dass Jungs ›verwandeltes‹ Gattungsexemplar bei genauerer Betrachtung in stärkerem Maße an dem klassischen Strukturschema der Krankengeschichte orientiert ist als jenes des Begründers der individualpsychologischen Schule. Und weil es darüber hinaus eine Seelengeschichte aufzubieten hat, lässt es sich mühelos als Abkömmling des »Bruchstücks einer Hysterie-Analyse« identifizieren.

Den Auftakt bildet die fünfseitige »VORREDE ZUR VIERTEN AUFLAGE«, in welcher das textinterne Ich erst einmal auf die monografische Erstausgabe zu sprechen kommt, um sich dabei auch zu deren grundsätzlichem Sinn und Zweck zu äußern. So war es eine seiner »Hauptabsichten«, die »medizinische Psychologie von dem damals vorherrschenden subjektiven und personalistischen Charakter ihrer Anschauungsweise wenigstens soweit zu befreien, daß es möglich wurde, das Unbewußte als eine objektive und kollektive Größe zu verstehen« (SW: 12). Sodann erfolgt eine Überleitung zur aktuellen Auflage. Und im Zuge dieser Ausführungen findet sich nicht nur eine klare Diagnosestellung hinsichtlich des in beiden Fassungen im Zentrum der Betrachtung stehenden »Falles«, nämlich »ein schizophrenes Prodromalstadium« (SW: 14), sondern auch eine neuerliche Stellungnahme zur Zielsetzung der gesamten Abhandlung:

> *Mit einer Kenntnis subjektiver Bewußtseinsinhalte weiß man von der Psyche und ihrem wirklichen unterirdischen Leben noch längstens nichts. Wie in jeder Wissenschaft gehören auch in der Psychologie ziemlich ausgedehnte Kenntnisse zu den Requisiten der Forschungsarbeit. Ein bißchen Neurosenpathologie und -theorie ist hiezu völlig unzureichend, denn dieses medizinische Wissen hat bloß Kenntnis von einer Krankheit, weiß aber nichts von der Seele, die krank ist. Diesem Übelstand wollte ich mit diesem Buch abhelfen, soweit es in meiner Macht stand – damals so wie heute (SW: 14f.).*

Nachdem der Erzähler seine »Hauptabsicht« in dieser leicht modifizierten Weise noch einmal unterstrichen hat, lässt er den ersten Prolog mit Dankesworten ausklingen.

Anders als im Hinblick auf die vorherige beschränkt sich das textinterne Ich in der kurzen »VORREDE ZUR DRITTEN AUFLAGE« ganz auf das ›Wesentliche‹. So hat

> *[d]ieses Buch die undankbare Aufgabe zu erfüllen, meinen Zeitgenossen klarzumachen, daß die Probleme der menschlichen Seele mit dem spärlichen Rüstzeug des ärztlichen Konsultationszimmers ebensowenig zu erledigen sind wie mit der vielgerühmten »Welt- und Menschenkenntnis« der Laien. [...] Es ist sozusagen die Geschichte in erster Linie, die es uns heutzutage ermöglicht, die uferlose Fülle des empirischen Materials in geordnete Zusammenhänge zu bringen und die funktionelle Bedeutung der kollektiven Inhalte des Unbewußten zu erkennen (SW: 16).*

Verglichen mit dem ersten Prolog schlägt es hier deutlich aggressivere Töne an, wobei sich der erste Satz durchaus als mehr oder weniger direkter Angriff auf die Freud'sche Psychoanalyse einerseits und die Adler'sche Individualpsychologie andererseits lesen ließe.

Was zu guter Letzt die zweiseitige »VORREDE ZUR ZWEITEN AUFLAGE« betrifft, so stellt der Erzähler in einem ersten Schritt heraus, dass es sich bezüglich »[d]ieses Buch[es]« um die »Ausarbeitung des Phantasiematerials einer mir unbekannten jungen Amerikanerin, Frank Miller (ein Pseudonym)«[618] handelt, das »seinerzeit von meinem väterlichen Freunde THÉODORE FLOURNOY (†) in den ›Archives de Psychologie‹ publiziert [wurde]« (SW: 17). (Zweifelsohne lässt allein diese Information sowohl an Freuds Krankengeschichte um den fixierten Patienten Schreber als auch an das besprochene Adler'sche Gattungsexemplar denken.) In einem zweiten Schritt geht das textinterne Ich schließlich, und zwar nach Erwähnung eines »amerikanischen Kollegen, der Miss Miller wegen einer nach ihrem europäischen Aufenthalt ausgebrochenen schizophrenen Störung behandelte« (SW: 17), auf die »wirkliche Absicht dieses Buches« ein: Sie

beschränkt sich auf eine möglichst gründliche Ausarbeitung aller jener geistesgeschichtlichen Faktoren, die in einem individuellen Phantasieprodukt zusammenkommen. Neben den offensichtlichen persönlichen Quellen verfügt die schöpferische Phantasie auch über den vergessenen und längst überwucherten primitiven Geist mit seinen eigentümlichen Bildern, die sich in den Mythologien von allen Zeiten und Völkern offenbaren. Die Gesamtheit dieser Bilder formiert das kollektive Unbewußte, *welches in potentia jedem Individuum durch Vererbung mitgegeben ist (SW: 18).*

Schon eines darf angesichts dieser paratextuellen Prolog-Trilogie festgehalten werden: *Symbole der Wandlung* erweist sich als ein Werk, dem bereits an vorderster Stelle in repetitiver Manier eine Funktionsbestimmung eingeschrieben ist, durch welche es expressis verbis als theoretisch verwertbarer Empirieersatz ausgewiesen wird.

Innerhalb der »I. EINLEITUNG« in den ersten Teil der mit Auszügen aus der genannten Miller'schen Publikation[619] sowie unzähligen Zitaten aus Werken unterschiedlichster Couleur gespickten Abhandlung[620] stellt der Erzähler einigen

---

618 Wie Shamdasani herausgefunden hat, handelt es sich um den richtigen Namen der Autorin. Vgl. Shamdasani, Sonu: »A woman called Frank«: 31.
619 Zwar darf in Bezug auf besagte Auszüge durchaus von einer manifesten Ich-Erzählerin zweiter Ordnung gesprochen werden, doch anders als im Hinblick auf das untersuchte Adler'sche Gattungsexemplar kann keineswegs von einem geschlossenen Binnentext die Rede sein.
620 Namentlich handelt es sich vorzugsweise um Heilige Schriften und Epen verschiedenster Provenienz, ›moderne‹ Dichtungen, Texte zur Mythenforschung, philosophische,

»Angriffe[n] auf das Gebiet der Geistesgeschichte« sein eigenes Vorhaben gewissermaßen als ein epistemologisches Komplementum gegenüber: »Denn genau so, wie die psychologischen Erkenntnisse das Verständnis historischer Gebilde fördern, können umgekehrt historische Materialien neues Licht über individualpsychologische Zusammenhänge verbreiten« (SW: 23f.). Vor der Inangriffnahme des Miller'schen ›individualpsychologischen Zusammenhangs‹ wird dem Rezipienten im Rahmen des rund 30-seitigen Kapitels »II. ÜBER DIE ZWEI ARTEN DES DENKENS« allerdings zunächst eine Art weitere Introduktion gegeben, die mit dem bislang verweigerten genaueren Literaturhinweis auf Miss Millers Publikation ausklingt.[621]

Aus dem Inhalt des kurzen Kapitels »III. VORGESCHICHTE« lassen sich sodann zwei tiefenstrukturelle Elemente herausdestillieren, nämlich einzelne kleine Anamnese-Bruchstücke auf der einen und der Beginn einer Seelengeschichte auf der anderen Seite. Was den ersten Punkt anbelangt, so ist Miss Miller in mehreren Fällen einer beachtlichen Suggestibilität unterworfen: Erstens empfindet sie in Vertretung des tödlich verwundeten Christian in Edmond Rostands *Cyrano de Bergerac* Schmerz, zweitens hat sie beim Anblick einer Schiffsfotografie eine plastische Erinnerung an das Meer, drittens drängt sich ihr im Bad bei umwickeltem Haar der Eindruck auf, eine ägyptische Statue zu sein, und viertens kann sie einen Maler zur genauen Wiedergabe ihm selbst unbekannter Landschaften bringen. Die dazugehörige Seelengeschichte lautet in etwa wie folgt: Da aufgrund einer unzureichenden Beziehung zur Wirklichkeit »ungebundene Energie« zur Verfügung gestanden hat, »bemächtigt« sich die »Libido« (SW: 59) gewisser Eindrücke und steigert sie.

Innerhalb der ein Gesamtvolumen von rund 100 Seiten umfassenden Kapitel »IV. DER SCHÖPFERHYMNUS« und »V. DAS LIED VON DER MOTTE« wird dem Rezipienten nunmehr eine Trias von Tiefenstrukturelementen bestehend

---

archäologische, linguistische, religionshistorische, psychologische, psychiatrische und psychoanalytische Studien.

621 Für den genannten Artikel siehe Miller, Frank: »Quelques faits d'imagination créatrice subconsciente«. In: *Archives de Psychologie* 5 (1906): 36–51. Die mit einer rund fünfseitigen Einleitung des Herausgebers Théodore Flournoy versehene Publikation ist ein Jahr später in englischer Sprache erschienen. Siehe Miller, Frank: »Some instances of subconscious creative imagination«. In: *Journal of the American Society for Psychical Research* 1 (1907). H. 6: 287–308. Zwar hat eine deutsche Übersetzung Eingang in den Anhang des 5. Bandes der *Gesammelten Werke* Jungs gefunden, jedoch – und dies wundert in Anbetracht seines ganz und gar nicht ›pathologischen‹ Inhaltes wenig – ohne den Prolog Flournoys.

aus einem weiteren Anamnese-Teilstück, der Darstellung einer Art Miller'schen ›Selbstausforschung‹ sowie einer Fortsetzung der Seelengeschichte offeriert: Anno 1898 macht die 20-Jährige eine Reise durch Europa. Auf einer Seefahrt liegt sie stundenlang an Deck und versinkt nach den vielen äußeren Eindrücken erleichtert in Gedanken. Inspiriert durch einen nachts an Deck singenden Offizier schreibt sie im Hafen von Catania ein Seemannslied, direkt im Anschluss wird sie kurzzeitig von Unwohlsein überfallen. Auf der Überfahrt von Neapel nach Livorno hat sie schließlich einen Traum: Nach einer Vorstellung der Worte ›When the morning stars sang together‹, von Schöpfung und oratorischen Chören erscheinen ihr Worte in ihrer eigenen Handschrift, welche sich in drei Strophen anordnen und die sie nach Erwachen niederschreibt: »When the Eternal first made Sound […]«, »When the Eternal first made Light […]«, »When the Eternal first gave Love […]« (SW: 63). Wenig später reist sie von Genf nach Paris. Während der nächtlichen Zugfahrt bemerkt sie eine gegen das Licht fliegende Motte und so drängt sich ihr beim Einschlafen plötzlich ein Gedicht auf, das sie unter dem Titel »*The moth to the sun*« (SW: 106) zu Papier bringt.

Was Miss Millers ›Selbstausforschung‹ betrifft, so ist sie erstaunt, dass ihre Traumgedicht-Fantasie im Gegensatz zum mosaischen Schöpfungsbericht den Ton an erste Stelle setzt. Dies lässt sie an die Anaxagoras'sche Nous-Theorie sowie Leibniz Doktrin ›dum Deus calculat, fit mundus‹ denken, welche sie seinerzeit nicht kannte. Auch fallen ihr John Miltons *Das verlorene Paradies*, das Buch Hiob und das Oratorium *Die Schöpfung* ein. Ferner erinnert sie sich daran, sich mit 15 Jahren eine Nacht lang über einen Artikel zum Thema ›Die Idee, die spontan ihr Objekt erzeugt‹ erregt zu haben. Dabei fällt ihr ein Pfarrer ein, dessen Kirche sie bis zu ihrem 16. Lebensjahr besuchte – in ihrer frühesten Erinnerung an ihn spricht er, für sie unverständlich, über ›Chaos‹, ›Kosmos‹ und die ›Gabe der Liebe‹. Das Motten-Gedicht wiederum macht auf Miss Miller einen tiefen, aber undurchschaubaren Eindruck. Wenig später sticht ihr bei einer neuerlichen Lektüre einer philosophischen Schrift jedoch der Satz ›La même aspiration passionnée de la mite vers l'étoile, de l'homme vers Dieu‹ ins Auge und auch fällt ihr ein von ihr gesehenes Drama mit dem Titel *La Mite et la Flame* ein. Schließlich muss sie an mehrere Werke Byrons denken, und zwar vorzugsweise an den Rhythmus seiner Verse ›Now let me die as I have lived in faith/Nor tremble tho' the Universe should quake!‹

Die Fortsetzung der Miller'schen Seelengeschichte, hinsichtlich derer von komplexen (Vergleichs-)Deutungsoperationen gesprochen werden könnte, lässt sich schließlich in der folgenden Weise zusammenfassen: Das erste Gedicht und sein Vorspiel sind das religiös-dichterisch geformte Produkt einer »auf die Vater-Imago regredierenden Introversion« (SW: 66). In der Seele Miss Millers ist etwas, das leidet, das Paradies verloren hat und Schöpfung träumt oder plant – die einstige Erregung im Schlaf lässt sich sowohl auf das »Sexualproblem« als auch auf das »Vorahnen eines Lebenszieles« (SW: 73f.) zurückführen. Miss Miller verkennt nicht nur den Eindruck, den ihr der nächtliche Sänger gemacht hat, sondern auch dessen folgenschwere Wirkung. So arbeitet dieser im Unbewussten weiter und produziert symbolische Fantasien. Auf dem Umweg der Beziehung zur Vater-Imago ist der nächtliche Sänger zum göttlichen Schöpfer geworden. Es handelt sich also »offenkundig um die Verlagerung der Libido auf ein symbolisches Objekt, wodurch letzteres quasi zum Ersatz gemacht wird« (SW: 77). Das zweite Gedicht ist ein nächstes laut gewordenes Stück aus der »über Monate währenden Komplexbearbeitung« (SW: 107). Während es sich bei dem ersten um den misslungenen Versuch handelt, den Konflikt durch eine positive religiöse Einstellung zu lösen, erfolgt mit dem zweiten ein profaneres Unterfangen. Die Motte ist Miss Miller selbst, ihre Sehnsucht nach Gott gleicht jener der Motte nach dem ›Stern‹ und erstere jener nach dem ›singenden Morgenstern‹. Wenn sie Gott oder die Sonne preist, so meint sie eigentlich ihre Liebe. Die Licht- und Feuerattribute erläutern die Intensität des Gefühlstones, sie sind Ausdrücke für die »als Libido sich kundgebende psychische Energie« (SW: 114). So gilt die in der Motte sich verbergende Sehnsucht Miss Millers dem »verschüttete[n] Idol des ›jugendlich schönen, feuerlockigen‹ und strahlengekrönten Sonnenhelden […], der ewig, dem Sterblichen unerreichbar, die Erde umwandelt« (SW: 142). Aufgrund der eigenen Vergänglichkeit ist ihr Begehr aber vergebens, denn sie wird nur kurz von höchster Sehnsucht wie auch Todesangst zum Licht empor getragen und ist dann dem Verderben hilflos ausgeliefert.

Im Hinblick auf den zweiten Teil der *Symbole der Wandlung* darf gewissermaßen von einer Wiederholung der Gesamtstruktur des ersten gesprochen werden. Auf die »I. EINLEITUNG« folgen die Kapitel »II. ÜBER DEN BEGRIFF DER LIBIDO« und »III. DIE WANDLUNG DER LIBIDO«, die gewissermaßen eine zweite umfassende Introduktion bilden. Erst hernach rückt der Miller'sche ›individualpsychologische Zusammenhang‹ wieder ins Zentrum der Betrachtung.

Aus dem Inhalt der voluminösen Kapitel »IV. DIE ENTSTEHUNG DES HEROS«, »V. SYMBOLE DER MUTTER UND DER WIEDERGEBURT«, »VI. DER KAMPF UM DIE BEFREIUNG VON DER MUTTER«, »VII. DIE ZWEIFACHE MUTTER« und »VIII. DAS OPFER« lässt sich dann erneut die weiter oben genannte Trias von tiefenstrukturellen Elementen herausdestillieren. Begonnen sei wieder mit dem Anamnese-Teilstück: Im Jahre 1902 wird Miss Miller nach einem unruhigen Abend beim Einschlafen von einem Gefühl der Vorahnung heimgesucht, das dem Empfinden von Entspannung weicht. Vor ihren Augen erscheinen Linien, Funken und leuchtende Spiralen, gefolgt von einer Zusammenschau rezenter gewöhnlicher Ereignisse. Hierauf hat sie den Eindruck, als würden sich in ihr die Worte ›Rede, o Herr, denn deine Magd hört, öffne du selbst meine Ohren‹ wiederholen. Alsdann erscheint ihr der Kopf einer Sphinx mit ägyptischem Kopfputz, der sogleich von einem Azteken mit indianerähnlichem Kopfschmuck abgelöst wird – kurz darauf formt sich ihr der Name »›Chi-wan-to-pel‹« (SW: 235). Es folgen Bilder eines Personengewimmels mit Pferden und Schlacht, einer »›cité de rêve‹« (SW: 261), eines »›seltsamen Nadelholzbaumes mit knorrigen Ästen‹« (SW: 296), einer purpurnen Meeresbucht und einer steil abstürzenden Klippe, den Abschluss bildet ein Lautgewirr. Nach einer Pause erscheinen Miss Miller Wald, Bäume und Gebüsch. Die darauffolgende, sich vor dem Hintergrund dieser Szene abspielende Vision hat eine dramatische Form: Chiwantopel taucht von Süden her zu Pferd auf. Ein Indianer mit Federschmuck schleicht sich heran, um einen Pfeil auf ihn abzuschießen. Als der Erstere seine Brust herausfordernd darbietet, macht sich der Letztere davon. Daraufhin hält Chiwantopel einen Monolog über jene eine ihn verstehende Schwesterseele, welche er nach Verlassen des väterlichen Palastes 100 Monde lang vergeblich gesucht habe, die sich aber erst nach 10.000 Monden mit dem gleichen Ziel auf die ebenfalls vergebliche und daher leidvolle Suche machen und zu welcher er dann in ihren Träumen kommen werde. In der Folge taucht eine grüne Schlange auf, die erst ihn und dann sein Pferd beißt. Er verabschiedet sich von seinem bereits niedergestreckten ›Bruder‹, bedankt sich bei seiner ihn erlösenden ›Schwester‹ und ruft von Schmerzen gezerrt Gott an, er möge ihn bald zu sich nehmen. Und während die durch einen Vulkanausbruch bebende Erde seinen Körper zudeckt, schreit er im Leidenswahn, dass er seinen Körper unversehrt gelassen habe und sie ihn verstehen werde.

Mit Rücksicht auf die Präsentation der Miller'schen ›Selbstausforschung‹ darf wiederum Folgendes festgehalten werden: Der Azteke lässt sie an ihr frühe Vorliebe für aztekische Fragmente sowie ihr Interesse für die Geschichte Perus und die der Inkas denken. Seinen Namen assoziiert sie mit dem Popocatepetl und dabei fällt ihr ein, dass sich ihr in einem anderen Fall der Name »A-ha-ma-ra-ma« mit dem Gefühl aufdrängte, als handle es sich hierbei um etwas Assyrisches; als Quellen gibt sie »Asurabama – qui fabriqua des briques cunéiformes‹« und den Namen »›Ahazuerus‹« (SW: 241f.) an. Während die Vision der Traumstadt sie an den Einband eines Magazins erinnert, verbindet sie das Bild des dem feindlichen Indianer die Brust bietenden Chiwantopels mit jener berühmten Szene aus Shakespeares *Julius Cäsar*, in welcher Cassius ob des ungerechtfertigten Brutus'schen Vorwurfs zu seiner höchst theatralischen Klagerede ansetzt. Der Auszug des Helden Chiwantopel aus dem väterlichen Haus ruft ihr das Schicksal des jungen Buddhas ins Gedächtnis, seinen Gefühlston während des von ihm gehaltenen Monologs assoziiert sie dagegen mit jenen Empfindungen, die Wagners Siegfried für Brünnhilde hegt. Schließlich fühlt sie sich im Hinblick auf ihre gesamte Schöpfung an Longfellows indianisches Epos *The Song of Hiawatha* erinnert.

Das Resümee der fortgesetzten Seelengeschichte, deren Konstruktion erneut mithilfe komplexer (Vergleichs-)Deutungsoperationen erfolgt, dürfte zu guter Letzt etwa so lauten: Miss Millers dritte Schöpfung »›Chiwantopel, Drame hypnagogique‹« vollzieht den Weg eines »symbolischen Übergang[s] von Sonne zu Mensch« (SW: 217). Ihr Lauschen kommt einer nach innen führenden Strömung der Libido gleich. Das äußere Objekt kann nicht geliebt werden, weil ein dominanter Libidobetrag ein inneres Objekt bevorzugt, das zum »Ersatz der fehlenden Wirklichkeit aus den Tiefen des Unbewußten heraufsteigt« (SW: 221). Die Fantasiebilder der ersten Introversionsstufe bilden das Fundament der tatsächlichen Visionen resp. der Selbstwahrnehmungen der Libido in symbolischer Form. Während die Sphinx eine Darstellung der »Imago« der »furchtbare[n] Mutter« (SW: 225) ist, stellt die sich in ihr verbergende männliche Figur des Azteken die primitive Seite des Vaters dar, wobei es sich hierbei um eine Personifikation des Männlichen in der weiblichen Persönlichkeit resp. Miss Millers »›Animus‹« (SW: 230) handelt, und genau an dieses männliche Ideal kam der singende Offizier nicht heran. Das Symbol der Volksmenge deutet auf eine »beginnende Dissoziation zwischen dem Ich und dem Unbewußten hin« (SW: 261). Während die Vision des wimmelnden Schlachtfelds Ausdruck für die anstürmende Gedankenmasse ist, verdeutlichen die Pferde die Energie. Da die Stadt als Muttersymbol ein Weib ist, das die Bewohner wie Kinder in sich hütet (Motiv der ständigen Kohabitation), ist der Sinn des angedeuteten Mythenkreises klar: Es handelt sich um die Sehnsucht, durch die Rückkehr in den Mutterleib wiedergeboren und wie die Sonne unsterblich zu werden. Die Auswechslung der Mutter durch die Stadt rührt daher, dass die Regression der Libido die Mutterbeziehung neu belebt. Dies bedeutet für den Erwachsenen eine »Gefahr«, die durch das »Symbol des Inzestes« (SW: 270) ausgedrückt wird. Da das Inzesttabu die Libido auf ihrem regressiven Weg aufhält, kann diese sich auf die vom Unbewussten hervorgebrachten Mutteranalogien überführen lassen und wieder progressiv werden. Die symbolische Bedeutung der weiteren Einzelvisionen reiht sich an jene der Stadt nahtlos an.

Im Drama nimmt die Libido insofern eine gefährliche Aktivität an, als ein Konflikt offenbar wird, in dem der eine Teil den anderen bedroht, wobei der Held als Idealbild Miss Millers den Tod nicht fürchtet. Dieses Opfer zieht aber zunächst halb fertig an ihrem Bewusstsein vorüber, denn der Pfeil wird nicht abgeschossen, Chiwantopel ist zum Tod im Selbstopfer also noch nicht bereit.

Da selbiges das Aufgeben der Mutterbindung bedeutet, gehört die Pfeilschuss-Fantasie in den Kampf um Unabhängigkeit. Als der Hauptgegenstand ihrer unbewussten Suche bleibt Miss Miller an die Mutter gebunden und so verläuft ihr Leben in Gestalt (un)bewusster Fantasien, die von Chiwantopel agiert werden. Insgeheim hält sie sich für die Gesuchte, doch tatsächlich meint dieser »typische ›Sohn‹-Held und -Animus« die Mutter: Die nicht in das aktuelle Leben strömende Libido »gerät regredierend in die Mythenwelt der Archetypen und belebt jene Bilder, die seit Urzeiten das nicht menschliche Leben der […] Götter ausdrücken« (SW: 395). Wenn der geisterhafte Liebhaber Chiwantopel Miss Miller dem Alltagsleben entreißt, so macht er dies anstelle der Mutter-Imago. Bei angemessenem Verständnis der unbewussten Inhalte könnte das Fatale auch das Helfende sein, doch Chiwantopels Prophezeiung der vergeblichen gegenseitigen Suche bedeutet, dass es zu keiner kompensatorischen Vereinigung des Bewusstseins mit dem Unbewussten kommen wird. Der ihre Jenseitigkeit personifizierende Held gerät in gefährlichen Gegensatz zu der grünen Schlange, die einen ernsten Konflikt zwischen Bewusstsein und Instinkt anzeigt. Da eine so drastische Vernichtung des mythologischen Helden nötig ist, er selbst steht für das Selbstopfer und sein Pferd für das der Triebtendenz, droht ihrer menschlichen Persönlichkeit höchste Gefahr: Beide sterben und so bleibt die grüne Schlange als die unbewusste Seele Miss Millers übrig – und Letztere wird schlussendlich von ihrem Unbewussten überwältigt werden.

In Hinsicht auf das finale Kapitel »IX. SCHLUSSWORT« darf abschließend von einer überschaubaren Epikrise gesprochen werden. In einem ersten Schritt liefert der Erzähler dem Rezipienten eine zusammenfassende Rekapitulation des scheinbar sehr fatal endenden Miller'schen Krankheitskasus. Sodann folgt in einem zweiten Schritt – und hierbei kommt er etwas ausführlicher auf die seiner Meinung nach angezeigte Therapiemethode zu sprechen – die Darreichung eines positiv(er)en Gegenentwurfs, wobei er den Miller'schen Fall am Ende als »ein Schulbeispiel für die einer schwereren psychischen Störung vorausgehenden Manifestationen des Unbewußten« (SW: 560) verstanden wissen möchte. In einem dritten Schritt kommt das textinterne Ich dann noch einmal auf den innerhalb der drei Vorreden bereits in aller Ausführlichkeit formulierten Sinn und Zweck seiner Gesamtausführungen zurück.

Nach vorstehender Betrachtung des äußeren Aufbaus wie der inneren Architektonik der *Symbole der Wandlung* darf Folgendes festgehalten werden: Streng genommen sind in diesem ungewöhnlichen Gattungsexemplar tatsächlich drei Komponenten des klassischen Strukturschemas der Krankengeschichte konserviert, nämlich die Diagnosestellung, die Epikrise und der Anamnese-Teil, welcher in diesem Falle allerdings aus einzelnen biografischen Bruchstücken besteht und darüber hinaus im Vergleich zu allen bisher gesichteten Beiträgen zur tiefenpsychologischen Krankengeschichte lediglich eine individualgeschichtliche Schrumpfversion verkörpert. Freilich ist der Wegfall eines Status-praesens-Segments sowie der einer Verlaufs- und Behandlungsgeschichte inklusive der Darstellung eines regelrechten gegenwärtigen Therapie- und Ausforschungsgeschehens zu konstatieren. Im Gegenzug wartet Jungs Krankengeschichte, der zu Beginn nachgerade überdeutlich eine Funktionsbestimmung eingeschrieben ist, neben mehreren introduktionsartigen Segmenten mit einer umfassenden Seelengeschichte Frank Millers auf, die dem Rezipienten gleichsam im Wechselspiel mit der Anamnese-Darstellung und der Präsentation einer Art ›Selbstausforschung‹ der fixierten Kranken offeriert wird.

7.2 Des Form- und Gattungsrätsels präponierte Lösung und die Unumgänglichkeit einer ›amplifizierten‹ Krankengeschichte

Schon allein in Anbetracht ihrer eher außergewöhnlichen publikatorischen Vorgeschichte wie auch ihres exzeptionellen äußeren Erscheinungsbildes nimmt es nach allem wenig wunder, wenn dem metanarrativen Gesichtspunkt innerhalb der Jung'schen Krankengeschichte gar eine größere Bedeutung zukommt als im Rahmen der ebenfalls genauer unter die Lupe genommen Gattungsexemplare Adlers und Binswangers. So zeigt sich der textinterne Repräsentant des realen außertextlichen Referenzobjektes und Autors Carl Gustav Jung in nicht zu übersehender Weise als narrativer Vermittler, indem er sich sowohl zu der Form als auch zu der Gattungsnatur seines »Buches« äußert, wobei hier erstmalig wieder eine Kritik an bestehenden Konventionen mitschwingt.

Was den aktuell zur Diskussion stehenden Textaspekt betrifft, so kommt allem voran dem ersten Teil der bereits kurz betrachteten paratextuellen Prolog-Trilogie eine Schlüsselrolle zu. Das textinterne Ich geht innerhalb der »VORREDE ZUR VIERTEN AUFLAGE« nämlich nicht nur auf die Zielsetzung der Ur- wie der Spätfassung seiner Abhandlung ein und liefert dabei eine Diagnosestellung, sondern es legt darin darüber hinaus eine regelrechte Entwicklungsgeschichte seines Werkes vor, welche unter anderen Faktoren auch das ›rein kompositorische‹ Moment inkludiert. Deren Ausgangspunkt bildet bereits der Eingang des Prologs, denn hier gibt der Erzähler zu verstehen, dass er sich der »Tatsache, daß dieses Buch, das ich vor siebenunddreißig Jahren geschrieben habe, einer Umarbeitung dringend bedurfte, […] schon längstens bewußt [war]«, wobei er diesbezüglich von einer »ebenso unangenehmen wie schwierigen Aufgabe«

(SW: 11) spricht. Doch er bekundet nicht nur in ostentativer Manier die eigene Unzufriedenheit über sein erstes schöpferisches Produkt und stellt dessen angeblich unumgängliche Modifikation als ein in jeglicher Hinsicht höchst diffiziles Unterfangen dar, denn er äußert sich auch etwas näher zu der konkreten Ursache seines Missmutes. So »bestand […] das Buch aus größeren und kleineren Fragmenten, die ich nur ungenügend zusammenzusetzen vermochte« (SW: 12). Was das textinterne Ich an der Urfassung *Wandlungen und Symbole der Libido* ganz unverblümt bemängelt, ist der vorstehenden Aussage nach zu urteilen also weniger deren Grundsubstanz, sondern mehr deren unzureichende kompositorische Kohärenz. Von daher erstaunt es dann auch wenig, wenn es mit Blick auf die Spätfassung kurz darauf das Folgende verkündet:

> *Immerhin habe ich versucht, trotz einer Reihe radikaler Eingriffe soviel wie möglich von dem ursprünglichen Gebäude stehen zu lassen, um die Kontinuität mit den früheren Auflagen zu wahren. Trotz erheblichen Veränderungen kann man nicht behaupten, daß es ein anderes Buch geworden sei (SW: 14).*

Diese beiden metanarrativen Äußerungen des Erzählers, hinsichtlich derer von einem synonymen Parallelismus gesprochen werden könnte, sind nicht frei von Widerspruch: Auf der einen Seite unterstreicht er durch die Verwendung der Ausdrücke »Reihe radikaler Eingriffe« und »erhebliche[n] Veränderungen« mit aller Vehemenz die offenbar seiner Ansicht nach bestehende enorme Divergenz zwischen beiden Fassungen. Auf der anderen Seite sucht er seine Behauptung aber noch im selben Atemzug mit dem Hinweis auf deren grundsätzliche Wesensgleichheit – weitgehende Erhaltung des »ursprünglichen Gebäude[s]« bzw. [k]ein neues Buch« – zu relativieren. Und tatsächlich ist es letzlich der Aspekt der konstatierten Konvergenz, auf welchem er direkt im Anschluss ganz entschieden insistiert:

> *Dies ist schon darum ausgeschlossen, weil das Ganze eigentlich nur einen einigermaßen ausführlichen Kommentar zu einer »praktischen« Analyse, die ein schizophrenes Prodromalstadium betrifft, darstellt. Die Symptomatik dieses Falles bildet den Ariadnefaden durch die Labyrinthe symbolistischer Parallelen, das heißt durch die Amplifikationen, welche zur Feststellung des Sinnes archetypischer Zusammenhänge unerläßlich sind. Sobald solche Parallelisierungen ausgearbeitet werden, beanspruchen sie einen großen Raum, weshalb kasuistische Darstellungen zu den schwierigeren Aufgaben gehören. Das liegt aber in der Natur der Sache: je tiefer man geht, desto breiter wird das Fundament. Es wird eben gerade nicht schmäler, und endet keinesfalls in einer Spitze, wie zum Beispiel in einem psychischen Trauma (SW: 14).*

Vorstehender, sich gleichermaßen auf die Urfassung *Wandlungen und Symbole der Libido* wie die Spätfassung *Symbole der Wandlung* beziehender metanarrativer Passus darf in verschiedenerlei Hinsicht als erhellend gelten. Zunächst einmal stellt das textinterne Ich darin heraus, was genau es unter der zuvor verwendeten, aufgrund ihrer Bildlichkeit ja keineswegs eindeutigen Begrifflichkeit »ursprüngliche[s] Gebäude« versteht, nämlich die konkrete darstellerische Vorgehensweise. So differenziert es hier zwischen einem »einigermaßen ausführlichen Kommentar« einerseits und einer »›praktischen‹ Analyse, die ein schizophrenes Prodromalstadium betrifft« andererseits. Offenkundig erachtet es der Erzähler jedoch für angebracht, an dieser Stelle noch etwas deutlicher zu werden, denn er spricht in Bezug auf das Erstgenannte sodann von »Labyrinthe[n] symbolistischer Parallelen« resp. »Amplifikationen« sowie von »Parallelisierungen«, die einen »großen Raum [beanspruchen]«. Diese Charakterisierungen lassen sich gewissermaßen als eine Vorwarnung an den Rezipienten begreifen, denn sie zeigen ihm an, dass er sich unter dem »einigermaßen ausführlichen Kommentar« nicht nur eine ungewöhnlich umfangreiche, sondern darüber hinaus auch eine wenig lineare bzw. gar konfuse Darstellung vorzustellen hat. So als wolle es den Rezipienten ob dieser ihm bevorstehenden Unannehmlichkeit nicht in die Flucht schlagen, legt das textinterne Ich noch im selben Augenblick – und auf diese Weise vervollständigt sich dann auch das sicherlich nicht von ungefähr gewählte antike Bild – eine Anleitung für den anstehenden Lektüreweg vor. So rät es nämlich dazu, in der »Symptomatik dieses Falles« den »Ariadnefaden« zu erblicken. Und dies kann wiederum nichts anderes heißen, als dass es das, was es dem »einigermaßen ausführlichen Kommentar« unter der Formel »›praktische‹ Analyse, die ein schizophrenes Prodromalstadium betrifft«, gegenüberstellt, vor allem auch als eine sich vornehmlich auf die Krankheitszeichen konzentrierende Anamnese-Darstellung verstanden wissen möchte. Insofern erscheint es dann auch nur konsequent, wenn sich in dem Untertitel der überarbeiteten Spätfassung die augenscheinlich in dieselbe Richtung weisenden Worte »*Vorspiel[s] zu einer Schizophrenie*« finden.

Des Weiteren ist der obige metanarrative Kommentar aber auch unter einem etwas anderen Gesichtspunkt bemerkenswert. Beschränkt sich der Erzähler doch keineswegs darauf, die weitgehend konvergente Präsentationsweise beider Fassungen herauszustellen, denn er beantwortet darüber hinaus ebenfalls die eigenhändig in den Raum gestellte Frage, weshalb die aktuelle Fassung »[k]ein neues Buch« ist bzw. sein kann. Wenn er nämlich noch im selben Atemzug ganz explizit die Bezeichnung »kasuistische[n] Darstellungen« gebraucht, dann weist er – und dies erinnert nicht nur an die »Epikrise« der Krankengeschichte um Elisabeth v. R., sondern vor allem auch an das »Bruchstück einer Hysterie-Analyse« – in aller Entschiedenheit auf die identische Gattungsnatur beider Versionen hin. Von daher erscheint es durchaus legitim, diesbezüglich von dem Eingehen eines Krankengeschichten-Doppelkontraktes zu sprechen, wobei es sich hinsichtlich der Urfassung sozusagen um ein rückwirkendes Abkommen handelt. Und so gesehen lässt sich die Ersetzung des ursprünglichen Titels *Wandlungen und Symbole der Libido. Beiträge zur Entwicklungsgeschichte des Denkens* durch *Symbole der Wandlung. Analyse des Vorspiels zu einer Schizophrenie* dann auch als eine folgerichtige (Wieder-)Annäherung an den Titel des Prototyps der tiefenpsychologischen Krankengeschichte begreifen.

Die Bedeutung der weiter oben aufgeführten metanarrativen Äußerung ist damit aber insofern noch immer nicht erschöpft, als das textinterne Ich tatsächlich – und hierbei handelt es sich fraglos um taktisches Kalkül – den Bogen zu einer allgemeinen Gattungsreflexion schlägt. So möchte es den Rezipienten ganz offenkundig wissen lassen, dass besagte »Labyrinthe symbolistischer Parallelen« bzw. »Amplifikationen« auf der einen Seite zwar zur Eruierung »des Sinnes archetypischer Zusammenhänge unerläßlich sind«, auf der anderen Seite das Verfassen von Krankengeschichten resp. »kasuistischen Darstellungen« aber zu einem dornigen Unterfangen machen – konkret spricht es diesbezüglich von »schwierigeren Aufgaben«. Und diese Art der ostentativen Schwierigkeitsbeteuerung stellt nun mit Blick auf die tiefenpsychologische Krankengeschichte keineswegs ein Novum dar, denn sie findet sich bekanntermaßen ebenfalls, und zwar gleich mehrmalig, innerhalb des »Bruchstücks«. Doch auch in anderer Hinsicht darf von Intertextualität gesprochen werden. Ganz ähnlich wie es nämlich innerhalb der Krankengeschichte um Dora der Fall ist, spannt der Erzähler den Bogen noch etwas weiter. So rückt er sein unorthodoxes darstellerisches Verfahren in ein positives Licht, indem er seine Gattungsreflexion in einer Kritik an (mittlerweile) bestehenden Konventionen kulminieren lässt: »je tiefer man geht, desto breiter wird das Fundament. Es wird eben gerade nicht schmäler, und keinesfalls endet es in einer Spitze, wie zum Beispiel in einem psychischen Trauma.« Auf diese Weise werden im Grunde genommen all jene ein schizophrenes Leiden betreffende Krankengeschichten als insuffizient abgeurteilt, welche einer ›amplifizierenden‹ Darstellung entbehren, die also mit anderen Worten keine in die ›wahre Tiefe gehende breite‹, sondern lediglich eine ›spitz zulaufende schmale‹ Seelengeschichte aufzubieten haben. Bleibt zu erwähnen, dass sich die Überleitung von der Gattungsreflexion zur -kritik – »Das liegt aber in der Natur der Sache« – als eine Spielart jener Worte erweist, welche Teil der weiter oben eingehend erörterten ›Novellenbemerkung‹ aus der Epikrise der Krankengeschichte um Elisabeth v. R. sind, die da lauten: »daß für dieses Ergebnis die Natur des Gegenstandes [...] verantwortlich zu machen ist«.

De facto finden sich auch noch im restlichen Teil der Jung'schen Krankengeschichte formspezifizierende metanarrative Stellungnahmen des textinternen Ich, welchen aber nicht dieselbe Bedeutung zugeschrieben werden kann wie den soeben erörterten aus der »VORREDE ZUR VIERTEN AUFLAGE«. Zum einen wäre jene bereits weiter oben auszugsweise wiedergegebene Passage aus der »VORREDE ZUR ZWEITEN AUFLAGE« zu nennen, innerhalb derer der Erzähler hinsichtlich »[d]ieses Buch[es]« von einer »Ausarbeitung des Phantasiematerials einer mir unbekannten jungen Amerikanerin, Frank Miller (ein Pseudonym)« spricht. Ohne Frage handelt es sich hierbei um eine sehr allgemein gehaltene Anmerkung zur Form seiner Krankengeschichte. Aufschlussreicher ist jedoch der noch im selben Moment verwendete Ausdruck »meine Rekonstruktion der halbbewußten und unbewußten Phantasievorgänge« (SW: 17), so dieser endgültig keinerlei Zweifel mehr darüber aufkommen lässt, dass der Erzähler im Rahmen seines »einigermaßen ausführlichen Kommentar[s]« resp. seiner »Ausarbeitung« allem voran eine minutiöse Seelengeschichte zu präsentieren gedenkt.

Zum anderen gilt es zu guter Letzt auf zahlreiche Zwischenbemerkungen wie »müssen wir uns auch mit Einzelheiten beschäftigen, die ich am besten, der Darstellung Miss Millers folgend, abhandle« (SW: 55), »Wir lassen ihrer Schilderung das Wort« (SW: 60) oder »Über den Azteken sagt Miss Miller« (SW: 233) hinzuweisen, mit denen das textinterne Ich dem Rezipienten innerhalb der ›nicht-introduktorischen‹ Kapitel maßgebliche Orientierungshilfe leistet bzw. die Rückkehr zur Darstellung der »›praktische‹ Analyse, die ein schizophrenes Prodromalstadium betrifft« anzeigt.

Als abschließendes Fazit lässt sich somit festhalten, dass das metanarrative Moment im Rahmen der *Symbole der Wandlung* in der Tat von besonderer Signifikanz ist. So stellt der Erzähler zu Beginn seiner Ausführungen nämlich nicht nur einen Lektüreschlüssel zur Verfügung, um im selben Augenblick einen gleichermaßen die Ur- wie die Spätfassung betreffenden Krankengeschichten-Doppelkontrakt einzugehen, denn er bedient sich darüber hinaus eines nur allzu deutlich an das »Bruchstück einer Hysterie-Analyse« gemahnenden Winkelzugs. Wertet er – und dies lässt sich durchaus als Ausdruck seiner Gestaltungsmacht verstehen – seine ›amplifizierte‹ Krankengeschichte doch auf, indem er allen anders gearteten tiefenpsychologischen Gattungsexemplaren den negativen Stempel ›reduktionistisch‹ aufdrückt.

7.3 Ein verstoßener (Selbst-)Erleuchteter mit wissenschaftlichem Wagemut – und analytisch-psychologischem Tiefstblick

Was soeben in Bezug auf das textinterne Ich der *Symbole der Wandlung* als narrativer Vermittler herausgestellt werden konnte, korrespondiert gewissermaßen mit der Art und Weise, in welcher es sich als eine mit individuellen Zügen ausgestattete

Persönlichkeit in Szene setzt. Während sich der Erzähler der Binswanger'schen Krankengeschichte sowohl in metanarrativer als auch in selbstdarstellerischer Hinsicht bekanntlich erst einmal in Zurückhaltung übt, ist die Taktik desjenigen der Jung'schen Krankengeschichte nämlich eine andere: und zwar die der insbesondere anfänglichen ›vollen Präsenz‹. Von daher darf bezüglich beider Momente von besonders markanten Übereinstimmungen mit dem Prototyp der tiefenpsychologischen Krankengeschichte gesprochen werden. Konkret präsentiert sich das textinterne Ich als ein von Freud aufgrund der Urfassung *Wandlungen und Symbole* zu Unrecht ›exkommunizierter‹ Andersdenkender, der seine eher unfreiwillige Isolation vor allem auch für eine umfassende Selbstexploration genutzt hat und nun als in die Jahre gekommener wagemutiger psychologischer Wissenschaftler und ehemaliger Arzt nicht davor zurückschreckt, der Fachöffentlichkeit in Form der überarbeiteten Fassung seine dabei zutage geförderten fundamentalen Erkenntnisse vorzulegen. So nimmt es wenig wunder, wenn es genau wie dasjenige des »Bruchstücks« und die Erzähler aller bisher betrachteten tiefenpsychologischen Krankengeschichten in puncto des Innenlebens seiner Kranken mit gigantischen epistemischen Fähigkeiten aufwartet, wobei es alle anderen in dieser Sache im Grunde genommen sogar in den Schatten stellt. Des Weiteren hält es beinahe schon originelle Antworten auf die legitime Frage bereit, weshalb es sich für seine Krankengeschichte ausgerechnet eine fixierte Kranke ausgewählt hat.

Wie bereits weiter oben angemerkt, legt der Erzähler im Rahmen der »VORREDE ZUR VIERTEN AUFLAGE« eine vielschichtige Entwicklungsgeschichte seines Werkes vor. Weil er diese neben der Auseinandersetzung mit dem kompositorischen Moment vor allem auch dazu nutzt, um dem Rezipienten gewissermaßen *en passant* Auskünfte zu seiner Person zuzuspielen, ergibt sich im Hinblick auf den gesamten ersten Teil der Prolog-Trilogie eine sehr starke Affinität zur Autobiografie, mit anderen Worten kann von einer an initialer Stelle erfolgenden umfassenden Errichtung eines Erzählerbildes gesprochen werden. Tatsächlich legen bereits die ersten beiden Sätze der opulenten Abhandlung beredtes Zeugnis davon ab:

Die Tatsache, daß dieses Buch, das ich vor siebenunddreißig Jahren geschrieben habe, einer Umarbeitung dringend bedurfte, war mir schon längstens bewußt, aber meine beruflichen Verpflichtungen und meine wissenschaftliche Tätigkeit ließen mir nie die genügende Muße, um mich in Ruhe dieser ebenso unangenehmen wie schwierigen Aufgabe widmen zu können. Alter und Krankheit entbanden mich schließlich meiner beruflichen Pflichten und verschafften mir die nötige Zeit für die Betrachtung meiner Jugendsünden (SW: 11).

Auf den ersten flüchtigen Blick könnte vielleicht noch der Eindruck entstehen, als sei »dieses Buch« der alleinige Gegenstand der vorstehenden Mitteilung. Bei nur etwas näherer Betrachtung kann allerdings keinerlei Zweifel mehr daran bestehen, dass der Fokus des Rezipienten mindestens ebenso sehr auf den textinternen Repräsentanten des außertextlichen realen Referenzobjektes und Autors Carl Gustav Jung gelenkt wird. Dieser nämlich eröffnet die Entwicklungsgeschichte »dieses Buch[es]«, indem er sich in geradezu ostentativer Manier zum Arbeitsmenschen stilisiert, dem es in der Vergangenheit aufgrund einer langjährig ausgeübten Doppelfunktion (»meine beruflichen Verpflichtungen« vs. »meine wissenschaftliche Tätigkeit«) stets an »Zeit« gemangelt hat, während er sie als ein nunmehr von »Alter und Krankheit« gezeichneter Wissenschaftler dazu nutzt, um seine »Jugendsünden« – hier schwingt unverkennbar der gängige Topos der Altersweisheit mit – einer Revision zu unterziehen. Und was sich der Rezipient unter »meine[n] beruflichen Verpflichtungen« konkreter vorzustellen hat, wird ihm direkt im Anschluss durch die geschickt gewählte Formulierung »es [dieses Buch; Anm. S.H.] wurde […] mitten in der Unruhe und dem Andrang der ärztlichen Praxis [geschrieben]« (SW: 11) eindrücklich vor Augen geführt, entsteht doch durch diese unweigerlich das Bild eines sehr erfolgreich praktizierenden Mediziners, der sich vor Patientenschwärmen kaum retten kann.

Das textinterne Ich setzt die Entwicklungsgeschichte sodann fort, indem es – und dies naturgemäß aus der Perspektive des gealterten weisen Wissenschaftlers – von den ›äußeren‹ zu den ›inneren‹ Geburtsumständen »dieses Buch[es]« überleitet:

> *Das Ganze kam über mich wie ein Bergsturz, den man ja auch nicht aufhalten kann. Die Dringlichkeit, die dahinter lag, wurde mir erst später bewußt: es war die Explosion aller jener seelischen Inhalte, welche in der drangvollen Enge der FREUDschen Psychologie und Weltanschauung keine Aufnahme finden konnten (SW: 12).*

In vorstehender Äußerung bedient sich der Erzähler unter Verwendung einer höchst bildhaften und daher unweigerlich das Imaginationsvermögen des Rezipienten anregenden Sprache eines selbstdarstellerischen Winkelzugs, der innerhalb der tiefenpsychologischen Krankengeschichte insofern kein Novum darstellt, als er sich ebenfalls im Repertoire des textinternen Ich des »Falls Ellen West« findet: Um sich selbst in einem positiven Licht erstrahlen zu lassen, auferlegt der Erzähler Freud eine Rolle, die sich gewissermaßen als das negative Pendant zu der ihm selbst zugedachten erweist. So muss Freud den eisernen Verfechter einer »Psychologie« und darüber hinaus sogar einer ganzen »Weltanschauung« verkörpern, die in ihrer unsäglichen Begrenztheit offenbar nur schwer zu überbieten sind.[622] Im Gegenzug mimt der Erzähler den unvermuteten

---

622 An dieser Stelle sei auf eine interessante Bemerkung hingewiesen, die im Eingang der letzten Vorlesung der Freud'schen Schrift *Neue Folge der Vorlesungen zur Einführung*

Ausbrecher, der so lange in dieser »drangvollen Enge« gefangen gewesen ist, bis er urplötzlich von einer unkontrollierbaren inneren Naturgewalt (»kam über mich wie ein Bergsturz«) übermannt wurde, die ihn regelrecht dazu zwang, zu einem schriftlichen Befreiungsschlag (»Explosion aller jener seelischen Inhalte«) auszuholen. (Nicht zuletzt wird auf diese Weise näherer Aufschluss darüber gegeben, was mit der anfänglichen, sehr allgemein gehaltenen Formulierung »meine wissenschaftliche Tätigkeit« gemeint ist.)

In der Folge führt das textinterne Ich das Rollenspiel weiter, wobei es sich nur allzu deutlich von der eigentlichen Entwicklungsgeschichte »dieses Buch[es]« entfernt:

> *Es liegt mir fern, die außergewöhnlichen Verdienste FREUDS um die Erforschung der individuellen Psyche irgendwie schmälern zu wollen. Der begriffliche Rahmen aber, in welchen FREUD die seelische Erscheinung spannte, erschien mir unerträglich eng. Ich meine damit keineswegs zum Beispiel seine Neurosentheorie, die so eng sein kann als sie mag, wenn sie nur dem Erfahrungsmaterial adäquat ist – oder seine Traumtheorie, über die man in guten Treuen verschiedener Ansicht sein kann; ich meine vielmehr den reduktiven Kausalismus seines allgemeinen Standpunktes und das sozusagen vollständige Außerachtlassen der für alles Psychische so charakteristischen Zielgerichtetheit. FREUDS Schrift »Die Zukunft einer Illusion« datiert später, gibt aber eine für die früheren Jahre erst recht gültige Darstellung seiner Anschauungsweise, welche sich innerhalb der Grenzen des für das ausgehende 19. Jahrhundert charakteristischen Rationalismus und Wissenschaftsmaterialismus bewegt (SW: 12).*

Freilich darf angesichts des vorstehenden Passus von einer noch augenfälligeren Übereinstimmung mit dem besagten selbstdarstellerischen Winkelzugs des textinternen Ich des »Falls Ellen West« gesprochen werden. So weist der Erzähler

---

in die Psychoanalyse (1932) zu entdecken ist: »Als eine Spezialwissenschaft, ein Zweig der Psychologie, – Tiefenpsychologie oder Psychologie des Unbewußten, – ist sie [die Psychoanalyse; Anm. S.H.] ganz ungeeignet, eine eigene Weltanschauung zu bilden, sie muß die der Wissenschaft annehmen« (GW XV: 171f.). Und ganz am Ende selbiger Vorlesung heißt es in Übereinstimmung damit: »Lassen Sie mich zum Schluß zusammenfassen, was ich über die Beziehung der Psychoanalyse zur Frage der Weltanschauung zu sagen hatte. Die Psychoanalyse, meine ich, ist unfähig, eine ihr besondere Weltanschauung zu erschaffen. Sie braucht es nicht, sie ist ein Stück Wissenschaft und kann sich der wissenschaftlichen Weltanschauung anschließen. Diese verdient aber kaum den großtönenden Namen, denn sie schaut nicht alles an, sie ist zu unvollendet, erhebt keinen Anspruch auf Geschlossenheit und Systembildung (GW XV: 197). Ob hinsichtlich obiger Äußerung des Erzählers der *Symbole der Wandlung* von einer intertextuellen Anspielung gesprochen werden darf, kann hier nicht endgültig geklärt werden.

Freud an dieser Stelle nämlich kurzerhand die Rolle des Laureaten zu, während er selbst den Part des – in diesem Falle allerdings äußerst kritischen – Laudators übernimmt. Durch die Einschaltung dieses kleinen Exkurses, den er durchaus redegewandt mit einer Paralipse einleitet, kann er seinem bisher schon recht ausgestalteten Bildnis weitere bedeutende Pinselstriche hinzufügen: Da er expressis verbis von den »außergewöhnlichen Verdienste[n] FREUDS um die Erforschung der individuellen Psyche« spricht, führt er sich zunächst einmal insofern als integerer Wissenschaftler vor, als er nicht davor zurückschreckt, die szientifischen Ergebnisse eines anderen öffentlich als lobenswert anzuerkennen. Ferner präsentiert er sich als äußerst guter Kenner des gesamten Freud'schen Werkes, der als solcher regelrecht dazu prädestiniert ist, ein treffendes Urteil über dessen »Psychologie und Weltanschauung« abzugeben. Des Weiteren gibt er sich durch die Formulierung »wenn sie nur dem Beobachtungsmaterial adäquat ist« als entschiedener Empiriker zu erkennen, wobei in ihr die Andeutung mitschwingt, dass Freuds »Neurosentheorie« möglicherweise nicht-induktiven Charakters ist und dieser selbst gegebenenfalls als ein verkappter Deduktionist gelten muss. Wenn er zu guter Letzt den »begriffliche[n] Rahmen« der Freud'schen Psychologie mit dem ausgesprochen negativen Signum »unerträglich eng« belegt, den »reduktiven Kausalismus seines allgemeinen Standpunktes« resp. seine Missachtung des angeblich allem Psychischen inhärenten finalen Gesichtspunkts unterstreicht und dessen »Anschauungsweise« mit allem Nachdruck als eine solche herausstellt, die sich »innerhalb der Grenzen des für das ausgehende 19. Jahrhundert charakteristischen Rationalismus und Wissenschaftsmaterialismus bewegt«, dann weist er ihn als einen ›homo scientificus conservativus‹ mit einer antiquierten wie eingeschränkten, sich selbst dagegen als einen ›homo scientificus progressivus‹ mit einer zukunftsweisenden wie offenen »Psychologie und Weltanschauung« aus.

Im Anschluss an seinen kleinen Exkurs kehrt das textinterne Ich zu der Entwicklungsgeschichte »dieses Buch[es]« zurück, indem es sich zur Zielsetzung der Erstfassung äußert – und die seine Erläuterung unmittelbar begleitenden Worte erweisen sich mit Blick auf das Moment der Autoinszenierung wiederum als erhellend:

> Der mit dem Individualismus des 19. Jahrhunderts parallelgehende Personalismus der FREUDschen sowohl wie der ADLERschen Ansicht befriedigte mich eben insofern nicht, als sie mit Ausnahme der Instinktdynamik [...] keinen Raum für objektive und unpersönliche Gegebenheiten bot (SW: 12).

Unübersehbar unterzieht der Erzähler den nun schon mehrfach zum Einsatz gekommenen selbstdarstellerischen Kunstgriff einer leichten Modifizierung, denn er besetzt jene Rolle, die das negative Gegenstück zu der ihm selbst übertragenen bildet, kurzerhand doppelt. Wenn in diesem Falle also Freud und Adler zusammen als Vertreter einer gleichermaßen dem »Individualismus« wie dem »Personalismus« verhafteten »Ansicht« herhalten müssen, die sowohl durch Antiquiertheit wie eng gesteckte Grenzen gekennzeichnet ist, dann kehrt er erneut – und zwar diesmal als deren gemeinsames positives Pendant – den ›homo scientificus progressivus‹ hervor, dessen eigene »Ansicht« reichlich »Raum für objektive und unpersönliche Gegebenheiten« bietet.

De facto hat Adler als zusätzliche Besetzung aber bereits ausgedient, denn das textinterne Ich führt seine Ausführungen in der folgenden Weise weiter:

> *In Übereinstimmung mit dieser Tatsache konnte FREUD meinem Versuche [jenem nur teilweise gelungenen, mit diesem Buch der medizinischen Psychologie zunächst einen weiteren Rahmen zu schaffen, um das Ganze des psychischen Phänomens in deren Blickfeld zu rücken; Anm. S:H.] keine objektive Berechtigung zuerkennen, sondern vermutete persönliche Beweggründe.*
> *So wurde dieses Buch ein Markstein, gesetzt an der Stelle, wo sich zwei Wege trennten. Um seiner Unvollkommen- und Unvollendetheit willen wurde es zum Programm der folgenden Jahrzehnte meines Lebens (SW: 12f.).*

Mit diesen zum Ende hin gleichermaßen plastischen wie pathetischen Worten erreicht der im Vorstehenden sorgsam arrangierte Antagonismus zwischen dem Bild Freuds und demjenigen des Erzählers einen vorläufigen Kulminationspunkt. So wird Freud an dieser Stelle als ein Wissenschaftler vorgeführt, der ausnahmslos alles durch die ›beschlagene Brille des Personalismus‹ sieht und von daher mitnichten zwischen einem Unterfangen, das auf eine Wissenserweiterung zielt und dem schon allein von daher »objektive Berechtigung« eingeräumt werden muss, und einem solchen, das die Diskreditierung eines anderen bezweckt und folglich durch »persönliche Beweggründe« motiviert ist, zu differenzieren vermag. Und obwohl zum ›entscheidenden Augenblick‹ im Grunde genommen geschwiegen wird, entsteht dadurch unweigerlich das Bild des Schuldigen, welcher in seiner Unverbesserlichkeit aus »diese[m] Buch« nicht nur einen verkehrten ›persönlichen Rückschluss‹, sondern darüber hinaus ebenso eine ungerechtfertigte ›persönliche Konsequenz‹ gezogen, der mit anderen Worten dafür gesorgt hat, dass »sich zwei Wege trennten«. Umgekehrt präsentiert sich der Erzähler als ein durch die ›klare Brille des Objektivismus‹ blickender Wissenschaftler, der für sein aufrichtiges Bemühen, die Forschung weiter voranzutreiben, nicht mehr als bittere Vorwürfe geerntet hat. Auf diese Weise formt sich beinahe zwangsläufig das Gegenbild des Unschuldigen, dem aufgrund »dieses Buch[es]« vonseiten Freuds größtes Unrecht widerfahren ist. Und wenn es schon zum »Markstein« werden sollte, »wo zwei Wege sich trennten«, so ließe es sich mit den Worten des Erzählers sagen, dann doch zumindest ebenso »zum Programm der folgenden

Jahrzehnte meines Lebens«. Indem er sich hierbei nämlich der aussagekräftigen Formulierung »seiner Unvollkommen- und Unvollendetheit willen« bedient, spielt er auf ein eigenes Wesensmerkmal an, das nach seiner Darstellung Freud in Gänze fehlt, und zwar das der Verbesserungswilligkeit.

Nachdem es dem textinternen Ich gelungen ist, die Entwicklungsgeschichte »dieses Buch[es]« und seine Lebensgeschichte in solch eleganter Weise miteinander zu verquicken, nutzt es die Gelegenheit, um länger bei der Letzteren zu verweilen und dabei seinen soeben angerissenen Charakterzug noch deutlicher herauszustreichen. Konkret hebt es zu einem längeren autobiografischen Exkurs darüber an, wie sich bei ihm langsam der ernsthafte Vorsatz entwickelte, das eigene Lebensrätsel resp. den eigenen »Mythus« – dieser Terminus wird innerhalb der Abschweifung ganze zehn Mal bedient (vgl. SW: 13f.) – von Grund auf zu erhellen. Und nach allem nimmt es wenig wunder, wenn seine von bildhafter Sprache durchtränkte Schilderung mitunter pathetisch anmutet, wovon vor allem die folgenden Aussagen beredtes Zeugnis ablegen:

Mir ahnte, daß der Mythus einen Sinn hatte, den ich vermissen müßte, wenn ich außerhalb desselben im Nebel der eigenen Spekulationen leben würde (SW: 13).

Ich konnte die Antwort darauf [auf die Frage nach dem eigenen gelebten Mythus; Anm. S.H.] nicht geben, sondern mußte mir eingestehen, daß ich weder mit einem Mythus noch innerhalb eines solchen lebte, sondern vielmehr in einer unsicheren Wolke von Ansichtsmöglichkeiten, die ich allerdings mit steigendem Mißtrauen betrachtete (SW: 13).

So ergab sich mir natürlicherweise der Entschluß, »meinen« Mythus kennen zu lernen, und ich betrachtete dies als die Aufgabe par excellence, denn – so sagte ich mir – wie konnte ich meinen Patienten gegenüber meinen persönlichen Faktor, meine persönliche Gleichung, die doch zur Erkenntnis des anderen so unerläßlich ist, richtig in Rechnung stellen, wenn ich darüber unbewußt war? (SW: 13f.)

Augenscheinlich wird der Erzähler nicht müde, mit Nachdruck die eigene vormalige Unkenntnis seiner selbst bzw. seines »Mythus« zu betonen, sich also mit anderen Worten als ein einstiges epistemisches Mangelwesen zu präsentieren – in gewisser Hinsicht schwingt dabei sogar das sokratische Diktum ›Ich weiß, dass ich nichts weiß‹ mit. Wie er dem Rezipienten auf findige Weise kundtut, stand hinter seinem »Entschluß« aber eigentlich gar nicht so sehr die eher eigennützige Forderung ›Gnothi seauton‹ resp. ›Erkenne dich selbst‹, sondern vor allem das weitaus altruistischere Gebot ›Erkenne den anderen‹, weswegen sich hier das Bild des edelmütigen Arztes und Forschers formt, der insbesondere zum Wohle seiner Patienten eine lang angelegte Selbstexploration in Angriff zu nehmen gedenkt. Tatsächlich verzichtet das textinterne Ich in der Folge auf einen erschöpfenden ›Reisebericht‹, wohl aber legt es ein Kurzresümee seiner

Selbsterkundungsfahrt vor, in dessen Ausgang es dann auch zu der Entwicklungsgeschichte »meines Buches« zurückkehrt:

> *Dieser Entschluß führte mich zu jenen jahrelangen Untersuchungen über die durch unbewußte Vorgänge hervorgebrachten subjektiven Inhalte und zur Ausarbeitung jener Methoden, welche die praktische Erforschung der Manifestationen des Unbewußten teils ermöglichen, teils unterstützen. Hier entdeckte ich nun allmählich die Zusammenhänge, um welche ich vorher hätte wissen sollen, um die Fragmente meines Buches zusammenzukitten (SW: 14).*

Genau genommen gibt der Erzähler also vor, im Zuge seiner als höchst arbeitsintensiv dargestellten Selbstexploration eine umfassende ›epistemische Metamorphose‹ durchlaufen zu haben: Offenbar anders, als dies zuvor der Fall gewesen sein muss, ist er erst jetzt, nämlich als in die Jahre gekommener psychologischer Forscher und ehemaliger Arzt, im Besitz grundlegender »Methoden«, weshalb er auch nunmehr über die Fähigkeit verfügt, jene »Zusammenhänge« zu erkennen, um welche er »vorher hätte wissen sollen«. Und die von ihm entwickelten Verfahrensweisen sind deswegen essenzieller Natur, weil erst sie »die praktische Erforschung der Manifestationen des Unbewußten teils ermöglichen, teils unterstützen«. Dass überhaupt nur derjenige zu einem Wissen »von der Psyche und ihrem wirklichen unterirdischen Leben« gelangen kann, welcher sich der von ihm während seiner Selbstexploration generierten Methoden bedient, stellt er wenig später heraus, wenn er sie unter Verwendung einer nicht ungeschickt gewählten Analogie etwas näher charakterisiert: Zur »Erforschung des wirklichen Unbewußten […] gehört ein weitläufiges Vergleichsmaterial, wie auch die vergleichende Anatomie ohne ein solches nicht auskommt« (SW: 14f.). So kann an dieser Stelle festgehalten werden, dass das textinterne Ich durch die Einschaltung eines bemerkenswerten autobiografischen Exkurses seinem ohnehin bereits außergewöhnlich plastischen Porträt auf geradezu kunstfertige Weise den Pinselstrich einer via ›epistemischer Metamorphose‹ gewonnenen ungemeinen Wissenspotenz hinzufügt.

Wie schon weiter oben angeklungen, lässt der Erzähler die »VORREDE ZUR VIERTEN AUFLAGE« mit Dankesworten ausklingen – und diese nutzt er zum Ende hin für einen höhepunktartigen Nachtrag zu einem an früherer Stelle inszenierten Rollenspiel:

> *Dieses Buch wurde 1911 in meinem sechsunddreißigsten Jahre verfaßt. Dieser Zeitpunkt ist kritisch, denn er bezeichnet den Anfang der zweiten Lebenshälfte, in welchem nicht selten eine Metanoia, eine Sinnesänderung stattfindet. Der Verlust der Arbeitsgemeinschaft mit und der freundschaftlichen Beziehung zu FREUD war mit damals gewiß. Der praktischen und moralischen Unterstützung, die mir meine liebe Frau in jener schwierigen Zeit gewährte, muss ich mich hier dankbar erinnern (SW: 15).*

Im Vorstehenden kehrt der Erzähler noch einmal den Unschuldigen hervor, dem Freud – erneut den Widerpart des Schuldigen verkörpernd – aufgrund »[d]ieses Buch[es]« seinerzeit nicht nur die »Arbeitsgemeinschaft«, sondern darüber hinaus ebenso die »freundschaftliche[n] Beziehung« aufgekündigt hat. De facto wird dieses Mal aber ein geradezu tragisch anmutender Gestus angeschlagen, denn erst jetzt lässt er durchblicken, dass er sich während dessen schriftlicher Niederlegung in einem regelrechten Krisenstadium befunden hat, und zwar allem Anschein nach gerade deshalb, weil er schon damals um eines sehr genau wusste: nämlich die ihn ob »[d]ieses Buche[es]« erwartende Reaktion seines einstigen Kollegen und Freundes. Und spätestens hier kann eigentlich keinerlei Zweifel mehr daran bestehen, dass sich der gesamte erste Teil der paratextuellen Prolog-Trilogie der *Symbole der Wandlung*, welcher angesichts eines sich als wissenschaftliches ausgebenden Werkes auffallend starke autobiografische Züge trägt, als eine späte intertextuelle Antwort auf jene polemischen Worte aus Freuds »Zur Geschichte der psychoanalytischen Bewegung« erweist, die dem vorliegenden Hauptkapitel als Eingangszitat vorangestellt sind.[623]

Bevor das textinterne Ich zu seinen eigentlichen Ausführungen anhebt, innerhalb welcher es auch weiterhin Maßnahmen zur Selbstdarstellung ergreift, fügt es seinem Bild zu guter Letzt aber noch einen weiteren Pinselstrich hinzu, wovon das weiter oben erwähnte Motto beredtes Zeugnis ablegt. Das Mittelstück dieses paratextuellen Textelementes, welches der »EINLEITUNG« in den ersten Teil vorangestellt und schon aufgrund seiner durchaus beachtlichen Länge schwer zu überlesen ist, lässt sich nämlich allem voran als eine markante Eigencharakterisierung begreifen: »[C]'est donc un devoir moral de l'homme de science de s'exposer à commettre des erreurs et à subir des critiques, pour que la science avance toujours« (SW: 19). Durch diese von szientifischem Pathos durchtränkten Worte, die nicht zuletzt an die innerhalb des »Vorworts« betriebene Autoinszenierung des Erzählers des »Bruchstücks« denken lassen, wird das überaus aufwendig errichtete Bild des textinternen Repräsentanten Carl Gustav Jungs auch noch um das Detail des wissenschaftlichen Wagemuts erweitert. Und dass es sich hierbei in der Tat um eine Selbstporträtierung – nämlich als ›homo scientificus ethicus‹ – handelt, geht dann auch aus dem »IX. SCHLUSSWORT« betitelten Kapitel hervor, wo es ganz am Ende in ähnlicher Weise heißt: »Ich betrachte den Betrieb der Wissenschaft nicht als einen Wettkampf ums Rechthaben, sondern als eine Arbeit an der Mehrung und Vertiefung der Erkenntnis« (SW: 561).

---

623 Eine detailliertere, um nicht zu sagen ausgeschmücktere Version dieser ›Gegendarstellung‹ findet sich denn auch innerhalb der bereits angesprochenen Jung'schen ›Autobiografie‹ aus dem Jahre 1962. Siehe Jung, C.G.: *Erinnerungen, Träume, Gedanken*: 166ff.

Freilich versteht sich das textinterne Ich dank der im Zuge seiner ›epistemischen Metamorphose‹ entwickelten Methoden scheinbar bestens darauf, die »Rekonstruktion der halbbewußten und unbewußten Phantasievorgänge« Miss Millers ausschließlich mittels ihrer schriftlich niedergelegten »›praktische[n]‹ Analyse, die ein schizophrenes Prodromalstadium betrifft«, zu meistern. Illustriert sei dies anhand eines Beispiels, welches sich innerhalb des Kapitels »VIII. DAS OPFER« findet:

> *Wie wir sahen, verbirgt sich die regredierende Libido in zahlreichen und recht verschiedenartigen Symbolen, gleichviel ob männlicher oder weiblicher Natur; auch die Geschlechtsunterschiede sind im Grunde genommen sekundärer Natur und spielen psychologisch nicht die Rolle, wie man etwa bei oberflächlicher Betrachtung vermuten könnte. Substanz und motivierende Kraft des Opferdramas bestehen in einer an sich unbewußten energetischen Wandlung, die dem Ich so bewußt wird, wie etwa den Seeleuten ein untermeerischer Vulkanausbruch (SW: 543).*

Ganz unverkennbar trägt der Erzähler seine sich auf das Innenleben Miss Millers beziehenden Worte mit dem Gestus der Belehrung wie vor allem mit jenem der Allwissenheit vor, wobei er sich zum Ende hin – und dies augenscheinlich vor allem auch im Dienste der Komik – einer interessanten Analogie bedient. Doch obgleich es genau diese angeblich ja wohl begründete Haltung der exzeptionellen epistemischen Potenz ist, welche er über weite Strecken aufrechterhält, greift er darüber hinaus ungemein tief in die ›Trickkiste‹, um seiner gleichermaßen kuriosen wie disputablen Seelengeschichte Plausibilität zu verleihen. Und dabei kommt in diesem Falle noch eine zusätzliche Herausforderung hinzu, welche darin besteht, seine Miss Frank Miller betreffenden Ausführungen auf glaubhafte Weise in einen psychopathologischen Deckmantel, namentlich in jenen der Schizophrenie, zu hüllen. Insofern nimmt es auch wenig wunder, wenn hinsichtlich der *Symbole der Wandlung* von einem Text gesprochen werden muss, innerhalb dessen mit einer ausgeklügelten, komplexen Plausibilisierungsstrategie operiert wird. Im Nachstehenden kann schon allein angesichts seines ungemeinen Volumens nur ein grober Überblick über die von dem textinternen Ich geleistete Plausibilisierungsarbeit gegeben werden, wobei es gleichwohl zweckdienlich erscheint, chronologisch vorzugehen.[624]

---

[624] An dieser Stelle sei ausdrücklich darauf hingewiesen, dass das regelmäßig eingeschaltete Bildmaterial ein nicht zu unterschätzender Bestandteil der Plausibilisierungsstrategie ist, der allerdings einer gesonderten Betrachtung bedürfte und von daher unberücksichtigt bleiben muss.

Begonnen sei mit dem Kapitel »II. ÜBER DIE ZWEI ARTEN DES DENKENS«, das bekanntlich dem ersten jener Kapitel vorangeht, innerhalb derer vor allem auch die Seelengeschichte Miss Millers zur Darbietung kommt. So legt das textinterne Ich im Rahmen dieses mit den Worten »Bekanntlich ist es einer der Grundsätze der analytischen Psychologie« (SW: 25) einsteigenden Kapitels eine umfassende Denktheorie vor, der zufolge zwischen einem eher modernen »gerichtete[n] Denken« (erstm. SW: 30) sowie einem archaischen »nicht gerichtete[n] Denken« (SW: 49) differenziert und in der Psychologie von einer Entsprechung von Phylo- und Ontogenese ausgegangen werden darf. Konkreter werdend heißt es gegen Ende: »Unsere obigen Darlegungen zeigen, wie gerade die dem Unbewußten entstammenden Produkte Verwandtschaft mit Mythischem haben« (SW: 51). Und daraus kann nach Aussage des Erzählers geschlossen werden, »daß eine im späteren Leben erfolgende Introversion regressiv infantile Reminiszenzen (aus der individuellen Vergangenheit) aufgreift, denen zunächst spurweise, bei stärkerer Introversion und Regression jedoch ausgesprochen archaische Züge anhaften« (SW: 51). Nun lässt sich im Hinblick auf seine theoretischen Ausführungen eine bemerkenswerte Feststellung machen: Ganz anders als dies der ausführlich betrachtete erste Teil der Prolog-Trilogie erwarten lässt, beruft sich das textinterne Ich nämlich regelmäßig auf die angeblich doch so antiquierte und begrenzte Freud'sche »Psychologie und Weltanschauung« (»FREUD findet« SW: 41, »ließe sich der Traum nach FREUD« SW: 42 oder »FREUD selber hat ja« SW: 50), um einen Baustein seines eigenen Gedankengebäudes zu plausibilisieren. Bisweilen führt es hierzu sogar einen wohlweislich ausgewählten Auszug aus Freuds Schriften an und gibt den jeweiligen Inhalt nicht nur als mit seiner Theorie vollkommen konform gehend aus, sondern es verkauft ihn darüber hinaus auch als eine unumstößliche Wahrheitsaussage (vgl. SW: 42f., 44f.). Umgekehrt unterzieht der Erzähler selbige »Psychologie und Weltanschauung« allerdings ebenfalls – und dies erfolgt wiederum im Einklang mit dem ersten Teil der Prolog-Trilogie – zwecks Plausibilisierung seines eigenen Standpunktes einer Problematisierung (vgl. SW: 26, 28, 50). In jedem Falle aber kann als Zwischenfazit festgehalten werden, dass der Rezipient durch die Lektüre dieses an rein theoretischen Informationen reichen Kapitels, die natürlich hervorragend auf das im Folgenden dargereichte ›empirische‹ Material abgestimmt sind, sozusagen eine erste Initiationsphase durchlaufen hat und nun bestens darauf eingestimmt ist, den ersten Streckenabschnitt der Seelengeschichte Frank Millers zu vernehmen. Bevor sich das textinterne Ich nach diesem ›ad-ovo-Beginn‹ jedoch endlich ans eigentliche Werk macht, lässt es das Kapitel zu guter Letzt mit einem aufschlussreichen Hinweis ausklingen: »Mein vollständiger Mangel an persönlicher Beziehung zu Miss Miller erlaubt mir eine freie Sprache« (SW: 54, Fn. 47).

Weit davon entfernt, den von ihm genannten Umstand als das anzuerkennen, was er eigentlich ist, nämlich im Hinblick auf sein Vorhaben ein epistem(olog)isches Problem ersten Ranges, weist es ihn als ein Positivum aus, meint doch der Ausdruck »frei« im vorliegenden Zusammenhang nichts anderes als ›unbefangen‹ oder ›objektiv‹.

Was das sich anschließende kurze Kapitel »III. VORGESCHICHTE« betrifft, in welchem sich der Erzähler seiner zu Anfang viel beschworenen, mit einem »weitläufige[n] Vergleichsmaterial« operierenden Methoden noch in einem sehr spärlichen Maße bedient, so greift er ganz am Anfang zu einem weniger originellen, dafür aber umso wirkungsmächtigeren Mittel. Konkret gibt er einen von ihm erhobenen Wissensanspruch kurzerhand als empirisch gesichert aus: »Wir wissen aus mannigfacher Erfahrung, daß, wenn jemand eigene Phantasien oder Träume erzählt, es sich dabei sehr oft nicht nur um ein dringendes, sondern um das momentan peinlichste seiner intimen Probleme handelt« (SW: 55). Der im Rahmen dieser Eingangsäußerung erhobene, mit »mannigfacher Erfahrung« begründete und durch den Ausdruck »sehr oft« allenfalls geringfügig abgeschwächte Wissensanspruch ist insofern von entscheidender Bedeutung, als er im Grunde das gesamte ›empirische‹ Material – eben die von Miss Miller niedergeschriebenen Fantasien und Träume – betrifft.

Ferner sei eine gleich mehrfach verwendete Plausibilisierungstechnik genannt, die in ähnlicher Form ebenfalls zum Repertoire des textinternen Ich des »Bruchstücks« wie desjenigen der Adler'schen Krankengeschichte gehört. Hier besteht sie darin, dem Rezipienten die Bestätigung eines wohlweislich vorsichtig erhobenen Wissensanspruchs in einem späteren Teil der Ausführungen in Aussicht zu stellen (»Daß dem wahrscheinlich so ist, werden wir im weiteren Verlaufe unserer Analyse sehen«, »Inwiefern die hier vermuteten Erinnerungen mit dem oben berührten Problem zusammenhängen könnten, werden wir unten sehen« SW: 58). Auf diese Weise wird der Rezipient naturgemäß dazu veranlasst, im Nachstehenden ganz gezielt nach etwaigen oder besser vermeintlichen Affirmativen Ausschau zu halten.

Im Hinblick auf das »IV. DER SCHÖPFERHYMNUS« betitelte Kapitel, innerhalb dessen der Erzähler dann auch etwas ausgiebigeren Gebrauch von seinen ›bahnbrechenden‹ Methoden macht, kann zunächst einmal festgestellt werden, dass er im Anschluss an einen ersten ausführlicheren Auszug aus der Miller'schen Publikation die von ihr geschilderten Träumereien an Deck eines Schiffs auf nicht ungeschickte Weise mit Seelenkrankheit in Verbindung bringt. Um dies zu bewerkstelligen, bedient er sich einer unaufdringlichen Erläuterung, die er wie folgt eröffnet: »Die Psychopathologie kennt eine gewisse Geistesstörung, welche dadurch eingeleitet wird, daß die Kranken sich immer mehr von der Realität abschließen« (SW: 61). Tatsächlich lässt er es dabei aber nicht bewenden, denn dem allgemein gehaltenen Begriff »Geistesstörung« ist eine Fußnote angehängt, welche mit ganz und gar nicht zurückhaltenden Worten schließt:

> *So wenig wie die chronischen Hysterien, die in den Irrenanstalten langsam versimpeln, für die wirkliche Hysterie charakteristisch sind, so wenig ist es die Schizophrenie für ihre in der Praxis so häufigen Vorstufen, die kaum jemals einem Anstaltspsychiater unter die Augen kommen. »Latente Psychose« ist ein Begriff, den der Psychotherapeut nur zu gut kennt und fürchtet (SW: 61, Fn. 2).*

Indem sich das textinterne Ich auf seine bereits im ersten Teil der Prolog-Trilogie unterstrichene reichhaltige Erfahrung als praktizierender »Psychotherapeut« beruft und diese derjenigen des »Anstaltspsychiater[s]« diametral gegenüberstellt, weist es den von Miss Miller beschriebenen Träumereien gleichermaßen dezent wie glaubhaft den Status eines typischen Anfangssymptoms einer schizophrenen Störung zu.

Des Weiteren sei eine Plausibilisierungstechnik erwähnt, die aus allen ausgiebiger in Augenschein genommenen Krankengeschichten bereits hinlänglich bekannt ist und darin besteht, in einem geeigneten Moment in ostentativer Manier von dem für gewöhnlich gezeigten auktorialen Gestus abzurücken. Als Beispiel mag die nachstehende Stellungnahme des Erzählers dienen: »Das plötzliche, vorübergehende Unwohlsein [nach Abfassen des Seemannsliedes; Anm. S.H.] bedürfte einer psychologischen Beleuchtung, die allerdings aus Mangel an Anhaltspunkten unterbleiben muss« (SW: 62). Weil er hier ausdrücklich auf die Schranken seiner epistemischen Fähigkeiten hinweist, ist der Rezipient dazu geneigt, seine direkt im Anschluss erneut angenommene Haltung der epistemischen Omnipotenz zu akzeptieren: »Aber nur aus einer bis in die Fundamente reichenden Erschütterung können die nunmehr zu schildernden Phänomene [die Entstehung ihres ersten Gedichts; Anm. S.H.] verstanden werden« (SW: 63). Aufgrund dieser mit auktorialer Gewissheit vorgetragenen Behauptung liest der Rezipient den anschließend dargereichten Auszug aus der Miller'schen Publikation unweigerlich mit ›anderen‹ Augen.

Eine Plausibilisierungstechnik ganz anderer Art steht auf das Engste mit jenem tiefenstrukturellen Element in Zusammenhang, das weiter oben mit dem Begriff ›Selbstausforschung‹ belegt wurde. Bevor das textinterne Ich erstmalig zu seiner diesbezüglichen Darstellung anhebt, schickt es nämlich zunächst eine überaus interessante Bemerkung voraus: »Miss Miller hat sich bemüht, die unbewußte Schöpfung ihrem Verständnisse zu erschließen, und zwar durch ein Verfahren, das mit dem der psychologischen Analyse prinzipiell übereinstimmt und daher zu denselben Resultaten führt wie diese« (SW: 67). Hier weist es Frank Miller kurzerhand die Rolle der nach Selbsterkenntnis heischenden Kranken zu, die in ihrer Raffiniertheit eine Technik zum Einsatz gebracht hat, welche der »psychologischen Analyse« in höchstem Maße ähnelt und ebendarum gleichfalls zur »Erforschung des wirklichen Unbewußten« befähigt – in gewisser Hinsicht überträgt es also sein eigenes mühevoll errichtetes Selbstbild auf sie. De facto hält der Erzähler allerdings auch noch eine gute Erklärung dafür bereit, weshalb ihr eben doch nur der Status einer ›Zuarbeiterin‹ zuerkannt werden kann:

> *Aber wie es dem Laien und Anfänger zu gehen pflegt, bleibt sie bei den Einfällen stehen, die den zugrunde liegenden Komplex nur in indirekter Weise zur Darstellung bringen. Immerhin genügt ein einfaches Schlußverfahren, eigentlich bloß ein Fertigdenken, dazu, den Sinn aufzufinden (SW: 67).*

Offenkundig sucht er darzulegen, dass er Miss Miller im Grunde genommen nur einen einzigen Vorteil voraushat: Allein weil sie auf keinen reichen Erfahrungsschatz zurückgreifen kann, fällt ihm die angeblich überaus leicht zu meisternde Aufgabe zu, das von ihr bereits auf den Weg gebrachte Vorhaben zu einem erfolgreichen Abschluss zu bringen. (Freilich erweisen sich die Ausdrücke »einfaches Schlußverfahren« und »bloß ein Fertigdenken« als höchst euphemistische Umschreibungen dessen, was er sich tatsächlich zu tun anschickt.)

Bevor das nächste Kapitel ins Zentrum der Betrachtung gerückt werden soll, sei noch eine letzte umfassende Plausibilisierungstechnik herausgestellt. Nachdem das textinterne Ich ein verhältnismäßig überschaubares »Vergleichsmaterial« vorgelegt hat, liefert es mit dem Gestus der auktorialen Gewissheit eine schlussendliche Erhellung des ersten Gedichtes seiner fixierten Patientin: »Wir sehen, daß bei Miß Miller der unbewußt entstandene religiöse Hymnus an die Stelle des erotischen Problems tritt. Seine Materialien nimmt er größtenteils aus Reminiszenzen, die durch die introvertierte Libido wieder belebt wurden« (SW: 82). Anstatt seinen erhobenen Wissensanspruch jedoch näher zu begründen (allein die Annahme eines »erotischen Problems« ist ja bereits heikel), leitet es aus diesem lieber eine ganz andere Problematik ab, nämlich die Frage nach dem »Wert« und dem »Zweck« (SW: 82) dieses Gedichts. Innerhalb seines ausgedehnten Exkurses, im Zuge dessen der Erzähler seinen Wissensanspruch als selbstverständlich ausgibt, lässt er Miss Millers Gedicht allerdings weitestgehend unberücksichtigt. So kommt er vielmehr auf seine zuvor dargelegte Denktheorie und dabei auch auf bisher unberührt gelassene Theoreme zu sprechen. Insbesondere aber weist er, und dies unter Berufung auf »[d]ie Wissenschaft« (SW: 87) oder auch »die wissenschaftliche Betrachtungsweise« (SW: 88), das »Gottesbild« (erstm. SW: 85) als »Archetypus« (erstm. SW: 90) aus. Erst gegen Ende seines Exkurses und damit zugleich des Kapitels kommt er wieder auf das Miller'sche Poem zurück, indem er ihm »den lebendigen Wert des Religiösen«

abspricht: »Es scheint nicht sehr viel mehr als eine sentimentale Umformung des Erotischen zu sein, welche sich unter der Hand und neben dem Bewußtsein und prinzipiell daher etwa den gleichen ethischen Wert besitzt wie der Traum, der sich auch ohne unser Zutun ereignet« (SW: 99). Hinsichtlich dieser Worte dürfte der Rezipient tatsächlich nicht mehr der Frage nach der Legitimität des erhobenen Wissensanspruchs, sondern – wenn überhaupt – eher derjenigen nach der Berechtigung des gefällten ethischen Werturteils nachhängen.

Was das Kapitel »V. DAS LIED VON DER MOTTE« betrifft, so bemüht sich das textinterne Ich zunächst einmal um die Konstruktion eines Sinnzusammenhangs zwischen beiden Miller'schen Poemen, der durchaus als plausibel einzuleuchten vermag:

> Wenn man aus diesem Schweigen etwas schließen darf, so wäre es zum Beispiel das, daß zwischen den Gedichten wirklich nichts von Belang vorgekommen sei, daß mithin das neue Gedicht wieder ein lautgewordenes Stück aus der über Monate währenden Komplexbearbeitung ist. Es handelt sich höchst wahrscheinlich um denselben Konflikt wie früher (SW: 107).

Zwar trägt der Erzähler seine Worte aus guten Gründen nicht mit dem Gestus völliger auktorialer Gewissheit vor, doch wird diese eingestandene Wissenseinschränkung sozusagen unverzüglich durch den Inhalt einer seiner Äußerung angehängten Fußnote kompensiert, in welcher es heißt: »Komplexe pflegen von größter Stabilität zu sein, wennschon ihre äußeren Manifestationen kaleidoskopisch wechseln. Experimentelle Untersuchungen haben mich reichlich von diesem Faktum überzeugt. (Diagnostische Assoziationsversuche 1904–1910.)« (SW: 107, Fn. 1) Durch diese neuerliche Hervorhebung seiner exzeptionellen empirischen Erfahrung, die also nicht nur ›psychotherapeutischer‹, sondern darüber hinaus auch ›rein experimenteller‹ Art ist, kann der Eingang des Kapitels seine volle überzeugende Wirkung entfalten, mit anderen Worten kann der Rezipient kaum anders, als in dem zweiten Gedicht ein weiteres schwerwiegendes Symptom Frank Millers zu erkennen.

Des Weiteren sei in aller Kürze auf eine mehrmals eingesetzte Plausibilisierungstechnik aufmerksam gemacht, die sich gewissermaßen als das Gegenstück zu jener erweist, die im Hinblick auf das kurze Kapitel »III. VORGESCHICHTE« aufgrund ihres häufigeren Einsatzes Erwähnung gefunden hat. So besteht sie nämlich darin, einen Wissensanspruch zu erheben, um ihn direkt im Anschluss durch den Hinweis auf einen früheren Teil der Abhandlung als vollkommen berechtigt auszugeben. Als Beispiel mag die folgende Äußerung des textinternen Ich dienen: »›When the morning stars sang together‹, das heißt der Offizier singt zur Nachtwache an Deck. Die Sehnsucht nach Gott gleicht jener Sehnsucht nach dem singenden Morgenstern. Im vorhergehenden Kapitel wurde gezeigt, daß diese Analogie zu erwarten war« (SW: 112). Zwar dürfte der Rezipient die allergrößte Mühe dabei haben, sich einer Darlegung zu entsinnen, hinsichtlich derer das Attribut ›Zeigen‹ wirklich treffend wäre. Doch weil der auktoriale Gestus des Erzählers nahtlos in jenen der Unbezweifelbarkeit übergeht, ist er gleichwohl dazu geneigt, den erhobenen Wissensanspruch, der ja nichts anderes als das Innenleben Miss Millers betrifft, anzuerkennen.

Bevor der zweite Teil der *Symbole der Wandlung* ins Zentrum der Betrachtung gerückt werden soll, gilt es nun jene Passage eingehender zu würdigen, hinsichtlich derer erstmalig von einem reichlichen Gebrauch der ›bahnbrechenden‹ Methoden seitens des textinternen Ich gesprochen werden kann. So erweist sich diese in puncto Plausibilisierungsarbeit nämlich als äußerst erhellend und ist dabei weniger komplex als andere. Den Ausgangspunkt bildet ein erhobener Wissensanspruch, den es wieder einmal mit dem Gestus auktorialer Gewissheit vorbringt: »Wenn Miss Miller also Gott oder die Sonne preist, so meint sie eigentlich ihre Liebe, jenen im Tiefsten des menschlichen Wesens wurzelnden Trieb« (SW: 113). In der Folge weist der Erzähler auf eine im vorangehenden Kapitel aufgestellte »Kette von Synonymen« (»Der Sänger – Gott des Tones – singender Morgenstern – Schöpfer – Gott des Lichts – Sonne – Feuer – Liebe« SW: 113) hin, um diese unter Zuhilfenahme rein theoretischer Annahmen näher zu erläutern. Erst hernach führt er das viel gepriesene, im wahrsten Sinne des Wortes »weitläufige[s] Vergleichsmaterial« ins Feld. Selbiges umfasst unter anderem auch Auszüge aus den schriftlichen Erzeugnissen zweier ›prominenter Wahnsinniger‹, nämlich aus Schrebers *Denkwürdigkeiten eines Nervenkranken* auf der einen und Gedichten Nietzsches auf der anderen Seite. Ebenso führt er die eigens »beobachtet[e]« Wahnidee eines »Geisteskranken« (SW: 133) an – der unter der Bezeichnung ›Sonnenphallus-Mann‹ in die Geschichte der Analytischen Psychologie eingehen sollte.[625] Schließlich kommt er dann aber doch expressis verbis auf das Innenleben seiner fixierten Kranken zurück, indem er Folgendes verkündet:

Wir haben unter dem Symbol von »Motte und Sonne« in die historischen Tiefen der Seele hinuntergegraben, und bei dieser Arbeit sind wir auf ein verschüttetes Idol des »jugendlich schönen, feuerlockigen« und strahlengekrönten Sonnenhelden gestoßen, der ewig, dem Sterblichen unerreichbar, die Erde umwandelt, dem Tage die Nacht, dem Sommer den Winter, dem Leben den Tod folgen läßt – und wiedersteht in verjüngter Pracht und neuen Generationen leuchtet. Ihm gilt die Sehnsucht der in der Motte sich verbergenden Träumerin (SW: 142).

---

625 Tatsächlich kommt das textinterne Ich auch späterhin immer mal wieder auf diesen »bemerkenswerte[n] Fall« (SW: 135) zu sprechen, und zwar nicht ohne diesen zum entscheidenden Wendepunkt seiner ›epistemischen Metamorphose‹ zu stilisieren.

Zweifelsohne bläht sich das textinterne Ich hier zu einem allwissenden Super-Subjekt auf, dessen epistemischer Potenz wahrlich keine Grenzen mehr gesetzt sind. Doch das Urteil des Rezipienten ist aufgrund der zuvor geleisteten Plausibilisierungsarbeit, die neben der gezielten Einweisung in das theoretisch-spekulative Gedankengebäude der Analytischen Psychologie vor allem auch in einer geradezu einschüchternden Wissensdemonstration besteht, maßgeblich beeinflusst. Von daher ist er trotz dieser dargebotenen epistemischen Grenzenlosigkeit dazu geneigt, die in rhetorische Metaphorik gehüllte Einladung des Erzählers, sein methodisches Vorgehen als ein »[H]inuntergraben« in »die historischen Tiefen der Seele« zu begreifen, anzunehmen und dessen erhobenen Wissensanspruch als gerechtfertigt zu akzeptieren.

Was den zweiten Teil der opulenten Abhandlung betrifft, so nimmt sich das textinterne Ich innerhalb der »EINLEITUNG« die Rekapitulation der Miss Millers Innenleben betreffenden bisherigen Ergebnisse zum Anlass, um vor allem unter Rekurrierung auf Goethes *Faust* die Bedeutung der »sexuellen Symbole[n]« (SW: 160) zu erhellen und schließlich zu einer Erörterung des »Terminus ›Libido‹« (166) überzuleiten. Und hierbei versäumt es keineswegs, noch einmal den im Rahmen des ersten Teils der Prolog-Trilogie bereits zur Genüge herausgestellten Antagonismus zwischen der »Psychologie und Weltanschauung« Freuds und seiner eigenen zu unterstreichen, indem es dessen »einseitige[r] Definition der Libido« (SW: 166) insbesondere unter Berufung auf das ›illustre‹ Duo Cicero und Augustinus seine »allgemeine[n] klassische[n] Verwendung des Begriffes« (SW: 169) gegenüberstellt.

Im Rahmen des sich anschließenden zweiten Kapitels präsentiert der Erzähler dann auch konsequenterweise – und dies unter Berufung auf Schopenhauer – einen »Libidobegriff, der sich zu einem Begriff des *Intendierens* überhaupt erweitert« (SW: 175), wobei er nebenher sowohl eine Neurosen- als auch eine Schizophrenietheorie konturiert, welche er wie folgt zusammenfasst: »Wir finden diesen Grundsatz bereits in der Neurosenlehre, daß nämlich eine fehlgeschlagene Anpassung durch einen alten Anpassungsweg ersetzt wird, nämlich durch eine regressive Wiederbelebung der Eltern-Imago« (SW: 179). Und noch konkreter werdend heißt es: »In der Neurose ist das Ersatzprodukt eine Phantasie individueller Provenienz und Tragweite, und es fehlen, bis auf Spuren, jene archaischen Züge, die für die Schizophrenie charakteristisch sind« (SW: 179). Nun greift der Erzähler im Zuge seiner Ausführungen auf das bereits altbewährte Mittel zurück, zwecks Plausibilisierung seines eigenen Gedankengebäudes dasjenige Freuds zu problematisieren. Dieses Mal geht er allerdings insofern äußerst geschickt vor, als er es in geradezu vorbildlicher Weise versteht, »Freud gegen

Freud aus[zu]spielen«[626]. So belegt er die »psychoanalytische Neurosenlehre« zunächst mit dem wenig schmeichelhaften Attribut »Doktrin der Wiener Schule« (SW: 171), um hernach zwei wohlweislich ausgewählte Auszüge aus den weiter oben kurz betrachteten »Psychoanalytischen Bemerkungen über einen autobiographisch beschriebenen Fall von Paranoia (Dementia paranoides)« anzuführen, welchen er die folgenden Kommentare vor-, zwischen- und nachschaltet:

> *Wenig später mußte sich* FREUD *aber doch überlegen, ob nicht am Ende die Libido mit dem* Interesse *überhaupt zusammenfalle. Ich muss bemerken, daß es ein Fall von schizophrenem Paranoid war, welcher Anlaß zu dieser Überlegung gab* (SW: 171).
> FREUD *entscheidet sich aber schließlich doch dafür, daß die paranoische Veränderung durch den Rückzug der sexuellen Libido genügend geklärt sei* (SW: 171f.).
> *In dem oben zitierten Passus tritt* FREUD *an die Frage heran, ob der notorische Wirklichkeitsverlust der Paranoia (und der Schizophrenie), auf den ich in meiner »Psychologie der Dementia praecox« aufmerksam gemacht habe, auf den Rückzug des »libidinösen Zustandes« allein zurückzuführen sei, oder ob dieser zusammenfalle mit dem sogenannten Interesse überhaupt* (SW: 172).

Die vorstehenden Bemerkungen, die sich bis zu einem gewissen Grad mit Recht auf eine innerhalb der Krankengeschichte um Schreber angestellte »Überlegung« berufen können, sind in mehrerer Hinsicht zweckdienlich: Erstens ist es dem textinternen Ich auf eine schwer zu entkräftende Weise möglich, Freud als einen inkonsequenten Denker vorführen, der wider besseres empirisches Wissen nicht bereit ist, von seiner allzu engen Libidodefinition bzw. seinem ›Dogma‹ der Sexualtheorie abzurücken. Zweitens gelingt es ihm auf diese Weise, Freuds Worte als kurzzeitige Anerkenntnis seiner eigenen Libidoauffassung zu offerieren. Drittens bringt es den ›Fall Schreber‹ auf findige Art als einen das Freud'sche Gedankengebäude in nicht unerheblichem Maße falsifizierenden ins Spiel. Und wenn es vor dem ersten Auszug expressis verbis von einem »schizophrene[n] Paranoid« spricht und im Anschluss an den zweiten die Worte »(und der Schizophrenie)« einschaltet, dann vermittelt es viertens den Eindruck, als sei selbiger doch wohl eher dazu prädestiniert, nicht nur seine eigene Auffassung der Libido, sondern obendrein auch jene der Schizophrenie zu erhärten.

Innerhalb des Kapitels »III. DIE WANDLUNG DER LIBIDO« legt der Erzähler schließlich – und dies unter Einschaltung zahlreicher Auszüge aus Quellen verschiedenster Provenienz sowie etlicher Krankenbeispiele – eine Phylo- und Ontogenese parallelisierende Theorie der Libidoentwicklung vor, wobei er im selben

---

626 Baudrillard, Jean: *Der symbolische Tausch und der Tod.* Aus d. Franz. v. Gerd Bergfleht, Gabriele Ricke u. Ronald Voullié. München 1982: 8.

Atemzug Basiskonzepte der Analytischen Psychologie einer neuerlichen Klärung unterzieht (»welche ich später als das kollektive Unbewußte bezeichnet habe«, »nannte ich Archetypen« SW: 201 usw.). So heißt es mit Blick auf die Ontogenese: »Ich möchte daher vorschlagen, die Periode von der Geburt bis zu den ersten deutlichen (also nicht ›erdeuteten‹) Manifestationen der Sexualität, also die Spanne vom ersten bis vierten Lebensjahre ungefähr, als vorsexuelle Stufe zu bezeichnen« (SW: 185). Und er führt weiter aus: »Auf diese vorsexuelle Stufe können gewisse Regressionen zurückgreifen« (SW: 185). Ohne näher auf einzelne Verfahren zur Plausibilisierung dieses durchaus komplexen Gedankengebäudes eingehen zu können, darf gleichwohl festgestellt werden, dass der Rezipient durch die Lektüre der »EINLEITUNG« und vor allem der beiden sich anschließenden ›theorieschwangeren‹ Kapitel eine Art zweite maßgebliche Initiationsphase durchlaufen hat und nunmehr geradezu dazu prädestiniert ist, den zweiten umfassenden Streckenabschnitt der Seelengeschichte Frank Millers entgegenzunehmen.

Um auf diskrete Weise einen schlüssigen Sinnzusammenhang zwischen der Schöpfung der beiden Miller'schen Poeme und der Genese ihres ›hypnagogischen Dramas‹ herzustellen, hält der Erzähler für den Rezipienten im Eingang des Kapitels »IV. DIE ENTSTEHUNG DES HEROS« offenkundig wohlüberlegte Worte bereit, welche durchaus das Attribut ›originell‹ verdienen. So setzt er nach einem ersten Auszug aus der Publikation seiner fixierten Kranken zu einer kurzen Rede an, deren Charakter eine regelrechte Metamorphose erfährt:

Der Leser wird es mit mir beklagen, daß wir nicht wissen können, was der Gegenstand ihrer Ängste und Sorgen war. Es wäre für das Folgende von großem Belang gewesen, darüber unterrichtet zu sein. Diese Lücke in unserem Wissen ist um so bedauerlicher, als seit dem ersten Gedicht (1898) vier volle Jahre bis zu der hier zu besprechenden Phantasie verflossen sind (1902). Über die Zwischenzeit, in der gewiß das Problem im Unbewußten nicht geschlummert hat, fehlen alle Nachrichten. Vielleicht hat dieser Mangel aber auch insofern sein Gutes, als unser Interesse durch keine Anteilnahme am persönlichen Schicksal der Autorin von der Allgemeingültigkeit der sich nunmehr gebärenden Phantasie abgelenkt wird. Es fällt damit etwas weg, was den Arzt in seiner täglichen Arbeit öfters hindert, den Blick von der beschwerlichen Mühsal der Kleinarbeit zu den weiten Zusammenhängen zu erheben, in denen jeder neurotische Konflikt mit dem Ganzen menschlichen Geschickes steht (SW: 217).

Während die Worte des textinternen Ich mit dem pessimistischen Gestus der Klage einsetzen, klingen sie mit dem optimistischen Gestus des Triumphes aus. Freilich steht dieser die Stimmung betreffende Wandel auf das Engste mit einem anderen in Zusammenhang. So finden sich zu Beginn der Ansprache überaus deutliche Bekundungen der epistemischen Defizienz, welche jedoch nahtlos in die Versicherung übergehen, just aufgrund dieses Nicht-Wissens geradezu optimalen Erkenntnisvoraussetzungen unterworfen zu sein. Und genau diese recht aufwendige Umkleidung ist hervorragend dazu geeignet, dem Rezipienten eine gleichermaßen essenzielle wie hochproblematische kurze Zwischenbemerkung zuzuspielen, ohne dessen Argwohn nachhaltig herauszufordern. Zwar könnte der Gegensatz zwischen den Aussprüchen »gewiß das Problem im Unbewußten nicht geschlummert hat« und »fehlen alle Nachrichten« eigentlich nicht größer sein, doch der Rezipient ist infolge der geleisteten Vor- und Nacharbeit gleichwohl dazu geneigt, die »hier zu besprechende[n] Phantasie« als ein nächstes schweres Symptom Frank Millers zu werten.

Was den restlichen Teil dieses vierten Abschnittes sowie die sich anschließenden Kapitel »V. SYMBOLE DER MUTTER UND DER WIEDERGEBURT«, »VI. DER KAMPF UM DIE BEFREIUNG VON DER MUTTER«, »VII. DIE ZWEIFACHE MUTTER« sowie VIII. DAS OPFER« anbelangt, so setzt der Erzähler seine minutiöse Plausibilisierungsarbeit fort, wobei er vielfach auf jene Techniken zurückgreift, welche bereits im Zuge der Betrachtung der drei ›nicht-introduktorischen‹ Kapitel des ersten Teils herausgestellt werden konnten. Darüber hinaus sei noch auf Folgendes aufmerksam gemacht: Zunächst einmal lässt sich im Vergleich zum ersten Teil ein deutlicher Zuwachs an eingeschalteten fremden und eigenen Krankenbeispielen feststellen – als dritter ›berühmter Wahnsinniger‹ kommt hier schließlich noch Hölderlin hinzu. Des Weiteren darf konstatiert werden, dass in stärkerem Maße als in den Kapiteln »IV. DER SCHÖPFERHYMNUS« und »V. DAS LIED VON DER MOTTE« mit einschüchternden Wissensdemonstrationen operiert wird. Auffällig ist überdies die fortwährende Klärung von Theoremen, und zwar auch solchen, die bereits innerhalb früherer Kapitel einer Erläuterung unterzogen worden sind. Auf diese Weise wird der Rezipient auf das Eindringlichste in das gesamte Gedankengebäude der Analytischen Psychologie (inklusive ihrer Therapietheorie) eingewiesen. Und um diesem größere Plausibilität zu verleihen, holt das textinterne Ich in schöner Regelmäßigkeit zu einem Seitenhieb auf die Freud'sche »Psychologie und Weltanschauung« aus (vgl. v.a. SW: 335 und 529f.).

De facto ist die Plausibilisierungsarbeit aber auch im Anschluss an diese in jedweder Hinsicht reichhaltigen Kapitel noch nicht abgeschlossen. So liefert der Erzähler innerhalb des finalen Kapitels »IX. SCHLUSSWORT« nämlich nicht nur eine zusammenfassende Rekapitulation des vorgeblich katastrophal endenden Krankheitskasus seiner fixierten Patientin sowie einen hypothetischen Gegenentwurf, welcher vermöge seiner ›überpersonalistischen‹ Psychologie angeblich zu erreichen gewesen wäre, sondern er hält darüber hinaus auch eine überaus bemerkenswerte Begründung dafür bereit, weshalb der »Millersche Fall« vollkommen zu Recht als ein »Schulbeispiel« gelten darf: »Der Fall kam mir insofern gelegen, als ich in keinerlei Weise damit zu tun hatte und darum den häufig gehörten Einwurf, ich hätte die Patientin beeinflußt, entkräften konnte« (SW: 560). Wie schon im Ausgang des zweiten Kapitels des ersten sowie im Eingang des vierten Kapitels des zweiten Teils versteht er sich geradezu vortrefflich darauf, seine eigentlich als schwerwiegendes Defizit zu monierende mangelnde persönliche Bekanntschaft mit Frank Miller als ein grundsätzliches, nämlich größtmögliche Objektivität gewährleistendes Positivum zu verkaufen. Und um darüber auch wirklich keinerlei Zweifel aufkommen zu lassen, schickt er wenig später eine nicht weniger erhellende Bemerkung hinterher: »Es kam mir nie darauf an, meine Theorien am Patienten zu rechtfertigen, denn es erschien mir wesentlicher, die Situation des Kranken in allen ihren Aspekten zu verstehen […]. Ein solcher Fall war mir Miss Miller« (SW: 561). Diese wohlweislich gegen Ende seiner opulenten Ausführungen platzierte ›feierliche Offenbarung‹ des textinternen Ich erweist sich als beachtenswerter Versuch, dem Rezipienten zum Abschluss jeglichen Wind aus den Segeln zu nehmen.

Als Ergebnis der vorangehenden Untersuchung des Erzählers der Jung'schen Krankengeschichte aus dem Jahre 1952 kann Folgendes festgehalten werden: Nicht nur im Hinblick auf seine Präsenz als individuelle Persönlichkeit, sondern auch in Bezug auf seine zur Schau gestellten epistemischen Fähigkeiten ist das als ein einst von dem ›verblendeten‹ Personalisten Freud verstoßener wagemutiger psychologischer Wissenschaftler mit langjähriger ärztlicher, experimenteller sowie selbstexplorativer Erfahrung auftretende textinterne Ich den Erzählern der Krankengeschichten um Dora, Klarerl und Ellen West geringstenfalls ebenbürtig. So kann dieser zu extremen selbstdarstellerischen Maßnahmen greifende Erzähler das ›persönliche‹ Innenleben seiner fixierten Kranken ausleuchten und dabei sogar Einsicht in die ›Kollektivseele‹ der gesamten Menschheit gewähren. Und was ebenjenen empirisch sicherlich unmöglichen Tiefstblick betrifft, so legitimiert er diesen durch seine im Zuge einer umfassenden ›epistemischen Metamorphose‹ entwickelten, mit »weitläufige[m] Vergleichsmaterial« operierenden Methoden resp. durch sein »Verfahren […] der psychologischen Analyse«. Bleibt zu erwähnen, dass auch er vor, während und nach der Darbietung seiner mäandernden Seelengeschichte überaus vielschichtige Plausibilisierungsarbeit leistet, wobei seiner diesbezüglichen Kreativität wenig Grenzen gesetzt sind.

7.4 Am Anfang war der lector testis, und dann erst das identifikatorische Gegensatzpaar lector malevolus und idealer Leser

Freilich wundert es nach allem wenig, wenn das Gattungsexemplar Carl Gustav Jungs ebenfalls in Bezug auf einen weiteren Aspekt eine besonders ausgeprägte

Affinität zum »Bruchstück einer Hysterie-Analyse«, zur *Kunst, eine Lebens- und Krankengeschichte zu lesen* und zum »Fall Ellen West« aufweist. Sind doch auch dieser Krankengeschichte in eklatanterer Weise als den Gattungsexemplaren des *Jahrbuchs* Lesertypen eingeschrieben, und zwar ein idealer Leser, ein lector malevolus sowie ein lector testis. Da das textinterne Ich einerseits einem zwar nicht in identifikatorischer Hinsicht, wohl aber in puncto Rezipientenlenkung höchst bedeutsamen lector testis einen anfänglichen ›Kurzauftritt‹ gewährt, andererseits ein unverheißungsvolles Bild des lector malevolus und ein ungleich vorteilhafteres Porträt seines idealen Lesers hervorbringt, kann ähnlich wie im Falle der Krankengeschichten um Dora und Klärerl von zwei Leserrollenangeboten, aber nur einer tragbaren Identifikationsofferte gesprochen werden.

De facto findet der lector testis keinen Eingang in den ja ohnehin recht dichten ersten, wohl aber in den dritten Teil der paratextuellen Prolog-Trilogie. Noch bevor das textinterne Ich ein letztes Mal auf den Sinn und Zweck seiner nachstehenden Ausführungen zu sprechen kommt, gibt es nämlich nicht nur nähere Auskunft über die ungewöhnliche Natur seines kasuistischen Beitrags, sondern es lässt überdies einige wenige Bemerkungen einfließen, die sich in Bezug auf den besagten Lesertyp als überaus bedeutsam erweisen. So heißt es hier:

> *Dieses Material wurde seinerzeit von meinem verehrten väterlichen Freunde THÉODORE FLOURNOY (†) in den* »Archives de Psychologie« *publiziert. Ich hatte die große Genugtuung, von ihm selber zu hören, daß ich die Mentalität der jungen Dame gut getroffen hätte. Eine äußerst wertvolle Bestätigung ist mir 1918 zugekommen, und zwar durch einen amerikanischen Kollegen, der Miss Miller wegen einer nach ihrem europäischen Aufenthalt ausgebrochenen schizophrenen Störung behandelte. Er schrieb mir, daß meine Darstellung dermaßen erschöpfend sei, daß auch persönliche Bekanntschaft mit der Patientin ihm* »nicht ein Jota« *mehr über deren Mentalität lehren konnte. Ich muss aus diesen Bestätigungen schließen, daß meine Rekonstruktion der halbbewußten und unbewußten Phantasievorgänge in allen wesentlichen Zügen offenbar das Richtige getroffen hat (SW: 17).*

Ganz unverkennbar zeichnet der Erzähler den verstorbenen Herausgeber Théodore Flournoy[627] sowie den erwähnten namenlosen »amerikanischen Kollegen«[628]

---

627 Théodore Flournoy (1854–1920) wurde 1891 Ordinarius für physiologische bzw. experimentelle Psychologie an der Universität Genf und gründete die erst anno 2009 eingestellten *Archives de Psychologie* – ursprünglich *Archives de Psychologie de la Suisse romande* – im Jahre 1901. Vgl. Claparède, Èdouard: *Théodore Flournoy. Sa Vie et son Ouuvre. 1854–1920. Avec un portrait hors texte et une figure. Extrait des Archives de Psychologie*, vol. XVIII. Genève 1921: 29 u. 72.

628 Shamdasani hat diesen übrigens als einen gewissen Dr. Katzenellenbogen identifiziert. Vgl. Shamdasani, Sonu: »A woman called Frank«: 30.

als zwei vollkommen unabhängig voneinander urteilende Leser, die Miss Frank Miller sowohl persönlich kennengelernt haben als auch ungemein tiefe Einblicke in ihre Persönlichkeit gewinnen konnten und von daher geradezu dazu prädestiniert sind, eine gleichermaßen objektive wie treffende Bewertung der von ihm schriftlich niedergelegten Ausführungen abzugeben. Mit anderen Worten führt er den einen wie den anderen als einen Hauptzeugen ins Feld, der zwar nicht verfügbar ist (Tod des einen, Anonymität des anderen), aber dennoch für die grundsätzliche Richtigkeit seiner »Rekonstruktion der halbbewußten und unbewußten Phantasievorgänge« Miss Millers bürgen kann. Und dieser kurze, aber aufgrund der Doppelbesetzung umso effektvollere Auftritt des lector testis ist in geradezu vortrefflicher Weise dazu geeignet, die Einstellung des realen Rezipienten bereits im Vorfeld auf das Eindringlichste zu beeinflussen. Im Grunde genommen wird es ihm dadurch unmöglich gemacht, die wenig später an ihn herangetragenen Leserrollenangebote unvoreingenommen auf sich wirken zu lassen.

Was nun den lector malevolus sowie den idealen Leser betrifft, so erfolgt deren initiale Konturierung an eher ungewöhnlicher Stelle, nämlich im Rahmen des schon im Hinblick auf das Selbstbild des Erzählers erwähnten französischsprachigen Mottos, welches der Einleitung in den ersten Teil vorangestellt ist. Im Folgenden sei dessen bereits weiter oben aufgeführtes Mittelstück um den nicht weniger bemerkenswerten Schluss ergänzt:

> [C]'est donc un devoir moral de l'homme de science de s'exposer à commettre des erreurs et à subir des critiques, pour que la science avance toujours ... Un écrivain ... a vivement attaqué l'auteur en disant que c'est là un idéal scientifique bien restreint et bien mesquin ... Mais ceux qui sont doués d'un esprit assez sérieux et froid pour ne pas croire que tout ce qu'ils écrivent est l'expression de la vérité absolue et éternelle, approuveront cette théorie qui place les raisons de la science bien au dessus de la misérable vanité et du mesquin amour propre du savant (SW: 19).

Diese offenkundig wohlweislich zusammengebastelte collageartige zweite Hälfte des paratextuellen Mottos lässt in gewisser Weise an einen dreiteiligen Bilderzyklus oder auch ein Triptychon denken: Während mit dem ersten Satz dem textinternen Ich zwar indirekt, im Grunde aber doch ganz unmissverständlich ein weiterer entscheidender Pinselstrich hinzugefügt wird, kann hinsichtlich des zweiten von einer Skizzierung des lector malevolus, bezüglich des dritten dagegen von einer Zeichnung des idealen Lesers gesprochen werden, wobei alle drei Bildeinheiten eben doch nur als Gesamtkomposition funktionieren. Der den lector malevolus repräsentierende angriffslustige »ècrivain« wird als Vertreter eines durch Konservatismus und Reaktionarismus geprägten Wissenschaftsverständnisses vorgeführt und schließlich als ein vermessener Schreiber entlarvt, der sich durch die überaus negativen Wesensmerkmale »misérable vanité« und »mesquin amour propre« auszeichnet. Im Gegensatz dazu ist der ideale Leser eher nach dem Ebenbild des textinternen Ich geschaffen. So wird er als Anhänger eines durch Progressivität und Liberalität gekennzeichneten Wissenschaftsverständnisses präsentiert und als ein selbstkritischer Schreiber ausgegeben, der in augenfälligem Kontrast zum lector malevolus über einen »esprit assez sérieux et froid« verfügt, also ungleich positivere Charaktereigenschaften besitzt. Von daher darf festgehalten werden, dass der textinterne Repräsentant Carl Gustav Jungs innerhalb des französischsprachigen Mottos auf dezente Weise mit einem Lesertyp fraternisiert, der sich gleichsam als dessen Doppelgänger erweist. Weil dieser gerade im direkten Vergleich zu dem in einem unseriösen Licht erstrahlenden lector malevolus eine weitaus attraktiver erscheinende Identifikationsfläche bietet, wird der reale Rezipient – so er des Französischen mächtig ist – dazu animiert, den nachstehenden Ausführungen des Erzählers unter Unterdrückung möglicherweise aufkeimender ›Angriffsgelüste‹ zu folgen.

Den gesamten nicht-paratextuellen Streckenabschnitt der Krankengeschichte hindurch ist es denn kein anderer als der ideale Leser, welchen das textinterne Ich im Zuge seiner opulenten Ausführungen stets im Auge behält. Auch in diesem Falle wird dem realen Rezipienten das Bestehen einer Koalition zwischen dem Erzähler und seinem Wunschleser angezeigt, innerhalb welcher für gewöhnlich ein unausgesprochener rationaler wie emotionaler Konsens bezüglich des Dargebotenen besteht. Zahlreiche Verwendungen des Pluralis Auctoris der Art »Wie wir wissen« (SW: 41), »Damit kehren wir zurück zu der Frage, von der wir ausgingen« (SW: 98), »Wir sahen« (SW: 131), »Aus unseren obigen Überlegungen erklärt sich« (383), »Wir verstehen aus diesen Berichten« (SW: 438) oder auch Formulierungen wie »Der Leser wird es mit mir beklagen« (216) resp. »Der Drache drückt, wie dem Leser längst klar geworden, als negatives Mutterbild den Widerstand gegen den Inzest [...] aus« (SW: 334) legen beredtes Zeugnis davon ab. Nun lässt sich mit Blick auf die ersten eineinhalb Kapitel des ersten Teils eine Feststellung machen, welche angesichts des fremdsprachigen Mottos vielleicht nicht allzu erstaunlich ist. Hier nämlich verwendet das textinterne Ich viel Mühe darauf, ein Bild des idealen Lesers zu zeichnen, welches mit jenem des Paratextes grundsätzlich konvergiert, zugleich aber auch eine erweiterte Fassung bildet. Aufschlussreich in dieser Hinsicht ist bereits der Initialsatz der Einleitung:

Wer FREUDS »Traumdeutung« *ohne Empörung wider die Neuheit und anscheinend ungerechtfertigte Kühnheit ihres Verfahrens und ohne sittliche Entrüstung über die erstaunliche Nudität der Traumdeutungen lesen, und also ruhig und vorurteilsfrei diesen besonderen Stoff auf sich wirken lassen konnte, dem wird wohl kaum ein tieferer Eindruck entgangen sein bei jener Stelle, wo FREUD die Tatsache in Erinnerung ruft, daß ein individueller Konflikt, nämlich die Inzestphantasie, eine wesentliche Wurzel des antiken Dramenstoffes, der Ödipus-Sage, ist (SW: 21).*

Demnach ist es seinem Wunschrezipienten dank der vorteilhaften Wesensmerkmale ›Aufgeschlossenheit‹, ›Unbefangenheit‹, ›Besonnenheit‹ und ›Unvoreingenommenheit‹ zunächst einmal möglich gewesen, das angeblich überaus kontrovers aufgenommene Freud'sche Werk aus dem Jahre 1900 mit aufrichtigem Interesse zur Kenntnis zu nehmen. Freilich ist es damit aber nicht genug, denn er ähnelt dem Erzähler auch insofern, als er während der Lektüre just im gleichen Moment wie dieser von einer speziellen Empfindung ergriffen wurde. Folglich ist er als ein grundsätzlich eher kühl denkender Rationalist entworfen, der aber gleichwohl für eine gewisse ›erhabene‹ Sorte von Emotionen empfänglich ist.

Nachdem das textinterne Ich besagten geteilten »tiefe[n] Eindruck« auf höchst plakative Weise auseinandergesetzt hat (»lässt sich vergleichen mit jenem ganz besonderen Gefühl, das uns befällt, wenn wir zum Beispiel im Lärm und Gewühl einer modernen städtischen Straße auf ein antikes Relikt […] stoßen« SW: 21, »Eben noch waren wir beschäftigt mit den verwirrenden Eindrücken des unendlich Variabeln der Individualseele, als plötzlich sich der Blick auftat auf jene einfache Größe der Ödipustragödie« SW: 21f.), richtet es den Fokus seiner Aufmerksamkeit wieder in stärkerem Maße auf seinen Wunschrezipienten. So formuliert es einen angeblich ungemein hohen Anspruch, dem dieser aufgrund seiner zuvor herausgestellten günstigen Disposition aber sehr wohl gerecht werden kann:

Was den Griechen mit Schauder ergriff, ist immer noch wahr, aber für uns nur dann, wenn wir eine eitle Illusion unserer späten Tage aufgeben, nämlich die, daß wir anders, zum Beispiel sittlicher seien als die Alten. Es ist uns bloß gelungen zu vergessen, daß uns eine unauflösliche Gemeinschaft mit den Menschen der Antike verbindet. Damit eröffnet sich ein Weg zum Verständnis des antiken Geistes, wie er zuvor nicht existiert hat, der Weg eines innerlichen Mitfühlens einerseits und eines intellektuellen Verstehens andererseits (SW: 22f.).

Genau wie der Erzähler selbst vermag der ideale Leser – und bezüglich des Ausdrucks »eitle Illusion unserer späten Tage« kann durchaus von einem Seitenhieb auf den selbstgefälligen lector malevolus des Mottos gesprochen werden – die offenbar allseits liebgewordene Vorstellung einer in jedweder Hinsicht progressiven Menschheitsentwicklung als eine vermessene Selbsttäuschung der Gegenwart anzuerkennen. Und von daher ist auch er in der überaus günstigen Lage, den »antiken Geist[es]« mittels zweier komplementärer Erkenntnismodi erfassen zu können, nämlich zum einen durch emotionales und zum anderen durch rationales Begreifen.

Im Ausgang der Einleitung in den ersten Teil kommt der Erzähler schließlich in aller Kürze auf insgesamt sieben fremde »Angriffe auf das Gebiet der menschlichen Geistesgeschichte« zu sprechen und versäumt es dabei nicht, das Wort expressis verbis an seinen konstruierten Wunschrezipienten zu richten: »Ich muss den Leser auf die angegebenen Arbeiten verweisen, damit er sich dort über den Umfang und die Art der bereits erlangten Einsichten unterrichten kann« (SW: 23). Der hier angeredete fiktive »Leser« wird selbstverständlich mitnichten davor zurückschrecken, zum Zwecke einer besseren Beurteilung des Nachstehenden seine Lektüre so lange zu unterbrechen, bis er alle genannten ›Vorarbeiten‹ einer ausgiebigen Betrachtung unterzogen, sich mit anderen Worten auf den von dem textinternen Ich explizit anempfohlenen Kenntnisstand gebracht hat.

Zu Beginn des zweiten Kapitels des ersten Teils stellt der Erzähler dann noch einmal in aller Deutlichkeit ein ganz bestimmtes Vorwissen heraus, über welches sein Wunschrezipient verfügt: »Heutzutage sind jedoch diese Dinge [die der Traumanalyse; Anm. S.H.] schon so bekannt, daß man aus Rücksicht auf das Publikum mit Traumkasuistik sparsam verfahren muss, um nicht langweilig zu werden« (SW: 26). Folglich gehört der ideale Leser genau wie er selbst zur Gruppe jener, die nicht nur Einblick in die Freud'sche *Traumdeutung* genommen haben, sondern darüber hinaus hinsichtlich dieser Thematik als regelrechte Experten gelten dürfen. Und auch eine Voraussetzung ganz anderer Art bringt er mit, wenn es wenig später heißt: »Wer längere Zeit im Gebiet einer fremden Sprache gelebt hat, dem wird es gewiß aufgefallen sein, daß er nach einiger Zeit in der Sprache des Landes zu denken anfing« (SW: 29). Offensichtlich ist der Wunschrezipient des textinternen Ich also als ein ›Weltbürger‹ entworfen, der als solcher über fremdsprachliche Kenntnisse verfügt. Insofern ist für den realen Rezipienten dann auch indirekt die Frage beantwortet, weshalb das der paratextuellen Prolog-Trilogie nachgeschaltete Motto ein nicht-deutschsprachiges ist und nicht wenige der zahlreichen angeführten fremdsprachigen Zitate einer Übersetzung entbehren.

Während in Bezug auf die ersten eineinhalb Kapitel des ersten Teils von einem Bild des idealen Lesers gesprochen werden kann, das gleicherweise stattlich wie statisch ist, gewinnt dieses in der Folge ganz unverkennbar an Dynamik. So ist er nämlich keineswegs nur als ein folgsam aufnehmender Empfänger gezeichnet, der seinem ihm ungemein ähnelnden ›Koalitionspartner‹ blindlings Glauben schenkt und Gehorsam leistet, denn er darf sich von nun an auch immer mal wieder für einen kurzen Moment von einer etwas ›unbequemeren‹ Seite zeigen. Und in der Tat findet sich ein erstes Beispiel bereits in der zweiten Hälfte des introduktionsartigen Kapitels »II. ÜBER DIE ZWEI ARTEN DES DENKENS«. Nachdem der Erzähler die Behauptung aufgestellt hat, dass bei Kindern ohne große Mühe »Ansätze zur Mythenbildung« auszumachen sind, lässt er seinen Wunschrezipienten erstmalig Widerspruch einlegen, indem er an seiner statt sagt: »Man wird den Einwand erheben, daß die mythologischen Neigungen der Kinder durch die Erziehung eingepflanzt würden« (SW: 45). Naturgemäß fällt es dem textinternen Ich ganz und gar nicht schwer, seinem fiktiven Gesprächspartner darzulegen, weshalb »[d]er Einwand [...] müßig [ist]« (SW: 45). Und wenn es schließlich nach einer kurzen Lehrstunde mit Entschiedenheit die Worte »Nehmen wir unseren früheren Gedanken wieder auf!« (SW: 46) ausruft, so zeigt es damit den wiederhergestellten Konsens zwischen ihm und seinem idealen Leser an. Und auf diese Weise wird ebenfalls der reale Rezipient dazu ermuntert, seine das Gedankengebäude des Erzählers betreffenden Zweifel als erledigt zu betrachten.– De facto verfährt das textinterne Ich aber auch innerhalb der folgenden Kapitel noch einige weitere Male in derselben Art und Weise, wobei er sich – erneut als Fürsprecher seines skeptischen, aber einsichtsfähigen Wunschrezipienten – etwa der Formulierungen »Ich kenne den Einwand, den man hier erheben wird« (SW: 68) oder »Man wird mir vorwerfen« (SW: 225) bedient.

Darüber hinaus lassen sich aber auch etwas ausgefallenere Exempel entdecken. Nachdem das textinterne Ich innerhalb des Kapitels »V. SYMBOLE DER MUTTER UND DER WIEDERGEBURT« auf die angeblich enorme Bedeutung der Sexualität für die »christliche[n] Symbolbildung« hingewiesen hat, kommt es seinem Argwohn hegenden idealen Leser mit der folgenden Bemerkung zuvor: »Man hat es mir schwer verdacht, daß ich nicht davor zurückschreckte, auch die sublimsten geistigen Bilder mit dem sozusagen Untermenschlichen in Beziehung zu bringen« (SW: 292). Die sich darauf anschließende Gegenrede, welche mit den verteidigenden Worten »Mir ging es aber vor allem um das Verständnis religiöser Vorstellungen« (SW: 292) einsetzt, gewinnt zusehends den Charakter einer regelrechten Lehrpredigt über die ursprüngliche Bedeutung des Christentums und die dringliche Aufgabe des »ärztliche[n] Psychotherapeut[en]« (SW: 293, vgl. auch SW: 296), seinen Patienten in einer Zeit der zunehmenden Ungläubigkeit über den Umweg der Ratio eine Rückkehr zu dessen heilsamen Werten zu ermöglichen. Dabei sind es wuchtige zeitdiagnostische Kommentare der Art »Was der blinde Glaube, den man so lange gepredigt hat, in Deutschland alles konnte, als er sich endlich unvermeidlicherweise vom christlichen Dogma abgewandt hatte, das hat die Zeitgeschichte blutig genug vordemonstriert« (SW: 293) oder »Legen wir es [das Christentum; Anm. S.H.] ab, so steht schon wieder die ursprüngliche Rohheit da, von der uns ja die zeitgenössische Geschichte einen nicht mehr zu überbietenden Eindruck gegeben hat« (SW: 293), durch welche sie ihre besondere Emphase erhält. Da nun der das Gewand des gewissenhaften Seelenarztes tragende ideale Leser dank dieser eindringlichen Belehrung von seinem Argwohn befreit ist, angezeigt wird der wiederhergestellte Konsens zwischen ihm und dem textinternen Ich durch die ungleich nüchternere Aussage

»Wenden wir uns wieder unserer Autorin zu« (SW: 296), wird der reale Rezipient auf findige Weise dazu animiert, seine eigenen Vorbehalte ebenfalls für unangebracht zu erklären.

Ein weiteres interessantes Beispiel findet sich zu Beginn des Kapitels »VII. DIE ZWEIFACHE MUTTER«. Hier nämlich dichtet der Erzähler seinem mit der Analytischen Psychologie noch unvertrauten Wunschrezipienten eine sich auf die eigene Archetypenlehre beziehende negative Empfindung an (»diese, dem Laien vielleicht befremdliche Hypothese«), und auch erteilt er ihm nach einer sehr überschaubaren Lehrstunde sowie dem Hinweis, dass das Miller'sche »Material doch zu spärlich [ist], um diesen Prozeß völlig zu veranschaulichen«, einen bemerkenswerten Ratschlag: »Ich muß deshalb meinen Leser auf eine Traumserie verweisen, die ich in ›*Psychologie und Alchemie*‹ (1944) behandelt habe« (SW: 396). Folglich wird der wenig erfahrene ideale Leser sein Befremden erst einmal durch die ihm anempfohlene Lektüre zu überwinden suchen. Und von daher ist denn auch der reale Rezipient dazu geneigt, seine eigenen Gefühlswallungen weniger dem hochproblematischen Gedankengebäude des textinternen Ich, sondern mehr dem eigenen Laientum in Rechnung zu stellen.

Abschließend sei noch ein letztes Exempel herausgegriffen, welches noch im selben Kapitel des zweiten Teils der *Symbole der Wandlung* auszumachen ist und mit der nachstehenden, für den realen Rezipienten eher unvermuteten Verlautbarung des sich ein weiteres Mal zum Fürsprecher seines Wunschrezipienten stilisierenden Erzählers in Zusammenhang steht:

> *Mein Leser wird sich häufig gewundert haben, wie oft ich Dinge aus anscheinend größter Entfernung zum Vergleiche heranziehe und wie sehr ich die Basis verbreitere, auf der sich die Schöpfungen von Miss Miller erheben. Es werden ihm auch Zweifel aufgetaucht sein, ob wohl ein solches Unternehmen gerechtfertigt sei, an Hand von spärlichen Andeutungen prinzipielle Erörterungen über die mythischen Grundlagen dieser Phantasien anzustellen: denn, wird man sagen, hinter den Millerschen Phantasien ist solches wohl kaum zu suchen (SW: 400).*

Offenkundig schiebt das textinterne Ich seinem fiktiven Gesprächspartner hier gleich eine ganze Serie von Bedenken unter, die im Prinzip nicht weniger als das gesamte in Angriff genommene »Unternehmen« tangieren. Mit anderen Worten wird dem ja als ein grundsätzlich aufgeschlossener und unvoreingenommener Charakter entworfenen idealen Leser noch einmal in aller Deutlichkeit die Rolle des Skeptikers zugewiesen, der keineswegs leichtgläubig ist, sondern für wenig konventionelles resp. nachvollziehbares methodisches Vorgehen sehr wohl Erklärungen verlangt. Nun leitet der Erzähler seine wohlweislich zurechtgelegte

Gegenrede auf eine sehr geschickte Weise ein: »Ich brauche nicht zu betonen, wie sehr auch mir solche Vergleiche als Wagnis erscheinen« (SW: 400). Mit dieser knappen Beteuerung unterstreicht er von Neuem die prinzipielle Wesensähnlichkeit zwischen ihm und seinem Wunschrezipienten und so erstaunt es denn auch wenig, wenn der Letztere nach einer theoretischen Belehrung sowie einem kurzen Bericht darüber, wie das textinterne Ich seine eigenen Bedenken überwunden hat, keinerlei Zweifel mehr daran hegt, dass dessen methodisches Vorgehen nicht nur rechtens, sondern geradezu »angezeigt« (SW: 401) ist. Und genau dieses demonstrierte gegenseitige Verständnis der beiden immer wieder zueinander findenden ›Koalitionspartner‹ macht es dem realen Rezipienten so ungemein schwer, Distanz zum idealen Leser zu wahren.

Tatsächlich hält das »IX SCHLUSSWORT« überschriebene finale Kapitel in ebenjener Hinsicht aber noch einen regelrechten Höhepunkt bereit, welcher in engem Zusammenhang mit dem eingehender erörterten französischsprachigen Motto gesehen werden muss. Nachdem der Erzähler noch einmal ausdrücklich herausgestellt hat, dass sein Wunschrezipient kein medizinischer Laie ist, sondern genau wie er selbst jener ärztlichen Spezies angehört, die sich die Heilung seelischer Leiden auf die Fahnen geschrieben hat (»Wer also dergleichen Dissoziationen behandeln will« SW: 559f., »ein Arzt, der Psychotherapie betreiben will« SW: 561), lässt er seine Ausführungen ausklingen, indem er die Koalition zwischen sich und seinem idealen Leser gleichsam auf dem Rücken des angriffslustigen selbstgefälligen lector maelvolus besiegelt: »Ich betrachte den Betrieb der Wissenschaft nicht als einen Wettkampf ums Rechthaben, sondern als eine Arbeit an der Mehrung und Vertiefung der Erkenntnis. An Menschen, die ähnlich über Wissenschaft denken, wendet sich diese Arbeit« (SW: 561). Was das textinterne Ich und seinen idealen Leser in Abgrenzung zu dem einem ethisch höchst fragwürdigen Wissenschaftsverständnis anhängenden lector malevolus verbindet, ist ein szientifisches Ideal, welches sich in moralischer Hinsicht als gänzlich unbedenklich resp. sehr respektabel erweist. Somit wird der reale Rezipient mit der überaus verlockend klingenden Einladung aus dem Text entlassen, Teil dieser ›tugendhaften Wissenschaftsgemeinschaft‹ zu sein.

Zusammenfassend lässt sich demnach sagen, dass dem beinahe 50 Jahre nach dem »Bruchstück einer Hysterie-Analyse« veröffentlichten Jung'schen Gattungsexemplar mit dem lector testis einerseits sowie dem lector malevolus und dem idealen Leser andererseits eine gleichermaßen originelle wie wirkungsmächtige Trias von Lesertypen eingeschrieben ist. Während der anfängliche ›Kurzauftritt‹ des lector testis dazu prädestiniert erscheint, den realen Rezipienten in eine weniger kritische und grundsätzlich aufnahmebereite Stimmung zu versetzen, kann in Bezug auf den idealen Leser und den lector malevolus von zwei

Leserrollenangeboten gesprochen werden, von denen sich aber nur eines als annehmbare Identifikationsofferte erweist. So wird der mit den unvorteilhaften Wesensmerkmalen ›angriffslustig-selbstgefällig-egoistisch‹ ausstaffierte lector malevolus als Vertreter eines fortschrittsfeindlichen wie moralisch nicht einwandfreien Wissenschaftsverständnisses vorgeführt, indessen sich der mit den Eigenschaften ›selbstkritisch‹, ›aufgeschlossen-unbefangen-besonnen-unvoreingenommen‹, ›rational/emotional begreifend‹, ›kosmopolitisch‹ und ›skeptisch-einsichtsfähig‹ versehene ideale Leser mit dem textinternen Ich nicht nur etliche vielversprechende Charakterzüge, sondern darüber hinaus auch ein moralisch vorbildliches szientifisches Ideal teilt. Summa summarum wird auf den realen Rezipienten im Zuge seiner Lektüre also in ganz erheblichem Maße eingewirkt.

7.5 Epilog

Anno 1955 und damit ziemlich genau drei Jahre nach dem erstmaligen Erscheinen der stark überarbeiteten Spätfassung *Symbole der Wandlung. Analyse des Vorspiels zu einer Schizophrenie* wurde in der Schweiz die »International Association for Analytical Psychology« ins Leben gerufen.[629] Und genau im gleichen Jahr erhielt die tiefenpsychologische Schule der Analytischen Psychologie endlich auch ihr erstes eigenständiges Publikationsorgan, welches den Titel *The Journal of Analytical Psychology* trägt und bis in die Gegenwart besteht.[630]

---

629 Kirsch, Thomas B.: *C.G. Jung und seine Nachfolger*: 322.
630 *The Journal of Analytical Psychology: An International Publication of Jungian Practice and Theory.* Oxford [u.a.] 1955–2013.

8 Schlussbetrachtung: Zusammenfassung der Ergebnisse und Ausblick

Im Eingangskapitel wurde die ›Krankengeschichte‹ unter Hinweis auf Voßkamps Konzept der Gattung als literarisch-soziale Institution anhand der Erörterung verschiedener buchstäblicher Regelpoetiken der Jahre 1727 bis 1973 als eine auf die Kasuistiken der hippokratischen *Epidemien* zurückgehende wissenschaftliche Literaturgroßgattung der Medizin und der sich aus ihr ausdifferenzierenden Disziplinen vorgestellt, die sich von sämtlichen ästhetischen Literaturgattungen wie auch der wissenschaftlichen Literaturgattung der Pathografie abgrenzen lässt. Und in der Tat lautete der hier gegebene Lösungsvorschlag für das bislang übersehene Problem der in der deutschsprachigen Literaturwissenschaft parallel vollzogenen terminologischen Gegenüberstellung von ›literarischer Textsorte‹ als systematischer und ›literarischem Genre‹ als historischer Kategorie bzw. von ›wissenschaftlichen Textsorten‹ und ›ästhetischen/literarischen Gattungen‹ dahin, den ›ästhetischen Literaturgattungen‹ die ›wissenschaftlichen Literaturgattungen‹ an die Seite zu stellen, wobei der Begriff der Literaturgattung *sowohl* eine systematische *als auch* eine historische Dimension umfasst. Ferner wurden in besagtem Eingangskapitel vier grundlegende Untersuchungsziele formuliert, auf die es an dieser Stelle noch einmal ausführlicher zurückzukommen gilt. Freilich sind dieselben bis zu einem gewissen Grad miteinander verwoben, doch bietet es sich der Einfachheit halber an, sie nacheinander abzuhandeln, und zwar in der anfangs gewählten Reihenfolge.

Der anvisierte unkonventionelle Beitrag zur Gattungstheorie wurde im Rahmen des zweiten Kapitels geleistet. So hält dieser Theorieteil der Arbeit, der nicht ganz ohne Grund mit einer Kurzdarstellung der zwischen den Wissenschaftstheoretikern Popper, Ricœur, Habermas und Grünbaum überaus kontrovers geführten Diskussion über den szientifischen Status der Tiefenpsychologie beginnt, ein die zentralen Untersuchungsergebnisse in sich vereinigendes deskriptives Gattungsmodell bereit. Danach handelt es sich bei der ›tiefenpsychologischen Krankengeschichte‹ um eine im frühen 20. Jahrhundert aufkommende Untergattung jener oben genannten wissenschaftlichen Literaturgroßgattung, die ihrerseits durch ein relativ stabiles Strukturschema gekennzeichnet ist, das als Basiselemente die Anamnese (Krankheits- bzw. Krankenvorgeschichte), den Status praesens (Bericht über den aktuellen Gesundheitszustand des Kranken), die Diagnosestellung (Darlegung des Krankheitsbefundes), die weitere Krankheitsentwicklung (Verlaufs- und Behandlungsgeschichte) und die Epikrise (abschließende Gesamtbeurteilung) umfasst. Konkret stellt die tiefenpsychologische Krankengeschichte eine besondere, über viele Jahrzehnte hinweg als maßgebliche empirische Basis tiefenpsychologischer Hypothesenbildung dienende Wirklichkeitserzählung dar, in der ein als Seelenspezialist figurierendes Ich mehr oder weniger komplexe Deutungsoperationen schildert, welche die innerpsychische Entwicklung einer für seelisch indisponiert erklärten historischen Person betreffen. Interessanterweise kann ihm diese innerhalb des Textes die Rolle des Seelenkranken übernehmende historische Person entweder infolge einer eigens ausgeführten psychotherapeutischen Behandlung oder vornehmlich, wenn nicht gar ausschließlich durch die Lektüre einer oder mehrerer Schrift(en) bekannt sein, sodass die Darstellung in dem einen Falle um das Innenleben eines eigentlichen Patienten und in dem anderen um dasjenige eines schriftlich fixierten Kranken kreist.

De facto lässt sich die von sämtlichen ästhetischen Literaturgattungen wie auch der ›tiefenpsychologischen Pathografie‹ und dem ›tiefenpsychologischen Krankenbeispiel‹ klar unterscheidbare Untergattung auf eine Kurzformel bringen. So kann von einer Interdependenz zwischen der institutionellen bzw. innerdisziplinären Rolle ihres außertextlichen realen Autors und ihrer Funktion einerseits sowie ihrer Textorganisation andererseits gesprochen werden, wobei mit dem Begriff der Funktion die den situativen und sozialen Kontext betreffenden außertextlichen Funktionen und mit jenem der Textorganisation vier in einem überaus engen Wechselverhältnis zueinander stehende Aspekte – nämlich die Textstruktur, das Moment der Metanarration, das textinterne Ich und der textinterne Leser – gemeint sind. Was ihre Funktion betrifft, so weist die tiefenpsychologische Krankengeschichte gleich zwei konstitutive Gattungsmerkmale auf, nämlich erstens eine explizite Funktionsbestimmung, durch welche sie expressis verbis als rechtmäßiger, theoretisch verwertbarer Empirieersatz ausgewiesen wird, und zweitens eine implizite, also nicht ausdrückliche Funktion, und zwar jene der öffentlichen Positionierung des jeweiligen außertextlichen realen Autors innerhalb bzw. gegenüber der Fachgemeinschaft. Dahingegen stellt die implizite Funktion der Anhängerwerbung seitens des außertextlichen realen Autors eher ein typisches denn ein konstitutives Gattungsmerkmal dar.

In Bezug auf den ersten Aspekt der Textorganisation bleibt festzuhalten, dass die tiefenpsychologische Krankengeschichte durch drei konstitutive tiefenstrukturelle Elemente gekennzeichnet ist. Abstrahiert man nämlich von ihrem äußeren Aufbau und betrachtet ihre innere Architektonik, dann wartet sie ausnahmslos mit einer Anamnese sowie einer Diagnosestellung auf, wobei sich diesen klassischen Strukturelementen der Krankengeschichte grundsätzlich eine Seelengeschichte hinzugesellt. Und dieses mehr oder weniger neue Strukturelement, das sich als innerpsychische Entwicklungsgeschichte sensu stricto charakterisieren lässt, stellt im Grunde nicht weniger als eine zweite Fassung der Krankheits- bzw. Krankenvorgeschichte dar.

Was den zweiten Aspekt der Textorganisation angeht, so bildet dieser in gewisser Weise eine Ausnahme. Zwar tritt das als Seelenspezialist figurierende Ich der tiefenpsychologischen Krankengeschichte im Falle eventueller formlicher bzw. gattungstechnischer Unklarheiten deutlich sichtbar in seiner Rolle als narrativer Vermittler hervor und geht hierbei sogar gelegentlich expressis verbis einen Krankengeschichten-Kontrakt ein. Doch handelt es sich hinsichtlich besagter motivierter form- und/oder gattungsspezifizierender Metanarration nicht um ein konstitutives, sondern ›lediglich‹ um ein typisches Gattungsmerkmal.

Anders verhält es sich hingegen mit dem dritten Aspekt der Textorganisation. Tatsächlich ist für die tiefenpsychologische Krankengeschichte nämlich ein als Seelenspezialist figurierendes textinternes Ich konstitutiv, das über epistemische Fähigkeiten verfügt, die jene eines empirischen Menschen deutlich übertreffen. Und dieses nicht mit seinem außertextlichen realen Referenzobjekt zu verwechselnde ›auktoriale‹ textinterne Ich lässt in schöner Regelmäßigkeit einen signifikanten Hang zur Selbstdarstellung wie auch zur Verrichtung erschöpfender Plausibilisierungsarbeit erkennen, wobei ebenjene Verhaltensweisen als typische Gattungsmerkmale einzustufen sind.

In Hinsicht auf den vierten Aspekt der Textorganisation bleibt schließlich festzuhalten, dass sich die tiefenpsychologische Krankengeschichte prinzipiell durch einen von dem textinternen Ich eigens erschaffenen textinternen idealen Leser auszeichnet, der stets ein Leserrollenangebot an den außertextlichen realen Rezipienten markiert. Dabei ist derselbe des Öfteren gar als ein Wesensverwandter des textinternen Ich ausgestaltet, dessen Attraktivität als Leserrollen- und nun auch Identifikationsangebot gerne durch die Anwesenheit weiterer Lesertypen, namentlich eines lector malevolus, eines lector benevolus und/oder eines lector testis gesteigert wird. Allerdings stellt ein solcher textinterner idealer Leser kein konstitutives, wohl aber ein typisches Gattungsmerkmal der tiefenpsychologischen Krankengeschichte dar.

Angesichts vorstehender Untersuchungsergebnisse bot es sich an, den Bogen etwas weiter zu spannen und vergleichende Überlegungen zur tiefenpsychologischen Krankengeschichte einerseits und der Weltanschauungsliteratur im Sinne à omés andererseits anzustellen. Sie liefen darauf hinaus, dass der tiefenpsychologischen Krankengeschichte aufgrund zweier konstitutiver Gattungsmerkmale – die explizite Funktionsbestimmung und das ›auktoriale‹ textinterne

Ich – gleichsam ein weltanschanschauungsliterarisches Potenzial innewohnt. Und dieses kann durch das Vorhandensein von vier stets zusammen anzutreffenden typischen Gattungsmerkmalen – die implizite Funktion der Anhängerwerbung, motivierte formspezifizierende Metanarration, ein ›auktoriales‹ textinternes Ich mit starkem Hang zur Selbstdarstellung sowie ein textinterner idealer Leser als Leserrollen- *und* Identifikationsangebot – noch weiter ausgeschöpft sein, sodass sich eine geradezu eklatante Nähe zur Weltanschauungsliteratur ergibt. Tatsächlich wurde mit Blick auf den untersuchten Zeitraum (1905–1952) von einer ersten Grundvariante mit ausgeprägten und einer zweiten Grundvariante mit geringen weltanschauungsliterarischen Zügen ausgegangen, die allerdings in Abhängigkeit zur Historie der tiefenpsychologischen Krankengeschichte zu sehen sind. So erschien es angemessen, unter Rückgriff auf Voßkamps Prototypbegriff und in Orientierung an Kuhns Phasenmodell der Wissenschaftsentfaltung von drei Entwicklungsphasen zu sprechen, nämlich erstens einer ›Phase der Prototypbildung‹, die durch die Publikation eines beispielgebenden gattungsbildenden Textes charakterisiert ist, welcher der ersten Grundvariante entspricht; zweitens einer ›Phase der Normalität‹, die sich durch das zeitlich nahe Erscheinen etlicher diesem Beispiel folgender Texte auszeichnet, welche mit der zweiten Grundvariante übereinstimmen; und drittens einer ›Phase der Revolution‹, die durch die zeitlich weit auseinanderliegende Veröffentlichung von Texten mit ausgesprochener Affinität zum Prototyp charakterisiert ist, welche sich also erneut mit der ersten Grundvariante decken.

Im Hinblick auf den beabsichtigten ungewöhnlichen Zugang zur Literaturgeschichtsschreibung ist zweifelsohne der historische Teil der vorliegenden Arbeit von besonderer Relevanz. Betrifft die in den Kapiteln drei bis sieben ins Werk gesetzte gattungsgeschichtliche Rekonstruktion doch ausschließlich solche publizierten Texte, deren zentrales Anliegen gewiss nicht darin besteht, den Rezipienten zu unterhalten, wobei ebenso wenig das auf die *Ars poetica* des Horaz zurückführbare Diktum ›prodesse et delectare‹[631] treffend erscheint. Denn wie deutlich geworden sein dürfte, möchte jeder einzelne der hier untersuchten Texte vornehmlich als empirischer Forschungsbeitrag wahrgenommen werden, mit anderen Worten gehören sie nicht zur großen Gruppe der ästhetischen, sondern ausnahmslos zu jener der wissenschaftlichen Literatur. Was die Prähistorie der tiefenpsychologischen Krankengeschichte betrifft, so lag es angesichts der schon

---

631 Tatsächlich heißt es in der *Ars poetica* zunächst »*Aut prodesse volunt, aut delectare poëtæ*« und erst darauf »*Aut simul & iucunda, & idonea dicere vitæ*«. Horatius Flaccus, Quintus: »Ad Pisones de arte poetica«. In: Horatius Flaccus, Quintus: *Ars poetica*. Antverpia 1564: 6–20, hier 15.

länger vorliegenden Forschungsergebnisse zur Entwicklungsgeschichte der mit Sigmund Freuds Psychoanalyse endgültig beginnenden Tiefenpsychologie nahe, sich bei der Suche nach Vorläufern auf den Magnetismus einerseits und den Hypnotismus andererseits zu konzentrieren. Und in der Tat haben beide auf- bzw. auseinander folgenden medizinischen Strömungen des 19. Jahrhunderts eine eigene Untergattung ausgebildet. Die in den wenigen Fachzeitschriften publizierten ›Krankengeschichten des Magnetismus‹, von denen beispielhaft Ernst Joseph Gustav de Valentis »Geschichte der magnetischen Heilung der Christiane L.« (1820) einer eingehenderen Betrachtung unterzogen wurde, zeigen trotz ihres unterschiedlichen Umfangs eine erstaunliche Homogenität. Den eng am klassischen Strukturschema der Krankengeschichte orientierten Texten liegt ein einfaches Darstellungsverfahren zugrunde. Einblicke in das Seelenleben der Patienten werden fast immer vermittelst der direkten und indirekten Rede gegeben, sodass die Schilderungen einen vergleichsweise niedrigen Grad an Innerlichkeit aufweisen. Mit anderen Worten darf der betriebene Deutungsaufwand des textinternen Ich, das sich durchaus als individuelle Persönlichkeit mit in seine Darstellung einbringt, als äußerst gering eingestuft werden. Insgesamt gesehen lassen die Krankengeschichten des Magnetismus eine Tendenz zur Gleichsetzung von psychischer und physischer Behandlung erkennen. Zwar entbehren sie in aller Regel einer expliziten Funktionsbestimmung, doch bereitet die Ermittlung ihres primären Sinns und Zwecks keine Probleme. So geht es offenkundig darum, einen Nachweis für die Wirksamkeit der ›universellen Heilmethode‹ zu erbringen.

Anders verhält es sich indessen mit den ›Krankengeschichten des Hypnotismus‹, die insofern eine heterogenere Textgruppe bilden, als von zumindest zwei Ausformungen gesprochen werden kann, nämlich einem ›therapeutischen Typ‹, wie er etwa mit Hippolyte Bernheims genauer betrachteter »Observation XVII. – Névrose spasmodique locale consécutive à une typhlite. Inhibition des accés par suggestion« (1891) vorliegt, und einem ›experimentellen Typ‹, für den Jean-Martin Charcots näher untersuchtes Gattungsexemplar »*Sur deux cas de monoplégie brachiale hystérique, de cause traumatique, chez l'homme. – Monoplégies hystéro-traumatiques*« *(1887)* ein Beispiel darstellt. Der ›therapeutische Typ‹ *lässt sich* häufig in Reihung als nur eingeschränkt unabhängiger Mikrotext innerhalb eines umfassenderen Textganzen antreffen, für das ein einziger Autor bürgt. Er zeigt eine vergleichsweise ausgewogene Gewichtung aller charakteristischen Elemente des klassischen Strukturschemas der Krankengeschichte, wobei insbesondere die vormals eher stiefmütterlich behandelte Epikrise an Bedeutung gewinnt. In diesem ersten Falle wird die hypnotische wie auch die Wachsuggestion als vielversprechendes Psychotherapeutikum präsentiert und der Versuch unternommen, deren Wirkungsweise zu veranschaulichen. Dagegen ist der

›experimentelle Typ‹, in dem aufgrund direkter Anreden durchaus ein idealer Leser präsent ist, mitunter als grundsätzlich unabhängiger Mikrotext innerhalb eines umfassenderen Textganzen zu finden, für das ebenfalls ein einziger Autor einsteht. Er ist durch eine ausgedehnte Darstellung des Status praesens sowie vor allem der Diagnosestellung gekennzeichnet, wodurch der Aspekt der Rekonvaleszenz in den Hintergrund rückt. Dabei dient die hypnotische Suggestion in diesem zweiten Falle vornehmlich als experimentelles Hilfsmittel zu einer exakteren Krankheitsbeurteilung bzw. zur Einordnung des jeweiligen Krankheitskasus unter eine nosologische Einheit. Nichtsdestoweniger lassen beide Typen aber ebenfalls Gemeinsamkeiten erkennen, denn in Bezug auf den einen wie den anderen zeigt sich ein im Vergleich zur früheren Untergattung gesteigerter Deutungsaufwand des als individuelle Persönlichkeit stark zurücktretenden textinternen Ich, wodurch der Grad an Innerlichkeit etwas zunimmt. Gewiss wird von der Darstellung innerer Befindlichkeiten überwiegend abgesehen, doch in den seltenen Augenblicken, in denen Einsicht in das Seelenleben der Patienten gegeben wird, erfolgt dies mit dem Gestus der Auktorialität. Indessen stellt der Gebrauch von direkter oder indirekter Rede eine Ausnahme dar.

De facto finden sich mit den Gattungsexemplaren Pierre Janets, von denen aus gegebenem Anlass jene in seine philosophische Doktorarbeit eingebundene Krankengeschichte um Marie (1889) genauer betrachtet wurde, und Josef Breuers ebenfalls eingehender begutachteter »Beobachtung I. Frl. Anna O...« aus seinen und Freuds *Studien über Hysterie* (1895) aber auch solche kasuistischen Darstellungen, die eine Art Mittelstellung zwischen dem therapeutischen Typ der Krankengeschichte des Hypnotismus und der tiefenpsychologischen Krankengeschichte einnehmen. Janets Gattungsexemplare gehen deshalb über die erstgenannte Untergattung hinaus, weil hier ob der Annahme eines sogenannten ›Unterbewusstseins‹ die herkömmlichen hypnotischen Praktiken um das Moment der Erinnerungsarbeit bezüglich früherer, vorgeblich folgenschwerer Erlebnisse der Patienten erweitert und mit wechselnden neuen Techniken verbunden werden, was sich durchaus in deren Textstruktur und Darstellungsverfahren abzeichnet. Während in Bezug auf den ersten Punkt insofern von einer Verschiebung charakteristischer Anamnese-Inhalte gesprochen werden kann, als nunmehr im Rahmen der Verlaufs- und Behandlungsgeschichte Teilstücke aus der seelischen Vorgeschichte des jeweiligen Kranken häppchenweise nachgeliefert werden, lässt sich in Hinsicht auf den zweiten ein potenzierter Deutungsaufwand des sich zumindest indirekt als individuelle Persönlichkeit zeichnenden textinternen Ich konstatieren. Indem es sich von Zeit zu Zeit für einen kurzen Augenblick zu einem allwissenden Subjekt aufschwingt, leuchtet es das Seelenleben seines Patienten gleich mehrmals aus, sodass die Innensicht eine zunehmende Rolle spielt, wobei ab und an aber auch auf die direkte und indirekte Rede zurückgegriffen wird. Und was das Breuer'sche Gattungsexemplar angeht, so stellt der Hypnotismus hier lediglich eine Art Notbehelf dar, da er angeblich weniger der Suggestion als der heilsam wirkenden Ausforschung eines einzig im somnambulen Zustand zugänglichen ›Unbewussten‹ dient, weswegen ebenso in diesem Falle in puncto Textstruktur und Darstellungsverfahren Abweichungen zur Krankengeschichte des Hypnotismus erkennbar sind. Auch hier darf von einem erhöhten Deutungsaufwand des einmal direkt in seiner Rolle als narrativer Vermittler präsenten und durchweg ein indirektes Bild seiner selbst als individuelle Persönlichkeit entwerfenden textinternen Ich gesprochen werden, das immer mal wieder vermöge außergewöhnlicher epistemischer Fähigkeiten tiefe Einblicke in das Seelenleben seiner Patientin gibt, deren Worte nicht ein einziges Mal in direkter oder indirekter Rede wiedergegeben werden. Und noch offenkundiger als in der Krankengeschichte um Marie zeichnen sich Transformationen bezüglich der Textstruktur ab. Wird doch eine recht breite psychische Vorgeschichte des präsentierten Leidens nicht innerhalb der Anamnese, sondern im Rahmen der Verlaufs- und Behandlungsgeschichte offeriert.

Diese die Prähistorie der tiefenpsychologischen Krankengeschichte betreffenden Untersuchungsergebnisse erwiesen sich nun aber vor allem auch deshalb als bedeutungsvoll, weil sie eine recht gute Beurteilung des Freud'schen Krankengeschichten-Œuvres ermöglichten. Tatsächlich ließ sich Freuds früher kasuistischer Beitrag »Ein Fall von hypnotischer Heilung« (1892/93) ohne Schwierigkeiten der Krankengeschichte des Hypnotismus zuordnen, wobei er sowohl in textstruktureller als auch in darstellungstechnischer Hinsicht besonders deutliche Übereinstimmungen mit dem gesichteten Bernheim'schen Gattungsexemplar zeigt, wenngleich sein Auftakt in Bezug auf den ersten Aspekt eher an dasjenige Charcots gemahnt. Ferner darf konstatiert werden, dass das textinterne Ich ebendieses Gattungsexemplars zumindest indirekt ein Porträt seiner selbst als individuelle Persönlichkeit zeichnet und darüber hinaus ein – wenn auch wenig ausgestaltetes – Bild seines idealen Lesers entwirft.

Was hingegen die vier Freud'schen Krankengeschichten der *Studien über Hysterie* angeht, so bleibt zunächst einmal dasselbe festzuhalten wie mit Blick auf die in Augenschein genommene Breuer'sche kasuistische Darstellung: Sicherlich bilden sie Teil eines ›Zyklus‹, doch letztlich stellen sie geschlossene Einheiten dar, die sehr wohl als autonome Mikrotexte funktionieren. Darüber hinaus gilt es hervorzuheben, dass sie trotz ihrer ausnahmslos strengen Orientierung am klassischen Strukturschema der Krankengeschichte weder eine gleichförmige Textstruktur noch ein einheitliches Darstellungsverfahren erkennen lassen, was bei genauerer Betrachtung auch wenig erstaunt. Obgleich zu Beginn der

Studien von *einer* innovativen wie fruchtbaren Psychotherapiemethode sowie *einer* neuen Hysterietheorie und ebendaher von *einer* zu illustrierenden und zu erweisenden These die Rede ist, kommen nämlich differente Techniken angefangen von suggestiven Hypnosepraktiken bis hin zu einer bestimmten Prozedur des Kopfdrückens zum Einsatz, und dies nicht zuletzt infolge eines sich kontinuierlich verändernden Krankheitskonzeptes der Hysterie. Freuds erste Krankengeschichte weist zunächst eine protokollarische Struktur auf, die später zugunsten einer ›narrativeren‹ Darstellungsweise aufgegeben ist. Während die Worte Emmy v. N.s innerhalb der Verlaufs- und Behandlungsgeschichte häufig in indirekter, gelegentlich auch in direkter Rede wiedergegeben sind, finden sich deutende Kommentare fast nur in der Epikrise. In Freuds zweiter Krankengeschichte ist das protokollarische Moment indessen von Anfang an aufgegeben. Zum einen lässt sich im Rahmen der Verlaufs- und Behandlungsgeschichte hinsichtlich der Äußerungen Lucy R.s ein verstärkter Gebrauch der direkten Rede feststellen, zum anderen sind bereits hier in schöner Regelmäßigkeit auslegende Passagen eingeschoben, wobei die Patientin in einem Falle sogar mit einer Deutung ihres Innenlebens konfrontiert wird. Freuds dritte Krankengeschichte stellt wiederum insofern eine Ausnahme dar, als sich das Therapiegeschehen unter freiem Himmel in Form einer einzigen Unterhaltung ereignet, was sich durchaus in der verwendeten Darstellungsweise widerspiegelt. Einerseits zeigt der Text über weite Strecken eine dialogische Form, andererseits wird Katharina innerhalb der Verlaufs- und Behandlungsgeschichte wieder und wieder mit Mutmaßungen des textinternen Ich bezüglich ihres Innenlebens konfrontiert. In Freuds letzter Krankengeschichte lässt sich schließlich ein massiver Rückgang der direkten Rede bemerken, denn lediglich einzelne kurze Satzteile oder Ausdrücke sind in direktem Wortlaut wiedergegeben. Zwar wird Elisabeth v. R. nur ein einziges Mal mit einer Deutung ihres Innenlebens konfrontiert, doch lassen sich zahlreiche auslegende Passagen entdecken. Dabei bleibt mit Blick auf alle vier Gattungsexemplare festzuhalten, dass ihr Herzstück im Unterschied zur Krankengeschichte aus dem Jahre 19892/93 eindeutig die Verlaufs- und Behandlungsgeschichte bildet, selbst wenn die jeweils als solche überschriebene Epikrise nicht an Bedeutung einbüßt. So wird innerhalb der Ersteren nämlich in zunehmendem Maße die seelische Vorgeschichte der jeweiligen Patientin präsentiert, was mit einer sich von Krankengeschichte zu Krankengeschichte kontinuierlich steigernden verinnernden Darstellungsweise korrespondiert. Ferner tritt das textinterne Ich aller vier Gattungsexemplare gleich in zweierlei Hinsicht stärker hervor als die Erzähler der zuvor begutachteten, denn es zeichnet nicht nur ein vergleichsweise deutliches Bild seiner selbst als individuelle Persönlichkeit, sondern zeigt sich – und dies bekanntlich insbesondere in der Krankengeschichte um Elisabeth v. R. – mittels motivierter form- bzw. gattungsspezifischer metanarrativer Kommentare auch unübersehbar in seiner Rolle als narrativer Vermittler. Interessanterweise verzichtet es aber in allen vier Fällen auf eine nähere Konturierung seines idealen Lesers.

Während die vier Freud'schen Gattungsexemplare der *Studien über Hysterie* gleichsam mehr und mehr hin zu etwas Neuem tendieren, ist mit dessen besonders eingehend untersuchten »Bruchstück einer Hysterie-Analyse« (1905) der schlussendliche Übergang von der Krankengeschichte des Hypnotismus zu jener der Tiefenpsychologie erreicht. Freilich steht es in direkter Nachfolge zur kasuistischen Darstellung um Elisabeth v. R., doch dürfte deutlich geworden sein, dass es sich von dieser in nicht unerheblicher Weise unterscheidet. Abstrahiert man von seinem aufgrund der Kapiteleinteilung wie auch des paratextuellen Rahmens recht ungewöhnlich anmutenden äußeren Aufbau und wendet sich seiner inneren Architektonik zu, dann lässt sich zweierlei feststellen: Einerseits sind im »Bruchstück« mit Ausnahme des Status-praesens-Segments alle charakteristischen Elemente des klassischen Strukturschemas der Krankengeschichte bewahrt, andererseits muss von einer endgültigen Transformation gesprochen werden, welche sich ansatzweise schon in dem gesichteten Janet'schen Gattungsexemplar abzeichnet und die in der Krankengeschichte um Elisabeth v. R. bereits deutlichere Konturen gewinnt. So wird innerhalb der Verlaufs- und Behandlungsgeschichte nicht nur das gegenwärtige Kur- und Ausforschungsgeschehen, sondern vor allem auch die konstruierte Seelengeschichte der Patientin Dora zur Darstellung gebracht, mit anderen Worten mutiert besagtes Strukturelement nunmehr zu einer signifikant erweiterten zweiten Fassung der Anamnese. Ferner bleibt zu konstatieren, dass dem »Bruchstück« am Anfang und am Ende bzw. im »Vorwort« und im »Nachwort« eine klare Funktionsbestimmung eingeschrieben ist, durch welche es expressis verbis als theoretisch verwertbarer Empirieersatz ausgewiesen wird.

Doch das »Bruchstück« geht auch insofern über die Krankengeschichte um Elisabeth v. R. hinaus, als das Moment der motivierten form- und gattungsspezifizierenden Metanarration darin tatsächlich noch einmal eine Steigerung erfährt. So bewerkstelligt das sich geradezu überdeutlich als narrativer Vermittler in Szene setzende textinterne Ich gleich dreierlei: Erstens unterbreitet es zu Beginn seiner Ausführungen ganz unverkennbar einen Krankengeschichten-Kontrakt, welcher innerhalb der Verlaufs- und Behandlungsgeschichte sogar noch einmal erneuert wird, zweitens legt es seine persönlichen Konditionen dieses Kontraktes dar und drittens setzt es sich kritisch mit der tradierten Gattungskonvention auseinander. Indem es vorgibt, die in puncto Anamnese-Darstellung angeblich ›geglätteten‹ Gattungsexemplare anderer Autoren als wirklichkeitsverzerrende,

401

fragwürdige Konstruktionen entlarven zu können, legitimiert es seine Gestaltungsmacht als unumgänglich und spricht sich solcherweise das Recht zu, ›Herr in seiner eigenen Krankengeschichte‹ zu sein.

De facto stellt das textinterne Ich des »Bruchstücks« dasjenige der kasuistischen Darstellung um Elisabeth v. R. aber ebenso in anderer Hinsicht in den Schatten, denn es stilisiert sich nicht nur zum ethisch vorbildlichen, nonkonformistischen Arztforscher und zeichnet somit ein ausgesprochen scharfes Bild seiner selbst als individuelle Persönlichkeit, sondern es hat darüber hinaus auch ungemeine epistemische Fähigkeiten aufzubieten. Kann es vermöge eines durch sein psychoanalytisches Rüstzeug legitimierten, empirisch allerdings unmöglichen Tiefblicks doch das verborgene Innenleben seiner Patientin in einer zuvor nicht dagewesenen Weise ausleuchten, ohne hierfür auf explizite Bestätigungen seitens der Kranken angewiesen zu sein. Und um der für sein gesamtes Unterfangen höchst bedeutsamen Seelengeschichte Doras den Anschein von Glaubwürdigkeit zu verleihen, greift dieser sich zu einem regelrecht auktorialen Subjekt aufschwingende Erzähler auf eine gleichermaßen ausgefeilte wie komplexe Plausibilisierungsstrategie zurück, im Rahmen derer unterschiedlichste einzelne Plausibilisierungstechniken zum Einsatz kommen.

Zu guter Letzt übertrifft das »Bruchstück« die Krankengeschichte um Elisabeth v. R. jedoch auch noch bezüglich eines weiteren Aspekts. So sind ihm mit dem insbesondere im »Vorwort« in Erscheinung tretenden lector malevolus und dem am Anfang auf subtile Weise konstruierten und im Laufe der kasuistischen Darstellung immer weiter entwickelten idealen Leser zwei – freilich auf das Konto des textinternen Ich gehende – Lesertypen eingeschrieben, die sehr konträre Leserrollenangebote bereithalten. In Anbetracht des deutlich herausgestellten Gegensatzes zwischen den Charaktereigenschaften ›kritisch-einsichtslos-unmoralisch‹ auf der einen und den Wesensmerkmalen ›kritisch-einsichtsfähig-moralisch‹ auf der anderen Seite kann allerdings ausschließlich in Bezug auf den idealen Leser von einer attraktiven Identifikationsofferte gesprochen werden, mit anderen Worten wird auf den außertextlichen realen Rezipienten im Zuge seiner Lektüre in weit höherem Maße eingewirkt, als dies bei allen zuvor in Augenschein genommenen Gattungsexemplaren der Fall ist.

Dass das »Bruchstück einer Hysterie-Analyse« tatsächlich einen beispielgebenden gattungsbildenden Text und also einen Prototyp im Sinne Voßkamps bildet, wurde sodann durch die überblicksartige Betrachtung jener kasuistischen Darstellungen deutlich, die Freud selbst, aber auch diverse andere ärztliche Autoren in der allerersten tiefenpsychologischen Fachzeitschrift, dem *Jahrbuch für psychoanalytische und psychopathologische Forschungen* (1909–1913), veröffentlicht haben. Mit Blick auf Freuds Krankengeschichten um den kleinen Hans, den

Rattenmann und Schreber bleibt festzuhalten, dass die ersten beiden in tiefenstruktureller Hinsicht insofern besonders große Übereinstimmungen mit dem »Bruchstück« aufweisen, als sie des althergebrachten Status-praesens-Segments entbehren und ihre Verlaufs- und Behandlungsgeschichte durch die Integration einer Seelengeschichte eine erweiterte Anamnese-Fassung bildet, das klassische Strukturschema der Krankengeschichte aber nichtsdestoweniger in ihnen konserviert ist. Dahingegen darf in Bezug auf das dritte Gattungsexemplar deshalb von einer Mutation gesprochen werden, weil hier die Präsentation des gegenwärtigen Ausforschungs- und Therapiegeschehens zugunsten einer alleinigen Darstellung der konstruierten Seelengeschichte Schrebers aufgegeben ist, sodass der Wegfall einer Verlaufs- und Behandlungsgeschichte konstatiert werden muss. Trotz dieser strukturellen Varianz stimmen alle drei Krankengeschichten mit dem »Bruchstück« aber auch darin überein, dass sie durch eine ihnen eingeschriebene Funktionsbestimmung explizit als theoretisch verwertbarer Empirieersatz ausgewiesen werden und die epistemischen Fähigkeiten ihrer Erzähler wie im Falle des textinternen Ich der Krankengeschichte um Dora jene eines empirischen Menschen deutlich überschreiten. Gleichwohl zeigen sich insoweit Differenzen, als das in Bezug auf das »Bruchstück« so bedeutsame Moment der motivierten gattungs- und formspezifizierenden Metanarration hinsichtlich aller drei späteren Freud'schen Gattungsexemplare praktisch ohne Bedeutung ist und sich ihre Erzähler in puncto Selbstdarstellung und Plausibilisierungsarbeit weitaus zurückhaltender zeigen als das textinterne Ich der Krankengeschichte um Dora. Des Weiteren wenden sich zwar alle einem idealen Leser zu, doch weil dessen Bild in Sachen Plastizität nicht annähernd an das von dem textinternen Ich des »Bruchstücks« entworfene Porträt seines Wunschrezipienten heranreicht, kann in allen drei Fällen lediglich von einem Leserrollenangebot gesprochen werden.

Doch nicht nur die drei Freud'schen, sondern auch die zehn Gattungsexemplare der anderen ärztlichen Autoren stehen ganz offenkundig in der Tradition des »Bruchstücks«. Bereits bei oberflächlicher Betrachtung sticht ihre mitunter recht eigenwillige Kapiteleinteilung ins Auge, wenngleich viele eine noch strengere Orientierung am klassischen Strukturschema der Krankengeschichte erkennen lassen als die kasuistische Darstellung um Dora. In Bezug auf ihre innere Architektonik ist aber vor allem von Belang, dass sie ausnahmslos eine entscheidende Transformation ›mitgemacht‹ haben. So wird innerhalb des Herzstücks einer jeden einzelnen Krankengeschichte auch oder sogar vornehmlich die konstruierte Seelengeschichte des jeweiligen Patienten dargeboten, was freilich mit einer weiteren wesentlichen Gemeinsamkeit in Zusammenhang steht, nämlich damit, dass in allen zehn Fällen ein textinternes Ich zum Vorschein kommt, welches dank des psychoanalytischen Rüstzeugs im Grunde durchweg tiefe

Einblicke in das Innenleben seines Patienten zu geben vermag, also über epistemische Fähigkeiten verfügt, die einem empirischen Menschen gemeinhin abgesprochen werden. Mit anderen Worten darf hinsichtlich all dieser im *Jahrbuch* publizierten Texte von der Durchsetzung einer verinnernden Darstellungsweise gesprochen werden. Ferner ist jedem einzelnen Gattungsexemplar expressis verbis eine Funktionsbestimmung eingeschrieben, durch welche es als theoretisch verwertbarer Empirieersatz ausgewiesen wird, wobei von einer buchstäblichen Problematisierung des psychoanalytischen Gedankengebäudes keine Rede sein kann. Allerdings ergeben sich insofern Abweichungen zur Krankengeschichte um Dora, als bezüglich der ohnehin nur in einigen wenigen Texten zu findenden formspezifizierenden metanarrativen Kommentare schwerlich von motivierter Metanarration gesprochen werden kann, genauso wie sich die Erzähler dieser zehn Gattungsexemplare gerade im direkten Vergleich zum »Bruchstück« in Sachen Selbstdarstellung und Plausibilisierungsarbeit in regelrechter Bescheidenheit üben. So wundert es nicht, wenn das von jedem einzelnen textinternen Ich hervorgebrachte Bild seines idealen Lesers jenem von dem Erzähler der Krankengeschichte um Dora erschaffenen in puncto Ausgestaltung um Längen unterlegen ist, sodass in allen zehn Fällen allein das Attribut ›Leserrollenangebot‹ angemessen erscheint.

Was schließlich die weitere Historie der tiefenpsychologischen Krankengeschichte betrifft, so liegen mit Alfred Adlers *Die Kunst, eine Lebens- und Krankengeschichte zu lesen* (1928), Ludwig Binswangers »Der Fall Ellen West. Eine anthropologisch-klinische Studie« (1944/45) und Carl Gustav Jungs *Symbole der Wandlung. Analyse des Vorspiels zu einer Schizophrenie* (1952) drei spätere Gattungsexemplare vor, die, das dürfte ihre eingehende Untersuchung gezeigt haben, sogar noch größere Übereinstimmungen mit dem »Bruchstück« aufweisen als jene frühen des *Jahrbuchs*. Richtet man sein Augenmerk auf die innere Architektonik der Adler'schen kasuistischen Darstellung, dann lassen sich freilich nur noch insofern Anklänge an das klassische Strukturschema der Krankengeschichte erkennen, als das charakteristische Segment der Diagnosestellung wie auch jenes der Anamnese konserviert ist. Doch gibt sich besagtes Gattungsexemplar – das wie Freuds Krankengeschichte um Schreber eines Status-praesens-Teils sowie einer Verlaufs- und Behandlungsgeschichte und noch dazu einer Epikrise entbehrt – nicht nur aufgrund der ihm eingangs eingeschriebenen klaren Funktionsbestimmung, sondern vor allem auch deshalb als Nachfahre des »Bruchstücks« zu erkennen, weil es mit einer konstruierten Seelengeschichte der fixierten Kranken Klarerl aufwartet. Und wenn diese zweite Anamnese-Fassung ungewöhnlicherweise zwischen die in einzelne Partikel zerlegte eigentliche Krankheits- bzw. Krankenvorgeschichte geschaltet ist, dann fällt Adlers Gattungsexemplar in textstruktureller Hinsicht genauso aus dem sprichwörtlichen Rahmen wie seinerzeit das »Bruchstück«.

Von daher nimmt es denn auch wenig wunder, dass darin das Moment der motivierten gattungs- bzw. formspezifizierenden Metanarration erneut von Belang ist. Zwar kann schwerlich von dem expliziten Eingehen eines Krankengeschichten-Kontraktes oder einer Auseinandersetzung mit bestehenden Gattungskonventionen gesprochen werden, wohl aber legt der Erzähler anfangs eine regelrechte Gebrauchsanweisung für seine nachherigen Ausführungen vor, die zugleich Aufklärung darüber verschafft, welche tiefere Bewandtnis es mit der von ihm gewählten Darstellungsform hat. Dabei ist seinen Worten weniger der Gestus der Rechtfertigung als jener der Selbstbestimmung unterlegt, sodass sie sich durchaus als Ausdruck seiner Gestaltungsmacht lesen lassen.

Allerdings gemahnt das textinterne Ich der Adler'schen Krankengeschichte keineswegs nur mit Blick auf sein Hervortreten als gestalterisch selbstbewusster narrativer Vermittler in besonderem Maße an dasjenige des »Bruchstücks«. Präsentiert es sich doch als Szientismus-Kritiker und unprätentiöser Anführer einer arrivierten psychologischen Schule und zeichnet folglich ein ähnlich scharfes Bild seiner selbst als individuelle Persönlichkeit. Darüber hinaus wartet es in Bezug auf das Innenleben seiner fixierten Kranken ebenfalls mit erstaunlichen epistemischen Fähigkeiten auf, wobei es den eigenen empirisch unmöglichen Tiefblick durch seine angeblich gleichermaßen wissenschaftliche wie künstlerische individualpsychologische Behandlungstechnik legitimiert und im Zuge der Präsentation der Klarerl'schen Seelengeschichte mit diversen Plausibilisierungstechniken operiert.

Schließlich zeigt das Adler'sche Gattungsexemplar noch insofern eine ausgesprochene Nähe zum »Bruchstück«, als ihm ungleich deutlicher als den Krankengeschichten des *Jahrbuchs* Lesertypen eingeschrieben sind, und zwar nicht nur ein idealer Leser sowie ein lector malevolus, sondern auch ein lector benevolus. Während Letzterer lediglich als bedingungsloser Sympathisant der Individualpsychologie entworfen ist und somit kaum Identifikationsfläche bietet, darf in Bezug auf den lector malevolus und den idealen Leser von gegensätzlichen Leserrollen- und Identifikationsangeboten gesprochen werden. Angesichts des eingangs auf den Weg gebrachten und später mehrfach erhärteten Antagonismus zwischen den Wesenszügen ›voreingenommen-unkreativ-theoriehörig-unbelehrbar‹ einerseits und den Eigenschaften ›selbstprüferisch-freidenkend-verstehenswillig-belehrbar‹ andererseits erweist sich jedoch einzig der ideale Leser als attraktive Identifiktionsofferte, sodass auf den realen Rezipienten während seiner Lektüre in ähnlichem Maße Einfluss genommen wird wie im Falle des »Bruchstücks«.

Indessen bleibt hinsichtlich der inneren Architektonik von Binswangers »Der Fall Ellen West« zu konstatieren, dass in dieser kasuistischen Darstellung viele Elemente des klassischen Strukturschemas der Krankengeschichten konserviert sind, wenn auch zum Teil in modifizierter Form. Sicherlich lässt sie insofern an Freuds Krankengeschichte um Schreber wie auch das Adler'sche Gattungsexemplar denken, als sie einer eigentlichen Verlauf- und Behandlungsgeschichte entbehrt. Doch hält sie einen ausführlichen, auch noch den Selbstmord Ellen Wests in den Blick nehmenden Anamneseteil (in den ein kurzes Status-praesens-Segment sowie eine erste Bestimmung des Krankheitsbefundes eingeschaltet sind), eine sehr breite Darstellung der Diagnosestellung und eine knappe Epikrise bereit. Ferner wartet Binswangers Krankengeschichte, der späterhin eine sie als theoretisch verwertbaren Empirieersatz ausweisende Funktionsbestimmung eingeschrieben ist, mit einer im philosophischen Gewand daherkommenden Seelengeschichte der dem textinternen Ich persönlich bekannten, doch insgesamt gesehen eher fixierten Patientin wie auch einer kontrastierenden Darstellung der »wissenschaftlichen Bestrebungen« Psychoanalyse und Daseinsanalyse auf. Folglich erweist sie sich also wie das Adler'sche Gattungsexemplar als ein in puncto Textstruktur eher ungewöhnlicher Nachfahre des »Bruchstücks«.

So erstaunt es denn auch nicht, wenn ebenso in diesem Falle der Aspekt der motivierten gattungs- resp. formspezifizierenden Metanarration von Bedeutung ist. Freilich geht das textinterne Ich weder auf explizite Weise einen Krankengeschichten-Kontrakt ein, noch setzt es sich mit herrschenden Gattungskonventionen auseinander. Doch wird dem Rezipienten mehrmals ein Manual an die Hand gegeben, welches ihn vor- oder auch rückblickend in das Darstellungsprogramm dieses bemerkenswerten Gattungsexemplars einweist, wobei der Erzähler mit Nachdruck auf die verschiedenartige ›Gestalt‹ der einzelnen vier Teile seiner Abhandlung hinweist. Allerdings bringt er nur ein einziges Mal, und dies eher indirekt, seine Gestaltungsmacht über die eigenen Ausführungen zum Ausdruck.

Des Weiteren zeigt der Erzähler auch deswegen eine besondere Nähe zum textinternen Ich des »Bruchstücks« sowie zu jenem des Adler'schen Gattungsexemplars, weil er ein vergleichbar scharfes Bild seiner selbst als individuelle Persönlichkeit entwirft. Führt er sich doch sukzessive als Grenzgänger zwischen der psychiatrisch-psychopathologischen Wissenschaftsgemeinde und der philosophischen Anthropologie vor, der seine ärztliche Tätigkeit mit äußerster Gewissenhaftigkeit verrichtet, als lautere Wissenschaftspersönlichkeit mit einem zukunftsweisenden Menschenbild gelten darf und noch dazu über reichlich klinische Erfahrung verfügt. Von daher wundert es wenig, wenn dieses textinterne Ich ebenfalls mit exzeptionellen epistemischen Fähigkeiten hinsichtlich des Innenlebens bzw. der »Daseinsgestalt« seiner vorzugsweise fixierten Kranken aufwartet, wobei es den eigenen empirisch unmöglichen Tiefblick durch seine angeblich streng objektive daseinsanalytische Methode legitimiert. Darüber hinaus ist es dem einen wie dem anderen ebenfalls insofern ebenbürtig, als es vor, während und nach der Präsentation seiner ›philosophisierten‹ Seelengeschichte vielfältige Plausibilisierungsarbeit leistet.

De facto gemahnt Binswangers Gattungsexemplar aber noch in anderer Hinsicht in besonderem Maße an die Krankengeschichten um Dora und Klarerl. Zwar kann von der Anwesenheit eines lector malevolus oder benevolus keine Rede sein, wohl aber hält es mit dem sorgsam konstruierten Typ des idealen Lesers ein markanteres Leserrollenangebot bereit als sämtliche kasuistischen Darstellungen des *Jahrbuchs*. Während sich dessen Konturen innerhalb des zweiten Teils der Abhandlung sukzessive zu einem dem Bild des Erzählers durchaus ähnelnden eindrucksvollen Porträt verdichten, werden die Eigenschaften ›vorurteilslos-warmherzig-hochgebildet-aufnahmebereit‹ gegen Ende auch noch um das Merkmalduo ›kritisch-einsichtsfähig‹ ergänzt, sodass von einer Identifikationsofferte gesprochen werden kann, deren Attraktivität sich der reale außertextliche Rezipient zumindest zum Schluss nur mit Mühe entziehen kann.

Um zu guter Letzt aber auch noch einmal zur Jung'schen kasuistischen Darstellung zurückzukehren, so bleibt trotz ihres aufgrund des ausgeprägten paratextuellen Moments recht ungewöhnlich anmutenden äußeren Aufbaus festzuhalten, dass in ihr als Komponenten des klassischen Strukturschemas der Krankengeschichte die Diagnosestellung, die Epikrise und die Anamnese konserviert sind, selbst wenn Letztere aus einzelnen biografischen Bruchstücken besteht und im Vergleich zu allen anderen gesichteten Beiträgen zur Untergattung lediglich eine individualgeschichtliche Schrumpfversion verkörpert. Freilich entbehrt sie eines Status-praesens-Segments sowie einer Verlaufs- und Behandlungsgeschichte. Doch hält Jungs Gattungsexemplar, dem eingangs überdeutlich eine Funktionsbestimmung eingeschrieben ist, mehrere introduktionsartige Segmente wie auch eine umfassende Seelengeschichte bereit, die im Wechselspiel mit der eigentlichen Krankheits- bzw. Krankenvorgeschichte und einer Art ›Selbstausforschung‹ der fixierten Miss Frank Miller dargeboten wird. Mit anderen Worten stellt es ähnlich wie die Krankengeschichten um Klarerl und Ellen West einen in textstruktureller Hinsicht außergewöhnlichen Nachfahren des »Bruchstücks« dar.

Dass das Moment der motivierten gattungs- bzw. formspezifizierenden Metanarration darin eine noch größere Rolle spielt als in den beiden genannten kasuistischen Darstellungen, erklärt sich denn auch nicht nur aus seiner auffälligen Textstruktur, sondern ebenfalls aus seiner bemerkenswerten publikatorischen Vorgeschichte. So überreicht das textinterne Ich dem Rezipienten zu Anfang einen Lektüreschlüssel, um im selben Moment einen die Ur- wie die Spätfassung betreffenden Krankengeschichten-Doppelkontrakt einzugehen. Ferner wertet es – und dies gemahnt nur allzu deutlich an dasjenige des »Bruchstücks« – seine ›amplifizierte‹ Krankengeschichte auf, indem es alle anders gearteten tiefenpsychologischen Gattungsexemplare mit dem negativen Attribut ›reduktionistisch‹ belegt, ein Vorgehen, das sich durchaus als Ausdruck seiner Gestaltungsmacht verstehen lässt.

Gleich in dreierlei Hinsicht übertrumpft der Erzähler der Jung'schen Krankengeschichte dann allerdings sogar jenen des »Bruchstücks«: Erstens greift er insofern zu extremen selbstdarstellerischen Mitteln, als er sich als ein von Freud aufgrund der Urfassung zu Unrecht verstoßener Andersdenkender präsentiert, der seine unfreiwillige Isolation vor allem auch für eine erschöpfende Selbsterforschung genutzt und nun als gealterter wagemutiger psychologischer Wissenschaftler und ehemaliger Arzt keine Scheu davor hat, der Fachöffentlichkeit mittels der Spätfassung seine dabei gewonnenen essenziellen Erkenntnisse zu offerieren. Zweitens kann er nicht nur das ›persönliche‹ Innenleben seiner fixierten Kranken ausleuchten, sondern auch Einblick in die ›Kollektivseele‹ der gesamten Menschheit geben, wobei er ebenjenen empirisch sicherlich unmöglichen Tiefstblick durch sein im Zuge einer umfassenden ›epistemischen Metamorphose‹ entwickeltes »Verfahren [...] der psychologischen Analyse« legitimiert. Und drittens legt er bezüglich der von ihm vor, während und nach der Darbietung seiner mäandernden Seelengeschichte geleisteten Plausibilisierungsarbeit eine geradezu unsägliche Kreativität an den Tag.

Schließlich und endlich reiht sich Jungs kasuistische Darstellung deswegen nahtlos in jene aus den Krankengeschichten um Klarerl und Ellen West bestehende Nachfahrenkette ein, weil sie mit einer wirkungsmächtigen Trias von Lesertypen aufwartet. Was den lector testis angeht, so dürfte sich dessen anfänglicher ›Kurzauftritt‹ bestens dazu eignen, den realen Rezipienten in eine grundsätzlich aufnahmebereite Stimmung zu versetzen. Indessen kann in Bezug auf den idealen Leser und den lector malevolus auch in diesem Falle von konträren Leserrollen- und Identifikationsangeboten gesprochen werden, von denen sich nur eines als annehmbare Identifikationsofferte erweist. Während der mit den unattraktiven Merkmalen ›angriffslustig-selbstgefällig-egoistisch‹ versehene lector malevolus als Repräsentant eines rückschrittlichen und moralisch bedenklichen Wissenschaftsverständnisses präsentiert wird, hat der mit den Eigenschaften ›selbstkritisch‹, ›aufgeschlossen-unbefangen-besonnen-unvoreingenommen‹, ›rational/emotional begreifend‹, ›kosmopolitisch‹ und ›skeptisch-einsichtsfähig‹ ausgerüstete ideale Leser mit dem textinternen Ich etliche positive Wesenszüge wie auch ein vortreffliches Wissenschaftsideal gemein.

De facto ist der umfassende historische Teil der vorliegenden Arbeit aber nicht nur bezüglich des intendierten ungewöhnlichen Zugangs zur Literaturgeschichtsschreibung in Form einer Darstellung der Entwicklung einer wissenschaftlichen Literaturuntergattung essenziell. Er weist er sich darüber hinaus doch ebenfalls hinsichtlich des angestrebten Beitrags zur Wissenschaftsgeschichte als bedeutsam. So darf als das wesentlichste Ergebnis des in den insgesamt fünf Kapiteln unternommenen Versuchs, die Historie der tiefenpsychologischen Krankengeschichte im Sinne einer ›literarisch-sozialen Institution‹ in eine Art Dialog mit der Historie der Tiefenpsychologie verstanden als ›außerliterarisch-soziale Institution‹ treten zu lassen, Folgendes festgehalten werden: Tatsächlich sieht es ganz danach aus, als sei Letzere für das Verständnis der Ersteren von nicht ganz unwesentlicher Bedeutung und vice versa. Ja mehr noch: Allem Anschein nach müssen beide sogar unweigerlich gemeinsam in den Blick geraten, will man die eine wie die andere tiefer durchdringen. Geschieht dies, dann lässt sich zunächst einmal feststellen, dass die Tiefenpsychologie als außerliterarisch-soziale und die tiefenpsychologische Krankengeschichte als literarisch-soziale Institution in gewisser Weise durchaus eine parallele Entwicklung durchlaufen. Was die außerliterarisch-soziale Institution angeht, so stellt die Konstituierung der »Internationalen Psychoanalytischen Vereinigung«, welcher die Gründung der aus der »Psychologischen Mittwoch-Gesellschaft« hervorgegangenen »Wiener Psychoanalytischen Vereinigung« voranging, nach den im Vorstehenden unternommenen Rekonstruktionsbemühungen das Resultat eines äußerst erfolgreich verlaufenen Ausbruchsversuchs seitens Sigmund Freuds aus der universitär verankerten medizinischen Strömung des Hypnotismus dar, selbst wenn sie den endgültigen Startschuss für eine außeruniversitäre Institutionalisierungsgeschichte der Tiefenpsychologie markiert. Dabei sollte sich eine solche, letztlich von einem einzelnen Protagonisten ausgehende Art der Loslösung aus einer bestehenden Formation nach einer kurzen Ruhephase noch so manches Mal wiederholen, mit dem Unterschied freilich, dass die medizinische Strömung des Hypnotismus am Ende verdrängt wurde, hingegen der von Freud auf den Weg gebrachten Psychoanalyse weder die von Alfred Adler eingeleitete Individualpsychologie, die von Carl Gustav Jung initiierte Analytische Psychologie, die von Ludwig Binswanger vorbereitete Daseinsanalyse noch sonst irgendeine andere sich späterhin etablierte tiefenpsychologische Schule den Rang ablaufen konnte.[632]

---

[632] Dass es gerade innerhalb der ›Mutterschule der Tiefenpsychologie‹ zu Spannungen und Spaltungen kam, mit Blick auf den deutschsprachigen Raum ist etwa an das

Nun lässt die hier kurz skizzierte Entwicklungsdynamik aber ebenso an die literarisch-soziale Institution denken. Haben die weiter oben unternommenen Rekonstruktionsbemühungen doch ebenfalls ergeben, dass auch die Publikation des Freud'schen »Bruchstücks einer Hysterie-Analyse« einem schlussendlichen Ausbruchsversuch gleichkommt, und zwar einem aus den Gattungskonventionen der Krankengeschichte des Hypnotismus – wenn nicht gar aus jenen der wissenschaftlichen Literaturgroßgattung insgesamt. Und während vorzugsweise die im *Jahrbuch für psychoanalytische und psychopathologische Forschungen* erschienenen kasuistischen Darstellungen anderer ärztlicher Autoren dessen positiven Ausgang bezeugen und zugleich einer Ruhephase entsprechen, kann in Bezug auf Adlers *Die Kunst, eine Lebens- und Krankengeschichte zu lesen*, Binswangers »Der Fall Ellen West. Eine anthropologisch-klinische Studie« und Jungs *Symbole der Wandlung. Analyse des Vorspiels zu einer Schizophrenie* von Wiederholungen dieses ursprünglichen Emanzipationsbestrebens gesprochen werden. Freilich zeugt die Tatsache, dass die Krankengeschichte um Dora in puncto Bekanntheitsgrad aber nichtsdestoweniger eine deutliche Vorrangstellung einnimmt, einmal mehr von einer analogen Entwicklung beider sozialer Institutionen.

Doch ist nicht bloß von einer rein zufälligen Parallelentwicklung auszugehen, denn es spricht vieles dafür, dass die Historie der tiefenpsychologischen Krankengeschichte als literarisch-soziale Institution und jene der Tiefenpsychologie als außerliterarisch-soziale Institution tatsächlich in regelrechter gegenseitiger Abhängigkeit zueinander stehen. Mit anderen Worten ist nach den im historischen Teil der vorliegenden Arbeit unternommenen Rekonstruktionsbemühungen nicht nur eine maßgebliche Einflussnahme des extragenerischen Kontextes auf die tiefenpsychologische Krankengeschichte anzunehmen – gemahnt sei noch einmal an die in dieser Form offenbar weder auf die Krankengeschichte des Magnetismus noch auf jene des Hypnotismus zutreffende Kurzformel ›Interdependenz zwischen der institutionellen resp. innerdisziplinären Rolle ihres außertextlichen realen Autors und ihrer Funktion einerseits sowie ihrer Textorganisation andererseits‹. Sieht es doch auch umgekehrt so aus, als habe die Untergattung – und dies wiederum mehr als dies bei ihren beiden ›Vorläuferinnen‹ der Fall gewesen zu sein scheint – in nicht unerheblicher Weise auf die Institutionalisierungsgeschichte der Tiefenpsychologie eingewirkt. Denn das, was

---

schwierige Verhältnis zwischen der »Deutschen Psychoanalytischen Vereinigung« und der »Deutschen Psychoanalytischen Gesellschaft« zu denken, soll hier keineswegs verschwiegen werden.

Freuds »Bruchstück einer Hysterie-Analyse« für die Psychoanalyse ist, ist allem Anschein nach Adlers *Die Kunst, eine Lebens- und Krankengeschichte zu lesen* für die Individualpsychologie, Binswangers »Der Fall Ellen West. Eine anthropologisch-klinische Studie« für die Daseinsanalyse und Jungs *Symbole der Wandlung. Analyse des Vorspiels zu einer Schizophrenie* für die Analytische Psychologie: nämlich ein Text, welcher mit Blick auf die Historie der jeweiligen tiefenpsychologischen Schule eine buchstäbliche Schlüsselrolle spielt.

Was schließlich und endlich den ins Auge gefassten Beitrag zum vergleichsweise jungen Forschungsgebiet der Wissenschaftsrhetorik anbelangt, so ist ebenfalls in diesem Falle auch und vor allem der historische Teil vorliegender Arbeit wesentlich. Da wissenschaftliche Literatur, welcher die tiefenpsychologische Krankengeschichte trotz ihrer mitunter sehr ausgeprägten Nähe zur Weltanschauungsliteratur zuzurechnen ist, Wissensansprüche kommuniziert, sollte ihre Analyse besonderes Augenmerk auf den Aspekt der rhetorischen Vermittlung legen – eine Herausforderung, der sich in den Kapiteln drei bis sieben gestellt wurde, wobei zu diskutieren wäre, ob und inwiefern die hier gewählte Vorgehensweise auch für eine Auseinandersetzung mit anderen wissenschaftlichen Texten brauchbar sein könnte. Von Bedeutung war auf der einen Seite die Analyse des ›textinternen Ich‹, genauer der Interdependenz von ›epistemischer Potenz‹, ›Selbstdarstellung‹ und ›Plausibilisierungsarbeit‹. So lautete die Diagnose durchweg ›Auktorialität‹. Doch sorgt das textinterne Ich der tiefenpsychologischen Krankengeschichte nur dann für einen beachtlichen rhetorischen Ausgleich, wenn sein demonstriertes Wissen im historischen Augenblick der Publikation unkonventionell bzw. nur schwer mit dem vorherrschenden krankheits-/persönlichkeits-/therapietheoretischen Paradigma in Einklang zu bringen ist. Zum einen betreibt es eine aufwendige, die eigene epistemische Potenz legitimierende Selbstdarstellung, die bisweilen auch über den Umweg der Fremddarstellung einer historischen Person verläuft, die innerhalb jener Fachgemeinschaft als Autorität gilt, welcher das außertextliche reale Referenzobjekt des textinternen Ich angehört, wobei das Ergebnis dieser autobiografischen Konstruktionsleistung ein Erzähler ist, der deutlich ausgeprägte Merkmale einer individuellen Persönlichkeit besitzt. Zum anderen leistet das textinterne Ich erschöpfende Plausibilisierungsarbeit, mit anderen Worten bringt es diverse literarische bzw. rhetorische Plausibilisierungstechniken zum Einsatz, die stets Teil einer umfassenden Plausibilisierungsstrategie im Sinne eines geplanten systematischen Vorgehens bilden.

Relevant war auf der anderen Seite die Analyse ›textinterner Lesertypen‹, vor allem die Beantwortung der Frage, ob und inwiefern dieselben ein ›Leserrollenangebot‹ resp. eine ›Identifikationsofferte‹ für den außertextlichen realen Rezipienten bereithalten. Und in diesem Zusammenhang bleibt noch einmal Folgendes festzuhalten: Ist sein demonstriertes Wissen im historischen Augenblick der Veröffentlichung bereits konventionalisiert bzw. ohne größere Schwierigkeiten mit dem vorherrschenden krankheits-/persönlichkeits-/therapietheoretischen Paradigma vereinbar, dann erschafft das textinterne Ich der tiefenpsychologischen Krankengeschichte durch speziellen Gebrauch des Pluralis Auctoris und bisweilen auch zusätzlich vermittels eines weiteren Kunstgriffs ein vergleichsweise undetailliertes Bild eines aufmerksam zuhörenden, mit dem Gehörten fast ausnahmslos konform gehenden idealen Lesers, der wenig Identifikationsfläche bietet, weswegen von einem Leserrollenangebot, nicht jedoch von einer Identifikationsofferte gesprochen werden kann. Ist sein demonstriertes Wissen indessen unkonventionell bzw. nicht ohne Weiteres mit dem vorherrschenden krankheits-/persönlichkeits-/therapietheoretischen Paradigma in Einklang zu bringen, dann entwirft das textinterne Ich ein recht differenziertes Bild eines durch diverse Kunstgriffe immer mal wieder in Aktivität versetzten, ihm wesensverwandten idealen Lesers, sodass derselbe nicht nur ein Leserrollenangebot, sondern auch eine Identifikationsofferte markiert. Und um seine diesbezügliche Attraktivität noch zu steigern, werden besagtem fiktiven Wunschrezipienten gerne weitere Lesertypen wie ein lector malevolus, ein lector benevolus und/oder ein lector testis an die Seite gestellt, die allerdings durchaus ein außertextliches reales Referenzobjekt besitzen können und dergestalt weder eine annehmbare Identifikationsofferte noch ein Leserrollenangebot darstellen.

Wollte man aus dem Vorstehenden ein Resümee ziehen, so ließe sich vielleicht sagen, dass die Selbstdarstellung, die Plausibilisierungsarbeit und der Entwurf eines textinternen idealen Lesers als Leserrollenangebot unter das Attribut ›Persuasion‹ fallen, hingegen die Konstruktion eines textinternen idealen Lesers als Identifikationsofferte, zumal wenn zum Zwecke der Steigerung der ihm inhärenten Wirkkraft zusätzlich mit weiteren Lesertypen operiert wird, eher jenes der ›Manipulation‹ verdient. Des Weiteren wäre zu überlegen, inwiefern die genannten Punkte in ein System überführt werden könnten. Freilich müsste mit Blick auf die mitunter schwer kategorisierbaren Plausibilisierungstechniken darüber diskutiert werden, ob die gern vollzogene, wohl insbesondere historisch bedingte strikte Unterscheidung zwischen ›literarischen‹ und ›rhetorischen‹ Verfahren aufrechterhalten werden sollte. Ist doch nicht ganz von ungefähr wieder und wieder von der ›Rhetorisierung der Literatur‹ bzw. der ›Literarisierung der Rhetorik‹ die Rede.

Zum Abschluss gilt es von der tiefenpsychologischen Krankengeschichte wie vor allem auch den im Eingangskapitel vorgestellten ›allgemeinen‹ und ›speziellen‹ Regelpoetiken auf gewisse Werke der ästhetischen Literatur zurückzublicken. Dass es sich bei den folgenden Ausführungen lediglich um eine Skizze handelt, die das Problempotenzial erörtern soll, versteht sich von selbst.

Sicherlich ist es wenig sinnvoll, das Attribut ›literarische‹ resp. ›ästhetische Krankengeschichte‹ wahllos jedem Text überzustülpen, der in irgendeiner Weise den Aspekt der Krankheit oder des Krankseins berührt. Angemessen scheint der Gebrauch indessen dann, wenn derselbe der ästhetischen Erzählliteratur zuzurechnen ist und schwerpunktmäßig von Krankheit bzw. Krankwerden und/oder -sein handelt. Und ebensolche Werke, die nicht selten von ausgebildeten Ärzten, Therapeuten oder auch ehemaligen Patienten verfasst wurden, können auf eine recht lange Tradition zurückblicken. Marksteine in der Geschichte der deutschsprachigen Literatur sind sicherlich Karl Philipp Moritz' *Anton Reiser* (1785–90), Georg Büchners *Lenz* (postum 1839) oder auch Arthur Schnitzlers *Fräulein Else* (1924). Sehr grob gesprochen ist diesen Werken der sogenannten Schönen Literatur gemein, dass sie sich als die Geschichte eines kranken oder erkrankenden Helden lesen lassen. Und setzt man besagte Werke nun zur tiefenpsychologischen Krankengeschichte wie auch den vorgestellten ›allgemeinen‹ und ›speziellen‹ Regelpoetiken in Beziehung, dann zeigt sich einmal mehr deren Potenzial als, so könnte man vielleicht sagen, ›freie ästhetische Schöpfungen‹.

Ein neueres Beispiel ist Heinar Kipphardts anno 1976 veröffentlichter Roman *März*, der sich schon allein deshalb in die genannte Textgruppe einfügt, weil bereits sein Titel stark an Büchners *Lenz* gemahnt, wobei auch beide Autoren selbst etwas gemein haben, nämlich eine medizinische Ausbildung. Tatsächlich ist das Kipphardt'sche Werk, welches bekanntlich die Geschichte des dichtenden, mit dessen selbstgewähltem Feuertod endenden Psychiatriepatienten Alexander März erzählt, im vorliegenden Zusammenhang äußerst interessant. Ließe sich doch zeigen, dass im Grunde auf allen Ebenen des in Form einer Collage von mehr oder weniger fiktiven Dokumenten angelegten und dabei an den realen Fall des schizophrenen Dichters Alexander Herbrich alias Ernst Herbeck anknüpfenden Romans ein mehr oder weniger spöttisches Spiel mit der wissenschaftlichen Literaturgattung der Krankengeschichte getrieben wird. Im Hinblick auf seine Architektonik stechen zweifelsohne die Kapitelbenennungen »Rekonstruktion einer vorklinischen Karriere« und »Beschreibung einer klinischen Karriere« ins Auge, die nachgerade überdeutlich an das klassische Strukturschema der wissenschaftlichen Literaturgattung der Krankengeschichte gemahnen, doch finden sich nicht nur die Elemente ›Anamnese‹ und ›weitere Krankheitsentwicklung‹, sondern auch jene der ›Diagnosestellung‹ sowie des ›Status praesens‹ wieder. Allerdings zeigt die Architektonik des Werkes ebenfalls deutliche Differenzen zum klassischen Strukturschema der wissenschaftlichen Literaturgattung. Besonders eklatant sind hierbei die letzten vier Romankapitel, welche die tragische Liebesgeschichte zwischen März und der Mitpatientin Hanna nach dem Schema ›Gemeinsame Flucht aus der Klinik – kurzes Liebesglück – Rückkehr in die

Klinik – Suizid Märzens‹ erzählen und sich dergestalt als zynische Antwort auf all jene Krankengeschichten lesen lassen, die mit einem nur allzu ›glücklichen Ende‹ ausklingen – etwa auf das mit Doras Verheiratung schließende Freud'sche »Bruchstück«. Darüber hinaus weist Kipphardts Werk aber auch noch eine Reihe anderer Merkmale auf, die weder in den vorgestellten ›allgemeinen‹ und ›speziellen‹ Regelpoetiken noch in den untersuchten tiefenpsychologischen Krankengeschichten eine Entsprechung finden. Erstens finden sich detaillierte Beschreibungen des durch Elektroschocks und Zwangsmedikation gekennzeichneten Klinikalltags einerseits sowie der Klinik als Ort der bedingungslosen Überwachung andererseits. Zweitens darf der hospitalisierte Dichter März über weite Strecken das direkte Wort ergreifen, welcher nicht nur durch seine Rolle als Opfer der Psychiatrie, sondern auch als deren erbarmungsloser Kritiker reichlich Identifikationsfläche bietet. Drittens wird zwar zu einem Großteil aus der Perspektive von Märzens Arzt Kofler erzählt, doch tut dieser sich vorzugsweise als Psychiatriekritiker und Fürsprecher der seinen Worten nach nur vermeintlich kranken Rede seines dichtenden Patienten hervor. Und bei alledem ist es sicher kein Zufall, dass er die im vorliegenden Zusammenhang ausnehmend bedeutenden Worte »Warnung. Alle Fallbeschreibungen sind in Richtung auf eine zu belegende Theorie gemacht, also mit falschem Bewußtsein«[633] auszusprechen hat – welche nur allzu deutlich an eine bereits weiter oben angeführte Bemerkung aus Jaspers regelpoetischen Ausführungen gemahnen, die da lautet: »Die in den wissenschaftlichen Veröffentlichungen gegebenen Krankengeschichten dienen durchweg als Beweis.« Dass Kipphardts Werk unter Parteinahme für die Vertreter der sogenannten Antipsychiatrie die zeitgenössische Psychiatrie an den Pranger stellt und im selben Atemzug eine allgemeine Gesellschaftskritik formuliert, ist von der Forschung hinreichend dargelegt worden. Auch ist bereits der Hinweis auf dessen Nähe zum modernen Künstlerroman erfolgt, entspricht es mit einem Dichter in der Rolle des kranken Helden doch gängigen Motivkonstellationen dieses Romantyps. Übersehen wurde bisher jedoch, dass in Kipphardts Werk in umfassender Weise mit der wissenschaftlichen Literaturgattung der Krankengeschichte gespielt wird. Freilich dürfte der ehemalige Psychiater Kipphardt aber nicht nur die Jasper'sche *Allgemeine Psychopathologie*, sondern auch andere Lehrwerke mit regelpoetischen Ausführungen gekannt haben.

Ein sich geradezu unweigerlich hieran anschließendes und daher ebenfalls kurz anzureißendes Beispiel ist zu guter Letzt der sieben Jahre später erschienene,

---

633 Kipphardt, Heinar: *März. Roman und Materialien*. 15. Aufl. Reinbek bei Hamburg 2011 (= *Gesammelte Werke in Einzelausgaben* Bd. 5): 111.

stark autobiografisch gefärbte Roman *Irre* des nicht minder psychiatrieerfahrenen Arztautors Rainald Goetz, welcher insofern in unverkennbarer Weise auf Kipphardts *März* anspielt, als zu Beginn ausdrücklich von den psychiatriekritischen Positionen eines gewissen »K« die Rede ist. So wird in besagtem Werk, das sich als die Geschichte des jungen ehrgeizigen Psychiaters Raspe lesen lässt, der an der grausamen Realität des Klinikalltags zerbricht und sich schließlich als literarisch ambitionierter Anarchist und Punk auf die Suche nach einem neuen Leben begibt, zwar kein spöttisches Spiel mit der wissenschaftlichen Literaturgattung der Krankengeschichte, wohl aber mit deren ›Vorform‹, nämlich dem vorgedruckten Krankenblatt getrieben. Gewisse Anklänge an das klassische Strukturschema der wissenschaftlichen Literaturgattung der Krankengeschichte sind durchaus vorhanden, doch fallen diese geringer aus als im Falle von Kipphardts *März*. Der erste Romanteil ist in Form einer Collage unterschiedlicher Textsegmente angelegt, unter denen sich bereits kleinste Bruchstücke finden, welche Raspes Geschichte betreffen, selbst wenn dies bei erstmaliger Lektüre noch nicht erkennbar ist. Der zweite Romanteil erzählt Raspes Geschichte angefangen von seiner Ankunft in der Münchner Universitätsklinik als ambitionierter junger Psychiater bis zu seinem Zusammenbruch chronologisch, sodass das Attribut ›Anamnese‹ nicht unzutreffend erscheint. Den dritten und letzten Romanteil bildet eine Collage verschiedenster Text- und Bildsegmente, wobei ohne Schwierigkeiten jene Textpassagen auszumachen sind, die Raspes Geschichte nach seinem Zusammenbruch zugehören, weswegen in gewisser Weise das Strukturelement ›weitere Krankheitsentwicklung‹ gegeben ist. Darüber hinaus lässt sich aber auch eine ›herkömmliche‹ Diagnosestellung ausmachen, denn schließlich bescheinigt sich Raspe zum Schluss selbst eine »ZYKLOTHYMIE«[634]. Doch auch in puncto Perspektive finden sich weniger Entsprechungen zu den vorgestellten Regelpoetiken und den untersuchten tiefenpsychologischen Krankengeschichten als im Falle von Kipphardts *März*. So kann von einem eigentlichen ärztlichen Blickwinkel kaum mehr gesprochen werden, da in der Figur Raspes Arzt und Kranker zusammenfallen. Dabei übt der seelisch indisponierte Psychiater Raspe bzw. im dritten Romanteil die Erzählerfigur ›Raspe, Ich, Goetz‹ weniger Kritik an der zeitgenössischen Psychiatrie als an den »Antipsychiatriefans«[635], der sogenannten Hochkultur sowie der ästhetischen Verklärung des Wahnsinns, und zwar nicht zuletzt mittels ›irrer‹ Sprache. Während hierauf in der Forschungsliteratur allerdings bereits hinreichend hingewiesen wurde, ist

---

634 Goetz, Rainhald: *Irre*. 14. Aufl. Frankfurt/M. 2012: 328.
635 Ebd.: 78.

bislang offenbar völlig unbemerkt geblieben, welch große Bedeutung dem vorgedruckten Krankenblatt in Goetzens Roman zukommt. Tatsächlich ist ein solches in den ersten Romanteil eingefügt, wobei sich eine nicht näher identifizierbare junge ärztliche Ich-Erzählerin im Anschluss die Frage stellt, ob die Krankenblätter mit ihrer Fokussierung auf die Medikation die Klinikwirklichkeit widerspiegeln, was sie kurz darauf bejaht – ein Eingeständnis, das in ihr den Wunsch nach Veränderung weckt.[636] Zu Beginn des zweiten Romanteils wird das Thema der Krankenblätter dann wieder aufgegriffen, wenn der junge engagierte Psychiater Raspe eine »Krankengeschichte entwerfen« muss, »orientiert an einer Anleitung zur Niederschrift der Krankengeschichte, einem Vordruck«[637]. Doch damit ist es nicht genug, denn am Ende dieses zweiten Romanteils wird ein drittes Mal auf die Krankenblätter Bezug genommen und hier stellt sich denn auch heraus, dass Raspe mit der jungen ärztlichen Ich-Erzählerin des ersten Romanteils identisch ist. Während ihm die Krankenblätter zu Beginn seiner Tätigkeit allerdings noch als Motivationsquellen dienen, hat er in der Zwischenzeit »längst gelernt«, sie »nur auf ihre Klinikfunktion reduziert zu betrachten: Dokumentation; außerdem Beweise der Plausibilität von diagnostischem und therapeutischem Vorgehen«[638]. Und wenn Raspe kurz darauf zusammenbricht und im dritten Romanteil gleichsam zum irre schreibenden literarischen Anarchisten und Punk mutiert, dann scheint dies insbesondere Resultat seines die Krankenblätter betreffenden ›Lernprozesses‹ zu sein. Das ist aber eine andere Geschichte.

---

636 Vgl. ebd.: 80ff.
637 Ebd.: 148.
638 Ebd.: 214.

Literaturverzeichnis

Siglen der wichtigsten Quellen

AP Janet, Pierre: »IX. Les Possessions«. In: Janet, Pierre: *L'automatisme psychologique. Essai de Psychologie Expérimentale sur les formes inférieures de l'activité humaine*. Paris 1889: 436–443.

FEW Binswanger, Ludwig: »Der Fall Ellen West«. In: Binswanger, Ludwig: *Ausgewählte Werke*. Bd. 4: *Der Mensch in der Psychiatrie*. Hrsg. u. bearb. v. Alice Holzhey-Kunz. Heidelberg 1994: 73–209.

GMH de Valenti [= Ernst de Valenti]: »Geschichte der magnetischen Heilung der Christiane L.«. In: *Archiv für den thierischen Magnetismus* 7 (1820). 1. St.: 88–137.

GW Freud, Sigmund: *Gesammelte Werke. Chronologisch geordnet*. Unter Mitwirkung v. Marie Bonaparte, Prinzessin Georg von Griechenland, hrsg. v. Anna Freud, E. Bibring, W. Hoffer, E. Kris, O. Isakower. 18 Bde. u. Nachtragsband. Frankfurt/M. 1999.

HSP Bernheim, Hippolyte: »Observation XVII. – Névrose spasmodique locale consécutive à une typhlite. Inhibition des accés par suggestion«. In: Bernheim, Hippolyte: *Hypnotisme, suggestion, psychothérapie. Études nouvelles*. Paris 1891: 279–287.

KLK Adler, Alfred: *Die Technik der Individualpsychologie. Erster Teil: Die Kunst, eine Lebens- und Krankengeschichte zu lesen*. Mit e. Einf. v. Prof. Dr. Dr. h. c. Wolfgang Metzger. Frankfurt/M. 1974.

L Charcot, Jean-Martin: »Sur deux cas de monoplégie brachiale hystérique, de cause traumatique, chez l'homme. – Monoplégies hystéro-traumatiques«. In: Charcot, Jean-Martin: *Leçons sur les maladies du système nerveux*. Tome 3. Paris 1887: 299–369 (= Œuvres complètes Tome 3).

ST Breuer, Josef; Freud, Sigmund: *Studien über Hysterie*. Einleitung von Stavros Mentzos. 6., unveränd. Aufl. Frankfurt/M. 2007.

SW Jung, C.G. [= Carl Gustav]: *Symbole der Wandlung. Analyse des Vorspiels zu einer Schizophrenie*. 6. Aufl. Olten, Freiburg/ Br. 1991 (= *Gesammelte Werke* Bd. 5).

Weitere Quellen

Adler, Alfred: *Die Technik der Individualpsychologie. Erster Teil: Die Kunst, eine Lebens- und Krankengeschichte zu lesen*. München 1928.

Adler, Alfred: *Problems of neurosis: a book of case-histories*. With a prefatory essay by F.G. Crookshank. Edited by Philippe Mairet. London 1929.

Adler, Alfred: *Studie über Minderwertigkeit von Organen*. Berlin, Wien 1907.

Adler, Alfred: *The Case of Miss R. The Interpretation of a Life Story*. Translated by Eleanore and Friedrich Jensen. New York 1929.

Adler, Alfred: *Über den nervösen Charakter. Grundzüge einer vergleichenden Individualpsychologie und Psychotherapie*. Wiesbaden 1912.

Adler, Alfred: *Über den nervösen Charakter (1912). Grundzüge einer vergleichenden Individualpsychologie und Psychotherapie*. Hrsg. v. Karl Heinz Witte, Almuth Bruder-Bezzel u. Rolf Kühn unter Mitarb. v. Michael Hubenstorf. 2., korrigierte Aufl. Göttingen 2008 (= *Alfred Adler Studienausgabe* Bd. 2).

Anonymus: *Der in schweren und verwirrten Krankheiten vernünftig rathende und glücklich curirende Medicus, oder gründlicher Unterricht, wie in solchen wichtigen Fällen besonders von jungen Aerzten consilia medica am sichersten können theils eingeholet, theils ... nach Hofmannischen und Boerhavischen Grundsätzen klüglich ertheilet werden*. Theil 1. Erfurt 1762.

Berger, Alfred Freiherr von: »Chirurgie der Seele«. In: *Morgenpresse* 49 (Sonntag den 2. Februar 1896). Nr. 32: 1–2.

Bernheim, Hippolyte: *De la suggestion et de ses applications à la thérapeutique*. Deuxième édition corrigée et augmentée. Avec figures dans le text. Paris 1888.

Bernheim, Hippolyte: *Die Suggestion und ihre Heilwirkung*. Autor. dt. Ausg. v. Dr. Sigmund Freud. Mit Abbildungen im Text. Leipzig, Wien 1888.

Bernheim, Hippolyte: *Neue Studien ueber Hypnotismus, Suggestion und Psychotherapie.* Uebers. v. Dr. Sigm. Freud. Leipzig, Wien 1892.

Binswanger, Ludwig: »Analyse einer hysterischen Phobie«. In: *Jahrbuch für psychoanalytische und psychopathologische Forschungen* 3 (1911): 228–308.

Binswanger, Ludwig: »Der Fall Ellen West. Eine anthropologisch-klinische Studie«. In: *Schweizer Archiv für Neurologie und Psychiatrie* 53 (1944): 255-277, 54 (1944): 69-117, 330-360, 55 (1945): 16-40.

Binswanger, Ludwig: *Einführung in die Probleme der allgemeinen Psychologie.* Berlin 1922.

Binswanger, Ludwig: *Erinnerungen an Sigmund Freud.* Bern 1956.

Binswanger, Ludwig: »Freuds Auffassung des Menschen im Lichte der Anthropologie. (Erweiterter) Festvortrag, gehalten zur Feier des 80. Geburtstags von Sigmund Freud im Akadem. Verein für medizin. Psychologie in Wien am 7 Mai 1936«. In: *Nederlandsch tijdschrift voor psychologie en hare grensgebieden* 4 (1936). H. 5/6: 266–301.

Binswanger, Ludwig: *Grundformen und Erkenntnis menschlichen Daseins.* Zürich 1942.

Binswanger, Ludwig: »Mein Weg zu Freud«. In: Adorno, Theodor W.; Dirks, Walter (Hg.): *Freud in der Gegenwart. Ein Vortragszyklus der Universitäten Frankfurt und Heidelberg zum hundertsten Geburtstag.* Frankfurt/M. 1957 (= Frankfurter Beiträge zur Soziologie Bd. 6): 207–227.

Binswanger, Ludwig: »Mein Weg zu Freud«. In: Binswanger, Ludwig: *Der Mensch in der Psychiatrie.* Pfullingen 1957: 37–61.

Binswanger, Ludwig: »Studien zum Schizophrenieproblem. Der Fall Jürgen Zünd«. In: *Schweizer Archiv für Neurologie und Psychiatrie* 56 (1946): 191-220, 58 (1947): 1-43, 59 (1947): 21-36.

Binswanger, Ludwig: »Studien zum Schizophrenieproblem. Der Fall Lola Voß«. In: *Schweizer Archiv für Neurologie und Psychiatrie* 63 (1949): 29-97.

Binswanger, Ludwig: »Studien zum Schizophrenieproblem. Der Fall Suzanne Urban«. In: *Schweizer Archiv für Neurologie und Psychiatrie* 69 (1952): 36-77, 70 (1952): 1-32, 71 (1952): 57-96.

Binswanger, Ludwig: »Über die daseinsanalytische Forschungsrichtung in der Psychiatrie«. In: Binswanger, Ludwig: *Ausgewählte Vorträge und Aufsätze.* Bd. 1: *Zur phänomenologischen Anthropologie.* Bern 1947: 190–217.

Binswanger, Ludwig: »Über die daseinsanalytische Forschungsrichtung in der Psychiatrie«. In: *Schweizer Archiv für Neurologie und Psychiatrie* 56/57 (1946): 209–235.

Binswanger, Ludwig: »Über Ideenflucht«. In: Binswanger, Ludwig: *Ausgewählte Werke.* Bd. 1: *Formen mißglückten Daseins.* Hrsg. v. Max Herzog. Heidelberg 1992: 1–231.

Binswanger, Ludwig: »Versuch einer Hysterieanalyse«. In: *Jahrbuch für psychoanalytische und psychopathologische Forschungen* 1 (1909): 174–318, 319–356.

Binswanger, Ludwig: »Wahnsinn als lebensgeschichtliches Phänomen und als Geisteskrankheit. (Der Fall Ilse)«. In: *Monatsschrift für Psychiatrie und Neurologie* 110 (1945): 129–160.

Bjerre, Paul [= Poul Carl]: »Zur Radikalbehandlung der chronischen Paranoia«. In: *Jahrbuch für psychoanalytische und psychopathologische Forschungen* 3 (1912): 795–847.

Braid, James: *Neurypnology; or, The rationale of nervous sleep, considered in relation with animal magnetism. Illustrated by numerous cases of its successful application in the relief and cure of disease.* London 1843.

Brain 19 (1896): 401–414.

Breton, André: *Die Manifeste des Surrealismus.* Dt. v. Ruth Henry. Reinbek bei Hamburg 1986.

Charcot, Jean-Martin: *Klinische Vorträge über Krankheiten des Nervensystems.* Nach der Red. v. Bourneville ins Deutsche übertr. v. Berthold Fetzer. 2 Abth. Stuttgart 1874–1878.

Charcot, Jean-Martin: *Leçons du Mardi à la Salpêtrière.* Notes de Cours de MM. Blin, Charcot u. H. Colin. Tome 1: *Policlinique 1887–1888.* 2ᵉ édition avec 101 figures. Paris 1892.

Charcot, Jean-Martin: *Leçons du Mardi à la Salpêtrière.* Notes de Cours de MM. Blin, Charcot u. H. Colin. [Tome 2:] *Policlinique 1888–1889.* Paris 1889.

Charcot, Jean-Martin: *Leçons sur les maladies du système nerveux.* Paris 1886–1887 (= *Œuvres complètes* Tomes 1–3).

Charcot, Jean-Martin: *Neue Vorlesungen über die Krankheiten des Nervensystems: insbesondere über Hysterie.* Autoris. dt. Ausg. v. Sigm. Freud. Leipzig 1886.

Charcot, Jean-Martin: *Poliklinische Vorträge.* Übers. v. Dr. Sigm. Freud. Bd. 1: *Schuljahr 1887–1888.* Mit 99 Holzschnitten. Leipzig, Wien 1894.

Charcot, Jean-Martin: *Poliklinische Vorträge.* Übers. v. Dr. Max Kahane. Bd. 2: *Schuljahr 1888–1889.* Mit 125 Holzschnitten. Leipzig, Wien 1895.

Charcot, Jean-Martin: »Sur les divers états nerveux determines par l'hypnotisation chez les hysteriqués«. In: *Comptes rendus hebdomadaires des séances de l'Académie des Sciences* 94 (1882): 403–405.

Claproth, Justus: *Grundsätze von Verfertigung der Relationen aus Gerichtsacten, mit Mustern.* Göttingen 1756.

Curschmann, Fritz; Curschmann, Heinrich: *Erinnerungen an Heinrich Curschmann.* Berlin 1926.

Curschmann, H. [= Heinrich]: *Anleitung zur Krankenbeobachtung und Abfassung der Krankengeschichte. Für die Praktikanten der medicinischen Klinik zu Leipzig.* Leipzig 1892.

Deutsche Zeitschrift für Nervenheilkunde 8 (1896): 159–161.

Eckermann, Johann Peter: *Gespräche mit Goethe. In den Letzten Jahren seines Lebens.* Neue Ausg. Hrsg. v. Fritz Bergemann. Wiesbaden 1955.

Freeman, Lucy: *Die Geschichte der Anna O. Der Fall, der Freud zur Psychoanalyse führte.* Mit einem Vorwort v. Karl A. Menninger. Aus dem Amerik. übertr. v. Grete Felten u. Karl-Eberhard Felten. München 1973 (*The Story of Anna O.* New York 1972).

Freud, Sigmund: »Analyse der Phobie eines 5jährigen Knaben«. In: *Jahrbuch für psychoanalytische und psychopathologische Forschungen* 1 (1909): 1–109.

Freud, Sigmund: »Aus der Geschichte einer infantilen Neurose«. In: Freud, Sigmund: *Sammlung kleiner Schriften zur Neurosenlehre.* 4. Folge. Leipzig, Wien 1918: 578–717.

Freud, S. [= Sigmund]: »Bemerkungen über einen Fall von Zwangsneurose«. In: *Jahrbuch für psychoanalytische und psychopathologische Forschungen* 1 (1909): 357–421.

Freud, Sigmund: »Bruchstück einer Hysterie-Analyse«. In: *Monatsschrift für Psychiatrie und Neurologie* 18 (1905). H. 4: 285–309, H. 5: 408–467.

Freud, Sigmund: »Ein Fall von hypnotischer Heilung nebst Bemerkungen über die Entstehung hysterischer Symptome durch den ›Gegenwillen‹«. In: *Zeitschrift für Hypnotismus, Suggestionstherapie und verwandte psychologische Forschungen* 1 (1892). H. 3: 102–107, H. 4: 123–129.

Freud, Sigmund: »Fragment of an Analysis of a Case of Hysteria«. In: Freud, Sigmund: *Collected Papers*. Vol. 3: *Case Histories*. Authorized translation by Alix and James Strachey. London 1925: 13–146.

Freud, S. [= Sigmund]: »Psychoanalytische Bemerkungen über einen autobiographisch beschriebenen Fall von Paranoia (Dementia paranoides)«. In: *Jahrbuch für psychoanalytische und psychopathologische Forschungen* 3 (1911): 9–68, 588–590.

Freud, Sigmund; Binswanger, Ludwig: *Briefwechsel 1908–1938*. Hrsg. v. Gerhard Fichtner. Frankfurt/M. 1992.

Freud, Sigmund; Jung, C.G. [= Carl Gustav]: *Briefwechsel*. Hrsg. v. William McGuire u. Wolfgang Sauerländer. Frankfurt/M. 1974.

Gardiner, Muriel (Hg.): *Der Wolfsmann vom Wolfsmann. Sigmund Freud berühmtester Fall. Erinnerungen, Berichte, Diagnose*. Mit d. Krankengeschichte d. Wolfsmannes v. Sigmund Freud, d. Nachtr. v. Ruth Mack Brunswick u. e. Vorw. v. Anna Freud. Mit Anm., e. Einl. u. zusätzl. Kap. vers. v. Muriel Gardiner. Akt. u. erw. Ausg. Frankfurt/M. 1982.

Goetz, Rainhald: *Irre*. 14. Aufl. Frankfurt/M. 2012.

Grebelskaja, Sch. [= Scheina]: »Psychologische Analyse eines Schizophrenen«. In: *Jahrbuch für psychoanalytische und psychopathologische Forschungen* 4 (1912): 116–140.

Heidegger, Martin: *Zollikoner Seminare: Protokolle – Zwiegespräche – Briefe*. Hrsg. v. Medard Boss. 3., um Register erg. Aufl. Frankfurt/M. 2006.

Heyse, Paul; Kurz, Hermann: »Einleitung«. In: Heyse, Paul; Kurz, Hermann: *Deutscher Novellenschatz*. Bd. 1. München 1871: V–XXII.

Hildenbrand, Joh. Valent. nob. ab [= Johannes Valentin von]: *Initia Institutionum Clinicarum, seu Prolegomena in Praxin Clinicam*. Wien 1807.

Hoff, Hans: »Die psychiatrische Untersuchung (Psychopathologische Grundbegriffe)«. In: Hoff, Hans (Hg.): *Lehrbuch der Psychiatrie. Verhütung, Prognostik und Behandlung der geistigen und seelischen Erkrankungen*. Unter Mitarb. v. G. Benedetti, R. Brun, M. Gschwind, H. Krayenbühl, H. Meng, W.A. Stoll. Bd. 1. Mit 32 Bildtafeln. Basel, Stuttgart 1956: 18–39.

Hoffmanni, Friderici [= Hoffmann, Friedrich]: *Medicinæ rationalis systematicæ*. Tomus 3: *Vera therapiæ fundamenta medendi methodus et legest am naturæ qam artis. Nec son selectissima remedia cum eorvndem physico-mechanico operandi et dextre applicandi modo fideliter traduntur. Omnia solidis ratiociniis demonstrantur et compluribvs practicis observationibus illustrantur*. Halle, Magdeburg 1727: 7–28.

Hommel, Ferdinand August: *Kurze Anleitung, Gerichts=Acten geschickt zu extrahieren, zu referieren und eine Sentenz darüber abzufassen*. Leipzig 1739.

Horatius Flaccus, Quintus: »Ad Pisones de arte poetica«. In: Horatius Flaccus, Quintus: *Ars poetica*. Antverpia 1564: 6–20.

Janet, Pierre: »Etude sur un cas d'aboulie et d'idées fixes«. In: *Revue Philosophique de la France et de L'Étranger* 31 (1891). H. 1: 258–287, 382–407.

Janet, Pierre: »Histoire d'une idée fixe«. In: *Revue Philosophique de la France et de L'Étranger* 37 (1894). H. 1: 121–168.

Janet, Pierre: »L'Amnésie et la dissociation des souvenirs«. In: *Journal de Psychologie* 1 (1904): 28–37.

Janet, Pierre: »L'Anesthésie systématisée et la dissociation des phénomènes psychologiques«. In: *Revue Philosophique de la France et de L'Étranger* 23 (1887). H. 2: 449–472.

Janet, Pierre: »Les actes inconscients et le dédoublement de la personnalité pendant le somnambulisme provoqué«. In: *Revue Philosophique de la France et de L'Étranger* 22 (1886). H. 2: 577–592.

Janet, Pierre: »Un Cas de possession et l'exorcisme moderne«. In: *Bulletin de l'Université de Lyon* 8 (1894): 41–57.

Jaspers, Karl: *Allgemeine Psychopathologie.* 8., unveränd. Aufl. Mit 3 Abb. Berlin, Heidelberg, New York 1965.

Jung, C.G. [= Carl Gustav]: »Analyse eines Falles von paranoider Demenz, als Paradigma«. In: Jung, C.G.: *Über die Psychologie der Dementia praecox. Ein Versuch.* Halle/S. 1907: 116–178.

Jung, C.G. [= Carl Gustav]: »IX. b) Deutsche Schweiz« [Nachrichten. Der gegenwärtige Stand der angewandten Psychologie in den einzelnen Kulturländern]. In: *Zeitschrift für angewandte Psychologie und psychologische Sammelforschung* 1 (1908): 469f.

Jung, C.G. [= Carl Gustav]: »Diagnostische Assoziationsstudien. VI. Beitrag. Psychoanalyse und Assoziationsexperiment«. In: *Journal für Psychologie und Neurologie* 7 (1905). H. 1/2: 1–24.

Jung, C.G. [= Carl Gustav]: »Diagnostische Assoziationsstudien. VI. Beitrag. Psychoanalyse und Assoziationsexperiment«. In: Jung, C.G. (Hg.): *Diagnostische Assoziationsstudien. Beiträge zur experimentellen Psychopathologie.* Bd. 1. Leipzig 1906: 258–281.

Jung, C.G. [= Carl Gustav]: »Ein Fall von hysterischem Stupor bei einer Untersuchungsgefangenen«. In: *Journal für Psychologie und Neurologie* 1 (1902). H. 3: 110–122.

Jung, C.G. [= Carl Gustav]: *Erinnerungen, Träume, Gedanken.* Aufgez. u. hrsg. v. Aniela Jaffé. Mit 25 Tafeln. Zürich, Stuttgart 1962.

Jung, C.G. [= Carl Gustav]: »Erklärung der Redaktion«. In: *Jahrbuch für psychoanalytische und psychopathologische Forschungen* 5 (1913): 757.

Jung, C.G. [= Carl Gustav]: »Wandlungen und Symbole der Libido. Beiträge zur Entwicklungsgeschichte des Denkens«. In: *Jahrbuch für psychoanalytische und psychopathologische Forschungen* 3 (1911): 120–227, 4 (1912): 162–464.

Jung, C.G. [= Carl Gustav]: *Wandlungen und Symbole der Libido. Beiträge zur Entwicklungsgeschichte des Denkens.* Leipzig, Wien 1912.

Jung, C.G. [= Carl Gustav]: *Wandlungen und Symbole der Libido. Beiträge zur Entwicklungsgeschichte des Denkens*. 2. Aufl. Leipzig [u.a.] 1925.

Jung, C.G. [= Carl Gustav]: *Wandlungen und Symbole der Libido. Beiträge zur Entwicklungsgeschichte des Denkens*. 3. Aufl. Leipzig, Wien 1938.

Jung, C.G. [= Carl Gustav]: *Symbole der Wandlung. Analyse des Vorspiels zu einer Schizophrenie*. Mit 300 Illustr., ausgew. u. zusammengest. v. Dr. Jolande Jacobi. 4., umgearb. Aufl. v. »Wandlungen und Symbole der Libido«. Zürich 1952.

Kerner, Justinus: *Die Seherin von Prevorst. Eröffnungen über das innere Leben des Menschen und über das Hereinragen einer Geisterwelt in die unsere*. 2 Theile. Stuttgart, Tübingen 1929.

Kerner, Justinus: *Geschichte zweyer Somnambülen. Nebst einigen anderen Denkwürdigkeiten aus dem Gebiete der magischen Heilkunde und der Psychologie*. Karlsruhe 1824.

Kind, Hans: *Leitfaden für die psychiatrische Untersuchung. Eine Anleitung für Studierende und Ärzte in Praxis und Klinik*. Mit 10 farb. Tafeln. Berlin, Heidelberg, New York 1973.

Kink, Rudolf: *Geschichte der kaiserlichen Universität zu Wien*. Im Auftrage des k. k. Ministers für Cultus und Unterricht, Leo Grafen von Thun, nach den Quellen bearbeitet. Bd. 2: *Statutenbuch der Universität*. Wien 1854.

Kipphardt, Heinar: *März. Roman und Materialien*. 15. Aufl. Reinbek bei Hamburg 2011 (= *Gesammelte Werke in Einzelausgaben* Bd. 5).

Kluge, Carl Alexander Ferdinand: *Versuch einer Darstellung des animalischen Magnetismus, als Heilmittel*. Berlin 1811.

Lurija, Alexandr R.: *Romantische Wissenschaft. Forschungen im Grenzbezirk von Seele und Gehirn*. Mit einem Essay v. Oliver Sacks. Übertragen und mit Anmerkungen versehen von Alexandre Métraux. Reinbek bei Hamburg 1993.

Mann, Thomas: *Der Zauberberg. Roman*. Hrsg. u. textkritisch durchges. v. Michael Neumann. Frankfurt/M. 2002 (= *Große kommentierte Frankfurter Ausgabe* Bd. 5.1).

Marcinowski, J. [= Jaroslav]: »Die Heilung eines schweren Falles von Asthma durch Psychoanalyse«. In: *Jahrbuch für psychoanalytische und psychopathologische Forschungen* 5 (1913): 529-620.

Mesmer, M. [= Franz Anton]: *Mémoire sur la découverte du magnétisme animal.* Geneve, Paris, Didot 1779.

Mesmer, Friedrich[= Franz] Anton: *Mesmerismus. Oder System der Wechselwirkungen, Theorie und Anwendung des thierischen Magnetismus als die allgemeine Heilkunde zur Erhaltung des Menschen.* Hrsg. v. Karl Christian Wolfart. Mit dem Bildnis des Verfassers und 6 Kupfertafeln. Berlin 1814.

Miller, Frank: »Quelques faits d'imagination créatrice subconsciente«. In: *Archives de Psychologie* 5 (1906): 36–51.

Miller, Frank: »Some instances of subconscious creative imagination«. In: *Journal of the American Society for Psychical Research* 1 (1907). H. 6: 287–308.

Morel, B A [= Bénédict Augustin]: *Traité des dégénérescences physiques, intellectuelles, et morales de l'espèce humaine et des causes qui produisent ces variétés maladives.* Paris, London, New York, Madrid 1857.

Moritz, Karl Philipp: *Anton Reiser.* In: Moritz, Karl Philipp: *Werke in zwei Bänden.* Hrsg. v. Heide Hollmer und Albert Meier. Bd. 1: *Dichtungen und Schriften zur Erfahrungsseelenkunde.* Frankfurt/M. 1999.

Münchener Medizinische Wochenschrift 43 (1896): 524–525.

Nelken, Jan: »Analytische Beobachtungen über Phantasien eines Schizophrenen«. In: *Jahrbuch für psychoanalytische und psychopathologische Forschungen* 4 (1912): 504–562.

Obholzer, Karin: *Gespräche mit dem Wolfsmann: eine Psychoanalyse und die Folgen.* Hamburg 1980.

Puységur, Armand Marie Jacques de Chastenet, Marquis de: *Mémoires pour à l'histoire et à l'etablissement du magnétisme animal.* Paris 1784.

Puységur, Armand Marie Jacques de Chastenet, Marquis de: *Recherches, expériences et observations physiologiques sur l'homme dans l'état de somnambulisme naturel, et dans le somnambulisme provoqué par l'acte magnétique.* Paris 1811.

Raimann, Johann Nep. [= Nepomuk]: *Anweisung zur Ausübung der Heilkunst, als Einleitung in den klinischen Unterricht.* 2. Aufl. Wien 1821.

Ranke, Leopold von: *Aus Werk und Nachlass*. Hrsg. v. Walther Peter Fuchs u. Theodor Schieder. Bd. 1: *Tagebücher*. Hrsg. v. Walther Peter Fuchs. München, Wien 1964.

Riklin, F. [= Franz]: »Aus der Analyse einer Zwangsneurose«. In: *Jahrbuch für psychoanalytische und psychopathologische Forschungen* 2 (1910): 246–311.

Sacks, Oliver: »Clinical Tales«. In: *Literature and Medicine* 5 (1986): 16–23.

Sadger, J. [= Isidor]: »Die Psychoanalyse eines Autoerotikers«. In: *Jahrbuch für psychoanalytische und psychopathologische Forschungen* 5 (1913): 467-528.

Sadger, J. [= Isidor]: »Ein Fall von multipler Perversion mit hysterischen Absenzen«. In: *Jahrbuch für psychoanalytische und psychopathologische Forschungen* 2 (1910): 59–133.

Schlegel, Friedrich: *Charakteristiken und Kritiken I (1796–1801)*. Hrsg. u. eingeleit. v. Hans Eichner. München, Paderborn, Wien 1967.

Schreber, Daniel Paul: *Denkwürdigkeiten eines Nervenkranken: nebst Nachträgen und einem Anhang über die Frage: »Unter welchen Voraussetzungen darf eine für geisteskrank erachtete Person gegen ihren erklärten Willen in einer Heilanstalt festgehalten werden?«*. 2., erw. Aufl. Berlin 2003.

Schreber, Daniel Paul: *Denkwürdigkeiten eines Nervenkranken: nebst Nachträgen und einem Anhang über die Frage: »Unter welchen Voraussetzungen darf eine für geisteskrank erachtete Person gegen ihren erklärten Willen in einer Heilanstalt festgehalten werden?«*. Faks. Neuaufl. d. Orig.-Ausg. v. 1903, um ein Personen- u. Sachreg. erg., hrsg. v. Gerd Busse. Gießen 2003.

Sphinx. Neues Archiv für den thierischen Magnetismus und das Nachtleben überhaupt 1 (1825). 1. St.

Spielrein, Sabina: *Tagebuch und Briefe. Die Frau zwischen Jung und Freud*. Hrsg. v. Traute Hensch. Veränd., um d. Nachwort v. Zvi Lothane u. d. Epilog v. Christa von Petersdorff erg. Neuaufl. Nachw. u. Epilog übers. v. Beate Thill. Gießen 2003.

Spielrein, S. [= Sabina]: »Über den psychologischen Inhalt eines Falles von Schizophrenie (Dementia praecox)«. In: *Jahrbuch für psychoanalytische und psychopathologische Forschungen* 3 (1911): 329–400.

Stahlii, Georgii Ernesti [= Stahl, Georg Ernst]: »Prolegomena«. In: Stahlii, Georgii Ernesti: *Collegivm casvale, sic dictvm minus, in quo complectvntvr casvscentvm & dvo diversi argvmenti, numervm plerorvmove morborvm absolventes, cum epicrisibvs & resolvtionibvs theoretico-practicis, intaminataratione et inconsvssa experientia conscriptis.* Svidnitii, Hirschbergæ 1734: 1–15.

Yalom, Irvin D.: *Und Nietzsche weinte.* Hamburg 1994 (*When Nietzsche Wept: A Novel of Obsession.* New York 1992).

Zeitschrift für Psychologie und Physiologie der Sinnesorgane 10 (1896): 308–309.

Angeführte Zeitschriften

American Journal of Individual Psychology. Chicago 1952–1956.

Archiv für den thierischen Magnetismus. Altenburg, Leipzig 1817–1824.

Daseinsanalyse. Jahrbuch für phänomenologische Anthropologie und Psychotherapie: offizielles Organ Internationale Vereinigung für Daseinsanalyse. Wien 2000–2012.

Daseinsanalyse. Phänomenologische Anthropologie und Psychotherapie. Zürich 1984–1998.

Individual Psychology News. Chicago 1940–1941.

Individual Psychology: The Journal of Adlerian Theory, Research & Practice. Austin/Tex. 1982–1997.

Internationale Zeitschrift für Individualpsychologie: Arbeiten aus dem Gebiete der Psychotherapie, Psychologie und Pädagogik. München bzw. Wien, Leipzig 1923–1951.

International Journal of Individual Psychology. Chicago 1935–1937.

Jahrbücher für den Lebens-Magnetismus oder neues Asklaepieion. Allgemeines Zeitblatt für die gesammte Heilkunde nach den Grundsätzen des Mesmerismus. Leipzig 1818–1823.

Journal of Individual Psychology. Austin/Tex. 1957–1981.

Revue de l'hypnotisme et de la psychologie physiologique: psychologie, pédagogie, maladies mentales et nerveuses. Paris 1889–1910.

Revue de l'hypnotisme expérimental et thérapeutique. Paris 1886–1888.

The Journal of Analytical Psychology: An International Publication of Jungian Practice and Theory. Oxford 1955–2013.

The Journal of Individual Psychology. Austin/Tex. 1998–2012.

Zeitschrift für Hypnotismus, Psychotherapie sowie andere psychophysiologische Forschungen. Berlin 1895.

Zeitschrift für Hypnotismus, Psychotherapie sowie andere psychophysiologische und psychopathologische Forschungen. Berlin 1895–1902.

Zeitschrift für Hypnotismus, Suggestionstherapie, Suggestionslehre und verwandte psychologische Forschungen. Berlin 1892–1895.

Zeitschrift für Individualpsychologie. München, Basel 1914–1916.

Forschungsliteratur und Nachschlagewerke

Adelung, Johann Christoph: *Grammatisch-kritisches Wörterbuch der deutschen Mundart, mit beständiger Vergleichung der übrigen Mundarten, besonders aber der oberdeutschen.* Zweyter Theil: *Von F–L.* Wien 1808.

Aichhorn, Thomas: »Die sogenannten voranalytischen Schriften«. In: Lohmann, Hans-Martin; Pfeiffer, Joachim (Hg.): *Freud-Handbuch. Leben – Werk – Wirkung.* Stuttgart, Weimar 2006.

Akavia, Naamah: »Binswanger's Theory of Therapy: The Philosophical and Historical Context of ›The Case of Ellen West‹«. In: Hirschmüller, Albrecht (Hg.): *Ellen West. Eine Patientin Ludwig Binswangers zwischen Kreativität und destruktivem Leiden. Neue Forschungsergebnisse.* Heidelberg 2003: 111–127.

Akavia, Naamah: »Repräsentieren und Intervenieren: Der Fall *Ellen West* und seine Geschichten« [aus dem Englischen übersetzt von Ernst Falzeder]. In: Hirschmüller, Albrecht (Hg.): *Ellen West. Eine Patientin Ludwig Binswangers zwischen Kreativität und destruktivem Leiden. Neue Forschungsergebnisse.* Heidelberg 2003: 191–223.

Akavia, Naamah: »Writing ›The Case of Ellen West‹: Clinical Knowledge and Historical Representation«. In: *Science in Context* 21 (2008). H. 1: 119–144.

Akavia, Naamah; Hirschmüller, Albrecht (Hg.): *Ellen West: Gedichte, Prosatexte, Tagebücher, Krankengeschichte.* Mit einer Einleitung v. A. Hirschmüller u. einem Essay v. N. Akavia. Kröning 2007.

Anonymus: *Versuch über den Roman.* Leipzig, Liegnitz 1774.

Anz, Thomas: »Autoren auf der Couch? Psychopathologie, Psychoanalyse und biographisches Schreiben«. In: Klein, Christian (Hg.): *Grundlagen der Biographik. Theorie und Praxis des biographischen Schreibens.* Stuttgart, Weimar 2002: 87–106.

Anz, Thomas: »›Eine gerade Linie von Goethe zu Freud‹. Zum Streit um die Verleihung des Frankfurter Goethe-Preises im Jahre 1930«. In: Schury, Gudrun; Götze, Martin (Hg.): *Buchpersonen. Büchermenschen. Heinz Gockel zum Sechzigsten.* Unter Mitarbeit v. Julia Schöll, Nicole Schumacher u. Rolf-Bernhard Essig. Würzburg 2001: 223–234.

Anz, Thomas: »Initiationsreisen durch die Fremde in Krankheitsgeschichten neuerer deutscher Literatur«. In: *Begegnung mit dem »Fremden«. Akten des Internationalen Germanisten-Kongresses.* Bd. 11. München 1991: 121–128.

Anz, Thomas: »Medizinische Argumente und Krankengeschichten zur Legitimation und Durchsetzung sozialer Normen«. In: Gerhard, Ute (Hg.): *(Nicht) normale Fahrten: Faszinationen eines modernen Narrationstyps.* Heidelberg 2003: 147–156.

Appignanesi, Lisa; Forrester, John: *Die Frauen Sigmund Freuds.* Aus dem Engl. v. Brigitte Rapp u. Uta Szyszkowitz. München 1994.

Artelt, Walter: *Der Mesmerismus in Berlin.* Mit 8 Tafeln. Mainz 1965 (= *Abhandlungen der geistes- und sozialwissenschaftlichen Klasse* Bd. 6).

Aust, Hugo: *Novelle.* 4., akt. u. erw. Aufl. Stuttgart, Weimar 2006.

Bair, Deirdre: *C.G. Jung. Eine Biographie.* Aus d. Amerik. v. Michael Müller. München 2005.

Balint, Michael: »Über das psychoanalytische Ausbildungssystem (1947)«. In: Balint, Michael: *Die Urformen der Liebe und die Technik der Psychoanalyse*. Aus dem Engl. übers. v. Käte Hügel u. Martha Spengler. 2. Aufl. Stuttgart 1997: 307–332.

Barkhoff, Jürgen: »Darstellungsformen von Leib und Seele in Fallgeschichten des Animalischen Magnetismus«. In: Schings, Hans Jürgen (Hg.): *Der ganze Mensch. Anthropologie und Literatur im 18. Jahrhundert*. Stuttgart, Weimar 1994: 214–241.

Baudrillard, Jean: *Der symbolische Tausch und der Tod*. Aus d. Franz. v. Gerd Bergfleht, Gabriele Ricke u. Ronald Voullié. München 1982.

Berkenkotter, Carol: *Patient Tales. Case Histories and the Uses of Narrative in Psychiatry*. Columbia 2008.

Bishop, Paul: *Analytical Psychology and German Classical Aesthetics: Goethe, Schiller, and Jung*. Bd. 1: *The Development of the Personality*. London, New York 2008.

Bishop, Paul: *The Dionysian self. C.G. Jung's reception of Nietzsche*. Berlin, New York 1995 (= *Monographien und Texte zur Nietzsche-Forschung* Bd. 30).

Bishop, Paul: *Synchronicity and Intellectual Intuition in Kant, Swedenborg, and Jung*. Lewiston/NY, Queenston/Ontario 2000.

Blankenburg, Martin: »Der ›thierische Magnetismus‹ in Deutschland. Nachrichten aus dem Zwischenreich«. In: Darnton, Robert: *Der Mesmerismus und das Ende der Aufklärung in Frankreich*. Aus dem Amerik. u. Franz. und mit einem Essay von Martin Blankenburg. München, Wien 1983: 193–228.

Blank-Panitzsch, Margarete: »Eine Krankengeschichte Herman Boerhaaves und ihre Stellung in der Geschichte der Klinik«. In: *Sudhoffs Archiv* 27 (1934): 51–86.

Bleuler, Eugen: »Die Psychoanalyse Freuds. Verteidigung und kritische Bemerkungen«. In: *Jahrbuch für psychoanalytische und psychopathologische Forschungen* 2 (1910). 2. Hälfte: 623–730.

Böhm, K.: »Von Einzelaufzeichnungen zur Krankengeschichte«. In: Böhm, K.; Köhler, C.O.; Thome, R.: *Historie der Krankengeschichte*. Mit einem Geleitw. v. A. Proppe. Mit 53 Abb. Stuttgart, New York 1978: 47–82.

Booth, Wayne C.: *Die Rhetorik der Erzählkunst 1*. Übers. v. Alexander Polzin. Heidelberg 1974.

Borch-Jacobsen, Mikkel: *Anna O. zum Gedächtnis. Eine hundertjährige Irreführung*. Aus dem Franz. v. Martin Stingelin. München 1997.

Brede, Karola: »Freud als Beobachter. Die Fallstudie ›Bruchstück einer Hysterie-Analyse‹. In: *Psyche* 56 (2002). H. 3: 213–246.

Brentzel, Marianne: *Anna O. – Bertha Pappenheim: Biographie*. Göttingen 2002.

Brentzel, Marianne: *Sigmund Freuds Anna O.: das Leben der Bertha Pappenheim*. Leipzig 2004.

Brooks, Peter: *Reading for the Plot. Design and Intention in Narrative*. New York 1984.

Bruder-Bezzel, Almuth: *Geschichte der Individualpsychologie*. 2., neu bearb. Aufl. Göttingen 1999.

Bude, Heinz: »Freud als Novellist«. In: Stuhr, Ulrich; Deneke, Friedrich-Wilhelm (Hg.): *Die Fallgeschichte. Beiträge zu ihrer Bedeutung als Forschungsinstrument*. Heidelberg 1993: 3–16.

Burstow, Bonnie: »A Critique of Binswanger's Existential Analysis«. In: *Review of Existential Psychology & Psychiatry* 17 (1980/81). H. 2/3: 245–252.

Campe, Joachim Heinrich: *Wörterbuch der Deutschen Sprache*. Zweiter Theil: F – bis – K. Braunschweig 1808.

Certeau, Michel de: »The Freudian Novel: History and Literature«. In: *Humanities in Society* 4 (1981): 121–141.

Charon, Rita: »To Build a Case: Medical Histories in Conflict«. In: *Literature and Medicine* 11 (1992). H. 1: *The Art of the Case History*: 115–132.

Claparède, Èdouard: *Théodore Flournoy. Sa Vie et son Ouuvre. 1854–1920*. Avec un portrait hors texte et une figure. Extrait des *Archives de Psychologie*, vol. XVIII. Genève 1921.

Cohn, Dorrit: »Freud's Case Histories and the Question of Fictionality«. In: Smith, Joseph H.; Morris, Humphrey (Hg.): *Telling Facts. History and Narration in Psychoanalysis*. Baltimore, London 1992: 21–47.

Condrau, Gion: »Die Rolle der Lehranalyse in der Daseinsanalyse«. In: Frühmann, Renate; Petzold, Hilarion (Hg.): *Lehrjahre der Seele. Lehranalyse, Selbsterfahrung, Eigentherapie in den psychoanalytischen Schulen*. Paderborn 1994: 171–181.

Crabtree, Adam: *Animal magnetism, Early Hypnotism, and Psychical Research, 1766–1925. An annotated Bibliography*. White Plains/NY 1988.

Crabtree, Adam: *From Mesmer to Freud. Magnetic Sleep and the Roots of Psychological Healing*. New Haven, London 1993.

Cremerius, Johannes: »Freuds Konzept der psychosexuellen Entwicklung der Frau schließt deren autonome Entwicklung in der psychoanalytischen Behandlung im Prinzip aus«. In: Mitscherlich, Margarete: Brede, Karola (Hg.): *Was will das Weib in mir?* Freiburg/Br. 1989: 111–129.

Datler, Wilfried: »Wie Novellen zu lesen …: Historisches und Methodologisches zur Bedeutung von Falldarstellungen in der Psychoanalytischen Pädagogik«. In: Datler, Wilfried; Müller, Burkhard; Finger-Trescher, Urte (Hg.): *Sie sind wie Novellen zu lesen …: Zur Bedeutung von Falldarstellungen in der Psychoanalytischen Pädagogik*. Gießen 2004 (= *Jahrbuch für Psychoanalytische Pädagogik* Bd. 14): 9–41.

De Angelis, Simone: »Die Liebeskrankheit und der Eros-Mythos: Zur Beziehung von medizinischen und poetischen Texten in der Renaissance«. In: Pethes, Nicolas; Richter, Sandra (Hg.): *Medizinische Schreibweisen. Ausdifferenzierung und Transfer zwischen Medizin und Literatur (1600–1900)*. Tübingen 2008 (= *Studien und Texte zur Sozialgeschichte der Literatur* Bd. 117): 73–97.

Decker, Hannah S.: *Freud, Dora, an Vienna 1900*. New York, Don Mills/Ontario 1992.

Didi-Hubermann, Georges: *Erfindung der Hysterie: die photographische Klinik von Jean-Martin Charcot*. München 1997.

Dierks, Manfred: »Opfergänge: C.G. Jung und Thomas Mann: ›Der Tod in Venedig‹ und ›Wandlungen und Symbole der Libido‹«. In: Sprecher, Thomas (Hg.): *Das Unbewußte in Zürich: Literatur und Tiefenpsychologie um 1900. Sigmund Freud, Thomas Mann und C.G. Jung*. Zürich 2000: 109–127.

Dinges, Martin; Holzapfel, Klaus: »Von Fall zu Fall: Falldokumentation und Fallredaktion. Clemens von Bönninghausen und Annette von Droste-Hülshoff«. In: *Zeitschrift für Klassische Homöopathie* 47 (2004): 149–167.

Duda, Sibylle: »Bertha Pappenheim 1859–1936. Erkundungen zur Geschichte der Hysterie oder ›Der Fall Anna O.‹«. In: Duda, Sybille; Pusch, Luise F. (Hg.): *WahnsinnsFrauen*. Frankfurt/M. 1992: 123–145.

Eco, Umberto: *Im Wald der Fiktionen. Sechs Streifzüge durch die Literatur. Harvard-Vorlesungen (Norton Lectures 1992–93)*. Aus dem Italien. v. Burkhart Kroeber. München 1994.

Eco, Umberto: *Lector in fabula. La cooperazione interpretativa nei testi narrativi*. Milano 1979.

Ellenberger, Henri F.: *Die Entdeckung des Unbewußten. Geschichte und Entwicklung der dynamischen Psychiatrie von den Anfängen bis zu Janet, Freud, Adler und Jung*. Aus dem Amerik. v. Gudrun Theusner-Stampa. Zürich 1985.

Ellenberger, Henri F.: »The Story of ›Anna O.‹: A Critical Review with New Data [1972]«. In: Ellenberger, Henri F.: *Beyond the Unconscious: Essays of Henri F. Ellenberger in the History of Psychiatry*. Introd. and ed. by Mark S. Micale. Translat. from the French by Françoise Dubor and Mark S. Micale. Princeton/NJ 1993: 254–272.

Ellenberger, Henri F.: »The Story of ›Emmy von N.‹: A Critical Study with New Documents [1977]«. In: Ellenberger, Henri F.: *Beyond the Unconscious: Essays of Henri F. Ellenberger in the History of Psychiatry*. Introd. and ed. by Mark S. Micale. Translat. from the French by Françoise Dubor and Mark S. Micale. Princeton/NJ 1993: 273–290.

Epstein, Julia: *Altered Conditions. Disease, Medicine, and Storytelling*. New York, London 1995: 25–75.

Epstein, Julia: »Historiography, Diagnosis, and Poetics«. In: *Literature and Medicine* 11 (1992). H. 1: *The Art of the Case History*: 23–44.

Erman, Wilhelm: *Der tierische Magnetismus in Preussen. Vor und nach den Freiheitskriegen*. München, Berlin 1925 (= *Historische Zeitschrift* Beiheft 4).

Esterson, Allen: »Delusion and Dream in Freud's ›Dora‹«. In: Crews, Frederick C. (Hg.): *Unauthorized Freud. Doubters Confront a Legend*. New York 1998: 147–161.

Fichtner, Gerhard; Hirschmüller, Albrecht: »Freuds ›Katharina‹ – Hintergrund, Entstehungsgeschichte und Bedeutung einer frühen psychoanalytischen Krankengeschichte«. In: *Psyche* 39 (1983). H. 3: 220–240.

Fiedler, Peter (Hg.): *Trauma, Dissoziation, Persönlichkeit. Pierre Janets Beiträge zur modernen Psychiatrie, Psychologie und Psychotherapie.* Lengerich 2006.

Fischer, Tilman: »Pathographie«. In: Jagow, Bettina von; Steger, Florian (Hg.): *Literatur und Medizin. Ein Lexikon.* Göttingen 2005: 602–607.

Fish, Stanley: »The Primal Scene of Persuasion«. In: Crews, Frederick C. (Hg.): *Unauthorized Freud. Doubters Confront a Legend.* New York 1998: 186–199.

Fishelov, David: *Metaphors of Genre. The Role of Analogies in Genre Theory.* University Park 1993.

Foucault, Michel: *Die Geburt der Klinik. Eine Archäologie des ärztlichen Blicks.* Aus dem Franz. v. Walter Seittler. 8. Aufl. Frankfurt/M. 2008.

Frankland, Graham: *Freud's Literary Culture.* Cambridge 2000.

Freund, Winfried: *Novelle.* Erw. u. bibliogr. erg. Ausg. Stuttgart 2009.

Freytag, Nils: »Praxis zwischen ›Wissenschaft‹ und ›Aberglauben‹. Animalischer Magnetismus in Preußen in der ersten Hälfte des 19. Jahrhunderts«. In: *Medizin, Gesellschaft und Geschichte. Jahrbuch des Instituts für Geschichte der Medizin der Robert Bosch Stiftung* 15 (1996): 141–166.

Fricke, Harald: *Gesetz und Freiheit. Eine Philosophie der Kunst.* München 2000.

Fricke, Harald: *Norm und Abweichung. Eine Philosophie der Literatur.* München 1981.

Friedemann, Käte: *Die Rolle des Erzählers in der Epik.* Leipzig 1910 (= *Untersuchungen zur neueren Sprach- und Literaturgeschichte. Neue Folge* Bd. 7).

Furst, Lilian R.: »The Elusive Patient and Her Ventriloquist Therapist. Ludwig Binswanger's ›The Case of Ellen West‹«. In: Furst, Lilian R.: *Just Talk. Narratives of Psychotherapy.* Lexington/Kent. 1999: 193–209.

Gabriel, Gottfried: »Logik und Rhetorik der Beispiele«. In: Danneberg, Lutz; Niederhauser, Jürg (Hg.): *Darstellungsformen der Wissenschaften im Kontrast. Aspekte der Methodik, Theorie und Empirie.* Tübingen 1998 (= *Forum für Fachsprachen-Forschung* Bd. 39): 241–262.

Gauld, Alan: *A history of hypnotism.* Cambridge 1992.

Gay, Peter: *Freud. Eine Biographie für unsere Zeit*. Aus dem Amerik. v. Joachim A. Frank. 3. Aufl. Frankfurt/M. 2006.

Genette, Gérard: *Palimpseste. Die Literatur auf zweiter Stufe*. Übers. nach d. ergänz. 2. Aufl. Aus d. Franz. übers. Frankfurt 1993 (= Aesthetica Bd. 683).

Genette, Gérard: *Paratexte. [Das Buch vom Beiwerk des Buches.]* Frankfurt/M. [u.a.] 1989.

Geyer-Kordesch, Johanna: »Medizinische Fallbeschreibungen und ihre Bedeutung in der Wissensreform des 17. und 18. Jahrhunderts«. In: *Medizin, Gesellschaft und Geschichte* 9 (1990): 7–19.

Gilman, Sander L.: »Obesity, the Jews and psychoanalysis: on shaping the category of obesity«. In: *History of Psychiatry* 17 (2006). H. 1: 55–66.

Ginzburg, Carlo: »Spurensicherung. Der Jäger entziffert die Fährte, Sherlock Holmes nimmt die Lupe, Freud liest Morelli – die Wissenschaft auf der Suche nach sich selbst«. In: Ginzburg, Carlo: *Spurensicherung. Die Wissenschaft auf der Suche nach sich selbst*. Aus dem Italien. v. Gisela Bonz u. Karl F. Hauber. 3 Aufl. Berlin 2002: 7–57.

Goetz, Christopher G.; Bonduelle, Michel; Gelfand, Toby: *Charcot. Constructing Neurology*. New York u.a. 1995.

Goldmann, Stefan: »Kasus – Krankengeschichte – Novelle«. In: Dickson, Sheila; Goldmann, Stefan; Wingertszahn, Christof (Hg.): »*Fakta, und kein moralisches Geschwätz*«. *Zu den Fallgeschichten im* »*Magazin zur Erfahrungsseelenkunde*« *(1783–1793)*. Göttingen 2011: 33–64.

Goldmann, Stefan: »Sigmund Freud und Hermann Sudermann oder die wiedergefundene, wie eine Krankengeschichte zu lesende Novelle«. In: *Jahrbuch der Psychoanalyse* 58 (2009): 11–35.

Gruber, Bettina: »›Damenopfer?‹. Bemerkungen zum Verhältnis zwischen Somnambuler und Magnetiseur anhand einer Fallgeschichte des ›Archiv für den thierischen Magnetismus‹«. In: Leonardy, Ernst et al. (Hg.): *Einflüsse des Mesmerismus auf die europäische Literatur des 19. Jahrhunderts. Akten des internationalen Kolloquiums vom 9. und 10. November 1999*. Brüssel 2001: 163–182.

Grubrich-Simitis, Ilse: »Urbuch der Psychoanalyse: Die ›Studien über Hysterie‹«. In: *Psyche* 49 (1995). H. 12: 1117–1155.

Grünbaum, Adolf: *Die Grundlagen der Psychoanalyse. Eine philosophische Kritik.* Aus d. Engl. übers. v. Christa Kolbert. Stuttgart 1988.

Grünbaum, Adolf: »Die Rolle der Fallstudienmethode in den Grundlagen der Psychoanalyse«. In: Grünbaum, Adolf (Hg.): *Kritische Betrachtungen zur Psychoanalyse. Adolf Grünbaums »Grundlagen« in der Diskussion.* Ins Deutsche übertr. v. Christa Kolbert. Berlin, Heidelberg, New York u.a. 1991: 289–325.

Günter, Michael: »›Was bedeutet das furchtbare Gefühl der Leere?‹ Ellen Wests Erkrankung: Polymorphe Form der Schizophrenia simplex oder Borderline-Persönlichkeitsstörung«. In: Hirschmüller, Albrecht (Hg.): *Ellen West – Eine Patientin Ludwig Binswangers zwischen Kreativität und destruktivem Leiden.* Heidelberg 2003: 181–196.

Habermas, Jürgen: *Erkenntnis und Interesse.* Frankfurt/M. 1968.

Hamburger, Andreas: »Institutionalisierung der Psychoanalyse«. In: Lohmann, Hans-Martin; Pfeiffer, Joachim (Hg.): *Freud-Handbuch*: 292–295.

Handlbauer, Bernhard: *Die Entstehungsgeschichte der Individualpsychologie Alfred Adlers.* Wien, Salzburg 1984.

Handlbauer, Bernhard: *Die Freud-Adler-Kontroverse.* Überarb. Neuausg. d. Ausg. v. 1990. Gießen 2002.

Hartmann, Fritz: »Krankheitsgeschichte und Krankengeschichte (Naturhistorische und personale Krankheitsauffassung)«. In: *Marburger Sitzungsprotokolle* 87 (1966). H. 2: 17–32.

Hell, Daniel: »Eugen Bleulers Herkunft, Kindheit und Jugend – Hintergrund für seine Lehre«. In: Hell, Daniel; Scharfetter, Christian; Möller, Arnulf (Hg.): *Eugen Bleuler. Leben und Werk.* Bern, Göttingen, Toronto, Seattle 2001: 19–27.

Helm, Jürgen: »Beobachten, Sammeln, Verallgemeinern. Konzepte und Praktiken zur Herstellung medizinischen Wissens«. In: Behrens, Rudolf; Zelle, Carsten (Hg.): *Der ärztliche Fallbericht. Epistemische Grundlagen und textuelle Strukturen dargestellter Beobachtung.* Unter Mitarbeit v. Nicole Bischoff u. Maria Winter. Wiesbaden 2012 (= *culturæ. intermedialität und historische anthropologie* Bd. 6): 23–35.

Herzog, Max: *Weltentwürfe. Ludwig Binswangers phänomenologische Psychologie.* Berlin, New York 1994 (= *Phänomenologisch-psychologische Forschungen* Bd. 17).

Hess, Volker: »Das Material einer guten Geschichte. Register, Reglements und Formulare«. In: Dickson, Sheila; Goldmann, Stefan; Wingertszahn, Christof (Hg.): »Fakta, und kein moralisches Geschwätz«. Zu den Fallgeschichten im »Magazin zur Erfahrungsseelenkunde« (1783–1793). Göttingen 2011: 115–139.

Hirschmüller, Albrecht: »Ellen West: Drei Therapien und ihr Versagen«. In: Hirschmüller, Albrecht (Hg.): *Ellen West. Eine Patientin Ludwig Binswangers zwischen Kreativität und destruktivem Leiden. Neue Forschungsergebnisse.* Heidelberg 2003: 13–78.

Hirschmüller, Albrecht: »Ludwig Binswangers Fall ›Ellen West‹: Zum Verhältnis von Diagnostik und Übertragung«. In: *Luzifer-Amor. Zeitschrift zur Geschichte der Psychoanalyse* 15 (29). H. 29: 18–76.

Hirschmüller, Albrecht: *Physiologie und Psychoanalyse in Leben und Werk Josef Breuers.* Bern 1978 (= *Jahrbuch der Psychoanalyse* Beiheft 4).

Hoefele, Joachim Bernd: *Individualpsychologie und Literatur. Zur Literaturästhetik Alfred Adlers und seiner Schule.* Frankfurt/M., Bern, New York 1986 (= *Literatur und Psychologie* Bd. 15).

Hoffman, Edward: *Alfred Adler. Ein Leben für die Individualpsychologie.* Mit einem Vorw. v. Kurt A. Adler. Aus dem Amerik. v. Eva Spur. München, Basel 1997.

Hoffmann, Nicolas: *Zwänge und Depressionen: Pierre Janet und die Verhaltenstherapie.* Berlin u.a. 1998.

Holdenried, Michaela: *Autobiographie.* Stuttgart 2000.

Hunter, Kathryn Montgomery: *Doctor's Stories: The Narrative Structure of Medical Knowledge.* New Jersey 1991.

Hunter, Kathryn Montgomery: »Remaking the Case«. In: *Literature and Medicine* 11 (1992). H. 1: *The Art of the Case History*: 163–179.

Iser, Wolfgang: *Der Akt des Lesens. Theorie ästhetischer Wirkung.* 2., durchges. u. verb. Aufl. 1984.

Iser, Wolfgang: *Der implizite Leser. Kommunikationsformen des Romans von Bunyan bis Beckett.* München 1972.

Jannidis, Fotis: »Zwischen Autor und Erzähler«. In: Detering, Heinrich (Hg.): *Autorschaft. Positionen und Revisionen.* Stuttgart, Weimar 2002: 540–556.

Jens, Walter: »Sigmund Freud: Portrait eines Schriftstellers«. In: *Psyche* 45 (1991). H. 11: 949–966.

Jensen, Ellen M.: *Streifzüge durch das Leben von Anna O./Bertha Pappenheim: Ein Fall für die Psychiatrie – Ein Leben für die Philanthropie.* Frankfurt/M. 1984.

Jolles, André: *Einfache Formen: Legende, Sage, Mythe, Rätsel, Spruch, Kasus, Memorabile, Märchen, Witz.* 5. unveränd. Aufl. Tübingen 1974.

Jones, Ernest: *Das Leben und Werk von Sigmund Freud.* Bd. I: *Die Entwicklung zur Persönlichkeit und die grossen Entdeckungen 1856–1900.* Übers. v. Katherine Jones. 3., unveränd. Aufl. Bern, Stuttgart, Wien 1982: 266–271.

Jones, Ernest: *Das Leben und Werk von Sigmund Freud.* Bd. II: *Jahre der Reife 1901–1919.* Übers. v. Gertrud Meili-Dworetzki unter Mitarb. v. Katherine Jones. 3., unveränd. Aufl. Berlin, Stuttgart, Wien 1982.

Jones, Ernest: *Das Leben und Werk von Sigmund Freud.* Bd. III: *Die letzte Phase 1919–1939.* Übers. v. Gertrud Meili-Dworetzki unter Mitarb. v. Katherine Jones. 3., unveränd. Aufl. Bern, Stuttgart, Wien 1982.

Jütte, Robert: »Case taking in homoeopathy in the 19th and 20th centuries«. In: *British Homoeopathic Journal* 87 (1998): 39–47.

Kablitz, Andreas: »Literatur, Fiktion und Erzählung – nebst einem Nachruf auf den Erzähler«. In: Rajewsky, Irina O.; Schneider, Ulrike (Hg.): *Im Zeichen der Fiktion. Aspekte fiktionaler Rede aus historischer und systematischer Sicht, Festschrift für Klaus W. Hempfer zum 65. Geburtstag.* Stuttgart 2008: 13–44.

Kantzenbach, Friedrich Wilhelm: *Zwischen Erweckung und Restauration. Einige Kapitel aus der unbekannten Kirchengeschichte des 19. Jahrhunderts.* Gladbeck 1967.

Kächele, Horst: »Der lange Weg von der Novelle zur Einzelfallanalyse«. In: Stuhr, Ulrich; Deneke, Friedrich-Wilhelm (Hg.): *Die Fallgeschichte. Beiträge zu ihrer Bedeutung als Forschungsinstrument.* Heidelberg 1993: 32–42.

Kächele, Horst: »Zur Bedeutung der Krankengeschichte in der klinisch-psychoanalytischen Forschung«. In: *Jahrbuch der Psychoanalyse* 12 (1981): 118–177.

Kächele, Horst; Thomä, Helmut: »Zur Stellung der Krankengeschichte in der klinisch-psychoanalytischen Forschung«. In: Thomä, Helmut; Kächele, Horst: *Psychoanalytische Therapie*. Bd. 3: *Forschung*. Heidelberg 2006: 75–119.

Keitel, Evelyne: *Psychopathographien. Die Vermittlung psychotischer Phänomene durch Literatur*. Heidelberg 1986.

Kiceluk, Stepanie: »Der Patient als Zeichen und als Erzählung: Krankheitsbilder, Lebensgeschichten und die erste psychoanalytische Fallgeschichte«. In: *Psyche* 47 (1993). H. 9: 815–854.

Kindt, Tom; Müller, Hans-Harald: *The implied author: concept and controversity*. Berlin [u.a.] 2006.

King, Vera: »Fallgeschichte und Theorieentstehung. Produktivität und Grenzen der Erkenntnis in Freuds adoleszentem Fall Dora«. In: Kimmerle, Gerd (Hg.): *Zur Theorie der psychoanalytischen Fallgeschichte*. Tübingen 1998: 45–83.

King, Vera: *Die Urszene der Psychoanalyse. Adoleszenz und Geschlechterspannung im Fall Dora*. Stuttgart 1995.

Kirsch, Thomas B.: *C.G. Jung und seine Nachfolger. Die internationale Entwicklung der Analytischen Psychologie*. Aus d. Amerik. v. Regine Strotbek. Gießen 2007.

Klein, Christian (Hg.): *Handbuch Biographie: Methoden, Traditionen, Theorien*. Stuttgart 2009.

Klein, Christian; Martínez, Matías: »Wirklichkeitserzählungen. Felder, Formen und Funktionen nicht-literarischen Erzählens«. In: Klein, Christian; Martínez, Matías (Hg.): *Wirklichkeitserzählungen. Felder, Formen und Funktionen nicht-literarischen Erzählens*. Stuttgart, Weimar 2009: 1–13.

Klüsener, B.; Grzega, J.: »Wissenschaftsrhetorik«. In: Ueding, Gerd (Hg.): *Historisches Wörterbuch der Rhetorik*. Bd. 10: *Nachträge A–Z*. Berlin u.a. 2012: Spalte 1486–1508.

Köhler, C.O.: »Vom Hauptbuch zum Krankenhausinformationssystem«. In: Böhm, K.; Köhler, C.O.; Thome, R.: *Historie der Krankengeschichte*. Mit einem Geleitw. v. A. Proppe. Mit 53 Abb. Stuttgart, New York 1978: 85–131.

Kuhn, Thomas S.: *The Structure of Scientific Revolutions*. Chicago, London 1962 (= *Internat. Encyclopedia of unified science* Bd. 2,2 = *Foundations of the unity of science* Bd. 2,2).

Kurz, Thomas: »Aufstieg und Abfall des Psychoanalytischen Seminars Zürich von der Schweizerischen Gesellschaft für Psychoanalyse«. In: *Luzifer-Amor. Zeitschrift zur Geschichte der Psychoanalyse* 6 (1993). H. 12: 7–53.

Laín Entralgo, Pedro: *La historia clínica. Historia y teoría del relato patográfico*. Madrid 1950: 738.

Lamping, Dieter: »Einführung«. In: Lamping, Dieter (Hg.): *Handbuch der literarischen Gattungen*. In Zusammenarbeit mit Sandra Poppe, Sascha Seiler u. Frank Zipfel. Stuttgart 2009: XV–XXVI.

Lange-Eichbaum, Wilhelm: *Genie – Irrsinn und Ruhm*. München 1928.

Lange-Eichbaum, Wilhelm; Kurt, Wolfram: *Genie, Irrsinn und Ruhm. Genie-Mythus und Pathographie des Genies*. 6., völlig. umgearb., um weitere 800 Quellen vermehr. Aufl. München, Basel 1967.

Lange-Kirchheim, Astrid: »Die Hysterikerin und ihr Autor. Arthur Schnitzlers Novelle *Fräulein Else* im Kontext von Freuds Schriften zur Hysterie«. In: Anz, Thomas (Hg.): *Psychoanalyse in der modernen Literatur. Kooperation und Konkurrenz*. In Zusammenarbeit mit Christine Kanz. Würzburg 1999: 111–134.

Laugwitz, Christian: *Ludwig Binswanger und Sigmund Freud. Persönliche Beziehung und sachliche Divergenz*. Diss. Würzburg 1986.

Lämmert, Eberhard: *Bauformen des Erzählens*. Stuttgart 1955.

Lehmann, Daniel W.: »Nonfictional Narrative in Freud's *Dora*: History, Scripted History, Conscripted History«. In: *Style* 29 (1995). H 1: 94–107.

Lejeune, Philippe: *Der autobiographische Pakt*. Aus dem Franz. v. Wolfram Bayer. Frankfurt/M. 1994.

Lesky, Erna: *Die Wiener medizinische Schule im 19. Jahrhundert*. Graz, Köln 1965.

Leuzinger-Bohleber, Marianne: »Fallgeschichte«. In: Mertens, Wolfgang; Waldvogel, Bruno (Hg.): *Handbuch psychoanalytischer Grundbegriffe*. 3., überarb. u. erw. Aufl. Stuttgart 2008: 192–197.

Libbrecht, Katrien: »The Diagnostic Value(s) of the historical case-study of Ellen West«. In: Hirschmüller, Albrecht (Hg.): *Ellen West – Eine Patientin Ludwig Binswangers zwischen Kreativität und destruktivem Leiden.* Heidelberg 2003: 129–147.

Lindeboom, Gerrit A.: *Herman Boerhaave. The Man and his Work.* With a foreword by E. Ashworth Underwood. London 1968.

Link-Heer, Ursula: »Über den Anteil der Fiktionalität an der Psychopathologie des 19. Jahrhunderts«. In: *Zeitschrift für Literaturwissenschaft und Linguistik* 51/52 (1983): 280–302.

Lohfink, Gerhard: »Kommentar als Gattung«. In: *Bibel und Leben* 15 (1974): 1–16.

Lorenzer, Alfred: »Der Analytiker als Detektiv, der Detektiv als Analytiker«. In: *Psyche* 39 (1985). H. 1: 1–11.

Mahony, Patrick J.: *Cries of the Wolf Man.* New York 1984.

Mahony, Patrick J.: *Der Schriftsteller Sigmund Freud.* Aus dem Engl. v. Helmut Junker. Frankfurt/M. 1989.

Mahony, Patrick J.: *Freud and the Rat Man.* New Haven 1986.

Mahony, Patrick J.: *Freud's Dora. A Psychoanalytic, Historical, and Textual Study.* New Haven, London 1996.

Marcus, Steven: »Freud und Dora – Roman, Geschichte, Krankengeschichte«. In: *Psyche* 28 (1974). H. 1: 32–79.

Mayer, Andreas: *Mikroskopie der Psyche: Die Anfänge der Psychoanalyse im Hypnose-Labor.* Göttingen 2002.

Mayo, Elton: *Some Notes on the Psychology of Pierre Janet.* Cambridge/Mass. 1948.

Mayo, Elton: *The Psychology of Pierre Janet.* London, Bradford 1951.

Meyer, Adolf-Ernst: »Nieder mit der Novelle als Psychoanalysedarstellung – Hoch lebe die Interaktionsgeschichte«. In: Stuhr, Ulrich; Deneke, Friedrich-Wilhelm (Hg.): *Die Fallgeschichte. Beiträge zu ihrer Bedeutung als Forschungsinstrument.* Heidelberg 1993: 61–84.

Meyer-Krentler, Eckhardt: »›Geschichtserzählungen‹. Zur Poetik des Sachverhalts im juristischen Schrifttum des 18. Jahrhunderts«. In: Schönert, Jörg (Hg.): *Erzählte Kriminalität. Zur Typologie und Funktion narrativer Darstellungen in Strafrechtspflege, Publizistik und Literatur zwischen 1770 und 1920. Vorträge zu einem interdisziplinären Kolloquium, Hamburg, 10.–12. August 1985. In Zusammenarbeit mit Konstantin Imm u. Joachim Linder.* Tübingen 1991 (= *Studien und Texte zur Sozialgeschichte der Literatur* Bd. 27): 117–157.

Moser, Tilmann: *Romane als Krankengeschichten. Über Handke, Meckel und Martin Walser.* Frankfurt/M. 1985.

Muschg, Walter: »Freud als Schriftsteller«. In: *Psychoanalytische Bewegung* 2 (1930). H. 5: 467–509.

Mühlleitner, Elke: *Biographisches Lexikon der Psychoanalyse. Die Mitglieder der Psychologischen Mittwoch-Gesellschaft und der Wiener Psychoanalytischen Vereinigung 1902–1938.* Unter Mitarb. v. Johannes Rechmayr. Tübingen 1992.

Müller-Funk, Wolfgang: *Die Kultur und ihre Narrative. Eine Einführung.* 2., überarb. u. erw. Aufl. Wien 2008.

Müller-Seidel, Walter: »Soziale Romankunst (1975)«. In: Adler, Hans (Hg.): *Der deutsche soziale Roman des 18. und 19. Jahrhunderts.* Darmstadt 1990: 349–374.

Nadj, Julijana: *Die fiktionale Metabiographie: Gattungsgedächtnis und Gattungskritik in einem neuen Genre der englischsprachigen Erzählliteratur. Theorie – Analysemodell – Modelinterpretationen.* Trier 2006.

Nolte, Karen: »Vom Verschwinden der Laienperspektive aus der Krankengeschichte: Medizinische Fallberichte im 19. Jahrhundert«. In: Brändli, Sibylle; Lüthi, Barbara; Spuhler, Gregor (Hg.): *Zum Fall machen, zum Fall werden. Wissensproduktion und Patientenerfahrung in Medizin und Psychiatrie des 19. und 20. Jahrhunderts.* Frankfurt/M. 2009: 33–61.

Nolte, Karen: »›Zum Besten der Menschheit, und zur Ehre der Kunst‹. Ärztliche Autorität in Fallberichten über Gebärmutterkrebsoperationen um 1800«. In: Pethes, Nicolas; Richter, Sandra (Hg.): *Medizinische Schreibweisen. Ausdifferenzierung und Transfer zwischen Medizin und Literatur (1600–1900).* Tübingen 2008 (= *Studien und Texte zur Sozialgeschichte der Literatur* Bd. 117): 245–264.

Nunberg, Hermann; Federn, Ernst (Hg.): *Protokolle der Wiener Psychoanalytischen Vereinigung.* Bd. I: *1906–1908.* Übers. der Einl. u. Anm. v. Margarete Nunberg. Frankfurt/M. 1976.

Nunberg, Hermann; Federn, Ernst (Hg.): *Protokolle der Wiener Psychoanalytischen Vereinigung.* Bd. II: *1908–1910.* Übers. d. Anm. v. Margarete Nunberg. Frankfurt/M. 1977.

Nunberg, Hermann; Federn, Ernst (Hg.): *Protokolle der Wiener Psychoanalytischen Vereinigung.* Bd. III: *1910–191.* Übers. d. Vorw. u. d. Anm. v. Margarete Nunberg. Frankfurt/M. 1979.

Nunberg, Hermann; Federn, Ernst (Hg.): *Protokolle der Wiener Psychoanalytischen Vereinigung.* Bd. IV: *1912–1918 mit Gesamtregister der Bände I–IV.* Übers. d. Anm. v. Margarte Nunberg. Zusammenstellung d. Gesamtregisters v. Ingeborg Meyer-Palmedo. Frankfurt/M. 1981.

Nünning, Ansgar: »Metanarration als Lakune der Erzähltheorie: Definition, Typologie und Grundriss einer Funktionsgeschichte metanarrativer Erzähleräußerungen«. In: *AAA – Arbeiten aus Anglistik und Amerikanistik* 26 (2001). H. 2: 125–164.

Nünning, Ansgar: »›Unreliable Narration‹ zur Einführung: Grundzüge einer kognitiv-narratologischen Theorie und Analyse unglaubwürdigen Erzählens«. In: Nünning, Ansgar (Hg.): *Unreliable Narration. Studien zur Theorie und Praxis unglaubwürdigen Erzählens in der englischsprachigen Erzählliteratur.* Trier: 3–39.

Overbeck, Gerd: »Die Fallnovelle als literarische Verständigungs- und Untersuchungsmethode. Ein Beitrag zur Subjektivierung«. In: Stuhr, Ulrich; Deneke, Friedrich-Wilhelm (Hg.): *Die Fallgeschichte. Beiträge zu ihrer Bedeutung als Forschungsinstrument.* Heidelberg 1993: 43–60.

Overbeck, Gerd: »Vom Fallbericht zur Fallnovelle – oder vom Erzählen zum Schreiben«. In: *Zeitschrift für psychoanalytische Theorie und Praxis* 9 (1994): 97–115.

Overbeck, Gerd: »Vom Familienroman des Neurotikers zum Fallroman des Psychoanalytikers? Bericht, Krankengeschichte, Fallnovelle und weitere Möglichkeiten«. In: Overbeck, Gerd (Hg.): *Auf dem Wege zu einer poetischen Medizin.* Frankfurt/M. 1996: 140–163.

Pentzlin, Julius: »Ernst de Valenti. Ein Lebensbild aus der ersten Hälfte des neunzehnten Jahrhunderts«. In: *Monatsschrift für innere Mission mit Einschluß der Diakonie, Diasporapflege, Evangelisation und gesamten Wohltätigkeit* 17 (1887): 353–377, 393–433.

Perrez, Meinrad: *Ist die Psychoanalyse eine Wissenschaft?* 2., überarb. u. erw. Aufl. Bern, Stuttgart, Wien 1979.

Pethes, Nicolas: »Ästhetik des Falls. Zur Konvergenz anthropologischer und literarischer Theorien der Gattung«. In: Dickson, Sheila; Goldmann, Stefan; Wingertszahn, Christof (Hg.): *»Fakta, und kein moralisches Geschwätz«. Zu den Fallgeschichten im »Magazin zur Erfahrungsseelenkunde« (1783–1793)*. Göttingen 2011: 13–32.

Pethes, Nicolas: »Epistemische Schreibweisen. Zur Konvergenz und Differenz naturwissenschaftlicher und literarischer Erzählformen in Fallberichten«. In: Behrens, Rudolf; Zelle, Carsten (Hg.): *Der ärztliche Fallbericht. Epistemische Grundlagen und textuelle Strukturen dargestellter Beobachtung*. Unter Mitarbeit v. Nicole Bischoff u. Maria Winter. Wiesbaden 2012 (= *culturæ. intermedialität und historische anthropologie* Bd. 6): 1–22.

Pethes, Nicolas: »Vom Einzelfall zur Menschheit. Die Fallgeschichte als Medium der Wissenspopularisierung zwischen Recht, Medizin und Literatur«. In: Blaseio, Gereon; Pompe, Hedwig; Ruchatz, Jens (Hg.): *Popularisierung und Popularität*. Köln 2005: 63–92.

Pethes, Nicolas; Richter, Sandra: »Einleitung«. In: Pethes, Nicolas; Richter, Sandra (Hg.): *Medizinische Schreibweisen. Ausdifferenzierung und Transfer zwischen Medizin und Literatur (1600–1900)*. Tübingen 2008 (= *Studien und Texte zur Sozialgeschichte der Literatur* Bd. 117): 1–11.

Popper, Karl R.: *Conjectures and Refutations. The Growth of Scientific Knowledge*. London 1963.

Pörksen, Uwe: *Deutsche Naturwissenschaftssprachen: historische und kritische Studien*. Tübingen 1986.

Pörksen, Uwe: »Freuds ›Kleiner Hans‹ als linguistische Kriminalnovelle«. In: Pörksen, Uwe: *Wissenschaftssprache und Sprachkritik: Untersuchungen zu Geschichte und Gegenwart*. Tübingen 1994: 155–172.

Prévost, Claude M.: *La psycho-philosophie de Pierre Janet. Èconomies mentales et progrès humain.* Paris 1973.

Prince, Gerald: »Introduction to the Study of the Narratee«. In: Tompkins, Jane P. (Hg.): *Reader-Response Criticism. From Formalism to Post-Structuralism.* Baltimore, London 1980: 7–25.

Quine, Willard Van Orman: »Two Dogmas of Empiricism«. In: Quine, Willard Van Orman: *From a Logical Point of View. 9 Logico-Philosophical Essays.* Cambridge/Mass. 1953: 20–46.

Rabelhofer, Bettina: »›…und es berührt mich selbst noch eigenthümlich, dass die Krankengeschichten, die ich schreibe, wie Novellen zu lesen sind…‹. Zur Poetik der psychoanalytischen Krankengeschichte«. In: Rabelhofer, Bettina: *Symptom, Sexualität, Trauma: Kohärenzlinien des Ästhetischen um 1900.* Würzburg 2006: 43–64.

Rahn, Thomas: »Gryphius' *Cardenio und Celinde*: Zwei dramatische Krankengeschichten«. In: Krebs, Daniel (Hg.): *Die Affekte und ihre Repräsentation in der deutschen Literatur der Frühzeit.* Bern, Berlin u.a. 1996 (= *Jahrbuch für Internationale Germanistik* Bd. 42): 93–106.

Ralser, Michaela: »Die klinisch-psychiatrische Fallgeschichte als Narration an der Schwelle«. In: Höcker, Arne; Moser, Jeannie; Weber, Philippe (Hg.): *Wissen. Erzählen. Narrative der Humanwissenschaften.* Bielefeld 2006: 115–126.

Rath, Wolfgang: *Die Novelle.* 2., überarb. u. akt. Aufl. Göttingen 2008.

Rattner, Josef: *Klassiker der Psychoanalyse.* 2. Aufl. Weinheim 1995.

Rau, Petra: »The poetics of pathology: Freud's ›Studien über Hysterie‹ and the tropes of the ›Novelle‹«. In: *German life and letters* 59 (2006). H. 1: 62–77.

Reicheneder, Johann Georg: *Zum Konstitutionsprozeß der Psychoanalyse.* Stuttgart-Bad Cannstatt 1990 (= *Jahrbuch der Psychoanalyse* Beiheft 12).

Richter, Sandra: *A history of poetics: German scholarly aesthetics and poetics in international context, 1770–1960.* With bibliographies by Anja Zenk, Jasmin Azazmah, Eva Jost u. Sandra Richter. Berlin, New York 2010.

Ricœur, Paul: *De l'interprétation. Essai sur Freud.* Paris 1965.

Rieken, Bernd: »Die Individualpsychologie Alfred Adlers und die Erzählforschung«. In: *Fabula. Zeitschrift für Erzählforschung* 45 (2004): 1–31.

Robertson, Donald (Hg.): *The Discovery of Hypnosis. The Complete Writings of James Braid, ›The Father of Hypnotherapy‹*. With Commentary by Donald Robertson. Foreword by Dr. Michael Heap. Studley/Warwickshire 2009.

Rohrwasser, Michael: *Freuds Lektüren. Von Arthur Conan Doyle bis zu Arthur Schnitzler*. Gießen 2005.

Rosenbaum, Max; Muroff, Melvin (Hg.): *Anna O. Fourteen Reinterpretations*. New York 1984.

Rowland, Susan: *Jung as a Writer*. Hove, New York 2005.

Rudolf, Gerd: »Aufbau und Funktion von Fallgeschichten im Wandel der Zeit«. In: Stuhr, Ulrich; Deneke, Friedrich-Wilhelm (Hg.): *Die Fallgeschichte. Beiträge zu ihrer Bedeutung als Forschungsinstrument*. Heidelberg 1993: 17–31.

Rusterholz, Peter: »Ludwig Binswanger – Michel Foucault: *Traum und Existenz* und ihre Bedeutung für die Interpretation der Traumdichtung«. In: *Colloquium Helveticum* 21 (1995): 65–81.

Schimmer, Leopold: *Individualpsychologische Literaturinterpretation. Alfred Adlers Individualpsychologie und ihr Beitrag für die Literaturwissenschaft*. Frankfurt/M., Berlin, Bern u.a. 2001 (= *Deutsche Sprache und Literatur* Bd. 1813).

Schopf, Gerlinde Angelika: »Zur Wirkungsgeschichte Sigmund Freuds. Ludwig Binswanger und das Daseinsanalytische Institut in Wien«. In: *Luzifer-Amor. Zeitschrift zur Geschichte der Psychoanalyse* 15 (2002). H. 29: 123–147.

Schott, Heinz (Hg.): *Franz Anton Mesmer und die Geschichte des Mesmerismus. Beiträge zum internationalen wissenschaftlichen Symposium anlässlich des 250. Geburtstages von Mesmer, 10. Bis 13 Mai 1984 in Meersburg*. Im Auftrag des Instituts für Geschichte der Medizin der Universität Freiburg und der Stadt Meersburg. Stuttgart 1985.

Schott, Heinz; Tölle, Rainer: *Geschichte der Psychiatrie. Krankheitslehren – Irrwege – Behandlungsformen*. München 2006.

Schönau, Walter: *Sigmund Freuds Prosa. Literarische Elemente seines Stils*. Um ein akt. Vorwort erw. Neuausg. d. Ausg. v. 1968. Gießen 2006.

Schuller, Marianne: »Literatur und Psychoanalyse. Zum Fall der hysterischen Krankengeschichte bei Sigmund Freud«. In: Schuller, Marianne: *Im Unterschied. Lesen. Korrespondieren. Adressieren.* Frankfurt/M. 1990: 67–80.

Schwartz, Leonard: *Die Neurosen und die dynamische Psychologie von Pierre Janet.* Basel 1951.

Schweighofer, Fritz: *Das Privattheater der Anna O. Ein psychoanalytisches Lehrstück. Ein Emanzipationsdrama.* München, Basel 1987.

Seidman, Bradley: *Absent At The Creation. The Existential Psychiatry of Ludwig Binswanger.* New York 1983.

Shamdasani, Sonu: »A woman called Frank«. In: *Spring: a journal of archetype and culture* 50 (1990): 26–56.

Sherwood, Michael: *The Logic of Explanation in Psychoanalysis.* New York 1969.

Skues, Richard A.: *Sigmund Freud and the History of Anna O. Reopening a Closed Case.* Basingstoke, New York 2006.

Spector, Jack J.: *Freud und die Ästhetik. Psychoanalyse, Literatur und Kunst.* Aus dem Amerikan. übertr. v. Dr. Grete Felten u. Dr. Karl-Eberhard Felten. München 1973.

Spence, Donald P.: *The Freudian Metaphor. Toward Paradigm Change in Psychoanalysis.* New York, London 1987.

Spoerhase, Carlos: »Gattungsmetaphoriken«. In: Zymner, Rüdiger (Hg.): *Handbuch Gattungstheorie.* Stuttgart, Weimar 2010: 112–114.

Steinlechner, Gisela: *Fallgeschichten. Krafft-Ebing. Panizza. Freud. Tausk.* Wien 1995 (= *Commentarii. Forschungen zur Literatur- und Kulturgeschichte* Bd. 3).

Stern, Paul J.: *C.G. Jung. Prophet des Unbewußten. Eine Biographie.* München 1977.

Stolberg, Michael: »Formen und Funktionen medizinischer Fallberichte in der Frühen Neuzeit (1500–1800)«. In: Süßmann, Johannes; Scholz, Susanne; Engel, Gisela (Hg.): *Fallstudien: Theorie – Geschichte – Methode.* Berlin 2007: 81–95.

Studer, Liliane: »Ellen West ca. 1890– ca. 1924. ›Das Leben lastet wie eine Wolke auf mir‹«. In: Duda, Sybille; Pusch, Luise F. (Hg.): *WahnsinnsFrauen*. Frankfurt/M. 1992: 226–254.

Studer, Liliane: »Schriftstellerin oder Anorektikerin? Ellen West im Spannungsfeld von Wünschen und gesellschaftlichen Erwartungen«. In: Hirschmüller, Albrecht (Hg.): *Ellen West. Eine Patientin Ludwig Binswangers zwischen Kreativität und destruktivem Leiden. Neue Forschungsergebnisse*. Heidelberg 2003: 149–170.

Suerbaum, Ulrich: *Krimi. Eine Analyse der Gattung*. Stuttgart 1984.

Sulloway, Frank J.: *Freud. Biologe der Seele. Jenseits der psychoanalytischen Legende*. Übers.: Hans-Horst Henschen. Köln-Lövenich 1982.

Sulloway, Frank J.: »Reassessing Freud's case histories: The social construction of psychoanalysis«. In: *Isis* 82 (1991). H. 2: 245–275.

Süßmann, Johannes: »Einleitung: Perspektiven der Fallstudienforschung«. In: Süßmann, Johannes; Scholz, Susanne; Engel, Gisela (Hg.): *Fallstudien: Theorie – Geschichte – Methode*. Berlin 2007: 7–27.

Swales, John M.: *Research Genres: Explorations and Applications*. Cambridge 2004.

Swales, Peter: »Freud, Katharina and the First ›Wild Analysis‹«. In: Stepansky, Paul E.: *Appraisals and Reappraisals. Contributions to Freud Studies*. Bd. 3. New Jersey 1988: 79–164.

Tanner, Terence A.: »Sigmund Freud und die *Zeitschrift für Hypnotismus*«. In: *Luzifer-Amor. Zeitschrift zur Geschichte der Psychoanalyse* 18 (2005). H. 36: 65–118.

Temkin, Owsei: »Studien zum ›Sinn‹-Begriff in der Medizin«. In: *Kyklos* 2 (1929): 21–105.

Thomä, Helmut; Kächele, Horst: »Wissenschaftstheoretische und methodologische Probleme der klinisch-psychoanalytischen Forschung (1973) – wiedergelesen und ergänzt 30 Jahre später«. In: Thomä, Helmut; Kächele, Horst: *Psychoanalytische Therapie*. Bd. 3: *Forschung*. Heidelberg 2006: 16–74.

Thomé, Horst: *Autonomes Ich und ›Inneres Ausland‹. Studien über Realismus, Tiefenpsychologie und Psychiatrie in deutschen Erzähltexten (1848–1914)*. Tübingen 1993.

Thomé, Horst: »Freud als Erzähler. Zu literarischen Elementen im »Bruchstück einer Hysterie-Analyse«. In: Danneberg, Lutz; Niederhauser, Jürg (Hg.): *Darstellungsformen der Wissenschaften im Kontrast. Aspekte der Methodik, Theorie und Empirie*. Tübingen 1998: 471–492.

Thomé, Horst: »Weltanschauung«. In: Ritter, Joachim; Gründer, Karlfried, Gabriel, Gottfried (Hg.): *Historisches Wörterbuch der Philosophie*. Völlig neubearb. Ausg. d. *Wörterbuchs der philosophischen Grundbegriffe* v. Rudolf Eisler. Bd. 12: W–Z. Basel 2004: Spalte 453–460.

Thomé, Horst: »Weltanschauungsliteratur. Vorüberlegungen zu Funktion und Texttyp«. In: Danneberg, Lutz; Vollhardt, Friedrich (Hg.): *Wissen in Literatur im 19. Jahrhundert*. In Zusammenarbeit mit Hartmut Böhme u. Jörg Schönert. Tübingen 2002: 338–380.

Timms, Edward: »Novelle and Case History: Freud in Pursuit of the Falcon«. In: *London German Studies* 2 (1983): 115–134.

Tögel, Christfried: »›My bad diagnostic error‹: Re-Visiting the Case of Emmy von N. (Fanny Moser)«. In: van de Vijver, Gertrudis; Geeradyn, Filip (Hg.): *The Pre-Psychoanalytic Writings of Sigmund Freud*. London 2002: 148–154.

Voßkamp, Wilhelm: »Gattungen als literarisch-soziale Institutionen (Zu Problemen sozial- und funktionsgeschichtlich orientierter Gattungstheorie und -historie)«. In: Hinck, Walter (Hg.): *Textsortenlehre – Gattungsgeschichte*. Mit Beiträgen v. Alexander von Bormann, Ulrich Fülleborn, Klaus W. Hempfer, Jost Hermand, Walter Hinck, Helmut Koopmann u. Wilhelm Voßkamp. Heidelberg 1977 (= *Medium Literatur* Bd. 4): 27–44.

Vogt, Jochen (Hg.): *Der Kriminalroman: Poetik – Theorie – Geschichte*. München 1998.

Wagenknecht, Christian: »Werthers Leiden. Der Roman als Krankengeschichte«. In: *Text & Kontext* 5 (1977). H. 2: 3–14.

Wagner-Egelhaaf, Martina: *Autobiographie*. 2., akt. u. erw. Aufl. Stuttgart 2005 (= *Sammlung Metzler* Bd. 323).

Wegner, Peter: »Die Fallgeschichte als Instrument psychoanalytischer Forschung«. In: Kimmerle, Gerd (Hg.): *Zur Theorie der psychoanalytischen Fallgeschichte*. Tübingen 1998: 9–44.

Wehr, Gerhard: *Carl Gustav Jung. Leben – Werk – Wirkung*. München 1985.

Weinrich, Harald: »Formen der Wissenschaftssprache«. In: *Jahrbuch 1988 der Akademie der Wissenschaften zu Berlin* (1989): 119–158.

Weissberg, Liliane: »Dora geht. Überschreitung des Hysterieparadigmas«. In: Baisch, Katharina; Kappert, Ines; Schuller, Marianne; Strowick, Elisabeth; Gutjahr, Ortrud (Hg.): *Gender Revisited. Subjekt- und Politikbegriffe in Kultur und Medien*. Stuttgart 2002: 269–288.

Weissberg, Liliane: »Patient and Painter: The Careers of Sergius Pankejeff«. In: *American Imago* 69 (2012). H. 2: 163–183.

Weissberg, Liliane: *The Wolf Man Paints*! Exhibition brochure. With Melanie Adley and Isabel Suchanek. Philadelphia 2010.

Wesche, Jörg: *Literarische Diversität. Abweichungen, Lizenzen und Spielräume in der deutschen Poesie und Poetik der Barockzeit*. Tübingen 2004 (= *Studien zur deutschen Literatur* Bd. 173).

Willer, Stefan: »Fallgeschichte«. In: Jagow, Bettina von; Steger, Florian (Hg.): *Literatur und Medizin. Ein Lexikon*. Göttingen 2005: 231–235.

Willer, Stefan; Ruchatz, Jens; Pethes, Nicolas: »Zur Systematik des Beispiels«. In: Ruchatz, Jens; Willer, Stefan; Pethes, Nicolas: *Das Beispiel. Epistemologie des Exemplarischen*. Berlin 2007 (= *LiteraturForschung* Bd. 4): 7–59.

Wolff, Erwin: »Der intendierte Leser. Überlegungen und Beispiele zur Einführung eines literaturwissenschaftlichen Begriffs«. In: *Poetica* 4 (1971): 141–166.

Wolpe, Joseph; Rachman, Stanley: »A little Child shall mislead them«. In: Crews, Frederick C. (Hg.): *Unauthorized Freud. Doubters Confront a Legend*. New York 1998: 162–173.

Wolters, Gereon (Hg.): *Franz Anton Mesmer und der Mesmerismus. Wissenschaft, Scharlatanerie, Poesie*. Konstanz 1988.

Worbs, Michael: *Nervenkunst: Literatur und Psychoanalyse im Wien der Jahrhundertwende.* Frankfurt/M. 1983.

Wübben, Yvonne: *Verrückte Sprache. Psychiater und Dichter in der Anstalt des 19. Jahrhunderts.* Konstanz 2012.

Wübben, Yvonne; Zelle, Carsten (Hg.): *Krankheit schreiben. Aufzeichnungsverfahren in Medizin und Literatur.* Göttingen 2013.

Wyss, Dieter: *Die tiefenpsychologischen Schulen von den Anfängen bis zur Gegenwart. Entwicklung, Probleme, Krisen.* 6., erg. Aufl. Göttingen 1991.

Zedler, Johann Heinrich: *Grosses vollständiges Universal-Lexicon Aller Wissenschaften und Künste, Welche bißhero durch menschlichen Verstand erfunden und verbessert worden [...].* Anderer Bd.: *An–Az.* Halle, Leipzig 1732.

Zedler, Johann Heinrich: *Grosses vollständiges Universal-Lexicon Aller Wissenschaften und Künste, Welche bißhero durch menschlichen Verstand erfunden und verbessert worden [...].* 8. Bd.: *E.* Halle, Leipzig 1734.

Zedler, Johann Heinrich: *Grosses vollständiges Universal-Lexicon Aller Wissenschaften und Künste, Welche bißhero durch menschlichen Verstand erfunden und verbessert worden [...].* 39. Bd.: *Spif–Sth.* Halle, Leipzig 1744.

Zelle, Carsten: »›Die Geschichte bestehet in einer Erzählung‹. Poetik der medizinischen Fallerzählung bei Andreas Elias Büchner (1701–1769)«. In: *Zeitschrift für Germanistik 19* (2009). H. 2: *Fallgeschichten. Von der Dokumentation zur Fiktion*: 301–316.

Berliner Beiträge zur Wissens- und Wissenschaftsgeschichte

Begründet von Wolfgang Höppner
Herausgegeben von Lutz Danneberg und Ralf Klausnitzer

Band 1   Gesine Bey (Hrsg.): Berliner Universität und deutsche Literaturgeschichte. Studien im Dreiländereck von Wissenschaft, Literatur und Publizistik. 1998.

Band 2   Sabine Heinz (Hrsg.) unter Mitarbeit von Karsten Braun: Die Deutsche Keltologie und ihre Berliner Gelehrten bis 1945. Beiträge zur internationalen Fachtagung *Keltologie an der Friedrich-Wilhelms-Universität vor und während des Nationalsozialismus* vom 27.-28.03.1998 an der Humboldt-Universität zu Berlin. 1999.

Band 3   Jörg Judersleben: Philologie als Nationalpädagogik. Gustav Roethe zwischen Wissenschaft und Politik. 2000.

Band 4   Jürgen Storost: 300 Jahre romanische Sprachen und Literaturen an der Berliner Akademie der Wissenschaften. Teil 1 und 2. 2001.

Band 5   Jost Hermand / Michael Niedermeier: Revolutio germanica. Die Sehnsucht nach der „alten Freiheit" der Germanen. 1750-1820. 2002.

Band 6   Levke Harders: Studiert, promoviert: Arriviert? Promovendinnen des Berliner Germanischen Seminars (1919-1945). 2004.

Band 7   Eric J. Engstrom / Volker Hess / Ulrike Thoms (Hrsg.): Figurationen des Experten. Ambivalenzen der wissenschaftlichen Expertise im ausgehenden 18. und frühen 19. Jahrhundert. 2005.

Band 8   Lutz Danneberg / Wolfgang Höppner / Ralf Klausnitzer (Hrsg.): Stil, Schule, Disziplin. Analyse und Erprobung von Konzepten wissenschaftsgeschichtlicher Rekonstruktion (I). 2005.

Band 9   Ina Lelke: Die Brüder Grimm in Berlin. Zum Verhältnis von Geselligkeit, Arbeitsweise und Disziplingenese im 19. Jahrhundert. 2005.

Band 10 Ulrike Eisenberg: Vom „Nervenplexus" zur „Seelenkraft". Werk und Schicksal des Berliner Neurologen Louis Jacobsohn-Lask (1863-1940). 2005.

Band 11 Andreas Möller: Aurorafalter und Spiralnebel. Naturwissenschaft und Publizistik bei Martin Raschke 1929-1932. 2006.

Band 12 Jutta Hoffmann: Nordische Philologie an der Berliner Universität zwischen 1810 und 1945. Wissenschaft–Disziplin–Fach. 2010.

Band 13 Axel C. Hüntelmann / Michael C. Schneider (Hrsg.): Jenseits von Humboldt. Wissenschaft im Staat 1850-1990. 2010.

Band 14 Jan Behrs / Benjamin Gittel / Ralf Klausnitzer: Wissenstransfer. Konditionen, Praktiken, Verlaufsformen der Weitergabe von Erkenntnis. Analyse und Erprobung von Konzepten wissenschaftsgeschichtlicher Rekonstruktion (II). 2013.

Band 15 Rainer Rosenberg: Innenansichten zur Wissenschaftsgeschichte. Vorläufige Bilanz eines Literaturwissenschaftlers. 2014.

Band 16 Simone Holz: Die tiefenpsychologische Krankengeschichte zwischen Wissenschafts- und Weltanschauungsliteratur (1905–1952). Eine gattungstheoretische und -historische Untersuchung. 2014.

www.peterlang.com